PROFESSIONAL NURSING CONCEPTS

간호학개론

2판

김분한, 김동옥, 박성석, 윤매옥, 홍주은 외 공저

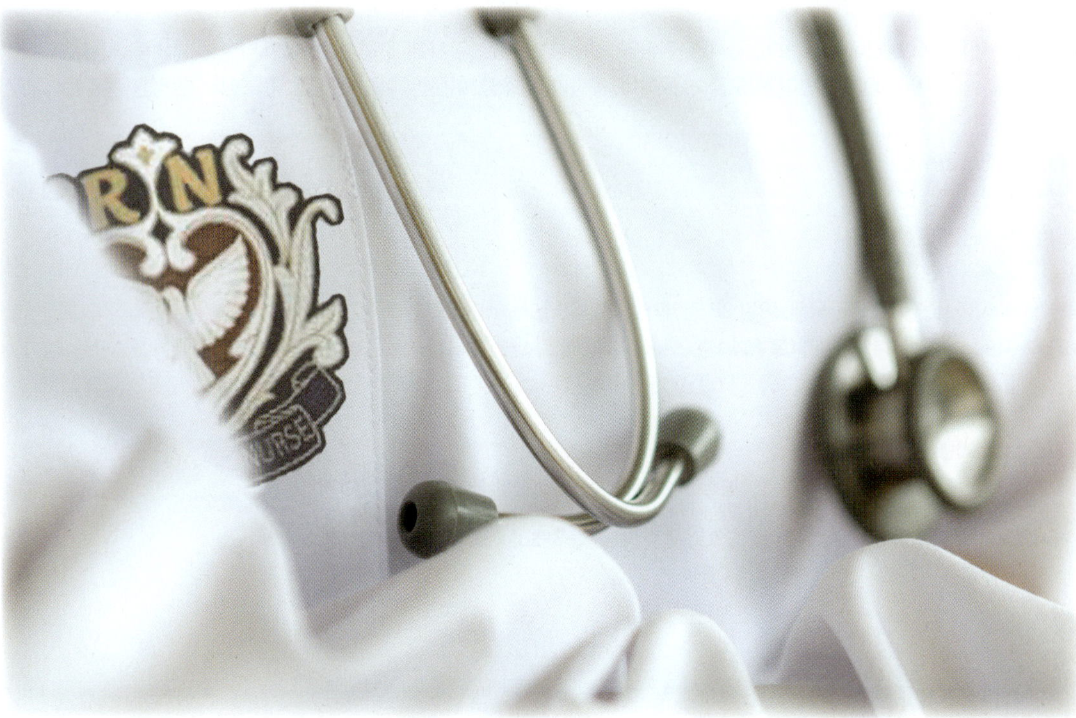

포널스 출판사
FORNURSE

간호학개론 2판

PROFESSIONAL NURSING CONCEPTS

초판 인쇄 | 2017년 8월 11일
발행 | 2017년 8월 16일
2판 1쇄 발행 | 2018년 7월 25일
2쇄 발행 | 2020년 2월 1일

저 자 | 김분한, 김대숙, 김동옥, 김서연, 김종임, 김중경, 김지원, 김지현, 김희숙, 문지연, 박성석, 박인숙, 박현주
박향옥, 배연희, 안미정, 오금숙, 윤매옥, 윤송이, 이소영, 이은연, 이진숙, 임은지, 조상희, 한정원, 홍주은
발 행 인 | 모형중
편 집 인 | 윤수현
북 디 자 인 | 윤수현
발 행 처 | 포널스 출판사
등 록 | 제2017-000021호
본 사 | 서울시 강북구 노해로8길 22 경남아너스빌 311호
강 북 지 점 | 서울시 강북구 삼양로 104 1층
전 화 | 02-905-9671 Fax. | 02-905-9670

포널스 출판사 FORNURSE
www.fornursebook.com

도서 반품과 파본 교환은 본사로 문의바랍니다.
검인은 저자와의 합의로 생략합니다.

ISBN : 979-11-5746-768-6 93510
정 가 : 28,000원

간호학개론

저 자

대표저자

김분한 전) 한양대학교 간호학부 대학원장 현) 명예교수

편집위원

김동옥 경북보건대학교 간호학과 교수
윤매옥 한일장신대학교 간호학과 교수
박성석 백석문화대학교 간호학과 교수
홍주은 동양대학교 간호학과 교수

저 자

김대숙 경복대학교 간호학과 교수
김동옥 경북보건대학교 간호학과 교수
김서연 한서대학교 간호학과 외래교수
김종임 중원대학교 간호학과 교수
김중경 김천대학교 간호학과 교수
김지원 경주대학교 간호학과 교수
김지현 백석대학교 간호학과 교수
김희숙 동남보건대학교 간호학과 교수
문지연 선문대학교 간호학과 외래교수
박성석 백석문화대학교 간호학과 교수
박인숙 진주보건대학교 간호학부 교수
박현주 위덕대학교 간호학과 교수
박향옥 한양대학교 간호학부 외래교수
배연희 수원여자대학교 간호학과 교수
안미정 송호대학교 간호학과 교수
오금숙 충북보건과학대학교 간호학과 교수
윤매옥 한일장신대학교 간호학과 교수
윤송이 수원여자대학교 간호학과 교수
이소영 경운대학교 간호학과 교수
이은연 안동과학대학교 간호학과 교수
이진숙 경북과학대학교 간호학과 교수
임은지 진주보건대학교 간호학부 교수
조상희 문경대학교 간호학과 교수
한정원 경북보건대학교 간호학과 교수
홍주은 동양대학교 간호학과 교수

(가나다 순)

머 리 말

간호학 강의와 그에 맞추어 발간되는 교재는 흔히 국가고시를 중심으로 하는 교과목, 인간 생의 주기별 문제나 내용을 중심으로 하는 교과목이 대부분이었습니다. 그동안 가르쳐 왔던 간호윤리, 간호철학, 간호인의 직업관 더 나아가서 간호학문의 형성과 간호이론, 간호과학과 아울러 간호의 역사를 도외시하는 경향이 점점 현실이 되어버린 점이 안타깝습니다.

본서인 간호학개론은 간호학문의 본질을 도외시하였던 점을 과감히 보완하여 위의 여러 과목을 요약 저술하므로, 간호학생에게 간호학의 입문서로 그 기초를 단단히 하고 간호사로서 자신의 윤리성과 철학, 간호 전문 직업인으로서의 자세를 확고히 하기 위한 기본서라고 할 수 있겠습니다.

구체적인 내용을 보면

제1부는 '간호의 개념과 간호전문직'으로 '간호의 본질과 개념, 간호이론, 간호의 메타패러다임, 간호사의 역할과 활동 분야, 간호전문직의 특성과 분야별 전문간호사' 등 총 5개의 장으로 내용이 펼쳐지게 됩니다. 이 5개 장의 구체적인 내용을 일일이 다 설명하기는 지면의 한계로 어려우나 중요 개념만을 나열하면, 간호의 정의, 간호개념, 간호이론의 중요성과 발달과정, 간호이론가별 인간, 환경, 건강과 간호에 대한 정의, 간호사가 전문직으로 어떠한 활동을 하는지에 대하여 다루었습니다.

제2부는 '간호철학'입니다. 총 3개의 장으로 나누어 '간호철학과 비판적 사고' '서양철학'과 '동양철학'으로 기술하였습니다. 제1장 간호와 철학은 간호와 철학의 본질적인 의미를 다루어 그 중요성을 간호지식의 탐구와 연결하여 해석하였습니다. 이 간호철학의 특성이 간호가 과학임을 입증하는 근간이 됨을 간호와 예술성, 간호와 비판적 사고 등의 접근으로 설명하였습니다.

제3부와 **제4부**는 간호의 역사입니다. **제3부**는 '세계 간호의 역사'로 고대 기독교 시대, 중세, 근대와 현대 간호를 시대별로 나누어 설명하고 현대 간호에서 대표적인 영국과 미국의 간호를 다루었습니다. **제4부**는 '한국 간호의 역사'로

조선시대, 근대와 일제 강점기, 한국 간호의 성장기, 발전기, 성숙기와 현대 간호로 나누어 내용을 설명하였습니다. **제5부**에서는 나이팅게일을 중심으로 하는 간호의 흐름을 설명하였습니다.

제6부는 '간호윤리'입니다. 간호윤리 교과목이 2학점 강의로 필수인 간호대학이 있었습니다만, 현재는 학점이 있어도 1학점 또는 과목표기조차 상실되어 중요한 과목임에도 간호학개론에 넣어야만 몇 시간이라도 학생들이 간호윤리를 접할 수 있게 강의할 수 있음이 오늘의 현실입니다. 따라서 본 주제는 꼭 강의해야 하고, 본 교재에서 중요한 내용으로 채택해야 하며, 간호인으로서 간호를 시행하며 잊어서는 안 되는 필수요소를 포함하고 있습니다. 전문직 윤리강령, 간호실무의 윤리, 간호사와 대상자 간의 윤리와 간호사와 협력자 간의 윤리 등 실무에 적합한 내용들입니다.

마지막 **제7부**는 '우리나라 보건의료정책'을 다루었습니다. 구체적인 내용을 지역사회간호학에서도 다루겠으나 간호학개론에서는 주요한 세 가지 제도인 국민건강보험제도, 의료급여제도, 노인장기요양보험제도를 소개하고 있습니다.

이상의 내용을 토대로 본서가 이루어지는 데 여러 저자, 편집위원 교수님들의 노고가 크셨습니다. 특히 본서를 발행한 모형중 대표 또한 간호학자 중 한 사람으로서 본서의 중요도와 필요성을 절감하신 게 아닌가 합니다.

이 책을 필독하시는 학생들에게 바라기는 우리의 대상자에게는 좋은 간호사, 만족을 넘어 감동을 주는 실력 있는 간호사로, 나아가 간호사인 나는 나를 인정하고 나 스스로를 존귀히 여기는 간호사로 서시기를 소망하며 머리말을 마감합니다.

2020. 2.

대표 저자 김 분 한

목 차

제1부 간호의 개념과 간호전문직

CONTENTS

제2부 간호철학

목 차

제3부 세계 간호의 역사

CONTENTS

제4부 한국 간호의 역사

목 차

CONTENTS

제6부 간호윤리

목 차

제 1 부

간호의 개념과 간호전문직

01 간호의 본질과 개념

02 간호이론

03 간호의 메타패러다임

04 간호사의 역할과 활동 분야

05 간호전문직의 특성과 분야별 전문간호사

제 1 장 간호의 본질과 개념

학습목표

1. 간호의 정의를 파악하여 간호를 이해할 수 있다.
2. 간호 전공의 개요를 이해할 수 있다.
3. 간호의 개념을 파악하여 간호를 이해할 수 있다.

1 간호의 정의

사회 변화와 기술의 발전에 따라 의료서비스에 대한 사람들의 요구가 바뀌면서 간호의 기능도 변화 · 확대되고 있다. 간호에는 진료를 받고 있는 환자에 대해서 진료가 원활하게 이루어지도록 환자를 돕는 것도 포함된다. 간호의 기능은 시대에 따라 변화하고 간호의 기능을 구체화하는 것은 나라마다 차이가 있지만 간호의 본질은 변하지 않는다. 본질이란 실존(實存)에 상대되는 말로, 어떤 존재에 관해 '그 무엇'이라고 정의될 수 있는 성질이다. 간호의 정의를 살펴보는 것은 간호사의 가치관 확립과 전문직 역할 정립을 위해 필수적이다.

1. 이론가와 전문가 단체의 정의

간호학대사전에 의하면 '간호'는 인류의 시초부터 모성의 보살핌으로부터 출발해 인간의 생활과 함께 존재하는 활동이다. 이론가와 전문가 단체에 따라 간호는 다양하게 정의된다. **플로렌스 나이팅게일(Florence Nightingale)**은 "간호는 과학이고 예술이며 전문적 직업이다"라고 정의하여 근대 간호의 기초를 확립했다. **미국간호협회(American Nurses Association, ANA)**는 1960년대 초기에 간호는 직접적인 돌봄뿐만 아니라 교육, 설명, 시범, 조언, 감독 및 지도 등의 적극적인 조절도 중대하다고 하였다. 그 이후 1965년 미국간호협회는 간호를 독자적인 전문직으로서 인간의 건강과 안녕에 기여하는 도움을 주는 것이라고 정의하였으며, 1980년에 발표한 사회 정책 선언문(Nursing's Social Policy Statement)에서는 간호를 "실제적 또는 잠재적인 건강 문제에 대한 인간의 반응을 진단하고 치료하는 것"으로 정의하였다.

국제간호사협의회(International Council of Nurses, ICN)는 1973년 버지니아 핸더슨(Virginia Henderson)의 "간호란 환자, 또는 건강한 사람의 경우에도 그 본인을 도와서 가능한 한 빨리 스스로 자신의 관리를 할 수 있도록 하는 것과 같은 방법으로 지원을 하는 것이다"라는 정의를 채택하여 널리 사용하고 있다.

대한간호협회(Korean Nurses Association, KNA)는 1983년 "간호란 모든 개인, 가정, 지역사회를 대상으로 하여 건강의 회복, 질병예방, 건강유지와 증진에 필요한 지식, 기력, 의지와 자원을 갖추도록 직접 도와주는 활동이다"라고 정의하였다.

2. 법률적 정의

우리나라 「의료법」은 1951년 9월 25일에 제정된 이래 의료 상황의 변화에 부응하기 위해 수십 차례 일부 개정이 있었지만 제2조에서 명시한 간호사의 임무는 다음과 같이 한정적이었다.

> 간호사는 상병자 또는 해산부의 요양상의 간호 또는 진료의 보조 및 대통령이 정하는 보건활동에 종사함을 임무로 한다.

2015년에 이르러서야 1951년 제정 이후 64년 만에 간호사 업무 규정이 개정되었다. 간호사 업무 규정을 다룬 「의료법」 개정안은 2015년 12월 9일 국회 본 회의에 통과되어 12월 29일 공포되었으며 2017년 1월 1일부터 시행되었다. 개정된 「의료법」 제2조 제2항 제5호에 의하면 간호사는 다음 업무를 임무로 한다.

> 가. 환자의 간호요구에 대한 관찰, 자료수집, 간호판단 및 요양을 위한 간호
> 나. 의사, 치과의사, 한의사의 지도하에 시행하는 진료의 보조
> 다. 간호 요구자에 대한 교육 · 상담 및 건강증진을 위한 활동의 기획과 수행, 그 밖의 대통령령으로 정하는 보건활동
> 라. 간호조무사가 수행하는 간호사 업무보조에 대한 지도

② 간호 전공의 개요

한국학술진흥재단의 학술연구 분야 분류에서는 간호학 분야를 간호학일반(간호윤리, 간호교육, 간호정보, 간호학사, 간호이론, 기초간호과학, 간호사회심리학, 건강증진, 간호과정), 아동간호(고위험신생아간호, 급만성질환아간호, 발달과 양육), 청소년간호, 모성간호, 여성건강간호, 성인간호(급성기환자간호, 응급환자간호, 중환자간호, 만성기환자간호, 장기시설환자간호), 노인간호, 정신간호(아동정신간호, 청소년정신간호, 성인정신간호, 노인정신간호, 지역사회정신보건), 지역사회간호(학교보건, 산업간호), 가족간호, 간호관리(간호성과, 간호관리과정), 기본간호(감염및상처관리, 기본간호수기), 가정관리, 호스피스간호, 재활간호, 보완대체/한방간호 및 기타 간호학의 17개의 소분류로 분류하였다. 이를 바탕으로 교육기관마다 다양한 분류를 사용하고 있다. 일반적으로 간호사가 되기 위한 국가고시 중심 교과목과 그 기초가 되는 과목, 생의 주기별 그리고 간호현장에서 필수적인 과목을 중심으로 전공을 소개한다.

+ 기본간호학 개인, 가족 및 지역사회를 대상으로 신체적 및 정신적 간호 중재를 수행하기 위한 비판적 사고과정을 바탕으로, 과학적이고 체계적인 간호과정을 이용하여 간호대상자의 건강요구를 파악하고 이에 간호의 광범위한 지식을 적용한다.

+ 성인간호학 성인 대상자의 소화기계, 내분비계, 신경계, 호흡기계, 심맥관계, 근골격계, 조혈계 및 유방 관련 건강 문제를 이해하고 이를 바탕으로 과학적이고 체계적인 전인간호 수행능력을 학습한다. 성인 대상자와 세포성장과 증식장애, 염증과 면역현상, 체액과 전해질의 상호작용을 이해하고 필요한 지식, 태도를 습득함으로써 과학적이고 체계적인 전인간호를 수행한다.

+ 아동간호학 아동의 성장발달 특성 및 발달단계별 건강요구와 문제를 확인하며, 아동기 건강 문제에 대한 병태생리, 임상증상 및 징후, 치료적 관리, 간호중재 및 건강 문제에 대한 아동과 가족의 반응을 학습한다. 또한, 아동간호의 본질을 이해하고, 가족중심의 관점에서 비판적 사고능력과 과학적 간호 원리에 근거하여 아동과 가족의 안녕을 증진시킬 수 있는 통합적 간호접근방법을 학습한다.

+ 여성간호학 여성의 성장발달 특성 및 건강요구와 문제를 확인하며, 생식기 건강과 질병, 임신, 분만, 산욕과정과 관련된 여성과 가족의 간호요구를 사정, 진단, 계획하고 이를 중재하는 간호과정을 학습한다. 또한, 여성에게 발생 가능한 문제에 대한 과학적, 체계적인 전인간호 수행능력을 학습한다.

+ 정신간호학 출생에서 죽음에 이르기까지 전 생애 과정을 통해 정신 건강을 유지, 증진시킬 수 있는 정신 건강 간호의 개념과 이론적 관점을 학습한다. 또한, 정신간호 실무의 원리를 이해하여 정신 건강 및 질병과 관련된 환자의 건강 증진 및 유지, 질병 예방, 회복 및 재활을 위한 기본 개념을 학습한다. 내 · 외적 환경과 상호작용하는 전체적 인간으로서 행동 반응을 이해하고 행동 장애와 관련된 간호 중재 방법을 학습한다.

+ 지역사회간호학 지역사회에 대한 이론적 배경을 기반으로 이를 개인, 가족, 집단, 지역사회에 적용하여 지역사회 간호사업 수행에 필요한 간호이론 및 방법을 학습한다. 질병예방, 건강유지, 건강증진을 위한 지역사회 건강 문제 해결을 위한 간호과정 적용능력을 학습한다.

+ 간호관리학 간호관리의 기본적인 과정 및 각 과정에서 요구되는 관리 기능과 관리기법에 대한 전반적인 내용을 소개하고 간호관리자로서 갖추어야 할 기본적인 능력과 태도에 대해 학습한다. 간호관리자로서 병원을 포함한 건강기관의 조직과 이에 속한 간호조직의 특성을 이해하고, 각 간호조직이 처한 상황에서 가장 효율적으로 관리할 수 있는 능력을 갖추기 위해 간호조직에서의 기획, 의사결정, 조직, 지휘 등과 같은 간호관리의 기본적인 과정 및 각 과정 내에서의 세부적인 관리 기능과 이에 필요한 실제적인 관리 기법 등을 학습한다.

+ 보건의료법규 간호업무와 관련된 「보건의료기본법」, 「의료법」, 「응급의료에 관한 법률」, 감염병예방법」, 「마약류관리에 관한 법률」, 「검역법」, 「국민건강보험법」, 「후천성면역결핍증예방법」, 「지역보건법」, 「혈액관리법 및 국민건강증진법」을 학습한다. 또한 적법한 업무 수행은 물론 제반 법규를 준수함으로써 자신과 간호전문직 지식을 향상시킨다.

+ 간호학개론 간호와 관련된 중심개념인 인간, 건강, 환경 등의 주요개념을 이해하고 학습한다. 또한 간호에 대한 역사적, 철학적 이해를 바탕으로 현대 간호의 가치, 이념, 목

적 및 역할을 학습하며, 국제 조직 및 국내외 전문간호사 제도 현황, 법적 근거, 관련 의료 정책에 관하여 학습한다.

+ 노인간호학 생애주기별 대상자 간호에서 노인기에 있는 대상자에 대한 간호문제를 이해하고 노인의 삶에 대한 간호과정 수행능력 및 과학적, 체계적으로 학습하여 전인간호 수행능력을 함양한다.

+ 간호윤리 간호윤리의 개념과 이론을 학습하여 윤리적 의사결정을 할 수 있는 지식과 능력을 함양한다. 최근 과학기술의 급속한 발달과 더불어 다양한 의료 분야에서 생명을 연장할 수 있는 치료법이 개발되면서 기존의 윤리학으로는 대처할 수 없는 윤리적 문제들이 발생함에 따라 생명윤리가 중요하게 대두되고 있다.

+ 응급간호 어떠한 상황에서도 발생할 수 있는 응급상황 및 대처법에 대한 전반적인 지식을 습득하여 응급상황에 신속한 대처를 학습한다. 또한, 대상자의 생명을 구하고 상태 악화 방지 및 최적의 기능 회복을 위한 과학적이고 체계적인 전인간호 수행능력을 함양한다.

+ 다문화 간호 글로벌시대의 다문화 및 다문화가족에 대한 이해를 학습하여 발생 가능한 대상자의 간호적용 능력을 배양한다.

+ 간호정보학 정보 및 지식체계의 기본 개념 및 실용 기술을 학습하여 이를 효율적으로 간호실무, 교육 및 연구 분야에 활용한다. 또한 간호 및 보건의료와 관련된 지식기반사회에 필요한 지식과 기술을 습득하여 과학적 정보 및 지식 중심의 전인간호수행에 적용한다.

+ 호스피스 간호 호스피스 및 완화간호를 위한 기본 개념, 인간의 이해, 삶과 죽음, 윤리 및 법적 간호에 대하여 학습하여 전인간호 수행능력을 함양한다.

+ 시뮬레이션 시뮬레이터(Simulator)를 활용한 임상환경 및 핵심간호술기를 학습하여 상황에 맞는 간호 기술과 행위를 연습하고 실제 간호과정 적용 능력을 함양한다.

3 간호의 개념

개념(概念)은 우리 주위의 대상에 관해서 공통된 것이 아닌 것, 일반적이 아닌 것을 버리고 공통된 것, 일반적인 것을 꺼내어 개괄(槪括)함으로써 생겨난 관념을 말한다. 과거에는 간호의 개념을 일반적으로 건강 문제를 가진 인간을 돕는 활동으로 규정하였다면 현대에 와서는 개인뿐만 아니라 가족, 지역사회를 대상으로 건강증진, 질병예방, 건강회복 및 고통경감 측면까지 포괄적으로 다루고 있다.

1. 건강증진

건강증진에 대한 간호사의 책임은 인간의 기본권인 건강에 대한 권리이다. 간호사의 기본 임무로서 건강증진이란 현재 건강 문제를 가지고 있지 않은 대상자가 최적의 건강상태를 유지하고 향상시킬 수 있도록 생활양식의 변화를 돕는 것이다. 최적의 건강은 신체적 · 정서적 · 사회적 · 영적 · 지적 건강의 균형 상태를 말한다. 그리고 생활양식은 의식의 강화, 행동의 변화, 바람직한 건강습관을 지지하는 환경 조성의 결합을 통해 강화될 수 있다. 이러한 의미에서 건강이 증진되도록 도울 때, 간호사는 대상자의 자율적인 결정을 최대한 존중하여야 대상자는 개별성을 고려한 건강증진이 가능할 것이다. 건강은 질병이 없는 안녕(well-being) 상태이다.

2. 질병예방

질병예방이란 건강을 위협하는 요인이 있는 대상자를 보호하고 특정 질병에 걸리거나 합병증이 발생하지 않도록 돕는 것을 의미한다. 간호사는 직장을 포함한 지역 사회에서 건강교육을 통해 정기검진을 실시하여 조기에 발견하도록 하는 것이다. 또한 건강에 유해한 환경적 요인을 파악하고 제거하는 노력 등을 한다. 간호사는 질병예방을 위한 간호를 수행하는 데 돌봄의 원리와 선행의 원리에 따라서 간호를 수행하여 대상자의 자기결정 권리를 침해하지 않도록 유의해야 한다. 간호사는 좋은 건강습관을 권장하여 질병을 피하거나 조기 발견하도록 돕고, 질병상태에서도 다른 기능을 정상적으로 유지하도록 돕는다.

3. 건강회복

건강회복은 건강 문제를 지닌 대상자가 최적의 기능수준을 다시 찾아 최상의 안녕 상태를 성취하도록 돕는 것이다. 이를 통해 장애의 예방과 기능향상, 사회로의 통합에 기여한다. 간호사는 간호대상자가 가능한 정상적이고, 활동적이며, 생산적인 삶을 되찾을 수 있도록 적절한 간호중재를 제공해야 한다. 더불어 새로운 의료기술을 소개하고 치료방침 및 필요한 자기간호를 계속 유지할 수 있도록 도와야 한다. 간호사는 건강 문제를 지닌 대상자와 가족의 의사를 존중하고 그들의 문화에 적절한 간호를 제공하도록 노력해야 한다. 건강회복을 위한 간호는 전통적으로 간호사의 책임이다. 건강회복은 주로 질병이 있는 사람에게 초점을 두지만, 질병을 처음 발견했을 때부터 재활치료 시기까지 그 범위가 넓다.

〈계속〉

4. 고통경감

고통경감을 통해 결과적으로 간호는 대상자가 합리적 판단능력을 회복하고 유지하도록 도울 수 있기 때문에 인격의 존엄성을 유지시켜 줄 수 있다. 여기에서 고통은 신체적 · 정신적 · 영적인 고통을 모두 포함하므로, 간호사는 단순한 투약을 통한 고통경감뿐만 아니라 다양한 간호중재 접근 방법을 개발하고 제공하여 고통완화를 도모하여야 한다. 특히 간호사는 간호대상자와의 신뢰감 있는 대인관계를 형성하여, 고통을 사정하는 데 간호대상자 개인의 느낌과 판단을 존중하며, 대상자의 개별적 상황을 중시하는 대상자 중심의 간호중재를 해야 한다.

또한 간호는 간호현상을 학문적으로 연구할 뿐만 아니라 인간의 건강 문제를 다루므로 인간의 건강과 관련된 의학, 심리학, 행동과학 등 다양한 학문과 연계되어 있다.

1. 간호와 인간

인간은 '만물의 영장'이라고 스스로를 일컬으며 인간 외의 다른 생명체에 대한 절대적 우월성과 특권을 누려 왔다. 인간과 동물의 차이점에 대하여 여러 이론이 있지만 그중에 하나는 이타성이다. 우리는 인간의 이타성이 동물에게서 나타나는 이타성과 어떤 차이점이 있는지 생각해 볼 필요성이 있다. 우리는 콜버그(Lawrence Kohlberg)의 윤리적 추론과정 6단계에서 의의를 찾을 수 있다. 마지막 6단계인 양심 또는 보편적 도덕원리로서의 도덕성 단계는 윌슨(Edward Wilson)의 표현에 따르면 거의 비생물적이다. 개인은 집단과 법의 원칙에 상반되는 원칙들을 선택할 수 있지만 그 원칙들이 생물학과 관계가 적은 지식과 이성에 의해 선택되는 한, 그것들은 적어도 이론상으로 비(非)다윈주의적이다. 즉, 인간은 본성에 반하여 인간의 의지에 따라 선택할 수 있다는 것이다. 여기에서의 행동기준은 인간의 존엄성 실현, 정의, 사랑 및 공정성 등이 만물에까지 미치는 추상적이며 보편적인 도덕원리가 행동지침이 된다. 차이점이 있다면 인간의 이타성이 표현되는 방식은 집단적, 사회적, 역사적, 문화적 및 민족적 특성 등의 차이에 따라 동물에 비해 훨씬 복잡하고 다양하게 나타난다는 것이다. 혈연 및 호혜적 이타성은 동물에게서도 찾아볼 수 있으며, 일부 영장류들은 반성적 능력을 사용해서 이타주의를 실천하기도 한다.

인간을 진화생물학적 관점에서 이해한다면 이기적 유전자가 환경에 반응하며 진화하는 존재라고 한다. 이는 보다 구체적이고 현실적인 생존시장에서의 인간 이해를 요구하는 입장이라 볼 수 있다. 현재 세대와 미래 세대의 관계를 부모가 자식에게 대물림하는 관계로 보는 방법이 있다. 이것은 자식에 대한 부모의 애정에서 미래 세대에 대한 배려를 이끌어 낸다는 점에서 생물학적 본성에 기초한 생각으로 볼 수 있다. 이것은 부모가 자식에게 갖는 애정에서 도덕적 기원을 발견하는 진화론적 윤리와도 같다. 인간의 미래 세대를 배려하는 방식은 두 가지가 있다. 첫째, 우리의 자식을 사랑하고, 우리의 자식은 다시 자신들의 자식을 사랑하는 방법으로, 생물학적 본성에 충실한 혈연적 이타주의의 형태를 띠는 것으로 볼 수 있다. 그러나 이것은 '자연주의적 오류(naturalistic fallacy)'를 범한 것은 물론 바로 다음 세대와 그 다음 세대로 애정의 범위를 제한하는 것이 비교적 멀거나 아주 먼 미래 세대를 배려해야 하는 차원의 문제에서는 단점이 될 수도 있다. 또는 미래 세대를 일반적으로 자기의 자식으로 간주해 배려하거나 책임을 강조하는 것이다. 그러나 이런 생각은 현실성이 부족하다. 현재 세대와 미래 세대는 혈연이라는 특수한 관계를 벗어난 직접적인 접촉이 없는 탈(脫)개인적인 관계인데, 과연 현재 세대가 미래 세대를 현대 세대가 자신들의 자식을 사랑하는 만큼 애정을 갖고 책임을 질 수 있겠느냐는 딜레마가 있다. 이러한 사랑은 조건 없는 순수한 이타주의에 해당한다. 이기적인 인간의 본성을 고려해 볼 때 미래 세대에 대한 배려는 한두 세대 차이가 나는 가까운 미래 세대에 변화의 가능성이 있다. 둘째, 현재 세대와 미래 세대의 관계를 '인간'이라는 종(種)의 관계로 보는 방법이 있을 수 있다. 그러나 같은 종이라는 개념은 인류가 수렵생활을 하던 시절, 인간이 아닌 다른 동물로부터 직접적으로 생명의 위협을 느끼거나, 적자생존의 경쟁 관계에서 가질 수 있는 '의식' 또는 '개념'이다. '인간'이라는 종의 개념은 오늘날 우리가 사용하는 '인류'라는 개념보다는 강한 연대의식 및 책임감이라고 할 수 있다.

인간을 진화론적 관점에서 이해한다면 인간 개체가 생존경쟁에서 살아남아 번식을 통하여 적응을 하며 자연선택의 기회를 획득하고 계속 진화할 수 있다고 말한다. 이러한 진화론적 관점에서는 '지속가능성'과 '지속가능한 개발'의 실제적인 개념은 어떠해야 하는가 하는 문제에 대한 답은 명백하게 나타난다. 즉, 지구 환경은 생명전쟁의 시공간이며, 따라서 우선적으로는 인간 개체가 생존하기에 가장 적합한 환경을 유지하거나 그러한 환경을 만드는 것이 인간의 삶을 지속가능하게 만들고 궁극적으로 인간의 진화가능성을 보장해 준다는 것이다.

생명의 본능과 지속가능성의 추구는 개인뿐만 아니라 개인이 구성한 사회 모두와 관련되며 적용될 수 있을 것이다. 이어서 인간의 지속 가능성은 인간의 문화와 어떤 관계가 있는지 살펴볼 것이다.

2. 간호와 문화

인간은 다른 동물과 차이점이 있다. 쉘러(Max Scheler)는 동물과 다른 인간의 특수한 위치를 확립하기 위해 인간은 다른 무엇에로 환원 불가능한 정신적 존재임을 주장한다.

결핍존재인 인간에게 문화는 해방의 능력이고 인간의 생존을 가능하게 하는 생존의 조건이지만 다른 한편 인간에게 구속으로 작용하기도 한다. 인간은 문화의 창조자일 뿐만 아니라 문화에 의해 만들어지는 문화의 피조물이기 때문이다. 또한 문화는 인간이 삶을 영위하는 과정에서 형성된 것이지만 개인에게 문화는 학습을 통해 습득되는 것이다. 학습이나 경험을 통해 습득된 문화는 다시 의식으로 피드백되어 행위의 중재자인 의식을 변화시킨다. 제도적, 문화적 가치체계는 의식을 재구성하고, 행위로 외화된다. 제도와 기술, 언어 등의 문화는 외적 지지물이 되어 인간의 행위와 삶을 안정시킬 뿐만 아니라, 더 나아가 문화를 통해 우리의 의식이 바뀌어 우리의 삶이 전반적으로 안정화되고 가치와 의미를 갖게 된다. 결핍존재인 인간의 생존과 안정적, 지속적인 행위를 위해 부담을 해소시키는 제도나 언어와 같은 중간매개가 곧 문화이다. 문화는 개조된 자연이란 의미에서 제2의 자연이다.

바콧(Campinha-Bacote, J., 2002)은 문화는 대상자의 질병의 원인에 대한 인식, 신체적, 정신적 건강행위 및 의료체계 내에서의 의사소통 등에 영향을 미치게 되므로, 간호사를 포함한 보건의료 서비스 제공자는 대상자가 바람직한 건강관리를 할 수 있도록 대상자의 문화적 맥락 안에서 건강에 대한 가치 및 신념을 이해하고 지원해야 한다고 하였다. 이는 간호사의 문화 역량에 영향을 미칠 수 있는 요인으로 개인적, 심리적 및 조직적 특성까지 매우 다양하다.

문화 역량을 간호에 최초로 도입한 **메들린 레닌저(Madeleine Leininger, 1978)**는 문화에 따라 질병에 대처하는 대상자의 다양한 반응을 보며 대상자의 가치, 신념 및 관행에 맞는 간호의 필요성을 지각하고 간호와 문화의 관련성을 이론화 한(Theory of culturecare; Diversity and University) 횡문화 간호(transculturalnursing)의 창시자이다. 레닌저는 대상자에게 문화적으로 적절한 간호(culturally congruentcare), 즉 문화적인 특성을 고려한 간호를 제공하는 것이 치유적인 힘을 갖게 한다고 하였다.

간호학에서 많이 사용하는 모델 중 하나인 **문화 역량 모형(cultural competence model)**에서 문화 역량은 문화적 다양성(사실), 인식(지식), 민감성(태도)이 행동으로 나타나는 통합적인 것이라고 정의하였다. 문화적 다양성은 다양한 문화적 배경을 대상자들을 인정하는 것으로 이것은 하나의 사실이고 현실이다. 간호사는 의료계의 인적 자원으로 가장 많이 차지하고 있으며 가장 가까운 곳에서 대상자를 돌보는 주체이므로 문화의 다양성을 이해하고 수용하여 적절한 간호 서비스를 제공하기 위한 문화역량을 갖출 필요성이 있다. 다음 절에서는 간호가 타인의 문화를 이해하고 자신의 감성을 잘 다스리고 것과 어떤 관계가 있는지 살펴볼 것이다.

3. 간호와 감성

감성이란 사물이나 환경에서 경험하는 주관적이며 인간의 내면적 작용으로 철학, 심리학 및 인간 정신으로 연구되어 왔다. '감성'이란 개념은 다양한 이론가가 정의하였기에 종합적으로 정의하기가 어렵다. 새 우리말 큰 사전에는 '감각, 지각에 의하여 불러 일으켜져 그것에 지배되는 심적 체험적 전체, 또는 인상을 받아들이는 힘'이라고 하였다. 감성이 인식 능력으로서 이성 또는 오성과 함께 인간의 심리적인 힘이라고도 한다. 유럽의 철학적 배경에서 감성은 '일반적으로 감각을 매개로 하여 받아들이는 능력'으로 사용된다.

감성은 감정, 감각, 정서의 관계를 통하여 눈, 코, 귀와 같은 감각기관에 의존하지 않고 그 현상이 느껴지는 특정 영역을 신체의 특정 부위에 한정할 수 있다는 점에서 일상적인 오감과 차별화된다고 볼 수 있다. 그리고 '감정의 능력(Facult of Feeling)으로서 통증, 쾌감, 공포감 등의 감정을 느낄 수 있는 마음의 능력'이므로 쾌감이나 불쾌감이라는 속성을 갖는다.

이와 같이 감성은 외부의 자극들을 여러 가지 감각을 통해 얻어진다는 점에서 수동적이며, 인간의 삶에 중요한 표현 동기로 작용한다.

인간의 정신 능력은 크게 두 가지로 나뉘는데, 하나는 이성능력이고 다른 하나는 감성능력이다. 이성능력이란 합리적인 사고능력으로서 기억력, 이해력, 추리력, 계산력 및 창의력 등 우리가 알고 있는 똑똑하고 영리한 사람일수록 감성이 풍부하다. 여기서 감성능력에 대하여 살펴보면 감정을 다스릴 줄 아는 통제력을 말하는데, 인내심, 지구력, 충동 억제력, 만족 지연 능력, 용기 및 절제 있는 신념과 용기가 있는 사람과 자기절제를 잘하는 사람에게서 높았다.

감성지능은 손다이크(Edward Lee Thorndike)가 최초로 제안한 사회적 지능에 그 기반을 두고 있으며, 손다이크는 사회적 지능을 인간의 상호작용과의 관계에서 가치가 있다고 했다. 더 나아가 가드너(Howard Gardner)는 사회적 지능을 **대인관계지능(Interpersonal Intelligence)**과 **자기이해지능(Intrapersonal Intelligence)**으로 구분한다. 대인관계지능은 타인을 이해하고 이들과 협력할 수 있는 능력과 관련이 되며, 자기이해지능은 자기 자신에 대한 정확한 상황(picture)을 형성하고, 이것을 이용하여 삶에서 성공적으로 살아가는 것과 관련이 있다고 주장하였다. 자기이해지능은 자신을 인식하는 능력, 자신만의 감정을 인지하는 능력, 그리고 이것을 사회적 행동에서 고려하는 능력을 포함한다. 감성지능은 병원에서 간호사의 중요한 개인적 기술과 대인관계 기술을 통합하며, 이것은 앞으로 변화를 다루는 데 유연성과 보다 나은 의료의 질을 가져올 수 있으며, 인본주의적이고, 배려하는 그리고 치유하는 환경을 만들 수 있을 것이다.

다양한 간호이론가들은 간호란 환자로 하여금 자신의 삶으로 복귀할 수 있도록 도움을 주는 사람이라고 정의하였다. 즉, 간호사에게 대상자의 취약한 마음과 불안한 감정을 읽어 주는 감성은 필수적이며 전문적 능력으로 갖추어야 할 필요성이 있다.

4. 간호와 지식경영

지식의 가장 일반적인 정의는 지식의 개념을 데이터 및 정보와 분리하는 것이다. 데번포트(Thomas Davenport)와 프루삭(Larry Prusak)은 데이터와 정보를 다음과 같이 정의하였다. 데이터는 알려진 사실들을 말하며, 정보란 문맥을 가지는 데이터를 뜻하는데, 잘 분석하여 정리된 데이터를 말한다. 노나카는 지식이란 '검증된 참된 믿음(Justified true belief)'으로 정의하였다.

지식경영(Knowledge management)의 개념은 1986년 유엔 국제노동기구(International Labor Organization, ILO)가 후원한 유럽 컨퍼런스에서 '지식경영: 새로운 기회의 전망(Management of Knowledge: Perspectives a new opportunity)'을 주제로 채택하면서 국제사회에 처음 등장했다. 지식경영은 기존 경영이론에서 강조해온 개념을 시대변화에 맞추어 다시 조명한 것으로 지식을 가장 중요한 경영자원으로 활용하고자 하는 변화라고 할 수 있다. 지식경영은 조직이 지니는 지적 자산뿐만 아니라 구성원의 지식이나 경험을 체계적으로 발굴하여 조직 내부의 보편적 지식으로 공유하며 활용하여 조직혁신 및 경쟁력을 향상시키는 경영이다. 지식경영은 연구자들이 강조하는 측면에 따라 네 가지로 분류할 수 있다. 첫째 지식의 창조 및 활용의 측면이고, 둘째 프로세스를 통한 지식의 관리적 측면, 셋째 지적자본의 활용 측면, 넷째 정보기술관리 측면이다. 지식경영은 지식을 개인이나 조직 차원에서 효과적으로 획득하게 하여 효율적으로 다른 구성원들과 공유하게 하며, 조직 내 체계적으로 저장하여 경영에 활용하는 일련의 과정이다. 지식경영은 경영 전반에 걸친 패러다임의 경영원리로서 조직, 구성원, 문화 및 인프라 등 기업을 이루는 모든 구성요소에 작용되는 것이다. 즉, 지식경영은 일반 기업조직에서도 새로운 경영방식이므로 병원조직에서 지식경영을 도입할 경우에는 신중하며 철저하게 준비가 필요하다. 또한 지식경영의 성공요인을 살펴보면 조직구조 및 정보기술에 대한 확인 작업을 통하여 조직에 대한 정확한 평가와 인식이 우선하여야 한다. 지식경영을 실시하는 데 필요한 구성요소들의 수준 및 정도를 정확하게 이해한 후 필요하다고 판단할 때 자본을 투자하여야 한다.

간호 지식경영이란 간호사나 간호조직이 간호지식을 창출, 저장, 확장, 활용, 공유, 통합, 평가의 과정을 통하여 환자만족과 간호생산성 향상에 기여하는 과정이다. 간호의 지식경영을 위해서는 간호사 개개인이 갖추고 있는 지식을 다른 간호사와 공유하고 업무표준화를 만들고, 지식 기반 임상연구 활동을 통하여 지식을 재창조하며, 이를 재 공유하고 임상에 다시 적용하는 것이 필요하다. 간호지식은 사회화, 외부화, 종합화 및 내면화 등의 지식전환 과정을 거치면서 간호업무 능력과 성과를 높이고, 나아가 병원의 경쟁력에 기여할 수 있다.

글로벌화된 조직 환경의 변화 속에서 지구촌을 하나의 시장으로 변화시켜고 있으며, 제도적으로 안정적 환경을 누리고 있던 병원조직도 대상자들의 욕구와 제도변화, 경쟁심화, 경쟁우위 확보 및 시장개방 등의 새로운 환경에 직면하고 있다. 이에 간호는 새로운 지식경영 전략과 교육, 지식의 저장과 가공을 위한 정보 기술력 활용, 효율적인 의사소통 및 공동체 마인드 조성 등의 다각화된 방향 제시를 위한 노력이 중요하다.

5. 간호와 국제보건

간호는 국가를 초월하여 국제보건 역량을 발휘할 필요가 있다. 국제보건 역량의 교육 및 훈련의 필요성이 대학교육에 제기되고 있다. 이에 영국, 네델란드, 스웨덴, 캐나다 및 미국 등 의과대학생들에게는 국제보건 이슈를 교육과정에 포함시키고 있으며, 최근 미국 보건대학교육협의회(Association of Schools of Public Health, ASPH)에서는 국제보건 역량을 지역 및 국제 수준에서 인구집단의 건강, 안전, 안녕 증진을 위한 주요 역량으로 강조하면서, 7개 영역의 36개 국제보건 역량 개발을 위한 교육체계모형을 제시하였다. 또한 글로벌 건강을 위한 컨소시엄(Consortium of Universities for Global Health, CUGH) 교육위원회에서 12개 국제보건 공통역량으로, 질병부담, 건강의 사회적 환경적 결정인자, 건강과 보건의료의 세계화, 역량강화, 팀워크와 협력, 윤리적 추론, 전문직 실무, 건강형평성과 사회적 정의, 프로그램 관리, 사회적, 문화적 및 정치적 인식, 전략적 분석, 의사소통을 제시하였다.

국제보건(Global Health)은 "전 세계의 모든 사람들을 위한 건강을 향상시키고 건강의 형평성을 달성하는 데 중요성을 두는 학문, 연구 및 실무를 위한 영역"이며, "국가를 초월한 건강 이슈, 결정 요인 및 해결책을 강조하고, 보건과학 안팎의 다양한 분야를 포함하여 학제 간 협력과 개인 수준에서 이루어지는 간호뿐만 아니라 전세계 사람들을 대상으로 하는 예방활동을 종합하는 것"이라고 정의하였다.

국제보건은 최근 새롭게 대두된 개념으로 기존의 공중보건(Public health)과 국제보건(International Health)과는 다른 지리적 범위, 협력의 수준, 개인 및 집단 대상, 건강의 접근, 학문의 범주 5가지 측면이었으며 각 차이를 보였다. 그중에서 학문의 범주를 살펴보면, 국제보건 역량에 대해서는 구체적으로 규정된 정의가 없다. 하지만 보건과 관련 학문으로 국제보건 역량이 필요함을 인지하고 있으며 국제보건 역량에 대한 탐색을 한 연구가 있다. 국제보건대학연합단체(Consortium of Universities for Global Health, CUGH)는 코플란(Jeffrey P. Koplan) 등이 제안한 국제보건 정의를 사용하여 국제보건교육기관에서 국제보건전문가를 양성하기 위한 기본 틀을 제공하기 위해 의학, 간호학, 공중보건, 의사보조학, 치과학, 영양학, 인류학, 영양학, 정신건강, 공학 및 보건경제 등 다양한 학문에서의 국제보건 역량에 대해 규명하고 조사하였다. 이 결과 국제보건시민 수준(Global Health Citizenship Level), 탐험가 수준(Exploratory level), 기본 운영 수준(Basic Operational Level), 전문가 수준(Advanced level)의 4개 국제보건 역량을 검토하였다. 또한 국제보건 역량을 2개 수준으로 도출하여 하나는 국제건강시민 수준으로 모든 보건의료 학문 분야의 학생이 국제보건 문제에 기본적인 노출이 보장되어야 한다는 것과 다른 하나는, 기본 운영 수준으로 국제보건과 관련한 직업에 종사할 교육생들에게 기본적, 필수적 수준의 교육과 훈련 프로그램을 제공하는 것이다. 이로써 국제보건 관련 모든 전문직은 서로 협력하여 공통의 교육 수준으로 맞추어야 할 기준점을 공유하게 되었다.

미래 세대가 현재 세대와 같은 간호라는 조직 활동에 속해 있기에 현재 세대가 미래 세대에게 영향을 미칠 것이 분명하다. 그러므로 간호계는 미래에 필요한 국제보건 역량을 파악하여 간호전문직관의 정확한 성립과 간호전문직 간의 협력과 교류 방안의 지속적인 개발이 필요하다.

제 2 장 간호이론

학습목표

1. 간호이론의 목적을 이해할 수 있다.
2. 간호이론의 발달 과정을 설명할 수 있다.

1 간호이론의 중요성

직업적 전통을 벗어나 간호가 하나의 학문이자 전문직으로 인정받기 위해서는 고유의 지식 개발이 필수적이다. 간호이론은 인간, 건강 및 환경과 관련된 현상을 규명하기 위하여 연구 가설을 개발하고 연구결과를 저장하며, 새로운 사실을 예측하고 설명하여 실무에 새로운 방향을 설정해 준다. 간호이론가의 배경, 학문의 패러다임 및 철학의 흐름의 영향을 받아 만들어진 이러한 이론적 연구의 결과물은 다시 간호과학, 교육, 행정, 실무로 확대되어 간호가 전문직으로 발전하는 데 기초가 된다.

2 간호이론의 발달 과정

전문직으로서의 간호학 발전의 초기에는 간호 지도자들이 간호실무의 본질, 실무 근거의 원칙, 간호의 사회적 목적과 기능을 이론화하였다. 간호개념화 초기에는 간호술을 강조하였으며, 1950년대 무렵부터 간호과학이 발전하기 시작했다. 전문직업적 발전과 간호이론 개발은 오래 지속되었으며, 중요한 역사성을 갖는다.

1. 1950년 이전: 여명기

1) 나이팅게일(Nightingale): 환경이론(Environomental Theory)

현대 간호의 시조이며 간호의 초점을 환경에 두었다. 나이팅게일은 『Notes on Nursing: What it is, and what it is not』(1859)에서 의술과 간호를 명확하게 분류하여 정의하였다. 자연적인 치유과정이 바람직하게 되도록 "돕는 것"이라고 하였는데, 의술은 자연적인 생명과정에 발생한 장애요소(obstruction)를 제거하는 것을 도와주는 것이라고 하였고, 간호는 자연적인 생명과정이 장애요소를 극복할 수 있도록 돕는 것이라고 하였다. 『Sick Nursing & Health Nursing』(1883)에서는 질병과 상처를 예방하고 치유하며 건강을 회복 또는 유지하도록 환자를 가장 적정한 상태로 유지시키는 것이라고 하였다. 즉, 나이팅게일은 간호는 환경을 통제함으로써 대상자의 기본적인 욕구를 충족시키고 생명력을 유지하도록 돕는 것에 초점을 두었으며, 환경이 건강 문제 해결에 미치는 영향력을 확신하였다.

나이팅게일은 대상자에게 유익한 간호의 주요 요소를 13가지로 정리하였는데, 긍정적이고 건강한 환경에 필요한 요소 다섯 가지와 환경의 세 가지 유형으로 물리적, 심리적, 사회적 환경을 제시하였다. 건강의 필수 요소는 신선한 공기, 조명, 온도, 청결, 소음, 영양 등 개인 및 환경 위생의 증진이다.

2. 1950년~1970년: 신생기

1) 페플라우(Hildegard E. Peplau): 대인관계 간호이론(Interpersonal relation's nursing theory)

1952년 『Interpersonal Relations in Nursing』이라는 저서에 처음 발표한 이론이며, 간호의 중심을 대상자와 간호사의 대인 상호관계를 발전시키는 정신 역동적 간호에 초점을 두었다. 건강을 위한 치료적, 목적지향적 및 대인관계 과정을 통하여 건강 문제를 해결하는 것이라고 하였다. 간호사와 환자의 관계를 오리엔테이션, 규명, 이용, 종결단계의 4단계로 설명하고 있으며, 각 단계에 따라 치료적 대인관계를 유지해야 함을 강조하였다.

2) 핸더슨(Virginia Henderson): 간호의 기본원리 이론(Basic principles of nursing)

저서 『Principles and Practice of Nursing』(1950), 『The Basic Principle of Nurising Care』(1966)를 통하여 간호의 중심을 가능한 빨리 독립성을 획득하도록 대상자의 도움에 초점을 두었다.

간호의 본질을 인간의 14가지 기본적인 요구를 충족시켜 주는 것이라고 한다. 즉, 간호는 건강한 생활과 건강 회복에 있어 본인이 필요로 하는 만큼의 의지, 지식, 힘이 없을 때 도와주는 것이다.

3) 로저스(Martha E. Rogers): 인간고유성 이론(Science of unitary human beings)

거대이론으로서 간호의 중심을 최대수준의 건강에 도달하는 것에 초점을 두었으며, 인간에 대해 에너지장, 개방성, 양상, 조직 및 범차원성을 가지고 공명, 나선, 통합 및 평형 역동의 원리로 나아가는 것이다.

3. 1970년~1980년: 성장기

1) 오렘(Dorothea Orem) : 자가간호결핍 이론(Self-care deficit theory of nursing)

간호의 중심을 자가간호 모형에 초점을 두었으며, 저서 『Nursing: Concepts of Practice』(1980)에서 간호를 인간이 일시적 및 영구적으로 스스로의 능력에 제한을 받을 때 극복하는 과정에서 "도움을 주는 것"이라고 하였으며, 완전보상체계(wholly compensatory system), 부분적 보상체계(partly compensatory system), 지지 교육적 체계(supportive educative system)를 통해 자가간호를 돕는 것이다. 이러한 간호체계의 분류는 현대간호에서 간호사의 역할을 설명하는 중요한 틀로 적용되고 있다.

2) 킹(Imogene King) : 목표달성 이론(Theory of goal attainment)

간호의 중심을 목표 달성을 위한 개방체계모델에 초점을 두었으며, 간호는 개인이 역할을 수행할 수 있도록 도와주는 간호사와 환자의 상호작용이라고 하였다. 상호작용 체계는 개인체계, 개인 간의 체계 및 사회적 체계의 이러한 상호 교류 과정을 거친다는 것이다.

3) 로이(Sister Callista L. Roy) : 적응이론(Adaptation theory)

간호의 중심을 적응모델에 초점을 두었으며, 인간을 환경의 자극을 받고 그 변화에 적응해 나가는 존재로 보았으며 간호는 개인의 적응능력을 가지고 조절하여 적응을 증진하도록 돕는 것이라고 한다. 인간은 적응기전으로 생리적 조절기전, 인지적 조절기전이 이용하며, 적응모드로는 생리적 욕구, 자아개념, 역할기능 및 상호의존성의 4가지가 있다고 하였다.

4. 1980년 이후: 발전 도약기

1) 로즈마리 파스(Rosemarie Rizzo Parse): 인간되어감 이론(Human becoming theory)

간호의 중심을 건강 양식의 변화 및 되어감의 과정에 있는 인간의 삶의 질 향상에 초점을 두었으며, 자신의 생각을 표출하기 위한 새로운 단어를 만들거나 뜻이 다른 단어를 결합하여 새로운 의미를 만들었다. 인간되어감 이론은 로저스의 통합적인 인간이론과 현상학의 영향을 받아 인간은 개방적 존재로 하나의 총체이며 건강하게 사는 법을 인간이 자유롭게 선택하고 환경과 함께 참여하며 창조라고 한다.

2) 패트리시아 베너(Patricia E. Benner) : 전문가 역할이론(Novice to expert theory)

간호의 중심을 간호의 전문가의 역할에 초점을 두었으며, 간호학적 사고는 버지니아 핸더슨으로부터 영향을 받았다. 초보자가 어떻게 고도의 능력을 가진 전문가가 되는 기술습득 능력의 5단계로 보았으며, 초보자, 신참자, 적임자, 숙련가, 전문가 과정으로 5가지 단계로 설명하였다.

3 간호사의 이미지 형성

패러다임이란 어떤 시대의 사람들이 견해, 사고를 규정하는 기본 테두리, 인식의 체계, 사물에 대한 이론적 틀을 말한다. 간호사에 대한 패러다임은 전문직으로 이미지 정립을 위한 중요한 요소이다. 현대 사회에서 간호사는 건강관리 전문인 이미지로 국민의 건강 증진, 건강문제 해결을 도모하는 건강 관련 분야에서 중추적 역할을 하고 있다. 또한, 국민들의 생활수준과 의식수준이 향상되면서 질적으로 우수한 간호와 전문화의 필요성이 요구되지만 최근까지 간호사에 대한 이미지는 나이팅게일, 백의의 천사와 같은 전통적인 이미지와 의사를 보조하는 적극성과 주체성이 없는 소극적인 이미지로 여러 매체에서 보여지고 있다.

브리지(Bridges J. M.)에 따르면 1990년까지 대중매체에 나타나는 간호의 이미지는 봉사하는 천사 같은 이미지, 인정 없는 이미지, 의사들의 보조 이미지였다. 2000년대 이후에도 성별 고정관념, 의사의 보조역할, 제한된 승진 기회, 낮은 임금 등의 이미지였다. 간호대학생들에게는 대중매체에 의하여 하얀 가운을 입고 의사를 보조하는 이미지, 로맨틱하고 천사와 같은 이미지, 여성스러운 전문직으로 인식되었다. 이외에 '불친절하다', '타인의 말에 귀를 기울이지 않는다', '냉정하다', '불친절하다', '권위적 의식이 있다' 등 부정적인 이미지도 있다. 이러한 간호 이미지에 대한 선입견에 따라 학업을 중도에 포기하기도 한다.

전문적인 간호사로서의 자질을 갖추고 대상자와의 상호작용을 증진시키며 병원 생활에서 다른 부서 직원과 협력하는 긍정적이고 적극적인 전문직으로서의 이미지 향상을 통해 간호사는 가치 있고 보람 있는 직업이라고 인지할 수 있다. 또한, 간호사로서의 자부심과 함께 자신감 있는 간호사 이미지를 대중들과 간호계에 종사하는 간호사 및 간호대학생에게 심어 주기 위해서 끊임없이 노력해야 하며 TV와 대중매체를 통하여 간호사의 부정적인 이미지를 긍정적인 이미지로 재조정하는 이미지 향상과 관리가 필요하다.

제 3 장 간호의 메타패러다임

학습목표

1. 간호학에서 대표되는 메타패러다임 인간, 환경, 건강, 간호를 열거할 수 있다.
2. 간호이론에 제시된 인간의 정의를 설명할 수 있다.
3. 간호이론에 제시된 환경의 정의를 설명할 수 있다.
4. 간호이론에 제시된 건강의 정의를 설명할 수 있다.
5. 간호이론에 제시된 간호의 정의를 설명할 수 있다.

메타패러다임(metaparadigm)은 학문이나 전문직을 구성하는 개념적 틀로서 전문직을 위한 이론과 모델을 구성하는 지침이 된다. 메타패러다임은 특성 학문의 가장 거시적인 관점의 틀로 대부분의 학문에서는 하나의 메타패러다임 아래에 여러 개의 개념적 모형(conceptual framework)들이 있고, 개념적 모형 아래에 여러 개의 이론(theory)들이 있다. 간호학에서는 인간, 환경, 건강 및 간호가 메타패러다임에 해당된다. 전문직 간호 실무를 이해하는 데 가장 중요하고 기본적인 개념들은 간호의 지식체를 형성하는 구성요소가 된다.

이 장에서는 간호의 메타패러다임의 4가지 개념들을 살펴보고자 한다.

1 인간

간호학의 메타패러다임에 해당하는 첫 번째 개념은 인간이다. 간호학은 인간을 대상으로 한 인본주의 과학으로 대상자를 잘 파악하고 적절한 간호를 수행하기 위해서는 인간에 대한 이해가 필수적이다. 간호의 대상자는 인간이며 인간을 보는 관점도 다양하다. 체계이론, 욕구이론, 상호작용이론을 중심으로 인간을 조명해보고자 한다.

1. 체계이론

체계의 기능을 인간 신체의 골격체계, 근육체계, 순환기체계, 내분비체계 등의 연관된 유기체로서 성장 발달하는 것과 같이 사회의 구조도 부분과 상호관련성을 가지는 체계로 본다. 체계는 기능하고, 성장하고, 발전하면서 균형과 항상성을 가지고 있으며 균형과 항상성이 깨어지거나 위협을 받으면 원래의 상태로 돌아가려는 경향이 있다.

체계이론은 전체적인 시각을 제시하여 개인과 사회, 환경은 상호작용하는 총체적인 특성을 갖는다. 체계(system)로서의 인간은 환경과 끊임없이 상호작용하는 하부체계를 지닌 개방체계이며 모든 자극에 대처할 수 있는 각기 다른 적응 영역을 지닌 존재이다.

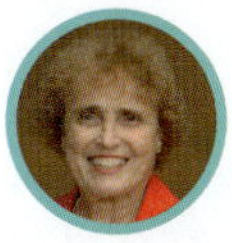

로이(Sister Callista L. Roy) 인간은 변화하는 내적 및 외적 환경과 끊임없이 상호작용하는 4가지 적응형태(생리적 요구, 자아개념, 역할기능, 상호의존적 관계)로 환경변화에 적응하는 생리적, 심리적, 사회적 존재이다.

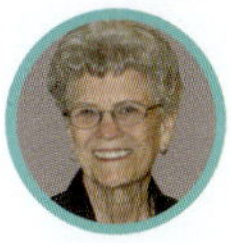

로저스(Martha E. Rogers) 인간은 환경과 끊임없이 상호작용하며 사회적, 정신적, 문화적, 영적 체계와 분리시켜 설명할 수 없는 통합된 전체로서의 개방체계이다. 인간의 의식과 자아인식이 인간의 행동을 결정하는 것으로 자아를 중요시하였다. 인간의 궁극적인 동기는 유기체가 가진 모든 잠재력을 개발하는 것이 자아실현이다. 사람에게는 성장잠재력이 있으며 기본적인 생물학적 잠재력의 성취 외에도 인간이 실현되어야 할 심리적 잠재력을 갖고 있다. 각자가 태어난 물리적, 사회적, 문화적 환경이 생물학적, 심리적, 잠재력의 실현을 돕는다.

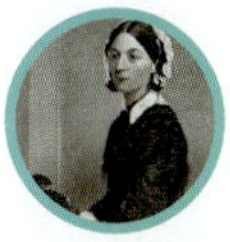

나이팅게일(Florence Nightingale) 인간은 간호를 제공받거나 환경의 영향을 받는 수동적 존재로 자신을 회복시킬 수 있는 자연적인 힘을 가진 존재이다.

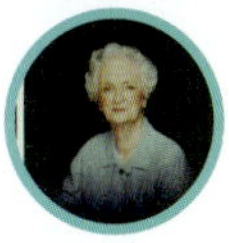

존슨(Dorothy E. Johnson) 관계 추구, 목표 성취, 자기보호적, 공격적, 노폐물 배설, 음식 섭취, 성적 행동의 하위체제로 구성된 행동하는 존재이다.

뉴만(Betty Neuman) 인간을 총체적 개념으로 체계로서의 대상자를 다원적이고 다양한 시각으로 본다. 또한 인간은 환경과 상호작용하는 체계라고 정의하며 대상자는 개인, 가족, 지역사회, 단체가 된다. 인간은 경계면에서 개방체계로 인식하며 저항선, 정상방어선 및 유연성을 지닌다. 인간은 생리적, 심리적, 사회적, 문화적, 영적 측면을 지닌 존재로 변수들 간의 상호관계는 체계의 방어정도나 반응의 본질 그리고 그 정도를 결정한다. 이 다섯 가지 변수들의 상호관계는 역동적으로 혼합되어 나타난다.

2. 욕구이론

인간의 욕구에는 여러 가지 형태가 있다.

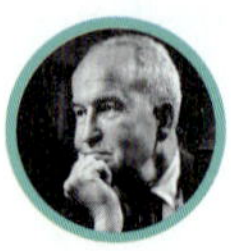

머레이(Henry M. Murray) 인간의 욕구에는 기본적인 욕구와 이차적인 욕구로 구분한다. 기본욕구(primary need)는 생리적인 문제와 직결되며 식욕, 성욕, 배설 등이다. 이차적 욕구(secondary need)는 기본욕구에서 파생된 것이라고 볼 수 있으나 그것은 심리적인 작용에 의한 것이며, 소유욕구, 성취욕구, 전시욕구, 지배욕구, 독립욕구 등이 있다.

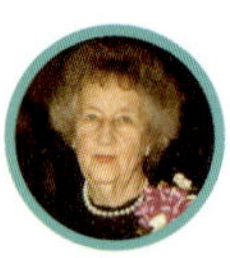

핸더슨(Virginia Henderson) 인간은 생리적, 심리적, 사회적, 영적 측면을 지닌 존재로 기본적인 활동을 하는 독특하고 통일된 존재이다. 인간을 간호 기능의 14가지 구성요소를 통해서 생리적 인간, 의사소통과 학습의 심리적 인간, 영적, 도덕적 인간, 직업과 레크레이션에 대한 사회적 인간으로 구분한다. 인간의 정신과 신체는 분리될 수 없고 상호 관련되어 있다.

매슬로우(Abraham Maslow) 성장, 자아실현, 건강에 대한 열망, 정체감과 자율성의 추구, 향상을 위한 노력이 보편적인 인간의 성향이다. 인간은 선천적으로 삶의 의미와 만족을 주는 욕구(human needs)에 동기화 된다. 매슬로우는 생리적 욕구, 안전의 욕구, 사랑과 소속감의 욕구, 자아존중의 욕구, 자아실현의 욕구 5단계로 설명하고 있다.

알고 넘어가기

✚ 생리적 욕구

음식, 물, 수면, 배설, 성에 대한욕구 등이다. 다음 단계의 욕구가 충족되기 전에 생리적 욕구가 충족되어야 한다. 생리적 욕구는 모든 욕구 중 가장 강력하다.

✚ 안전의 욕구

안전의 욕구는 추위, 질병, 공포, 위험으로 자신을 보호하려는 욕구이다.

✚ 사랑과 소속감의 욕구

인간은 친교를 나누고 사회적인 관계를 형성하고 사회적 구조에 소속되기를 바라고, 그룹의 응집을 갈구하는 욕구이다.

✚ 자아존중 욕구

자신을 가치있는 존재로 보고 자신을 다른 사람으로부터 존경받고 싶은 욕구를 말한다.
자기존중은 능력, 신뢰감, 개인의 힘, 적합성, 성취, 독립, 자유 등을 의미하며 다른 사람들로부터의 존경은 명성, 수용, 주목, 평판, 영광, 명예를 말한다.

✚ 자아실현의 욕구

자신의 잠재력을 성취하고 싶은 욕구를 말한다.
이러한 욕구를 지닌 사람들은 자신의 재능, 기술, 능력 등을 가능한 한 최대한으로 사용하여 현실에 안주하지 않는다. 자신의 본성에 충실하는 것이 자아실현의 욕구의 형태는 사람마다 다르다.

욕구단계이론은 낮은 단계에 있는 욕구가 어느 정도 충족되어야 더 높은 단계의 욕구를 의식하거나 동기가 부여된다는 가정을 한다. 한편 욕구단계 서열에 예외가 있는 것을 인정하였다.

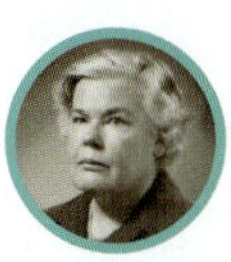

오렘(Dorothea Orem) 인간은 생리적, 상징적, 사회적으로 기능하는 하나의 단위로 다양한 자가 능력을 지녔으며 생물학적, 상징적, 사회적으로 통합된 전체이다.

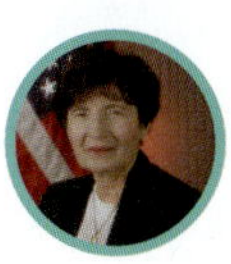

압델라(Faye G. Abdellah) 인간은 신체적, 정서적, 사회적 요구를 지닌 존재로 간호의 수혜자이며 다양한 자조 능력과 학습능력을 가진 존재이다.

3. 상호작용이론

인간은 사물에 대해 자신이 가지고 있는 의미에 근거하여 행동하며 사물에 대한 의미는 인간이 타인들과 형성하고 있는 사회적 상호작용을 한다. 인간은 물리적 환경뿐만 아니라 상징적 환경에서도 자극을 받으며 의사소통을 통하여 타인으로부터 많은 의미와 가치를 배울 수 있고 활동하는 방법도 학습한다.

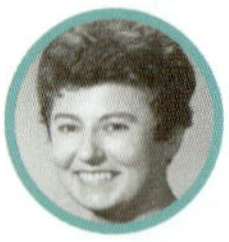

올란도(Ida Jean Orlando) 인간의 행동하는 유기체로서 언어적, 비언어적으로 행동할 수 있다. 인간은 상황에 따라 자신의 욕구를 충족할 수 있으나 그렇지 못한 경우에는 고통을 경험한다. 도움에 대한 욕구가 충족되지 못하는 것은 신체적 한계, 환경에 대한 부적절한 반응, 의사소통의 차단 및 능력 장애로 인한 것이며 이때 간호 행위가 필요하다. 따라서 인간은 욕구를 가진 존재로 가정해 볼 수 있다.

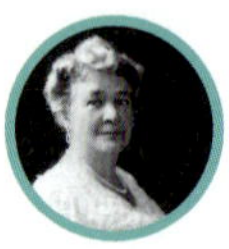

위덴바하(Ernestine Wiedenbach) 인간은 자아를 지속하고 유지하기 위해서 내적인 자원을 개발할 만한 독특한 잠재력을 부여받았다. 또한 인간은 자기지향적이며 자극을 필요로 하고 독립성을 향해 노력한다. 인간은 개인적인 능력을 가장 잘 발휘하고 책임을 완수하며 그 순간에 가장 최상의 판단을 하길 원한다. 인간은 통합감과 자기 가치의 느낌을 유지하기 위하여 자기의식과 자기 수용감에 의존한다.

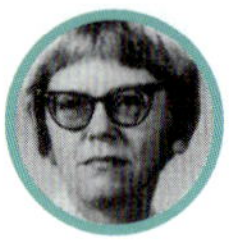

트레블비(Joyce Travelbee) 인간은 사고하는 생물적, 사회적 유기체로서 유전, 환경, 문화, 경험에 의해 영향을 받으며 계속적으로 진화하고 변화하는 독특한 존재이다.

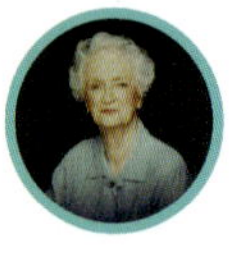

페플라우(Hildegard E. Peplau) 인간은 욕구에 의해 생성된 긴장을 자신만의 방법으로 감소시키기 위해 노력하는 유기체라고 하였으며 불안정한 평형상태에서 살고 있는 유기체는 대인관계를 통해서 발전한다. 인간은 생물, 화학적 신체적, 대인관계적 특성과 욕구를 가지고 있는 자기체계로서 성숙한 사람은 자신의 욕구에 대처할 수 있고 다양한 경험을 통합할 수 있다.

인간행동은 과거의 발달 경험, 현재의 상황변수 및 미래의 기대 등에 의해 결정되는데 특히 개인의 인지가 중요한 영향을 미친다.

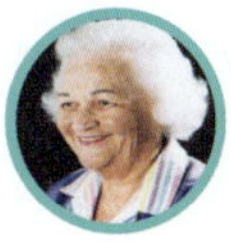

킹(Imogene King) 인간은 반응하는 존재이며 시간지향적인 존재로 지각하고 통제하며 목표를 설정하여 성취하기 위한 행위와 방법을 선택하고 개인은 자신에 대해 알 권리와 의사결정능력을 가진 존재이다.

2 환경

간호학의 메타패러다임에 해당되는 두 번째 개념은 환경이다. 환경은 우주를 형성하고 있는 모든 요소를 의미하며 지구에 존재하는 모든 실체라고 할 수 있다. 이들 환경을 이루고 있는 요소들은 주체와 객체의 상대적 의미를 갖고 있으며 상대적 의미의 환경은 주체를 둘러싸고 있는 유형, 무형의 객체를 의미한다.

환경은 인간을 주체로 둘러싸고 있는 공기, 물, 토양, 광선 소리, 동물, 식물, 위생,곤충, 미생물 등 자연생물학적 환경과 의복, 식생활, 주거 위생시설, 산업시설, 정치, 경제, 사회, 문화 등 사회 · 경제 · 문화적 환경으로 구분할 수 있다. 개인, 가족 및 지역사회를 둘러싸고 있는 모든 상황과 영향을 줄 수 있는 모든 상태를 포함한다.

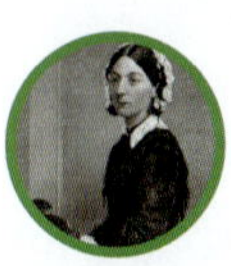

나이팅게일(Florence Nightingale) 환경은 인간의 삶과 발달에 영향을 미치는 외부적 상황과 힘으로 구성된다. 환경에는 인간이 섭취하는 음식으로부터 간호사가 주고받는 언어적 비언어적 상호작용의 모든 것이 포함된다.

물리적 환경, 사회적 환경 및 정신적 환경으로 구분한다. 물리적 환경에는 환기, 보온, 악취, 소음, 채광, 청결 등이 포함되며 이러한 물리적 환경의 중요성을 강조한다. 사회적 환경에는 지역사회가 포함되며 정신적 환경에는 원만한 의사소통능력, 정보를 제공하여 환자에게 희망을 갖게 하여 질병을 예방하고 건강을 유지하고 증진시키기 위해 환경의 중요성을 강조한다.

뉴만(Betty Neuman) 환경은 인간을 둘러싸고 있거나 상호작용하는 모든 내적, 외적 요인으로 정의한다. 환경은 체계와 상호작용하면서 잠재적으로 체계의 안정성에 영향을 미치는 스트레스원이다. 환경은 내적환경, 외적환경, 창조된 환경을 가진다. 내적환경은 대상자 내에 포함된 모든 상호 작용과 함께 개인 내부의 환경이며 외적 환경은 대상자 외부에서 일어나는 대인관계적 또는 외부적인 것을 말하며 창조된 환경은 일차적으로 대내적이지만 외적 환경을 포함하여 무의식적으로 체계 전체의 상징적 표현으로 대상자에 의해 개발된다.

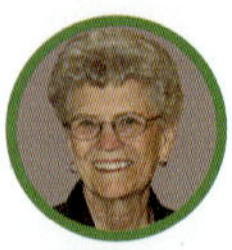

로저스(Martha E. Rogers) 환경은 인간과 따로 분리시켜 정의할 수 없는 개념으로 패턴에 의해 규명되는 4차원의 에너지 장으로 정의한다. 패턴의 형태들이 저주파, 장파, 고주파, 단파로 지속적으로 변화한다. 인간은 공명적 패턴에 의해 환경을 경험한다. 인간장과 환경장은 총체적이며 환원불가 및 분리불가하고 패턴에 의해 분별되고 통합되어 있는 개방체계임을 말한다. 인간과 환경의 지속적인 에너지의 상호흐름은 생애과정에서 부단한 변화를 창출하며 그 변화는 다양한 형태로 지속된다.

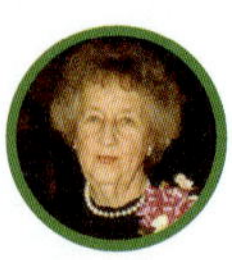

핸더슨(Virginia Henderson) 환경은 개인이 그의 가족과 공유하는 관계를 포함하며 건강에 영향을 미칠 수 있으며 인간의 안녕을 유지한다. 이러한 환경에는 나이, 문화적 배경, 신체적 능력, 지적 능력과 같은 개인적 요인과 공기, 온도와 같은 물리적 요인으로 구분한다.

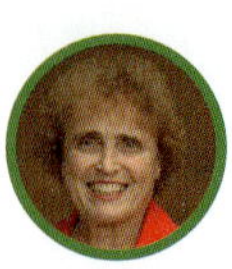

로이(Sister Callista L. Roy) 인간은 변화하는 환경과 항상 상호관계를 하며 환경은 모든 조건, 상황, 주위의 영향, 유기체의 발달에 영향을 주는 요인 등 모든 것을 말한다. 환경은 한 개인이나 집단의 발전과 행위에 영향을 준다. 적응의 상태는 생존, 성장, 재생산과 자아실현 등을 포함하는 일반적인 목표를 향상시키기 위한 환경에의 반응이다.

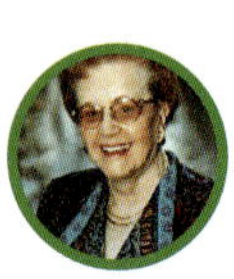

레닌저(Madeleine M. Leininger) 사회, 언어와 환경을 통하여 행위와 가치에 영향을 미치는 사회적, 문화적 구조로서 정치, 종교, 혈연, 건강관리제도 등이 제시되어 있다.

문화는 학습되어 전수되는 가치, 신념, 행동규칙, 생활양식으로서 돌봄 형태와 행동을 결정하는 요인이다.

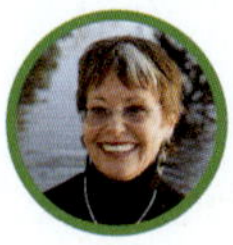

왓슨(Jean Watson) 세계는 인간에게 영향을 미치는 개인의 즉각적인 상황과 환경을 말하며 내적, 외적, 인간적, 인공적, 자연적, 우주적, 정신적, 과거, 현재, 미래의 모든 우주 내의 힘들을 말한다.

3 건강

간호학의 메타패러다임에 해당하는 세 번째 개념은 건강이다. 건강이란 사전적 의미로는 신체적, 정신적으로 이상이 없고 튼튼한 상태를 말한다. 트와들(Twaddle, 1979)은 건강과 질병을 하나의 연속선상의 양 끝에 각기 '완전한 건강(perfect health)'과 '죽음(death)'이라는 개념을 설정하여 완전한 건강으로부터 멀어질수록 질병의 정도는 커지고 가까울수록 건강 수준은 높아진다.

완전한 건강이란 개개인의 역할 수행 능력과 역할 성취가 최적의 조화를 이룬 상태라고 정의한다. 세계보건기구(WHO)는 1948년 "건강이란 신체적 정신적, 사회적으로 완전한 안녕상태이며, 단지 질병이 없거나 허약하지 않는 상태를 말하는 것은 아니다"라고 정의하였으며, 1998년에 새로운 개념이 추가되어 "환경과 상호작용을 함으로써 신체뿐만 아니라 정신적, 사회적, 영적, 안녕상태를 유지하고자 끊임없이 노력하는 역동적 평형상태, 혹은 능동적 적응상태"라고 정의하고 있다. 따라서 건강을 총체적 관점으로 신체적, 정신적, 사회적, 영적으로 상호작용하는 것이다.

다음은 간호학자들의 건강에 대한 견해를 살펴보고자 한다.

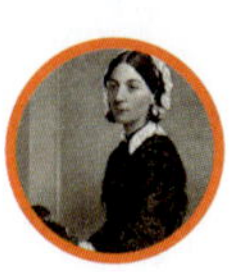

나이팅게일(Florence Nightingale) 건강은 잘(wellbeing) 있는 상태만이 아니라 개인의 역량을 최대한으로 발휘함으로써 안녕을 유지하는 것으로 정의한다. 건강과 질환은 간호사가 관심을 가져야 하는 중요한 관심사이다.

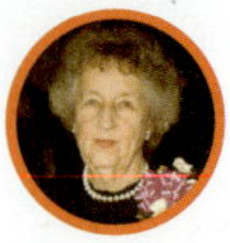

핸더슨(Virginia Henderson) 건강은 개인이 14가지 기본활동을 독자적으로 수행하는 능력을 말한다. 그 내용은 다음과 같다. 핸더슨의 14가지 기본간호활동은 정상적인 호흡, 적절한 수분과 음식물의 섭취, 신체 노폐물의 배설, 운동과 적절한 자세 유지, 수면과 휴식, 적절한 의복의 선택, 정상체온 유지, 신체 청결 및 유지, 위험한 환경을 피하고 타인에게 해를 끼치지 않음, 다른 사람과의 의사소통, 타인의 신념 존중, 성취감을 느끼는 활동, 다양한 형태의 놀이나 오락 참여 및 정상적인 발달 및 건강으로 유도할 수 있는 학습, 호기심 충족과 적절한 의료시설 활용이다.

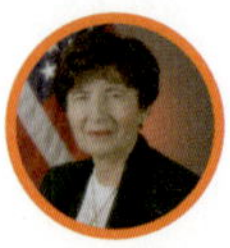

압델라(Faye G. Abdellah) 건강이란 각 개인이 일상생활에서 최상의 가능성을 성취할 수 있도록 내 · 외적 스트레스에 지속적으로 적응하려는 인간 기능의 역동적인 상태를 말한다.

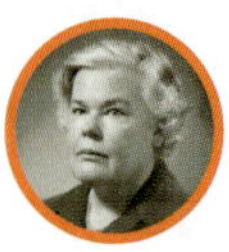

오렘(Dorothea Orem) 건강은 신체구조와 기능이 건전하고 완전한 상태를 말한다. 건강을 안녕과 불건강으로 구분하여 자기간호가 유지되지 않을 때 불건강, 질병, 죽음 등이 발생한다고 보았다. 안녕은 영적 경험과 인격화의 감정에 의해 얻어지는 만족, 행복, 즐거움에 대한 인식이다.

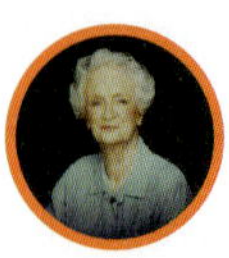

페플라우(Hildegard E. Peplau) 건강은 인격과 지속적인 인간과정의 전향적 움직임을 나타내는 창조적, 건설적, 생산적, 개인적 그리고 지역사회 삶의 방향을 나타내는 언어적 상징으로 정의한다.

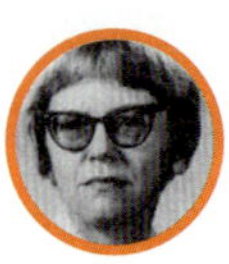

트레블비(Joyce Travelbee) 건강은 범주이며 분류이다. 질병을 불건강으로 정의하지 않는다. 질병은 객관적 기준과 주관적 기준으로 구분된다. 객관적 기준은 질병의 외적 효과로서 질병, 불구, 결손 등의 상태이며, 주관적 기준은 개인의 인식에 의해 결정되는 질병상태로 설명된다. 건강에 대한 정의는 세계보건기구의 정의를 사용한다.

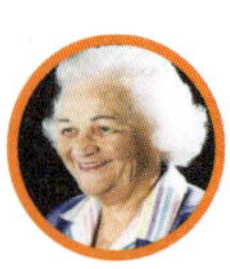

킹(Imogene King) 건강은 각 개인의 자원을 최적으로 이용하여 일상생활을 최대한 잠재력을 달성할 수 있도록 내 · 외적 환경의 스트레스를 지속적으로 적응하는 역동적인 상태를 의미한다.

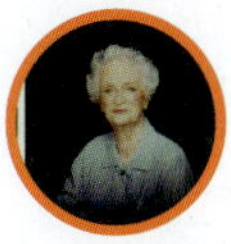

존슨(Dorothy E. Johnson) 건강은 행동체계에 속하는 하위체계의 조직화와 상호작용, 상호의존, 통합 등을 반영한다. 인간의 하위체계의 구조나 기능에 균형이 유지되지 않을 때 건강이 나빠진다.

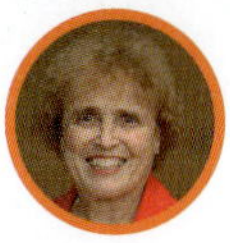

로이(Sister Callista L. Roy) 건강은 통합된 전체가 되어가는 과정 또는 상태 자체라고 정의하였다. 적응은 생리적, 심리적 및 사회적 통합을 증진시키는 과정이며 통합이 완전성 또는 유일성으로 이끄는 손상되지 않은 상황을 암시한다.

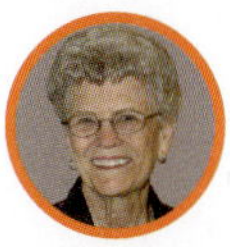

로저스(Martha E. Rogers) 건강이란 용어를 사용하였으나 개념을 정의하지 않았으며 긍정적 건강으로 안녕을 상징하였다. 건강하기 위해서 환경의 변화와 더불어 삶의 패턴을 발전시키도록 돕는 것에 초점을 두고 있다. 건강은 삶의 과정의 표현이며 인간과 환경장 사이에서 동시적인 상호작용을 하며 건강과 질병 그 의미가 무엇이든 전체적인 생의 과정에 대한 이해에서 해결되어야 하는 연속체이다. 그러므로 양분된 상태가 아니며 매우 좋은 건강에서부터 생을 유지할 수 없는 상태까지 다양하다.

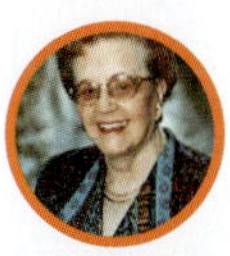

레닌저(Madeleine M. Leininger) 건강은 안녕상태로 주로 문화적 의미와 방법에 의해 확인되고 표현된다.

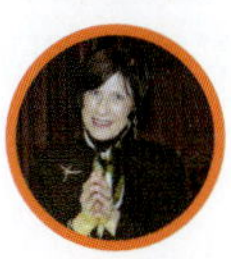

파스(Rosemarie Rizzo Parse) 건강은 인간이 경험하고 경험해가는 과정으로 고유한 인간의 건강은 가치와 생활양식의 합성어이다.

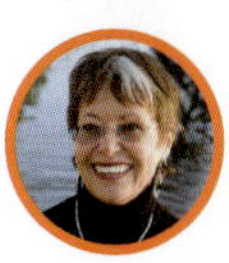

왓슨(Jean Watson) 건강은 마음, 신체, 영혼 내에서 통일체와 조화를 포함한다. 건강의 개념은 지각된 나와 경험된 나의 개념이 조화된 것이다.

4 간호

간호학의 메타패러다임에 해당하는 네 번째 개념은 간호이다. 표준국어대사전에 의하면 간호는 "다쳤거나 앓고 있는 환자나 노약자를 보살피고 돌봄"이며 일반적으로는 건강 문제를 가진 인간을 돕는 활동으로 정의한다.

전문적인 지식과 기술을 갖춘 간호사는 간호현상을 연구할 뿐만 아니라 건강 문제를 가진 사람을 도와야 하는 의무를 가지고 있다. 따라서 간호사는 높은 수준의 소명감과 봉사정신으로 전문직에 대한 책임과 직업의식을 갖춘 사람이어야 한다.

각 간호단체와 간호이론가들의 간호의 정의를 살펴보고자 한다.

대한간호협회(KNA) 간호는 모든 개인, 가족, 지역사회를 대상으로 하여 건강의 회복, 질병의 예방, 건강의 유지와 증진에 필요한 지식, 기력, 의지와 자원을 갖추도록 직접 도와주는 활동이라고 정의하였다.

국제간호사협의회(ICN) 간호는 모든 연령대의 개개인과 가족, 집단과 지역사회를 포함하여, 아플 때나 건강할 때를 막론하고 모든 상황에서의 자율적이고 협동적인 간호를 포함한다. 간호는 건강 증진과 질병 예방은 물론 병든 자, 불구자와 죽어가는 사람들을 돌보는 것을 포함한다. 대상자를 옹호하고, 안전한 환경증진과 연구, 건강 정책 수립, 대상자와 건강시스템 관리에 참여하고 교육하는 것 또한 간호사의 주요 역할이다.

미국간호협회(ANA) 간호는 아프거나 건강한 개인을 돕기 위해 의도된 돌봄, 그 사람이 강건함, 의지 또는 지식이 있다면 도움 없이 수행할 수 있는 그러한 활동들의 수행을 통하여 건강(또는 회복 또는 평화스러운 죽음)에 기여하는 것이다.

간호의 모든 정의에서 주요한 초점은 대상자이고, 그 대상자의 신체적 · 정신적 · 사회적 · 영적인 영역을 모두 포함한다. 간호는 더 이상 질병간호에만 우선적으로 관심을 갖는 것이 아니다. 간호의 개념과 정의는 넓게 확대되어 질병예방과 개인과 가족, 지역사회 건강유지와 증진을 포함한다.

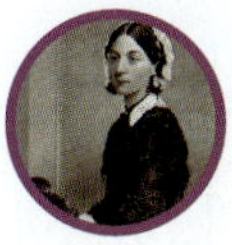

나이팅게일(Florence Nightingale) 간호란 자연적인 치료과정이 진행될 수 있도록 환자를 돕는 것이다. 특히 자연적인 생명 과정에서 장애요소를 극복할 수 있도록 그 사람이 가장 좋은 상태를 유지하도록 돕는 것이라고 하였다.

간호는 "질병을 간호하는 것이 아니라 병든 사람을 간호한다"라는 말을 자주 주장하였는데 오늘날 전인간호 즉 신체, 정신, 감정의 일체의 간호를 말한다. 그는 질병의 치유는 자연적인 생명 과정으로서 이루어지며 생명 과정에서 발생한 장애요소를 제거하는 것이 의학이라면 간호는 장애요소를 극복할 수 있도록 환경을 돕는 것이라고 하여 의학과 간호를 구분하였다.

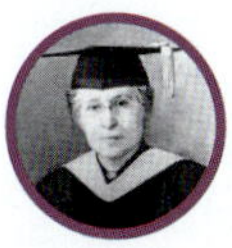

테일러(Effie Jane Taylor) "간호의 본질이 무엇인가" 질문에 대하여 "간호란 개인의 육체적 또한 정신생활상의 요구에 대하여 의사가 처방한 치료법과 예방적 처치를 실시하는 일이다. 또한 이상 · 사랑 · 동정 · 지식 · 교양 등이 혼연일체가 되어 표현되는 행동으로서, 또 더 나아가서는 예술적이라고 할 수 있을 때 간호의 심오한 본질은 처음으로 모습을 나타내는 것이다."라고 정의하였으며, 환자 중심의 개인적 간호가 강조되고 간호사가 갖추어야 하는 일반교양의 중요성을 강조하였다.

1960년대 간호의 전문성과 간호의 독자적 기능의 필요성이 대두되면서 체계적인 간호 지식체에 이르는 간호이론을 탄생시켰다.

인간의 욕구이론을 바탕으로 간호를 정의한 학자로는 핸더슨(Henderson), 압델라(Abdellah), 오렘(Orem)이 있다.

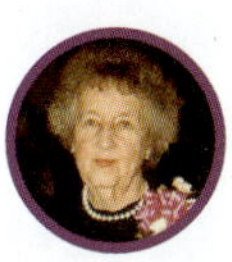

핸더슨(Virginia Henderson) 간호란 건강한 생활, 건강 회복 및 평화로운 죽음에 있어서 본인이 필요로 하는 만큼의 의지, 지식, 힘이 있으면 다른 사람의 힘을 빌리지 않고 스스로 할 수 있도록 도와주는 것으로 정의하였다. 그리고 간호의 핵심은 건강을 유지하고 질병으로부터 회복하기 위하여 열네 가지의 일상 활동을 각 개인이 독자적으로 수행하도록 돕는 것이다.

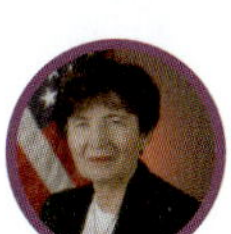

압델라(Faye G. Abdellah) 간호는 사람들의 건강욕구와 관련된 간호문제를 해결하기 위해 접근을 시도하는 행위이다. 개개인의 사람들의 건강간호 요구에 대처할 수 있도록 도움을 주는 것이다.

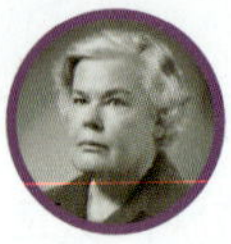

오렘(Dorothea Orem) 간호를 건강상의 문제로 인하여 인간의 기본적인 욕구 중의 하나인 자기돌봄을 할 수 없는 사람에게 직접적인 도움을 주는 것이다. 그리하여 자신이나 부양자의 자기간호와 건강에 독자적으로 책임질 수 있는 인간의 잠재능력을 인정하고 간호는 인간이 일시적으로 또는 영구적으로 자신의 능력에 제한을 받을 때 이를 극복해 나가는 과정에서 도움을 주는 것이다.

상호작용이론을 바탕으로 간호를 정의한 학자로는 페플라우(Peplau), 올란도(Orlando), 위덴바흐(Wiedenbach), 트레블비(Travelbee), 킹(King)이 있다.

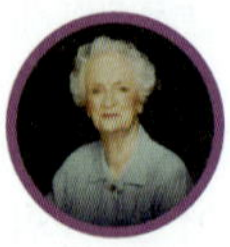

페플라우(Hildegard E. Peplau) 간호는 교육적 도구이고 성숙시키는 힘이다. 또한 개개인의 건강을 가능케하는 지역사회 모든 사람들과 인간관계를 통한 의미있고 협동적으로 기능하는 중요한 치료적 대인관계 과정이다.

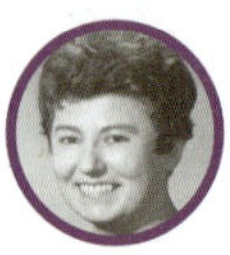

올란도(Ida Jean Orlando) 간호는 자율적으로 기능하는 독특한 전문직으로 환자의 즉각적인 요구를 파악하여 충족시켜 주는 것이다. 간호과정의 기본적인 요소에는 환자의 행위, 간호사의 반응, 환자의 이익을 위해 의도된 간호행위 등이 포함되며 이들 요소 간의 상호작용이 간호과정이다.

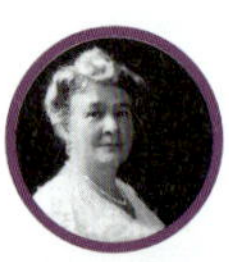

위덴바흐(Ernestine Wiedenbach) 간호는 동정과 기술, 이해를 통해서 환자를 돕고 치료하며 간호서비스를 제공하는 것이다.

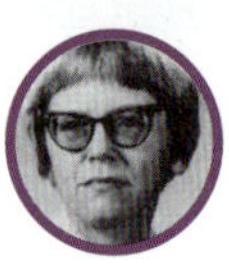

트레블비(Joyce Travelbee) 간호는 전문직 간호실무자가 개인이나 가족으로 하여금 질환 및 고통을 예방하고 대처하도록 하고 필요하면 이들 경험에 대한 의미를 발견하도록 도와주는 독특한 양상의 대인관계 과정이다.

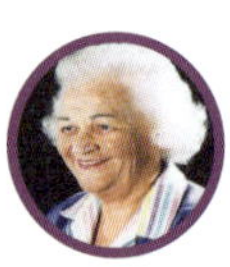

킹(Imogene King) 간호란 일상생활을 영위해 나가는 데 필요한 기본욕구를 충족시키고 생활 주기상의 특수한 상황에서 건강과 질병에 대처해 나가기 위해 모든 개개인에 대해 지지해 주는 활동, 반응, 상호작용, 전이작용으로 구성되는 일련의 과정이다.

이 외에 결과 중심의 이론을 바탕으로 간호를 정의한 학자로는 로저스(Rogers), 레빈(Levine), 존슨(Johnson), 로이(Roy)가 있다.

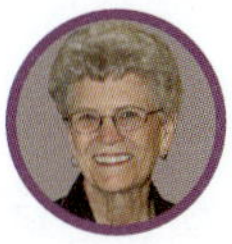

로저스(Martha E. Rogers) 간호는 총체적인 인간됨(Human becoming)의 과정에서 통일적인 인간을 지향하는 인본주의 과학이자 예술이다. 간호는 건강을 유지, 증진하고 질병을 예방하고 아픈사람과 장애가 있는 사람을 돌보고 재활시키는 것에 대한 동정심을 가지고 헌신하는 것이다. 인간 존재의 일관성과 통합성을 강화하고 최고의 건강 잠재력 실현을 위해 인간과 환경 사이의 상호작용 패턴을 지도하고 반복 지도해야 한다. 간호는 인간과 환경 간의 조화를 증진시키는 활동으로 간호는 인간과 환경과는 분리하여 생각할 수 없다고 설명하였다.

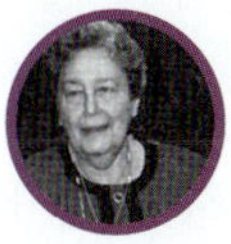

레빈(Myra Estrin Levine) 간호는 개인의 의존성과 타인과의 관계 형성을 기초로 한 분야로 의존적인 개인의 총체성을 증진시키고 건강상태에 적응하도록 돕기 위하여 상호작용하는 것으로 개별적인 욕구, 열정, 위탁, 보호 등의 환자를 위한 옹호와 인류에 헌신하는 것이다.

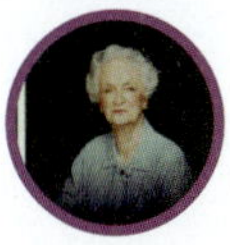

존슨(Dorothy E. Johnson) 간호는 환자의 행동이 자신의 육체에 해를 끼칠 수 있는 상황에서 환자의 행위를 적절하게 조직하고 최상의 수준으로 이끌도록 하는 외적인 조절력이라 하였다. 간호의 목적은 행위체계의 균형과 안정성 및 하위체계의 통합된 기능을 유지, 회복하는 것이다.

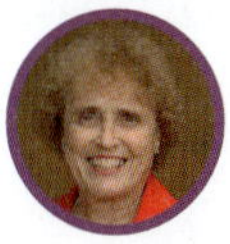

로이(Sister Callista L. Roy) 간호는 인간의 적응을 증진시키고 적응 수준에 영향을 주는 환자의 행동과 요인들을 사정하고 영향을 미치는 요인들을 조절하고 중재하는 것으로 보았다. 인간의 적응 양식을 생리적 욕구, 자아개념, 역할기능, 상호의존적 관계로 구분하였다.

1980년대는 간호를 위한 이론이 다원론적 측면이 강조되어 간호실무, 교육, 연구, 행정에 영향을 주어 분석과 기술을 통하여 다양한 발전이 이루어졌다. 대표적인 학자는 아담(Adam), 파시(Parse), 피츠페트릭(Fitzpatrick), 머서(Mercer) 등이다.

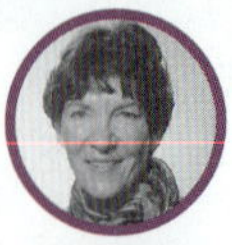

아담(Evelyn Adam) 간호의 목표를 대상자의 핸더슨의 14가지 기본욕구 충족 시 대상자의 독립성을 유지, 회복시키는 것이다.

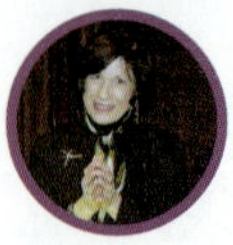

파스(Rosemarie Rizzo Parse) 간호를 인간 과학이자 인간을 하나의 생명 단위로 보고 건강 경험에서의 질적 참여에 초점을 두고 있다. 간호가 독자적인 학문으로 발전하려면 의학적 모델로부터 벗어나야 하며 간호실무와 관련된 간호에 대한 사회적 책임은 변화하는 건강과정에 있어서 대안을 선택하는 지침이 되고 있다.

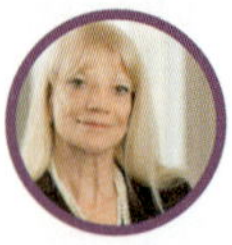

피츠페트릭(Joyce Fitzpatrick) 간호는 생의 의미에 주요 관심을 두는 과학이며 전문직이다. 간호는 건강을 향한 발달과정을 강화하는 데 초점을 두며 개인을 인간존재의 가능성을 개발하도록 유도하는 것이다.

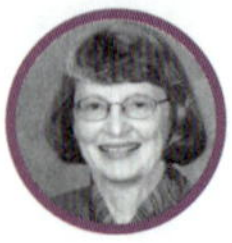

머서(Ramona T. Mercer) 간호에 대해 정의하지 않았으나 청소년기에서 성인까지 관련된 과학이다. 간호사는 여성과 아동, 가족을 사정하고 함께 나누는 개척자라고 하였다.

1990년 초기에는 인본주의적 간호접근으로 간호이론이 등장하게 되었다. 대표적인 학자는 왓슨(Watson), 베너(Benner) 등이다.

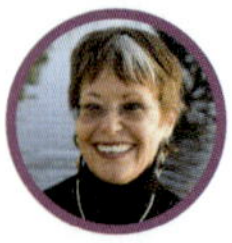

왓슨(Jean Watson) 간호는 건강증진과 회복, 질병예방, 환자의 돌봄에 관여하며 대상자가 자기인식, 자기치유, 혹은 삶의 의미에 대한 통찰력을 증진시켜 자신을 잘 조화시키도록 돕는 과정이다.

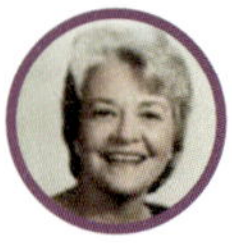

베너(Patricia E. Benner) 간호는 돌봄의 관계로 관계와 관심에 대한 강화된 상태이다. 간호실무는 돌봄과 건강, 질병, 편치않음의 실제 경험과의 관련성을 연구하는 것이다.

이상과 같이 간호학은 4개의 패러다임 인간, 환경, 건강, 간호 영역 안에 있다. 시대적 변화와 사회 환경의 발전에 따라 간호는 꾸준히 변화되어 왔으며 간호학에 대한 도전은 이런 개념들을 학문으로서 계속 발전할 수 있도록 이론 개발에 초점을 두어야 한다. 또한 간호교육과 실무가 통합된 임상연구 활동을 통하여 이론과 간호실무를 적절히 활용할 수 있는 근거 중심의 실무는 연구 근거를 바탕으로 간호실무표준을 전제로 하여 정확하고 책임 있는 간호 수행을 하여야 한다.

정치, 경제, 사회, 문화, 의료 환경의 변화와 더불어 다양한 욕구와 세분화된 전문성을 요구하는 시대적 변화에 발맞추어 평생교육을 통하여 리더십 역량과 전문적인 간호지식 및 기술을 갖추어 간호성과를 높일 수 있어야 한다. 또한 간호책임을 수행하기 위한 지침인 간호윤리강령을 바탕으로 윤리적 간호업무와 대상자에게 질적인 간호를 제공하며, 지역사회 중심의 건강관리체제의 간호전문가로서 보건의료기관과 관련된 국민건강 문제 해결에 중요한 건강의 파수꾼으로 최선을 다하여야 할 것이다.

제 4 장 간호사의 역할과 활동 분야

학습목표

1. 간호사의 주요 역할을 설명할 수 있다.
2. 간호사의 활동 영역을 나열할 수 있다.

간호학은 의학과는 다르게 나이팅게일 시대부터 간호학의 초점을 건강 문제를 가진 사람의 장애요소를 극복할 수 있도록 환경을 유지하고, 대상자의 안위를 증진시켜 주는 것으로 정의되었다. 현대는 간호의 대상을 개인뿐만 아니라 가족이나 지역사회를 포함하며, 건강증진이나 질병을 예방하는 보건 측면까지 포함하고 있다. 질병치료 중심의 의학과 다르게 대상자 중심의 건강 돌봄을 수행해야 한다. 직업으로서 간호의 돌봄 행위는 가족을 보살피는 돌봄과 동일한 속성을 가져야 함을 기본 전제로 하였으나 시대적-사회문화적 상황에 따라 간호사의 돌봄 행위는 변화되고 있으며, 그 의미도 전문적으로 재해석되고 있다.

나이팅게일은 '간호는 과학이고 예술이며 전문적 직업'으로 정의하여 근대 간호의 기초를 확립하였다. 간호는 자연적으로 치유되는 최적의 상태를 유지하는 대상자의 건강을 증진시킬 수 있도록 환경을 마련해 주고 도와주는 행위로 정의하였다. 핸더슨과 오렘은 '간호는 인간의 욕구를 중심으로 간호사가 무슨 일을 하는가?'라는 측면에서 간호의 기능과 역할을 서술하고 있다. 핸더슨은 간호란 건강을 유지하고 질병으로부터 회복하고 평화로운 죽음을 맞이하도록 대상자에게 필요한 힘과 지식을 제공하며, 모든 개인을 14가지 간호활동을 중심으로 독립성을 얻도록 도와주는 것으로 정의하였다. 오렘은 간호는 인간의 기본요구 중 하나인 자기 돌봄 활동을 스스로 수행하도록 하거나 직접적인 도움을 주는 것으로 정의하였다. 이런 역사적 배경을 가진 간호의 개념을 중심으로 간호사의 역할을 소개하고자 한다.

1 간호사의 역할

제4차 산업혁명 시대에 살고 있는 우리는 새로운 지식과 과학기술의 발달과 다양한 대상자의 건강요구가 증가하고 있다. 간호학계에서는 간호지식, 가치, 역할, 기술을 공급하는 전문조직으로서 효과적인 업무수행을 위해 교육제도의 변화, 교육내용의 개발, 간호계의 조직구조를 재편성하고 있다. 전문화는 간호전문직의 특성과 시대와 조직 등 복합적인 상황의 상호연관 속에서 이뤄지는데, 간호직도 간호의 특정 영역이 세분화되는 과정을 겪고 있다.

간호사는 건강관리체계 내에서 대상자의 건강요구를 충족시키기 위해서 다양한 간호 역할을 수행한다. 전문직 간호사로서 연구, 교육, 실무의 상호 의존된 역할을 수행할 수 있어야 한다. 이 역할은 명확하게 구분되지만 간호가 진행될 때는 서로의 역할이 동시에 진행된다.

1. 간호제공자

간호제공자란 직접간호와 간접간호를 통하여 실무에서 간호대상자에게 필요한 간호를 제공하는 것을 의미한다. 간호제공자로서의 역할은 간호의 효율성을 높일 수 있는 핵심적 역할이다. 이때 가장 필요한 기술은 치료적 의사소통기술로 대상자와의 의사소통을 통해 대상자의 요구와 문제점을 파악할 수 있다. 간호 현장에서 체계적으로 건강 문제를 해결하기 위해 전문직 간의 의사소통을 높이면서 환자의 문제에 도움을 주기 위한 간호 제공의 방식은 간호과정(사정, 진단, 계획, 수행, 평가)에 근거한다. 이때 중요한 간호진단은 NANDA(North American Nursing Diagnosis Association)에서 1973년부터 지금까지 2년마다 학술대회를 통하여 명명되는 것을 사용한다. 간호진단이란 간호사가 책임감을 가지고 성과를 달성할 수 있도록 하는 명확한 간호 중재에 대한 근거를 제공하는 실제적 간호나 잠재적인 건강 문제/삶의 과정에 대한 개인, 가족, 지역사회의 반응에 대한 임상적 판단으로 정의된다. 이는 오늘날의 다양한 간호역할들로 확대되었다. 간호사는 간호대상자에게 건강 문제뿐만 아니라 그와 상호작용하면서 총체적으로 간호 원리를 적용할 수 있어야 한다.

2. 간호대상자의 옹호자

옹호자란 대상자를 옹호해 주고 대상자와 의미 있게 관련이 되는 사람을 의미한다. 간호사는 대상자의 인간적이고 법적인 권리를 보호해야 한다. 대상자를 대변하거나 옹호하는 것은 더욱 책임감 있게 간호대상자들의 요구에 부응하는 것이다. 지역사회에서도 대상자는 건강 문제를 가장 적절하게 돌봐 줄 기관을 잘 알지 못할 때 간호사는 적절한 의료 및 건강관리 기관을 선정하고 의뢰하는 일을 도와야 한다. 오늘날은 사전동의(informed consent)의 필요성과 설명, 치료방법의 선택, 복잡한 의료 환경에서의 선택문제, 특히 장기이식, 뇌사 등 의료 윤리 문제가 대두되면서 나타나는 복잡한 상황 등으로 인해 환자와 가족들은 정확한 의료정보에 대한 설명과 함께 이러한 것들 중에 한 가지를 선택하였을 때 따르는 이익과 위험 등을 잘 설명해 주고 지지해 줄 옹호자가 절대적으로 필요하다. 이처럼 간호사의 옹호자 역할은 매우 중요하며, 이 역할을 효과적으로 수행하는 중요한 위치에 있다.

3. 간호교육자

교육자란 간호의 모든 영역에서 대상자에게 지식과 기술을 전달하는 사람을 의미하는 것으로 환자를 간호한다는 의미는 간호사가 그 환자에게 간호와 관련된 정보를 서로 나누고 있음을 의미하는 것이다. 다양한 치료방법이나 그 장 · 단점 등에 대해 간호대상자를 교육하는 것은 달성하고자 하는 치료의 목적을 위하여 매우 중요하다. 간호사는 환자에게 간호에 관한 사실상 거의 모든 것을 가르친다. 환자가 약물치료에 대한 지식이 있을 때 그 치료에 더 협조적일 것이며, 특히 교육은 환자가 선택한 건강한 삶의 방식과 행위에 대해 격려해 줄 수 있다. 특히 교육은 환자가 자신이 받을 간호를 결정해야 할 필요가 있기 때문에 간호사는 환자가 최상의 결정을 내릴 수 있도록 필수적인 지식을 이해하도록 도와야 한다.

간호사는 한 사람을 대상으로 건강 문제에 대해 자문하는 일과 집단을 대상으로 하는 교육을 실시해야 한다. 대상자에게서 목적한 대로 행동변화가 일어나도록 지식이나 기술을 학습시키며, 대상자가 처방된 치료나 활동을 수행할 때 이를 감독하고 지도한다.

4. 다학제간 협동가

협동가란 공통의 목적과 목표를 달성하기 위해 개인, 집단의 활동을 결합하고 서로 돕게 하는 사람을 의미한다. 오늘날 의료 환경은 매우 복잡하여 대상자의 최적의 건강상태 유지와 증진을 위해서는 다학제간의 협조가 필수적이다. 간호사 간, 타 직종 의료인 간의 원활한 협동관계는 환자의 치유를 위하여 매우 중요하다. 특히 병원이라는 환경은 한 명의 환자를 위해 다양한 의료 직종들이 유기적으로 관계를 맺고 있어 협동자로서의 간호사의 역할은 중요한 부분을 차지하고 있다.

5. 연구자

연구자란 과학적인 방법을 통하여 객관적인 지식을 이끌어내기 위한 방법을 사용하는 사람이다. 모든 전문직은 각각 독특한 고유의 지식체를 가지고 있으며 실무에 관한 연구결과를 통해서 대상자에게 기여할 때 전문직으로서의 사회적 책임을 수행하게 된다. 간호는 다양한 대상자의 건강요구를 해결하기 위한 간호 접근은 과학적이며 반복되는 간호연구의 결과에 기초를 두어야 한다. 간호사의 역할 중 연구자로서의 역할은 근거 중심 간호 실무를 위해 매우 중요하다.

6. 간호의 리더

오늘날 보편적으로 널리 사용되는 리더는 앞에서 이끌어가는 사람을 말한다. 간호의 리더는 역사적으로 다음의 네 단계를 거치면서 간호조직에 들어온 것을 알 수 있다. 역사를 보면 간호사는 1920년경까지 책임간호사로서 리더의 역할을 하였다. 책임간호사들은 간호학생을 교육시킬 책임이 있었으며, 또한 학생들이 직접 간호를 할 때 지도하는 역할을 하였다. 그 이후 1949년경까지 지속되어 온 감독관(supervisor)은 위의 책임간호사에게 있었던 학생에 대한 책임을 가지면서 동시에 그 역할이 확대된 형태의 리더이다. 확대된 역할을 보면 기관의 정책을 강화시키고, 질병간호의 개선, 병동의 자원을 효율적으로 사용하는 일에 책임을 지기 시작한 것 등일 것이다. 간호 리더로서 감독관은 병원 행정가에게 도움을 주는 간호전문가로 인식되기 시작하였다. 1970년경까지 지속된 조정가는 간호학생의 교육에 책임은 지지 않고 간호현장에서 일반간호사들을 동기 부여시키고, 혁신시키며 문제를 해결하는 역할을 하는 간호사였다. 1970년대 이후에서 발전된 지위는 '리더(leader)'로서 간호사가 진정한 관리자로 인정을 받게 되었다.

간호 리더들은 문제를 해결해야 함은 물론이고, 간호를 평가하고 개인을 평가해야 하며, 예산을 세우고, 책임을 위임하며, 협상하고 동시에 창의적인 사고를 해야 한다. 또한 이것 이외에 간호조직 내에서 리더로서 간호활동에서 벗어나 전체 조직의 관리에 참여하기 시작하고 있다. 리더의 역할은 대상자의 간호요구를 충족시키기 위해 간호조직체의 구성을 어떻게 할 것인지를 계획하고 관리하는 역할을 말한다. 또한 효율적인 간호를 위한 간호서비스 방법 등을 선정하여 평가하는 것도 간호 리더의 역할에 포함된다.

7. 간호정보와 의사소통 전문가

간호정보는 간호 영역에서 간호사들이 업무를 수행하는 과정에서 수행하는 기능과 관련된 정보기술의 활용이며, 정보과학의 원칙적용과 간호지식체 성립목적을 위한 간호정보학의 관리, 과학적 분석, 연구를 위한 이론이다. 이를 통해서 간호실무와 간호서비스의 전달을 지원할 수 있는 간호자료, 정보, 지식을 관리하고 처리하는 데 도움을 주도록 설계된 컴퓨터 과학, 정보과학, 간호과학의 통합으로 자료를 찾아내고, 모으고, 처리하고, 관리하며 간호실무, 행정, 교육, 연구, 간호지식의 확장을 돕는 간호과학, 컴퓨터과학, 정보과학이 통합된 전공 영역이다.

간호사의 핵심역량은 간호사에게 사회가 기대하는 전반적인 요구를 효과적으로 감당할 수 있는 능력을 의미한다. 임상에서 요구하는 핵심간호 역량 중에 전공기초에 관한 지식, 의사소통능력, 외국어 능력, 기본 간호술의 숙련성, 문제해결능력, 통합능력, 환자와 교감할 수 있는 인간미와 교감능력 및 IT 모바일 도구 사용능력을 제시하고 있다. 이처럼 정보화에 따른 정보수집과 활용능력은 간호대학생과 신규간호사에게 요구되는 역량으로 대두되고 있다. 정보화 시대에서 정보학 지식은 간호전문직의 발전을 위해 필수적이다. 간호전문직이 이렇게 빠르게 발전하는 기술을 보건의료에 통합함으로써 제기되는 도전에 대응하기 위해서는 간호정보교육이 필수적으로 시행되어야 하겠다. 상황에 맞는 정확한 정보는 간호 실무에서 간호사에게 필수 불가결한 자원이며, 정보를 관리하는 능력은 전문직의 성공과 보건 의료 환경의 효율을 높이는 도구가 된다고 할 수 있다. 따라서 간호정보 활용 역량은 임상에서 문제를 해결하고 평가하는 데 활용할 수 있는 간호사의 핵심역량이다.

8. 건강사회 구현가

탈북민을 비롯한 다문화 사회 및 미래 통일한국에 사회에 미칠 건강 문제를 해결하기 위해 모색하고 해결자로 계속 개발해야 할 간호의 역할이 있다. 현재 남북 분단상황은 남북 주민의 인간다운 삶에 구조적으로 위협하고 있다. 보건의료를 통한 통일환경의 조성과 가치 지향의 보편성과 실천과정의 민주성을 담아낼 수 있는 간호사의 역할이 필요하다. 우리 민족의 통일 기반의 구축을 통한 남북통합사회를 이루기 위한 간호보건의료인의 역할이 급부상되고 있다. 일생을 의롭게 살고 간호를 전문직으로 성장하도록 모태와 주춧돌 역할을 한 나이팅게일의 숭고한 생명사랑의 정신을 계승하여 북한의 심각하게 붕괴된 의료시스템을 재건하고 통일 한반도를 건설하는 시대정신을 가진 간호사의 역할이 필요하다.

9. 문화적 역량을 갖춘 간호사

문화적 역량의 간호를 제공하기 위해서는 다양한 문화를 가진 대상자의 가치관, 태도, 신념, 관습에 대한 지식과 통찰력을 가지고 있어야 한다. 다양한 나라의 문화에 대해 이해하기 위해서 각각 문화마다 차이를 이해하고 문화적 접근의 간호를 제공할 수 있어야 한다. 최근 다문화 사회에서 타 문화권의 대상자가 건강 서비스를 받을 때 경험하는 차별과 편견 및 장애요소를 개선하기 위해서는 문화적 역량을 갖춘 간호사가 필요하다. 문화적 역량을 갖춘 간호사는 타문화의 건강에 대한 지식과 대상자와 효과적인 의사소통 및 문화에 관한 문제에 대해서 민감하게 반응할 수 있다.

2 간호활동 분야

간호사는 병원에서 임상경험을 가지고 병원뿐만 아니라 학교의 보건교사, 제약회사의 연구원, 법무법인의 의료법 전문가, 군대의 간호장교 및 기관의 건강관리자 등 다양한 방향으로 진출할 수 있다. 일반적으로 의료와 관련된 전문지식이 필요할 때 의사보다 접근 가능성이 크기 때문에 간호사를 선호하는 경향이 있다.

1. 병원간호사

간호사의 약 70% 이상이 간호실무 영역 중 병원간호사로 일하고 있으며, 병원간호에 종사하는 간호사의 비율이 매우 높다. 우리나라 「의료법」 제3조에 정한 종합병원, 병원, 치과병원, 한방병원, 의원, 치과의원, 한의원에서 환자와 가족에게 필요한 직접 간호와 환자의 의료 업무를 지지・보조하는 간호관리 업무를 병원간호라고 한다. 병원에서 간호사는 급성질환자의 치료와 회복과 관련된 간호업무의 비중이 높다. 급성질환자의 간호 시 간호사의 역할은 환자의 상태를 사정하고 필요한 간호를 계획, 수행, 평가하는 것이다.

간호사의 역할을 관련 의료인과의 협업정도에 따라 독자적 역할, 상호의존적 역할, 의존적 역할로 분류된다. 첫째, **독자적 간호행위**는 간호사의 사정과 간호진단과 임상적 판단에 근거하여 수행하는 간호이다. 환자의 안위를 위한 돌봄 행위는 병원조직이 복잡해지고 의료과학이 발달할수록 요구되는 간호행위가 많다. 환자의 교육과 설명, 지지적 간호사정, 간호진단과 간호계획, 기록지 작성, 환자 요구의 충족 등을 돕는 것으로 독자적인 간호행위에 속한다. 둘째, **상호의존적 간호**는 이는 다른 보건의료요원과 협동적으로 수행하는 행위이다. 환자 간호의 결정을 의사, 물리치료사, 영양사, 운동치료사, 작업치료사, 사회사업가, 상담가 등 다른 의료요원과의 논의를 통해 협력한다. 마지막으로 **의존적 간호행위**는, 다른 의료요원의 처방에 따라서 시행하는 간호로서 의사의 처방을 이행하는 것이다. 투약수행, 처방 수행과 기록, 활력징후 측정 등 간호행위이다.

병원간호사의 업무영역으로 현대의 병원조직은 복합적인 환자의 진료 업무를 위해 역할별로 세분화된 조직과 부서를 갖추며 간호사의 역할도 많이 세분화되어 있다. 부서별로 4개 영역으로 분류할 수 있다. 첫째로 환자간호 업무로 병원의 환자간호 업무부서로는 입원환자 간호를 위한 병동 업무, 통원환자를 위한 외래진료부, 통원진료를 받는 인공신장실, 중환자실, 응급환자를 위한 병원응급실, 수술환자를 위한 수술부, 병원 소속 간호사업 팀 등이 있다. 중환자실의 특수부서는 환자의 상태가 급격하게 변화하므로 집중적인 모니터를 위해 고가의 의료장비가 사용되는 부서이며, 고도의 간호기술과 돌봄이 필요하다. 둘째로 전문 간호 업무이다. 최근에는 병원간호의 역할이 보다 광범위해지고 전문화되고 있다. 대형병원에서는 자체적으로 전문분야를 분류하여 당뇨병전문 간호사, 장기이식전문 간호사, 정신전문 간호사, 소아정신전문 간호사 제도를 운영하여 보다 세분화된 업무를 하고 있다. 과학과 기술의 발달은 새로운 의료기구의 개발을 촉진시키며, 간호사는 새로운 의료기술에 대한 환자반응을 이해해야 한다. 셋째로 병원경영 업무이다. 병원경영 관련 간호업무부서도 보험 심사팀, 고객지원팀, 국제협력팀, 진료협력팀, 통합물류팀, 감염관리팀, 의료정보팀, 건강증진센터, 임상시험센터 등이 운영되고 있고 세분화 되고 있으며, 중추적인 역할을 하고 있다. 넷째로 교육업무로, 전문화되고, 세분화되는 병원의 간호 업무를 지원위해 간호사 교육을 전담하는 부서가 있다. 신규간호사의 교육과 간호사 지속교육을 위해 교육 전담 간호부서가 있으며, 상처전담 간호사, 설명간호사, 코디네이터의 교육을 담당하고 있다. 이러한 병원간호의 장단점은 다음과 같다. 병원간호사는 의료인력 중 환자 옆에서 24시간 지속적으로 근무한다는 점에서 그 가치를 높게 평가받고 있다. 직접간호뿐만 아니라 최신 의료현장에서 근무하고 있다. 간호사는 병원 내에서 가장 큰 의료집단으로서 병원경영 측면에서도 매우 중요한 역할을 하고 있다. 하지만 병원간호사의 역할은 데이터로 측정하기 어려운 요소가 많다. 따라서 독자적인 간호서비스의 개발과 간호성과에 대한 연구가 필요하며 간호수가가 의료수가에 반영되는 보건의료 제도와 정책지원을 하기 위한 연구가 필요하다.

2. 조산사

조산간호는 조산과 임부, 산부, 산욕부 및 신생아에 대한 보건과 양호지도 업무를 수행하는 분야이다. 조산사는 모성과 태아의 두 생명을 보호할 책임이 있으므로 전문적인 지식과 숙련된 기술을 통하여 업무를 효과적으로 처리하는 능력을 갖춘 조산사에 의해 수행되어야 한다. 조산사는 간호사 면허를 취득한 후 보건복지가족부 장관이 인정하는 교육과정을 마치고 국가시험에 합격하여 조산사 면허증을 받아야 한다.

3. 보건간호사

보건간호사는 전국의 보건소와 보건지소 및 지방자치단체의 간호직, 보건직 공무원이 수행하는 간호 영역이다. 지역 주민의 질병예방과 건강증진을 위한 사업, 정신보건, 모자보건, 노인보건 등의 업무를 수행한다. 보건간호사가 되기 위해서는 공무원 임용시험에 합격하여야 한다. 구체적으로 모자보건사업에는 태아에서 초생아, 신생아, 영아, 유아 및 학령기 아동의 건강을 관리 · 향상시키기 위한 아동보건과 가임기, 갱년기, 노년기 등 생애 주기별로 건강을 증진하기 위한 모성보건이 포함되어 있다. 협의의 모자보건은 현재 보건소를 중심으로 실시하고 있는 가임부의 건강 상담과 영 · 유아의 건강 상담이 해당하고, 광의의 모자보건은 모성과 영 · 유아의 전반적인 보건문제를 취급하는 것으로 신체장애자에 대한 건강관리, 초경기와 폐경기 여성을 위한 보건지도, 여성 질환 조기발견을 위한 건강관리, 가족계획 지도 등의 내용이 해당한다.

4. 학교보건교사

학교보건은 학교를 중심으로 지역사회의 공동 노력을 통해서 학생과 교직원의 질병을 예방하고 건강을 보호 · 증진하는 영역이다. 우리나라 학교보건사업의 목적은 「학교보건법」 제1조에 의거하여 시행되고 있으며, 교의와 보건교사가 업무를 담당하고 있다. **보건교사**는 학교보건사업을 담당하며, 초 · 중 · 고등학교 보건실에서 근무한다. 보건교사의 자격은 대학 졸업 혹은 전문대학 졸업자로서 교직과목 20학점을 이수한 후 간호사 면허증을 소지한 사람에게 주어진다. 국공립학교에 임용되려면 교원임용고시에 합격해야 한다. 학교보건사업의 주요내용은 정기 신체검사 및 수시 신체검사, 학생건강에 관찰, 건강상담, 감염병에 대한 보건교육, 예방접종의 실시와 관리, 구강보건, 교육, 응급환자나 사고의 처리, 교직원의 건강관리 등이 있다.

5. 산업보건간호사

산업보건은 모든 직업인의 육체적 · 정신적 · 사회적 복지를 증진 · 유지시키는 데 그 목적이 있으며, 산업보건사업은 「산업안전보건법」에 의거하여 시행되고 있다. **산업간호사**는 산업보건업무를 담당하며 사업장 건강관리실에서 근무한다. 산업간호사의 임무는 근로자의 건강관리와 보건교육, 작업환경 및 위생관리, 사업장 안전보건체계 수립 등을 담당한다. 산업 간호사가 되려면 해당 분야에서 3년 이상의 실무경력을 가지고 보건복지가족부 장관이 지정한 교육과정을 이수한 후 자격시험에 합격해야 한다.

6. 보건진료소장

우리나라의 보건의료전달체계에서 농어촌, 벽 · 오지의 1차 건강관리를 주로 담당하고 있는 보건진료소는 1980년에 제정된 「농어촌 보건의료를 위한 특별조치법」에 의거하여 보건진료소가 운영되고 있다. 우리나라 의료자원의 효율적인 분배의 일환으로, 우선 농어촌 지역 주민의 보건의료문제를 해결하기 위해서 1976~1980년까지 한국보건개발연구원(KHDI)에 의한 1차 건강관리 시범사업이 실시되었다. 이 시기에 보건진료소가 처음으로 조직되었으며, 보건진료원이라고 칭했다. 보건진료소는 섬 지역을 포함한 농촌 벽 · 오지 지역 주민 300~5,000명을 대상으로 지역 주민 60% 이상이 도보로 30분 이내에 도달할 수 있는 위치에 설치하도록 되어 있다. **보건진료소장**은 보건진료원이 임명되며, 농어촌 지역의 설치된 보건진료소에서 근무한다. **보건진료원**은 「농어촌 보건의료를 위한 특별조치법」에 의해 간호사나 조산사 면허 소지자로서, 보건복지가족부 장관이 실시하는 24주간의 직무교육을 이수함으로써 자격을 얻는다. 보건진료원의 역할은 개인 · 가족 및 지역사회를 대상으로 포괄적인 1차 건강관리를 제공한다. 최근에는 보건진료전담공무원으로 분류되면서 공무원의 신분을 갖는다.

7. 가정간호사

가정간호는 병원에서 조기 퇴원한 환자의 가정을 직접 방문해 간호서비스를 제공하는 영역이다. 가정간호는 가정전문간호사가 제공하도록 되어 있다. **가정전문간호사**는 의료기관 가정간호사업소에 소속되어 일하게 되는데, 해당 분야에서 3년 이상의 실무경력을 가지고 보건복지가족부 장관이 지정한 교육과정을 이수한 후 자격시험에 합격해야 한다.

8. 보험심사간호사

보험심사간호사는 요양기관에서 발생하는 진료내역의 적정성과 진료내용에 대한 심사 및 평가 업무를 수행하는 역할을 한다. 이를 통해 국민이 비용효과적으로 최적의 진료를 받을 수 있도록 함이 주된 목적이다. 업무로는 전문적인 의학적 지식과 의료제도 및 의료정책에 대한 이해를 바탕으로 업무를 담당하고 있다. 보험심사간호사는 의료기관에 근무하며 보험심사간호사 1급과 2급 자격증을 취득하도록 되어 있다.

9. 간호장교

군대에서 간호는 군대의 장병의 건강관리를 위한 분야로서 전국의 군병원에서 이루어진다. 군대에서 간호는 군병원 간호업무뿐만 아니라 군 교육기관, 정책부서 등에서도 활동하며 간호장교가 수행한다. **간호장교**는 국군간호사관학교를 졸업하거나 일반 대학의 간호학과를 졸업하고 입대를 지원한 자가 간호사 국가고시를 거쳐서 간호사 면허증을 취득하면 가능하다. 육 · 해 · 공군의 간호장교 소위로 임관해 국군병원에서 간호전문인으로서 활동한다.

10. 연구간호사

국내외의 민관 연구기관 및 의료기관 등에서 국민건강 및 보건의료 전반에 걸친 연구를 수행하는 연구원으로 근무할 수 있다. 한국보건산업진흥원, 한국보건사회연구원, 질병관리본부, 국민건강보험공단, 건강보험심사평가원 등 공공기관이나 병원 및 제약회사 등에서 연구원으로 근무한다.

11. 정신간호사

정신간호사는 정신보건 사회복지사, 정신보건 임상심리사와 함께 정신보건법에서 인정하고 있는 정신보건전문요원으로 활동한다. 대학원 과정에 개설된 교육과정을 이수한 후 보건복지부가 시행하는 전문간호사 자격시험에 합격하면 정신전문간호사가 될 수 있다. **정신전문간호사**는 간호대상자에게 안전하고 질적이며 효과적인 간호를 제공하며, 전문가적 간호실무 수행자, 교육자 및 상담자, 자문 · 협동 · 조정자, 연구자, 지도자, 변화촉진자, 윤리적 의사결정자 등의 역할을 수행한다. 중독정신간호사는 물질 및 행위중독을 포함한 중독 분야에서 전문적인 간호를 제공한다.

12. 호스피스간호사

호스피스간호사는 호스피스전문간호사, 호스피스간호사, 호스피스가정방문간호사 등 3분야로 나뉜다. 대학원 과정에 개설된 교육과정을 이수한 후 보건복지부가 시행한 호스피스전문간호사 시험에 합격하는 경우 호스피스 병동 또는 호스피스 독립 기관에서 코디네이터, 호스피스의 전문성을 갖는 팀장, 또는 호스피스전문간호사로서 의사, 환자, 가족, 자원봉사자, 사회복지사, 사목자 등과 팀을 이루어 팀의 중심 전문인으로서 역할을 담당한다. 호스피스간호사와 호스피스가정방문간호사는 호스피스간호사회와 보건복지부 산하 국립암센터 등에서 인정하는 기관에서 일정 교육을 받고 호스피스 센터 및 병동과 가정방문 등에서 호스피스 활동을 담당한다.

13. 방문간호사

방문간호사는 방문간호 지시서에 따라 수급자의 가정 등을 방문하여 간호, 진료의 보조, 요양에 관한 상담 또는 구강위생 등을 제공한다. 재가장기요양기관에서 방문간호를 제공하는 경우 간호사가 방문간호의 관리책임자가 된다. 2년 이상 간호업무 경력이 있는 간호사는 방문간호의 재가급여 업무를 하는 장기요양요원을 담당할 수 있다.

14. 노인요양시설간호사

「노인복지법」에 의해 간호사 면허를 소지한 자는 별도의 자격요건 없이 노인요양시설 및 노인요양 공동생활가정을 개설하여 운영할 수 있다. 치매 · 중풍 등 노인성질환 등으로 도움을 필요로 하는 노인을 입소시켜 급식 · 요양과 그 밖에 일상생활에 필요한 편의를 제공한다. 「노인장기요양법」상의 장기요양 지정기관 또는 너싱홈 등의 사설기관도 운영할 수 있다.

제 5 장 간호전문직의 특성과 분야별 전문간호사

학습목표

1. 전문직의 일반적 특성을 설명할 수 있다.
2. 간호전문직의 특성을 설명할 수 있다.
3. 간호전문직의 사회화를 설명할 수 있다.
4. 분야별 전문간호사의 특성을 이해할 수 있다.

1 간호전문직의 특성

일반적으로 **전문직**이란 전문가, 자율성, 권한, 책임감의 특징을 갖추고 인류와 사회에 봉사하는 직업을 말한다. 전문직은 높은 수준의 교육을 받고 고도의 지식 및 기술적 차원의 능력을 갖춘 전문인들이 합리성에 근거하여 업무를 수행하면서 중요한 사회적 공헌을 하는 직업이다.

1. 전문직의 기준

전문직에 대한 다양한 접근 방법에도 불구하고 여러 정의들의 공통점은 전문직은 고유한 지식체계를 중심으로 조직되어 있다는 것이다. 1915년 플렉스너(Abraham Flexner)는 「사회사업이 전문직인가?」라는 글을 통해서 사회사업은 유일한 이론과 방법이 없으므로 전문직이 아니라고 결론을 내린바 있다. 더불어 플렉스너가 제시한 전문직 기준의 궁극적인 목적은 이타적이고 사회 봉사적이어야 하며 강한 윤리적 요소가 중요시되어야 하고, 건전한 직업의식을 가지고 정당한 보수를 받으면서 안전성 있는 직업인으로 자타가 인정해야 한다는 것이다.

전문직의 기준은 주로 구조기능접근법의 관점에서 논의 되고 있는데 구조기능론에서는 전문직이 존재하는 이유가 사회구조적으로 기능적 필요에 의해 발생한 현상이라는 시각을 가지고 있다. 전문직의 특성을 설명한 학자로 구드, 라이저, 홀 등을 꼽을 수 있다. 이들이 제시한 전문직의 기준을 정리하면 다음과 같다.

1) 지식

전문직은 수준이 높고 정교하게 체계화된 이론에 근거하여 업무 활동을 한다. 그 지식은 이론적 지식이면서도 고객에게 서비스의 형태로 제공되는 응용지식이기도 하다. 이러한 지식은 장기간에 걸친 교육훈련의 결과로 습득된다. 그린우드(Ernest Greenwood)는 전문직의 5가지의 속성 중 첫 번째 속성은 체계적인 이론의 존재로서 이론은 실제적일 뿐만 아니라 지적일 수도 있고 연구에 토대를 둔 것일 수도 있다고 하였다. 그는 과학이란 자연의 어떤 측면에 대해 설명적 일반화한 것으로 내적의 일관된 명제의 체계라고 정의했으며, 과학은 표준화된 절차에 따라 분석되고 유도된 관찰에 의해 도출된다고 하였다.

2) 전문적 권위

전문직은 전문적 지식을 바탕으로 고객의 문제를 해결해 주는 역할을 하게 된다. 고객은 전문가에 대한 신념을 가지고 전문가에게 의존하게 되고 이 과정에서 전문직은 고객에게 전문가로서의 권위를 인정받게 된다. 전문가는 고객이 제공한 자신의 비밀스러운 생활영역에 대한 정보를 보호해야 할 책임을 지고, 이는 전문가의 권위를 재확인시켜 주기도 한다.

3) 비표준화된 업무

전문직의 업무는 사회생활에서 쉽게 표준화하거나 기계화할 수 없다. 표준화된 업무는 누구나 행할 수 있기 때문이다. 전문직의 개입이 요구되는 문제가 발생되면 전문가는 상황에 따라 전문가적 지식과 경험에 근거한 개별적인 사례적 접근을 하게 되고 따라서 이것은 전문가에게 고유의 자율성을 부여하는 근거가 된다.

4) 윤리규범

전문적인 업무활동은 사회의 공익을 위하여 사용되도록 전문직의 행동기준을 결정하고 전문직 구성원들이 이를 준수하도록 전문직 스스로 자율적으로 규제한다. 또한 전문가의 고객 또는 동료에 대한 적절한 행위를 성문화하여 윤리헌장을 규정한다. 이 윤리헌장은 공식적으로나 비공식적으로 강제적인 성격을 갖는다.

간호의 근본이념은 인간의 존엄성과 생명의 기본권을 존중하는 것이며, 간호사의 임무는 인간의 전 생애에서 건강을 증진하고, 질병을 예방하며, 건강을 회복시키고 고통을 경감하는 것이다. 우리나라에서는 대한간호협회에서 간호 정신 구현에 근간이 되는 간호사 윤리강령을 제정하여 전문인의 직업윤리지침으로 제시하고 있다.

5) 전문직 문화

전문직은 장기간의 교육과정에서 사회화 과정을 거치게 된다. 이 과정에서 전문직 스스로 구성원 간에 사용하는 언어나 행동방식이 독특해지고 전문조직에 대한 귀속성이 강화되고 구성원들의 태도와 동질성도 증가하게 된다. 전문직 문화에는 전문직만이 갖는 언어와 상징들이 포함된다. 전문직 문화는 전문직에 속한 내부인들만이 그들의 언어와 상징의 의미를 알기 때문에 전문가와 일반인을 구별해 주는 수단이 된다. 이러한 전문직 문화는 구성원들에게 다른 직업으로 전환하기 어렵게 하여 대부분 전문직이 최종 직업이 되도록 한다.

6) 전문직 특권에 대한 사회의 인정

전문직은 구성원들의 자격기준을 설정하고 새로운 구성원을 충원하기 위한 교육훈련의 내용과 방식을 스스로 결정하는 권한을 갖고 자신들의 전문직 기준에 따라 업무 범주에 대한 규정을 하거나 업무수행에 자율성을 갖는 등의 많은 지배적 특권을 가진다. 이는 전문직의 지식이나 업무가 사회의 공익을 위해서 중요하다고 합의되기 때문에 사회적으로 인정된 것이다. 사회나 국가에서는 전문직의 업무와 관련된 정책은 전문직의 주장대로 인정해 주기도 하고 정책 자체가 전문직에서 제안되기도 하며 전문 영역에 대한 독점적 활동을 인정하는 면허를 부여하기도 한다.

2. 전문직으로서 간호가 갖추어야 할 조건

1) 자격규제

자격(certificate)이란 사람이나 사물이 일정한 특성을 지니고 있음을 공식적으로 인정하거나 보장받는 것으로 일정한 자격을 인정하여 주는 것이며, **면허(license)**는 일반인에게는 허가되지 않는 특수한 행위를 특정한 사람에게만 허가하는 행정 처분으로 특정한 일을 할 수 있는 공식적인 자격을 행정 기관이 허가하는 것을 말한다. 특히 면허제도는 전문직으로서 자격이 중요시되며, 자격을 규제하고 독점하는 방법이다.

한국의 간호사 면허제도는 한일합병 후인 1914년에 국가정책에 의해 시작되었으며, 현행 간호법은 종합적으로 「의료법」에서 다루고 있다. 우리나라 「의료법」에서는 간호사의 업무에 대해 '간호사는 상병자 또는 진료의 보조 및 대통령령이 정하는 보건활동에 종사함을 임무로 한다.'라고 규정하고 있다. **간호사(Registered Nurse, RN)**의 면허는 '간호학을 전공하는 대학 또는 전문대학(구제 전문학교 및 간호학교를 포함한다)을 졸업한 자 또는 동일자격을 가진 자'로 그 자격기준을 명시하고 있다. 또한 「의료법」에서 간호사는 국가시험에 합격한 후 보건복지부 장관의 면허를 받아야 함을 명시하고 있으며, 의료인 자격관리를 통한 의료서비스의 질 향상과 보건의료인에 대한 대국민 신뢰를 유지하기 위하여, 모든 의료인은 최초 면허 발급 후 매 3년마다 면허를 신고하도록 하고, 보수교육 미이수 시 신고를 반려 가능하도록 하고 있다. 미신고 시 신고기한이 종료되는 시점부터 신고할 때까지 면허의 효력이 정지된다.

간호사 국가고시 시험과목은 기본간호학, 성인간호학, 모성간호학, 아동간호학, 지역사회간호학, 정신간호학, 간호관리학 및 보건의약관계 법규의 총 7과목이다. 국가 단위로 면허등록법이 별도 제정되어 실시된 것은 20세기에 들어서부터이며, 그 이전까지는 대개 종교적 신조나 서약 또는 그 시대의 사회적 관습이나 규범 또는 병원, 간호학교 및 단체 등에서 통용되는 명령이나 규칙으로 대신하였다. 현대 간호의 모체인 영국에서는 나이팅게일이 면허등록법을 사명감 저하라는 이유로 반대했고, 그의 보수적인 제자들의 반대로 30여 년간의 투쟁후 제1차 세계대전인 1919년에 비로서 의회를 통과하였다. 미국은 1903년 노스케롤라이나(North Carolina) 주를 위시하여 주 단위로 발전하였기 때문에 법제상의 차이가 많다.

2) 이론 또는 전문지식과 기술

숙련기능인과 전문인의 판별기준은 바로 직무수행의 확고하고도 높은 이론적 기초 유무라 할 수 있다. 고유의 기초 이론을 가지지 못하고 타 분야의 이론을 적용하는 것은 전문지식으로 인정받지 못한다. 전문직으로서 간호수행의 이론적 기반을 마련하기 위해서는 이론 개발이 최우선 과제라 할 수 있다.

이론이나 전문지식과 기술의 개발은 전문적인 연구 활동을 통해서 발전하게 된다. 간호계의 연구 활동은 1930년대부터 미국을 중심으로 시작되었으며, 1952년에『간호연구』라는 전문 연구지가 발간되면서부터 본격화되었다.

3) 전문교육

간호사를 양성하기 위한 교육은 지속적으로 발전되어가고 있는데, 초기에는 기본적인 돌봄 단계의 간호에 대한 단순교육에서 시작하여 점차 병원에서 간호교육을 시행하였다. 그 후 3년제와 4년제의 정규교육과정으로 발전되었고, 그 외 비정규 교육프로그램들이 있다.

현재 우리나라에는 총 204개의 간호교육기관이 있으며 4년제 대학의 간호학과가 119개, 간호과가 설치된 전문대학 85개 중 81개가 4년제로 개편되어 간호사를 양성하고 있다.

2017년도 입학생부터는 인증 받은 교육프로그램을 이수한 학생만이 간호사 국가시험을 볼 수 있다(「의료법」 제7조, 2012년 2월 1일 개정, 2017년 2월 2일 시행).

✚ 간호실무 교육과정(Practical or vocational nursing program)

등록된 정규 간호사의 감독하에 기본적인 환자간호를 할 수 있는 자를 훈련하는 과정으로서 대부분 1년 혹은 그 미만의 교육을 마치면 면허를 얻으며 LPN(Licence of Practical Nurse) 혹은 LVN(License of Vocational Nurse)으로 일할 수 있다. 현재 미국에서 이 과정은 점차 감소하는 경향이다.

✚ 준학사과정(Associate degree nursing program)

2년제 초급대학 과정으로 현재 우리나라에는 없는 교육과정이며, 건강관리체계에서 기술간호(technical nurse)가 필요하다는 이론에서 생긴 과정이다.

✚ 3년제 전문대학 과정(Diplma nursing program)

직접간호에 대한 임상경험에 중점을 둔 간호학생을 교육하여 주로 병원, 장기 환자와 기동이 가능한 건강관리 기관에서 근무할 간호사를 양성하는 교육과정이다. 고등학교를 졸업 후 3년제 간호대학에 진학하여 3년간의 교육과정을 이수하면 전문학사 자격을 받으며 보건복지부에서 시행하는 간호사 면허취득을 위한 국가시험을 치러 합격자에 한하여 면허를 취득할 수 있다.

✚ 간호학사과정(Bacclaurate science in program)

4년제 학사학위과정으로 임상 및 지역사회 건강관리에 지도자적 역할을 할 수 있는 간호사를 교육하며, 대학원 과정에 진학할 수 있다. 학사학위 과정은 이론과 실무과목에 초점을 두고 있으며, 간호이론을 지지하기 위한 사회과학, 기초과학, 인문과학 과목을 포함한다. 다른 프로그램보다 훨씬 폭넓은 지식을 얻으며, 졸업과 동시에 국가시험을 치러 합격자에 한하여 면허를 취득하게 된다.

✚ 대학원 과정(Graduate nursing program)

석사 및 박사학위 과정으로 간호학자의 교육과정이다. 대학원 과정의 목적은 간호이론과 과학의 증진을 통해 간호실무를 발전시킬 수 있는 임상간호 전문가를 준비하는 데 있다. 석사과정은 일반석사과정과 전문간호사 과정이 있다.

✚ 전문간호사 과정

전문간호사과정(Advanced Practice Nurse, APN)은 보건복지부 장관이 인증하는 전문간호사 자격을 가진 자로서 해당 분야에 대한 높은 수준 지식과 기술을 가지고 의료기관이나 지역사회 내에서 간호대상자에게 상급수준의 전문가적 간호를 자율적으로 제공하는 사람이며, 보건복지부 장관이 인정하는 교육기관에서 2년 이상의 교육과정을 이수하여야 한다. 보건복지부에서는 2004년부터 전문간호사 과정을 대학원 석사과정으로 인정하기 시작했다.

4) 자율성

자율성이란 업무 수행에서 의사결정과 판단에 대한 자유재량을 의미하며 스스로 업무를 통제하는 것을 뜻한다. 이러한 자율성으로 인해 간호 전문단체인 대한간호협회는 간호업무의 범위를 정의해야 할 책임을 갖고, 간호사의 활동을 자율적으로 통제하고 조절하는 기능을 수행하고 있다.

전문직은 비교적 독립적으로 실무를 수행하며, 정책과 활동을 자율적으로 통제해야 한다. 미국간호사협회나 대한간호협회 등과 같은 간호사의 전문단체는 간호 업무의 범위를 정의하는 책임을 가지고 있으며, 간호사의 활동을 자율적으로 통제하고 조절하는 기능을 가지고 있어서 간호의 업무 범위를 정의하고, 특정 역할과 기능을 기술하며, 목적과 책임을 정할 뿐만 아니라 간호사의 법적 권한을 인정받기 위해 많은 노력을 기울이고 있다.

간호 실무에서 간호사가 수행하는 많은 간호행위가 독립적이긴 하지만 아직도 많은 간호활동들이 의사들의 권한 위임이나 감독을 필요로 하므로 간호의 자율성에 대한 논쟁이 계속되고 있다. 간호의 자율성을 증진시키려는 간호 전문단체들의 지속적인 노력과 더불어 간호 분야가 세분화되는 간호전문화가 진행됨에 따라 건강증진과 질병예방과 관련된 간호사의 역할이 확대되고 전문간호사가 점점 더 활성화되고 있다. 그러므로 이들 단체는 간호업무의 범위를 정의하고 역할과 기능을 기술하고 목적과 책임을 규정하면서 간호사의 독자적인 법적 권한을 인정하기 위해서 많은 노력을 기울이고 있다. 이러한 노력과는 반대로 의사단체와 보건행정당국은 간호사들이 자신의 지도나 감독을 받도록 하는 간호사에 대한 통제권을 지속시키기 위해서 강한 압력을 행사하고 있다.

5) 전문단체

전문직은 높은 실무표준을 지지하고 촉진시키기 위한 전문단체가 있어야 하는데, 간호전문직에는 많은 전문단체가 조직되어 있다. 그중 대표적인 간호전문단체에는 대한간호협회(Korean Nurses Association, KNA), 한국간호평가원, 한국간호과학회와 분과학회, 대한간호정우회 등이 있고, 세계적으로는 국제간호사협의회(International Council of Nurses, ICN)를 비롯한 많은 간호전문단체들이 있다.

다음 웹사이트를 방문하면 더욱 다양한 정보를 얻을 수 있다.

관련웹사이트

국제간호협회 www.icn,ch
대한간호협회 www.koreanurse.or.kr
병원간호사회 www.khna.or.kr

분야별간호사회

가정간호사회 www.hcna.or.kr
노인간호사회 www.kgna.kr
보건간호사회 www.kphn.org
산업간호사회 www.kaohn.or.kr
아동간호사회 www.childnursing.or.kr
종양간호학회 www.kons.or.kr
임상간호사회 www.khna.or.kr
중환자간호사회 www.kacn.or.kr
응급간호사회 www.kena.or.kr
마취간호사회 www.korea-ana.co.kr
정신간호사회 www.kpmhna.or.kr
감염관리간호사회 www.kaicn.org
호스피스간호사회 www.hospicenurse.or.kr

6) 윤리강령

대한간호협회는 1966년 윤리위원회를 발족하였고, 윤리강령을 제정하여 1972년 5월 12일 국제간호사의 날에 한국간호사의 윤리강령을 공포하였다. 현재는 2013년 3차 개정을 거친 한국간호사 윤리강령이 직업윤리지침으로 제시되고 있으며 모두 3개 분야 15개 항목으로 구성되어 있다. 간호사 윤리강령의 제정 배경은 간호사의 자율적인 통제의 표준을 사회에 알리고 구성원들에게 지키도록 권유하기 위함이며, 그 목적은 인류건강과 사회복지를 지향하며, 간호사업의 발전을 도모하기 위한 것이다.

2 간호전문직의 사회화

사회화란 개인이 어떤 그룹에 참여하기 위해 지식, 기술, 행동 등을 습득함으로써 지금까지와는 다른 조직이 요구하는 사람으로 변화해 가는 과정을 말한다. 전문직의 사회화 과정은 전문직 역할을 수행하기 위해 구체화된 지식, 기술, 태도, 가치, 규범을 내면화하고 발달시키는 과정이라고 할 수 있다. 간호전문직의 사회화는 간호사로서 일하는 과정에서 일어난다. 그 외에도 간호사로서 근무하는 동안 다시 학교로 돌아와 공부를 시작할 때, 같은 직장 내에서 다른 부서로 옮길 때나 다른 직장으로 옮길 때에도 사회화 과정이 일어난다. 따라서 전문직 사회화 과정은 평생의 과정이라고 볼 수 있다. 사회화 과정은 학교를 졸업하였다고 끝나는 것이 아니며, 전문직 경력을 시작하면서 계속되며 실제로 일생을 통해 재사회화 과정이 계속된다. 학교에서 간호학생들은 교수와 전문직에서 강조한 중요한 핵심적인 가치를 흡수하며 사회화한다. 직장에서 간호사들은 전문직의 가치를 실무에 적용하는 것에 직면한다. 따라서 간호사로서 주체성을 확립하기 위해 사회화 과정이 다시 일어난다. 직장에서의 재사회화와 관련된 모델로서 크래머, 베너, 달튼의 모델을 소개한다(표 1-1).

표 1-1 크래머, 베너, 달튼의 전문직 사회화 모델 비교

차원	크래머	베너	달튼
1	기술과 일상적인 것 습득 • 기술과 전문성 습득	초심자 • 제한된 지식과 기술을 지니며 규치과 규제에 의해 통제	도제, 종속관계 • 도움과 학습, 멘토의 지휘 아래 단순 업무 수행 • 심리적으로 의존함
2	사회적 통합 • 동료의 인정과 그룹의 일원으로 받아들임	신참자 • 적은 범위의 수용할 만한 업무수행	동료관계 • 유능한 동료로서 독립적으로 업무 수행
3	도덕적 회의 • 관료적 역할, 봉사적 역할 사이의 갈등	적임자 • 다양하고 복잡한 간호 업무 수행 • 조직과 기획능력 보유	롤모델 • 다른 사람을 개발시키기 위해 영향력을 행사, 안내, 지휘, 도와줌 • 심리적으로 다른 사람에 대한 책임감 가짐
4	갈등해결 • 시스템의 가치와 행동을 배우고 적응함	숙련가 • 총체적이고 전체적으로 이해하며 장기적 목표에 집중	후원자 • 조직의 방향에 영향하고 관리자, 내부 기업가, 아이디어 혁신가 중 한 가지 역할 수행 • 심리적으로 파워 행사
5		전문가 • 업무수행을 능숙하고 융통성 있게 수행 • 더 이상 원리 및 가이드라인이 필요하지 않음	

전문직 사회화 과정의 근간을 이루는 이론에는 역할이론, 사회학습이론 등을 들 수 있다. **역할이론**에 의하면 전문직 사회화는 특별한 직무나 역할에 대한 준비를 포함하는데, 역할은 사회 안에 있는 직위와 관련된 기대이다. 모든 역할에는 3가지 요소 – 이상적인(ideal)

역할, 지각된(perceived) 역할, 수행하는(performed) 역할 – 가 있다. 이상적인 역할은 역할과 관련하여 사회적으로 규범이 되어 있는 동의된 권리와 책임을 의미한다. 특정 역할을 수행하는 데 필요한 기대, 의무 또는 규범에 맞게 역할을 수행해야 한다. 다음으로 지각된 역할은 역할을 수행하는 사람이 자신이 역할을 어떻게 인식하느냐이다. 이는 모든 사람이 규범에 대해 똑같은 방식으로 인지하지 않기 때문에 발생한다. 마지막으로 수행하는 역할이란 실제로 역할을 수행하는 사람이 그 지위에 관련하여 취한 행동이나 행위를 의미한다. 이 지각된 역할과 수행하는 역할 사이에 갈등이 있을 때 현실충격이 발생한다. 많은 신규간호사들이 현실충격을 인지적 부조화로 경험한다.

즉 신규간호사들은 그들이 무엇을 해야만 하고 어떻게 수행해야 하는지를 안다. 그러나 상황은 그들이 그와 같은 방식으로 하게끔 허락하지 않기 때문에 결과적으로 불안을 증폭시킨다. 만약 불안이 해결되지 않는다면 소진을 가져온다.

사회학습이론은 배우고자 하는 동기의 일부로서 강화이론에 기초한다. 이 이론은 역할모델, 프리셉터, 멘토의 효과성에 의해 증명되었다. 신규간호사는 모방하고 싶은 유능한 역할모델이 많으면 많을수록 직무를 잘 수행할 확률이 높아진다. 프리셉터와 신규간호사는 일대일의 관계이다. 프리셉터는 신규간호사에게 정서적 지지를 해주고 임상에서의 강력한 역할모델이 된다. 멘토링은 양육의 관계로 멘티를 코칭을 하는 등으로 신규간호사에게 큰 도움이 된다.

간호전문직의 사회적 인식은 사회적으로 비춰지는 이미지를 통해 잘 알 수 있다. 간호사의 이미지 연구를 많이 수행한 칼리시와 칼리시(kalish P. A. & Kalish B. J.)는 시대별로 간호사의 이미지를 규명한 결과, 간호사는 자비의 천사라는 이미지에서 충성스럽고 보조적인 역행을 수행하는 사람, 지적이고 논릭적이며 진취적인 인물 등으로 제시하였다. 이러한 결과는 간호사에 대해 사람들이 갖는 신념, 생각을 나타낸다. 따라서 간호사의 이미지는 간호사의 업무 역할 및 실무 수행에서 대표되는 특성과 관련하여 지니게 되는 상으로서 개인의 생각 속에 존재하는 간호와 간호사의 모습을 나타낸다. 또한 전문직에 대한 이미지는 그 전문직의 발전에 있어 중요한 영향을 미친다.

3 전문간호사

1. 정의 및 교육과정

근대의 전문간호사 제도의 역사는 20세기 초 미국에서 시작되었다. 미국의 전문 간호사 기본 명칭은 APRN(Advanced Practice Registered Nurse)으로 **임상간호사(Nurse Practitioner, NP)**, 임상전문간호사(Clinical Nurse Specialist, CNS), 마취전문간호사(Certified Registered Nurse Anesthetist, CRNA), 조산사(Certified Nurse–Midwife, CNM) 등 4개 분야가 인정되고 있으며, NP와 CNS는 생애주기별로 신생아, 아동, 성인–노인, 가족, 여성건강, 정신건강 등 6개 영역과 신체계통별, 질병중심별로 세분화 한다.

미국의 NP는 각 주마다 차이가 있으나 독립적 권한과 자율성을 가지고 독자적인 처방권을 갖고 클리닉을 개업할 수도 있다. 2013년 3월 「건강보험개혁법」이 발효되면서 미국은 건강보험이 없는 국민들의 의료서비스와 건강자원의 불균등의 문제를 해결하기 위해 힘썼고, 그 한 방법으로 '전문간호사가 운영하는 건강클리닉'을 명시하여 전문간호사가 개설한 건강클리닉에서 취약계층이 일차보건의료서비스를 제공받을 수 있도록 지원하였다. 그 결과로 환자의 만족도가 향상됨은 물론 응급실 이용률과 의료비용 등의 감소 효과를 볼 수 있었다. 이를 통해 간호사가 국민 건강을 보호하거나 향상시킴에 있어 중요한 역할을 수행하는 전문직임을 증명하게 되었고, 국민의료비를 절감할 수 있는 비용효과적인 전문직임을 확인하게 되었다.

우리나라는 2000년부터 전문간호사 제도를 도입하여 **APN(Advanced Practice Nurse)**이라고 명명하고 있으며 "보건복지부 장관이 인증하는 전문간호사 자격을 가진 자로서 해당 분야에 대한 높은 수준의 지식과 기술을 자율적으로 의료기관 및 지역사회 내에서 간호대상자에게 상급 수준의 전문가적 간호를 제공하는 사람"으로 정의한다. 이에 따라 전문간호사는 간호사 면허 소지자로서 보건복지부 장관이 지정하는 전문간호사 교육기관(대학)에서 2년 이상의 교육을 받고 자격시험에 응시하여 보건복지부 장관의 자격 인정을 받아야 한다. 전문간호사 교육과정을 신청할 수 있는 자는 교육을 받기 전 10년 이내에 표 1–2에 따른 해당 분야의 기관에서 3년 이상 간호사로서의 실무경력이 있어야 하므로 일반간호사로서 사전에 필요한 경력을 갖추어야 한다.

현재 의료법에서 인정하고 있는 전문간호사 분야는 보건, 마취, 가정, 정신, 감염관리, 산업, 응급, 노인, 중환자, 호스피스, 종양, 임상, 아동으로 총 13개이며, 전문간호사는 각 해당 분야에서 전문적인 업무를 수행하고 있다. 전문간호사 제도가 활성화되고 그 영역이 확장되면 간호의 전문성은 확고해질 것이다.

표 1-2 전문간호사 실무경력

전문간호사 자격구분	실무경력 인정기관
가정전문간호사	• 의료기관 • 지역보건법에 따른 지역보건의료기관 및 농어촌 등 보건의료를 위한 특별조치법에 따른 보건진료소 • 노인 장기 요양법에 따른 장기 요양기관
감염관리 전문간호사	• 의료기관에 설치된 감염관리실 • 종합병원
노인전문간호사	• 의료기관 • 노인복지법에 따른 노인복지시설 • 지역보건법에 따른 지역보건의료기관 및 농어촌 등 보건의료를 위한 특별조치법에 따른 장기요양기관
마취전문간호사	• 의료기관의 마취통증의학과, 회복실, 당일 수술센터 및 통증클리닉
보건전문간호사	• 지역보건법에 따른 지역보건의료기관 및 농어촌 등 보건의료를 위한 특별조치법에 따른 보건진료소 • 정부 또는 지방자치단체(보건위생 업무에 종하사는 경우에만 해당한다.)
산업전문간호사	• 사업장 의무실, 건강관리실 또는 부속 의료기관 • 산업재해 보상보험법에 따른 산재의료관리원 • 고용노동부가 지정한 특수건강진단기관 또는 보건관리대행기관(산업 · 보건업무에 종사하는 경우에만 해당한다.) • 고용노동부, 한국산업안전공단, 대한산업보건협회, 한국노동연구원, 노동건강연구소, 한국산업간호협회, 근로복지공단(산업보건업무에 종사하는 경우만 해당한다.)
아동전문간호사	• 종합병원 • 아동복지법에 따른 아동복지시설 • 학교보건법에 따른 보건시설 • 영유아 보육법에 따른 보육시설 • 유아교육법에 따른 유치원
응급전문간호사	• 응급의료기관 • 종합병원 • 소방기본법에 따른 구급, 구조대 • 군병원(간호장교의 경우만 해당한다.)
임상전문간호사	• 종합병원(신장, 호흡기계, 소화기계, 신경, 근골격계, 비뇨생식계 및 내분비계 간호업무에 종사하는 경우만 해당한다.)
중환자전문간호사	• 종합병원 (중환자간호업무에 종사하는 경우만 해당한다.) • 300병상 이상의 군병원(중환자실에서 근무하는 간호장교의 경우만 해당한다.)

〈계속〉

전문간호사 자격구분	실무경력 인정기관
정신전문간호사	• 정신보건법에 따른 정신보건시설 또는 정신보건센터 • 지역보건법에 다른 보건소(정신보건 업무에 종사하는 경우만 해당한다.)
종양전문간호사	• 종합병원 • 지역보건법에 따른 지역보건의료기관(암 관련 업무에 종사하는 경우만 해당한다.)
호스피스 전문간호사	• 의료기관(호스피스 관련업무에 종사하는 경우만 해당한다.)

2. 전문간호사 분야

표 1-3 분야별 전문간호사의 업무

전문간호사 분야	업무
가정전문간호사	가정을 방문하여 건강 문제를 가진 대상자에게 상급 수준의 전문적 간호를 제공한다.
감염관리 전문간호사	감염병 역학, 감염학, 미생물학, 간호학, 의사소통학 등의 전문지식을 갖추고, 감염관리 프로그램을 일선에서 직접 담당하는 실무자로서 집중적인 감염감시를 통해 감염 유행 조사, 병원 내에서 발생하는 모든 감염관련 문제에 대한 상담과 자문, 적절한 관련 문헌을 소개하는 업무를 담당한다.
노인전문간호사	노인 간호 분야에 대한 높은 수준의 지식과 기술을 가지고 의료기관 및 지역사회 내에서 간호대상자인 개인, 가족, 지역사회에 상급 수준의 전문적 간호를 제공한다.
마취전문간호사	마취제 주사나 마취가스를 사용하여 수술시간 동안 환자를 전신마취상태에서 깨어나지 못하게 하거나 국소마취로 일부신경을 차단시키는 전문훈련을 받은 간호사로서 수술의 전 과정에서 마취 전 단계의 일을 맡아서 관장한다.
보건전문간호사	주로 보건소에 소속되어 지역사회 주민을 대상으로 건강증진 및 질병 예방을 목표로 간호활동을 한다.
산업전문간호사	산업체의 근로자를 대상으로 근로자의 신체적, 정신적, 사회적 건강을 고도로 유지, 증진시키기 위하여 근로자의 건강관리, 산업위생관리, 보건교육을 일차보건의료 수준에서 제공하여 적정기능 수준 향상을 목표로 업무를 제공한다.
아동전문간호사	아동간호 분야에 대한 높은 수준의 지식과 기술을 가지고 간호대상자에게 상급 수준의 전문적 간호를 제공한다.
응급전문간호사	돌발적이고 예기치 못한 응급상황에 처한 대상자의 생명을 구하고 질병이나 손상의 악화 방지를 위해 신체적, 심리적 문제를 즉시 사정하고 진단하여 치료를 제공할 수 있는 높은 수준의 지식과 기술을 가지고 상급수준의 전문적 간호를 제공한다.
임상전문간호사	주로 병원에서 활동하며 임상 분야의 숙련된 지식과 기술을 적용하여 상급간호실무를 제공한다.

〈계속〉

전문간호사 분야	업무
중환자전문간호사	위중한 상태에 처한 환자와 그의 가족을 대상으로 최첨단 지식과 기술을 적용하여 치료적 중재 및 상급 간호 실무를 제공한다.
정신전문간호사	지역사회와 밀접한 관계를 맺으면서 지역 내 인구집단을 대상으로 정신건강의 증진, 정신장애의 예방과 조기 발견, 치료기간의 단축, 조기 퇴원과 사회 복귀의 촉진, 만성환자의 재활 등 정신건강을 향상시키기 위한 포괄적인 정신 보건활동을 제공한다.
종양전문간호사	암환자 간호를 전문으로 전담하는 간호사로 암환자에게서 나타나는 모든 간호 문제 및 새로운 치료법, 항암화학요법, 방사선 요법, 수술, 조기발견, 조혈모세포이식, 소아종양, 통증관리 등에 전문성을 가지고 암환자를 돕는다.
호스피스 전문간호사	죽음을 앞둔 말기 환자에게 남은 여생 동안 인간으로서의 존엄성과 높은 삶의 질을 유지할 수 있도록 신체적, 정서적, 사회적, 영적인 돌봄을 통해 삶의 마지막 순간을 편하게 맞이할 수 있도록 하고 가족이 갖는 고통과 슬픔을 잘 극복할 수 있도록 돕는다.

제2부

간호철학

01 간호철학과 비판적 사고

02 서양철학

03 동양철학

제 1 장 간호철학과 비판적 사고

학습목표

1. 철학의 의미를 탐색하고 파악할 수 있다.
2. 간호의 본질에 대해 탐구하고 제시할 수 있다.
3. 간호지식의 탐구방법에 대한 철학적 관점을 설명할 수 있다.
4. 간호의 도덕적 가치와 예술적 가치에 대해 설명할 수 있다.
5. 간호철학의 과학과 예술로서의 특징을 설명할 수 있다.
6. 비판적 사고의 개념과 기술을 설명할 수 있다.

1 간호와 철학

이 장에서는 간호학문과 간호실천의 문제를 탐구하기 위한 철학적 관점을 살펴보고 간호철학에서 다루어질 수 있는 물음을 발견하고 답을 정리할 수 있는 기회를 가져본다. 간호에서 요구하는 인간에 대한 돌봄의 개념과 관련 지식, 인간이 속해 있는 환경과 세계 등이 모두 철학적인 물음이 될 수 있다. 이를 위해 먼저 철학의 본성에 대한 이해를 탐색하며 철학적 사유를 통해 간호학문에서 탐구해야 할 핵심 주제와 문제들을 발견하고 이들이 어떻게 실천영역 속에서 펼쳐지고 있는지 성찰해 볼 필요가 있다. 간호학의 핵심주제는 대개 간호학문의 목적과 연관된 고통경감, 안위도모, 치료 및 간호에 참여와 자율성 증진 등을 포함한 매우 포괄적인 지식체들을 다루고 있다. 이러한 간호의 영역과 범위에 걸친 지식은 간호본질에 대한 다양한 질문을 던지고 해명할 수 있는가, 인식론적인 측면에서 어떻게 그 기반을 마련할 수 있는가, 간호의 실천적 차원에서 도덕적 차원에서 규범적인가 등에 대해 철학적 검토를 함으로써 간호학에서 사용되는 다양한 개념과 지식을 비판적으로 분석하고 나아가 간호지식체의 발전을 도모할 수 있다.

1. 철학의 의미

철학이란 그 어원을 살펴보면 그리스어의 필로소피아(philosophia)에서 유래하며, philo는 '사랑하다', '좋아하다'라는 뜻의 접두사이고 sophia는 '지혜'를 뜻한다. 따라서 철학(philosophy)은 지(知)를 사랑하는 것, 즉 '지혜에 대한 사랑'을 말한다. 지혜에 대한 사랑은 유한한 인간이 참된 지식을 추구하고자 하는 열망을 가지고 모든 것을 알고 싶어 하는 인간의 기본적인 욕구를 내포하고 있다. 따라서 지혜에 대한 사랑으로서의 철학은 인간과 세계, 그리고 신과 같은 모든 것에 대해 호기심과 관심을 가지고 질문하고 사고하여 참된 진리와 삶의 가치를 추구하는 인간의 이성적 활동인 것이다.

철학적 사유의 출발은 철학에 대한 물음으로부터 시작된다. '철학이란 무엇인가'라는 물음 자체가 철학의 대상이 된다. 철학이라는 사유적 활동에 대해 경이로움을 느끼고 질문할 수 있다. 철학은 인간과 세계 그리고 자기 자신에 대해 관심을 갖고 질문을 던지는 인간만이 사유할 수 있는 고유한 활동이다. 철학이라는 근본적인 질문 외에도 인간은 자연과 세계 속에 포함되어 있으며, 자기와 관계하고 있는 모든 것에 대해 놀라움과 호기심으로 어떤 것의 존재의 의미와 가치에 대해 질문을 한다.

이 모든 것이 철학인 것이며, 사고가 가능한 인간만이 할 수 있다. 하이데거(Heidegger)에 따르면 이 세상의 모든 사물 가운데 오로지 인간만이 자기가 처한 세계와 지기 존재에 대한 질문을 통해 경이로움을 경험한다고 말한다. 어떠한 존재의 경이로움을 느끼는 것은 인간이 처한 이 세계와 자신, 삶의 가치와 규범, 자신과 관계를 맺고 있는 또 다른 존재의 의미 등에 대한 물음을 자아내고 이에 대한 이성적인 사고를 하게 하는 것이다.

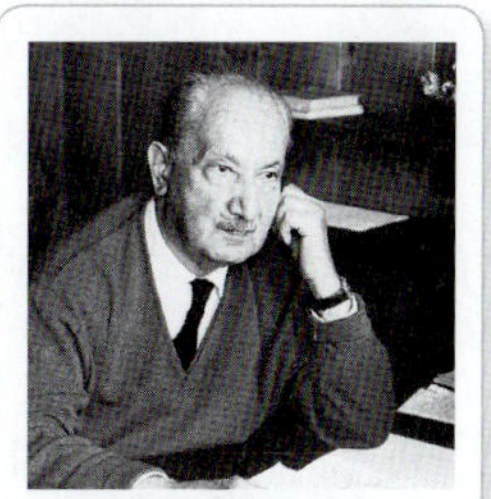

그림 2-1 하이데거

철학이란 인가의 삶에서 가장 근원적인 학문에 해당하며, 우주와 인생에서 가장 궁극적인 것, 곧 진리를 파악하는 것이어야 한다. 또 인간과 현실을 지도할 수 있는 인생관과 세계관을 수립할 수 있어야 한다. 인생을 진실하게 영위할 수 있도록 하는 인간정신의 본질적 표현이 되는 것이다. 철학은 우리 자신과 세계에 관한 의견을 넓혀줄 뿐만 아니라 지금까지 견지해 온 편견과 습관들로 이루어진 우리의 믿음을 지지할 기반을 확고하게 한다. 따라서 철학은 우리의 행위와 믿음에 확신을 주어 우리가 옳다고 믿고 행하는 어떤 것을 다른 사람과 자신에게 설명할 수 있는 힘을 부여한다.

2. 간호철학

일반철학이 진리에 대한, 즉 궁극적 실체에 관한 형이상학적 논의와 그 대상을 알기 위한 인식론적 논쟁이 오랫동안 계속되어 왔듯이 간호철학은 간호학적 탐구대상을 확인하고 그것을 알 수 있는 방법의 길안내를 해야 한다. **간호철학**은 분과학문으로서의 간호학문의 전체 영역에 철학적 기초를 마련해 주어야 한다. 그래서 간호철학은 간호학문에 대한 정체성을 확립해 주고, 간호학문이 추구해야 할 방향과 지침을 제공할 수 있다. 간호철학은 철학에서 다루어지는 주요 주제들과 관련된 질문을 함으로써 간호학문을 위한 철학적 기초를 마련할 수 있다.

페플로우(Peplau) 등 많은 간호이론가들이 다양한 시대적 배경과 관점에서 간호를 정의하였으나, 그 정의가 적절한지 여부는 다양한 견지에서 논의 중이다. 간호대상자의 건강이 응용과학으로서 간호학의 목표라면 그에 관련된 내용을 보다 분명히 함으로써 간호의 본성이 무엇인지 밝힐 수 있다. 또 철학적 논의를 통해 건강이 목표인 다른 인접학문과의 구별을 함으로써 간호의 본성을 분명히 하고 그 유사성과 차이점을 선명히 드러나게 해야 한다,

간호의 핵심주제를 명료히 하기위해 개념을 사용하여 정의하는 것은 철학에서 해야 할 일이다. 간호란 무엇인가 같은 질문은 학문 발전 과정에서 언제나 제기될 수 있으며, 새로운 시각에서 간호학을 조망함으로써 간호학의 영역을 확실히 해 주고 간호를 보다 명확하게 해 줄 수 있다. 또 간호학적 탐구대상에 대한 철학적 질문은 간호학의 근거와 가정을 검토하고 비판함으로써 보다 근원적인 지식을 찾고 축적할 수 있게 한다.

앞서 살펴본 것처럼 철학의 주요 주제들은 다음과 같은 질문을 통해 정리될 수 있다. 1) 인간과 자연(환경) 전체 영역에 대한 존재론적 질문, 2) 그러한 존재영역에 대한 인식론적 질문과 학문에 대한 탐구방법, 3) 인간 삶의 도덕적 가치와 행위의 규범과 관계된 도덕적 질문, 그리고 4) 미와 예술에 대한 감성적 인식과 예술로서의 미적 행위와 관계된 미학적(aesthetic, sthetisch) 질문들로 나눌 수 있다.

이러한 철학의 주요 주제는 분과학문의 대상영역의 본질에 대한 존재론적과, 그 대상영역에 대한 지식의 성립에 대한 인식론과 더불어 학문의 방법론에 대한 틀과 기초를 제공해 줄 수 있다. 그리고 만약 그 학문이 실천적인 응용학문으로서 인간의 실천적 행위를 궁극적인 목표로 한다면, 도덕철학은 그 학문이 지향하는 인간행위의 도덕적 가치에 대한 규범과 지침을 부여할 수 있다. 또한 인간의 실천적 행위가 미적 행위로서의 예술을 지향하고자 한다면, 미학은 실천적 행위로서의 예술에 대한 철학적 기초를 마련해 줄 수 있다. 철학의 근본적 주

제들은 다양한 학문 분야에 대한 존재론적 규정과 인식론과 학문의 방법론을 제공할 수 있으며, 그 학문이 궁극적으로 실천적 행위를 지향할 때, 실천적 행위에 대한 도덕적 지침은 물론, 그 행위가 어떻게 예술로서 표현될 수 있는지에 대한 근거와 방향을 제시해 줄 수 있다.

간호철학도 마찬가지로 철학의 근본 주제와 물음 방식을 통해 간호학문의 철학적 기초와 방향을 제시할 수 있다. 간호철학은 존재론적 입장에서 간호학문의 대상으로 간호의 영역을 규정하고 이에 대한 본질을 규명하는 질문을 한다. 그리고 간호영역에 대한 진리를 추구하기 위해 어떻게 해야 하며, 간호지식을 개발하기에 합당한 방법론이 무엇인지에 대한 인신론적 물음을 던진다. 또한, 간호학문은 실천적 지식체이므로 바람직한 간호행위를 이루기 위해 간호라는 실천적 행위에 대한 도덕적 가치와 규범을 탐구해야 한다. 뿐만 아니라, 간호철학은 실천적 예술로서의 간호행위에 대한 미학적 기초를 제시할 수 있어야 한다. 간호철학은 미학적 질문을 통해서 단순히 숙련된 기술이 아닌 예술로서 간호행위가 무엇이며, 어떻게 가능하게 할 것인지에 대한 철학적 기초를 마련해야 한다. 따라서 철학적 근본적 주제에 따른 간호철학이 내포한 과제는 다음을 포함한다.

- 간호란 본질적으로 무엇을 의미하는가? (간호의 본질에 대한 이해: 존재론적 물음)
- 간호지식은 어떻게 규명할 수 있는가? (간호지식의 탐구방법: 인식론적 물음)
- 어떤 간호행위가 도덕적으로 옳은 것인가? (간호행위의 도덕적 가치와 규범: 도덕적 물음)
- 예술적 간호행위란 무엇인가? (간호의 미와 예술적 가치: 미학적 물음)

1) 간호의 본질: 존재론적 물음

철학에서 존재론은 '이 세계에 존재하는 모든 사물들이 왜 존재하는가', '이것은 무엇인가'에 대한 근본적인 질문에서 출발한다. 과연 이 세상에 존재하는 모든 사물들이 무엇인가, 그것들은 어떻게 존재하는가 그리고 그것의 본질은 무엇인가에 대한 답을 찾고자 하는 것이 존재론적 물음에 해당한다.

서양철학의 아버지 탈레스(Thales, B. C. 624~545)는 '어떤 사물들을 존재하게 하는 그 원리를 탐구하는 것'이 존재론적 물음이며 그것이 과연 '무엇'이고, '왜' 존재하는가를 찾아나가

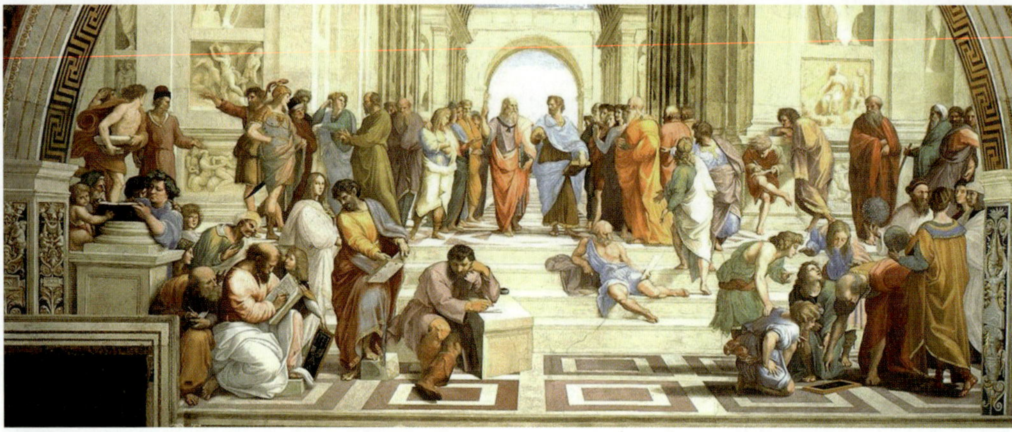

그림 2-2 아테네 학당의 플라톤과 아리스토텔레스

는 것이라 말한다. 플라톤은 이 세상에 존재하는 사물의 본질을 이데아로 설명하고자 하였고, 아리스토텔레스는 사물의 본질을 규정하는 실체적 원인, 원인과 결과라는 인과적 원인, 변화를 일으키는 운동원인, 사물의 목적 원인을 존재론적 물음을 통해 규명하는 것이라고 하였다. 스피노자는 자연이라는 개념을 통해 신과 세계의 본질을 이해하려 하였으며, '절대정신'이라는 신의 이념이 이 세계 역사 속에 어떻게 실현되는가에 따라 인간문화의 흐름이 달라진다고 인간문화의 본질성향을 설명하려 하였다. 실존철학의 대가인 하이데거는 인간은 자기관심, 자기염려라는 존재방식을 통해 끊임없이 자기 이해에 도달하는 실존적 존재라고 이해하였다.

철학적 물음과 마찬가지로 간호의 본질에 대한 의문은 '간호는 무엇인가'라는 가장 기초적인 물음에서 시작한다. 간호의 본질에 대한 질문에는 간호를 필요로 하는 인간, 인간 삶의 총체적인 환경(상황), 그리고 건강과 불건강이란 무엇인지에 대한 개념을 내포하고 있다. 즉, 이것은 간호의 본질을 규명하기 위한 간호철학의 존재론적인 질문이다. 인간, 환경, 건강 그리고 간호라는 4가지 개념은 간호이론의 틀을 구축하기 위한 메타패러다임이며, 간호철학에서 탐구해야 할 핵심이다.

따라서 간호철학에서 간호의 개념과 관계하는 환경관과 인간관을 어떻게 정의하고 개념화하며, 전제하는가에 따라 간호의 본질을 규정하는 내용들이 달라진다. 플로렌스 나이팅게일은 그의 저서 『Notes on Nursing』에서 환경의 중요성과 그것이 가지는 의미와 그에 영향을 받는 간호대상자인 인간에 대해 주로 언급하였다. 그 이후로도 많은 간호학자들은 인간을 생물학적, 심리적, 정신적, 영적 영역을 포괄하는 전체로서 인간을 설명하고자 하였다. 때로는 인간과 상호작용하는 환경을 물리적, 심리적, 사회적 관계 등을 포함하여 총체적으로 이해했으며, 때로는 환경과의 상호작용을 통해서 형성되는 건강을 인간이 추구하는 삶의 최고의 가치로서 간주하기도 했다. 간호학자들은 간호의 본질을 총제적인 환경관, 건강관, 그리고 전인적 간호관에 기초하여 설명하였다.

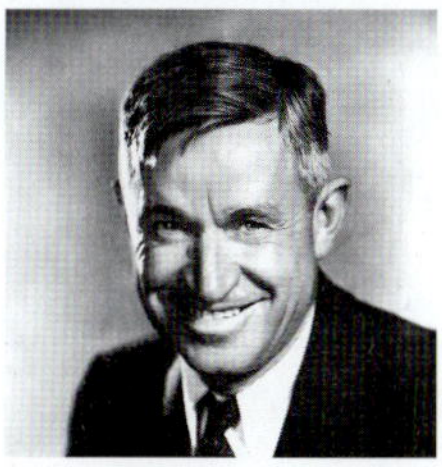

그림 2-3 로저스

간호철학자인 로저스(Rogers)는 환경을 에너지 장으로 보는 일원적인 환경관과 이러한 에너지장으로 환원될 수 있는 통합된 전체라는 일원론적인 인간관과 이러한 환경과 인간이 동시적으로 상호작용하는 과정을 건강이라고 이해하였다. 이러한 환경관, 인간관, 건강관에 기초하여 그녀는 총체적인 인간간호에 대한 중요성을 설명하였다. 왓슨(Watson) 역시 초월적인 형이상학적인 세계관(환경관)에 근거하여 인간을 삶을 체험하는 통합적 자아와 인격에 대한 실존적 규정을 하고, 건강과 불건강을 바로 이러한 인격적이며 통합적 자아의 조화, 부조화라고 보았다. 이러한 초월적인 형이상학적인 세계관과 실존적 인간관을 통해서 돌봄이라는 간호의 본질을 해명하려고 하였다.

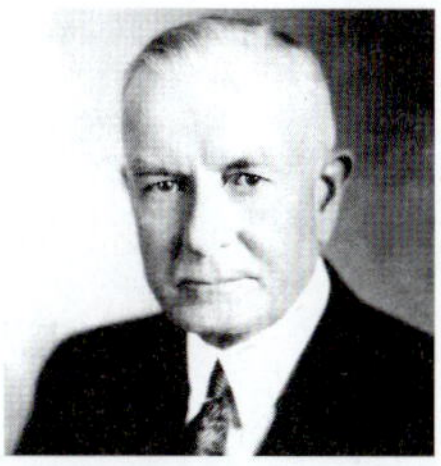

그림 2-4 왓슨

이처럼 간호학문의 가장 기초적이며 근본적인 주제인 간호의 본질을 이해하는 것은 곧 간호관의 올바른 정립을 위한 것이다. 그리고 이러한 간호관은 바로 환경관과 인간관, 그리고 건강관에 대한 이해를 기초로 하는 것이다. 따라서 간호철학은 이러한 인간관과 환경관에 대한 철학적 전제들을 확고히 하여 간호학문의 기초가 되는 간호관을 정립함으로써 다른 학문과 구분되는 간호학문의 고유한 정체성을 확립시키는 데에 기여해야 할 것이다. 또한 간호철학은 4차 산업혁명을 비롯해 나날이 발전하는 생명공학과 의료기술의 혁신을 고려하여 생태환경의 변화에 따라 인간에 대한 새로운 정의를 통한 인간관, 그를 둘러싼 환경관, 건강관에 대한 철학적 성찰을 통해 미래 지향적인 간호관을 정립해야 할 것이다.

2) 간호지식의 탐구방법: 인식론적 물음

철학의 탐구 영역 중 인식론에서는 어떤 자료가 근원이 되어 우리가 대상 세계를 인식하느냐의 문제를 탐구한다. 즉, 우리의 지식을 구성하는 것은 이성이냐, 감각 경험이냐 또는 직관이냐의 문제를 검토하는 것이며, 안다는 것과 믿는다는 것이 어떻게 다른지와 같은 문제를 포함한다. 참된 진리란 무엇이며, 그 진리를 어떻게 인식하는가에 대한 해답을 탐구하고, 과연 어떻게 그 진리에 접근할 것인가 또, 어떤 기준에 의해 참된 진리를 판단할 수 있는지를 찾는다.

진리를 탐구하기 위한 방법으로 대표적인 것은 소크라테스의 산파술, 플라톤의 변증법과 아리스토텔레스의 연역적, 귀납적 추론 등이 대표적이다. 특히 경험적인 개별적 사실에 지식의 기초를 두고 추론하는 귀납적인 방법을 중시하는 사람들이 모여 영국의 경험론을 탄생시켰다. 합리론은 지식의 기초를 이성에 두고, 이것을 개별적 사실에 적용하는 연역적 방법을 더 중시하였다. 칸트는 그의 선험철학에서 이 두 개의 학문의 방법론을 통일하려 하였는데, "내용 없는 사고는 공허하며, 개념 없는 직관은 맹목이다"라는 유명한 말을 남겼다. 그 후 진리를 탐구하기 위한 인식론적 과제는 실증주의, 현상학적 방법론, 분석철학적 방법론, 실용주의, 해석학, 비판이론, 구조주의 등의 다양한 철학적 사조와 학파를 발전시켰다.

간호철학 역시 간호지식의 특성을 탐구하고 간호지식체의 개발을 위한 인식론적인 원리를 제공해야 한다. 즉, 간호학이 하나의 독자적인 학문으로 자리매김하려면 간호학문의 특성을 파악하고 이에 맞는 인식론적 원리를 제공해야 한다. 간호학이 정립한 인간관과 간호관에 근거하여 간호현상들이 어떠한 인식의 방법에 의해 간호지식체로 성립될 수 있으며, 또한 학문의 체계를 형성할 수 있는지에 대한 방향을 제시할 수 있어야 한다. 간호학은 이론 중심의 순수학문이 아닌 실천적 간호행위를 목적으로 하는 응용학문이다. 따라서 간호지식체의 정체성을 뒷받침할 수 있는 총체적인 학문적 특성이 탐구되어야 한다.

간호의 지식체는 경험과 실무에 근거한 간호현상들에 대한 자료를 단순히 축적한 것이 아니라, 간호의 본질에 합당한 인식의 원리에 의해서 간호현상들에 대한 다양한 개념들이 유기적으로 조직되어 학문적 체계를 이루어야 한다. 그러므로 철학은 실천적 경험학문으로서의 간호지식체를 개발하기 위해 적절한 방법론을 제공해야 한다. 대표적인 방법론으로는 자연과학적 특성을 지닌 귀납적 실증주의 연구방법과 인문학적 탐구방법으로 질적 연구 방법론이 있다.

① 자연과학적 탐구방법: 귀납적 실증주의 연구 방법

자연과학적 탐구방법이란 경험과 관찰, 실험에 의해 검증이 가능한 귀납적 실증주의적 방법을 이용함으로써 간호지식을 객관적이며 과학적인 지식으로서 개발하는 것이다.

17세기 영국의 존 로크는 "인간의 지식은 후천적인 경험으로부터 유래하며, 지식의 출처가 감각적 경험에 기초한다"라고 주장하였는데, 직접적인 경험만이 가장 확실하며, 지식의 유일한 원천이라고 하였다. 귀납적 사실을 출발점으로 하기 때문에 철학의 방법으로는 귀납법을 지식의 탐구방법으로 취하는 것을 경험론이라 하였다. 이후 등장한 베이컨에 의한 실증주의는 '과학적 지식은 주관성이 개입되지 않은 경험적 사실에서 나온 객관적 지식이며 일종의 가설로서 관찰된 사실로부터 **귀납적 추리**에 의해 이끌어지며, 반복된 관찰과 실험에 의해 검증되어야만 하는 것'이라는 탐구방법이 널리 퍼졌다.

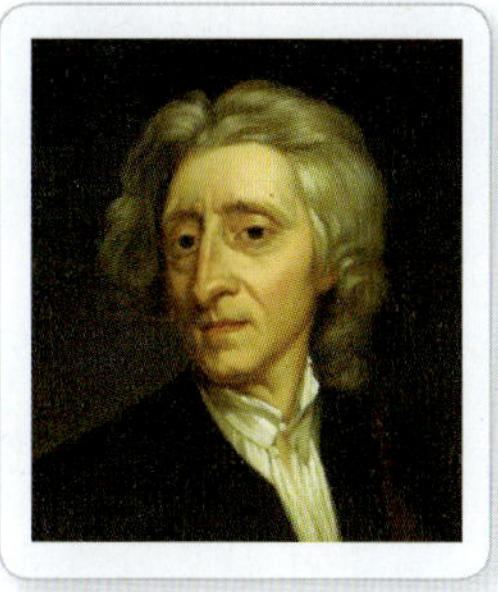

그림 2-5 존 로크

이후 자연과학이 급속히 발전하면서 자연계, 즉 물질계, 인간의 신체영역만을 탐구 대상으로 삼던 자연과학에서의 연구 방법이 19세기 이후에는 다른 학문의 영역에까지 적용되기 시작하였다. 이러한 탐구방법은 관찰과 실험에 의해 가설이 객관적인 지식체로서 검증되어야 한다는 과학화의 흐름을 타고 간호학문에 일반적으로 적용되었다. 오늘날 간호지식 탐구를 위해 양적간호연구 방법의 계량화된 통계방법을 활용하는 것이 대표인 예이다.

자연과학적 탐구방법은 간호의 대상인 인간과 그러한 인간과 관계하는 환경을 인과 법칙에 따라 탐구할 수 있는 기계론적 세계관, 혹은 물질관을 전제로 한다. 그리고 물질적이며 기계론적인 세계관에 따르면 인간은 정신과 육체의 통합적인 활동에 의한 일원론적인 것이 아니라, 육체와 정신의 활동을 분리된다는 이원론적인 인간관을 지닌다. 이때 간호학적 지식은 마치 자연현상을 다루는 자연과학에서처럼 반복된 경험과 관찰에 의해 수집한 자료들을 통제적 방법에 의해 일반화시킨 가설에 의해 간호현상을 설명할 수 있다. 그리고 이 가설은 반복적인 경험과 실험에 의해 확증될 때, 비로소 객관적인 지식으로서 보증될 수 있는 것이다. 오직 관찰과 실험에 의해 검증이 가능한 객관적 현상만을 간호지식의 대상으로 삼는다는 간호학문의 인식론적 탐구방식이다.

② 인문학적인 탐구방법: 질적 연구 방법

경험론을 주장한 학파 이후, 귀납적 실증주의에 대한 문제가 대두되었다. 과연, 자연과학적 탐구와 통계적 방법으로 알아낸 경험적 지식들이 개개인의 주체적인 삶 모두에도 적용 가능하며 일일이 설명할 수 있는가? 1960~1970년대 이후부터 자연과학의 급속한 발달로 인간 삶의 모든 영역에까지 지배하기 시작한 실증주의 사고방식에 대한 비판과 반성이 일어났다. 많은 간호학자들은 이러한 자연과학에 기초한 귀납적 실증주의는 인본주의적이며 총체적인 간호관을 바탕으로 하여 간호현상의 본질을 인식하고 체계화하기에는 적절한 탐구방법이 될 수 없음을 지적하였다.

간호학은 오래전부터 인간의 존엄성에 근거한 인본주의 사상을 내포하고 있었으며 나이팅게일 이래로 많은 학자들의 논의를 통해 신체적, 사회심리적, 정신적, 영적 차원을 통합하는 총체적 인간관에 기초하여 전인적 간호관을 정립시키고자 노력해 왔다. 귀납적 실증주의 탐구방법이 간호학에서 지향하는 전인적이며 총체적인 간호관에 합당한 연구 방법인지에 대해서 반성하였다. 결국, 총체적인 인간 삶의 체험의 의미를 발견하여 기술하고 이해하는 것은 인문학적 연구 방법이 적절하다는 결론에 다다랐다.

질적 연구 방법은 간호대상인 인간의 체험을 관찰된 사실로써 설명하는 것이 아니라, 삶의 체험에 숨겨져 있는 의미를 발견하고 기술하고 해석하는 데에 중점을 둔다. 인간 삶의 체험이란 인간 심층의 무의식의 영역, 소리, 색깔, 형태로 지각되는 감성적 인식영역과 예술적 표현의 영역, 언어적 표현으로 이루어진 담화의 영역 등에서 발견된다. 인문학적인 탐구방법은 실존적 주체로서 인간 삶의 체험의 본질에 대해 탐구하는 실존적 현상학적 방법론과 해석학 등이 있다. 또, 인간의 사회적 상호작용의 과정과 의미를 이해하는 상징적 상호주의, 문화적 공동체가 공유하는 인종 집단, 형성, 구성, 정착, 사회 복지 특성, 중요성, 영성 및 민족의 발생을 연구하며 삶의 체험의 구조와 의미를 탐구하는 문화기술지법도 간호연구에 활발하게 응용되고 있다. 기타 포스트 구조주의, 여성주의적 인식론 등 인문과학에서 탐구되는 다양한 방법론이 간호연구에 등장하였다.

이처럼 간호지식을 탐구하는 방법은 간호현상을 어떻게 이해하는가에 따라서 구체적인 방법론과 내용이 달라질 수 있다. 간호철학은 간호의 본질에 합당한 간호학적 지식과 체계를 성립시키기 위해 어떻게 실천적 간호지식과 진리에 도달할 수 있을 것인가에 관한 인식론적 물음에 답할 수 있어야 한다.

3) 간호의 도덕적 가치와 규범: 도덕적 물음

철학의 한 분야인 윤리학은 인간이 무엇을 행하며 살아야만 하는가에 대한 도덕적 가치와 규범에 대해 탐구한다. 과연 도덕적 가치로서의 선이란 무엇인가, 인간이 따라야 할 도덕적 규범이 무엇인가, 덕이란 무엇인가에 대해 질문하고 해답을 찾는다. 또, 개인의 윤리의 차원을 넘어서 사회적 공동체 내에서 정의의 실현은 어떻게 가능한가에 대해 고민한다.

덕윤리를 주장한 아리스토텔레스는 인간이 궁극적으로 추구해야 할 삶의 목적인 최고선으로서의 행복과 그 최고선에 도달하기 위해 함양해야 하는 인간의 도덕적 성품을 중요시하였으며, 특히 실천적 지혜와 중용, 용기에 대해 탐구하였다. 칸트는 인간의 도덕성은 누구에게나 타당한 도덕 법칙을 스스로 제정하여 사유할 수 있고 이에 자발적으로 따르려는 실천이상과 인간의 자유의지에 있음을 말하며, 규범적 윤리를 주장하였다. 이후 등장한 공리주의 윤리설은 인간의 자연적 본성에 근거한 자연주의 도덕이론으로서 사회 전체의 행복을 추구하는 것을 목표로 하며 삶의 가치를 실용적 가치에 따라 판단한 실용주의 윤리설에 영향을 미쳤다. 이렇게 **윤리학**은 인간이 마땅히 추구해야 할 삶의 목적과 가치, 행위규범과 인간이 함양해야 할 도덕적 성품으로서의 덕, 그리고 사회적 정의의 실현에 대해 탐구하는 주제를 내포한다.

간호실천에서 도덕적이라는 것은 무엇인가?, 간호행위가 윤리적으로 타당하다는 것과 옳다는 것은 무엇인가? 간호의 선한 행위는 어떤 것인가? 어떻게 판단할 수 있는가? 돌봄(caring)은 간호의 본질로서 도덕적 특성을 포함하고 있으며, 간호행위의 학문적 근거를 견고히 할 수 있어야 한다. 돌봄이란 타자와의 상호관계 속에서 이루어지므로 상호간의 감정교류와 공감을 비롯한 다양한 반응이 나타난다. 이런 돌봄 과정에서 나타나는 간호행위는 과연 선한 것이며, 옳은 행위인가?

간호학은 순수 이론학문이 아니다. 간호행위를 통해 우리가 추구하는 이상적인 도덕적 가치를 실현하는 실천적 지식으로서의 성격을 가진다. 그러므로 간호철학은 인간의 실천적 행위로서의 간호행위가 지향하는 궁극적인 도덕적 목적과 윤리적 가치판단의 기준, 지침들을 제공할 수 있어야 한다. 간호철학은 도덕적 이상을 추구하는 간호의 목적에 따라 간호 행위의 윤리적 가치를 판단할 수 있는 규범들을 제공해야 한다.

윤리학의 범주에는 행위의 옳고 그름을 판단하는 윤리적 규범을 이론적으로 탐구하는 **이론규범윤리학**과 도덕적 품성과 자질계발에 주안점을 둔 아리스토텔레스의 **덕 윤리관**이 있다. 그리고 인간의 자유의지와 실천이성에 기초를 둔 칸트의 도덕법칙에 대한 **의무주의**와 도덕적 판단의 규준이 행위의 결과에 따라 판단하는 고전적 **공리주의**, 현대의 규칙공리주의의 입장들이 있다. 또한 이러한 전통적인 윤리이론으로부터 추론되어진 생명의료윤리의 4가지 원칙, 즉 자율성 존중의 원칙, 악행금지의 원칙, 선행의 원칙, 정의의 원칙과 그리고 정직, 성실, 신의의 규칙 들이 간호윤리에 응용되고 있다.

의료의 신기술이 발달해 감에 따라 이전에 경험하지 못했던 생의 윤리학적인 문제들에 직면하게 되는 경우가 많아져 간호사의 자율적 도덕적인 판단과 도덕적 의사결정을 위한 구체적인 지침들이 더욱 중요해졌다.

지금까지 논의된 다양한 윤리적 이론이나 원칙, 그리고 규칙들은 윤리적 결정을 내려야 하는 간호상황에서 도덕적 합리성에 따라 의사결정을 할 수 있는 지침을 제공할 수 있어야 한다. 간호철학은 간호와 관련된 윤리적 원칙과 개념들에 대한 이해를 제시할 수 있어야 한다. 존엄성을 지닌 인간의 존재, 도덕적 선과 행복, 인간의 자유의지를 비롯한 자율성, 생명과 죽음에 대한 권리, 선행과 정직, 사회적 정의 등에 대한 개념을 명료히 할 수 있어야 한다.

특히, 간호철학은 특정한 간호실무에서 경험할 수 있는 간호사와 환자와의 관계, 간호사와 협동자와의 관계, 간호사와 동료와의 관계의 딜레마 상황에서 효과적으로 윤리적 의사결정을 내리기 위한 도덕적 규범과 개념을 제시할 수 있어야 한다.

4) 간호의 미와 예술적 가치: 미학적 물음

철학의 한 분야인 미학은 인간의 삶에서 추구하고 향유하는 아름다움(미적 가치)과 인간문화의 산물로서의 예술에 대해서 탐구한다. 특히 인간이 추구하는 고유한 삶의 가치로서, 자연 혹은 인간 그리고 인간이 창조한 예술작품을 통해 인간의 마음속에 미적 감정을 일으키는 심미적 가치에 대한 것을 이해하려 한다. 과연, '아름다움(미적 가치)이란 무엇인가? 미적 가치는 어떠한 기준에 의해 판단될 수 있는가? 예술은 무엇인가?'에 대해 질문하고 답을 찾는다.

아리스토텔레스는 미적탐구를 통해 자연의 내적원리와 생성활동을 모방함으로써 창작, 제작할 수 있는 인간의 숙련성, 솜씨 등이 예술, 순수예술보다 실천예술에서의 기술, 숙련성이 중요함을 주장했다. 아리스토텔레스는 예술 중에서도 특히 비극의 효과에 대해 강조하고 있다. 그에 따르면 비극은 연민과 동정이라는 감정이입과 공감의 과정을 거쳐 도덕적 감정에로 순화 시키거나 혹은 억눌려 있던 감정이 표현됨으로써 카타르시스라는 치유효과를 지닌다. 이러한 예술적 행위는 인간 본성과 행위에 대한 발견적 인식과 이해를 가능하게 할 뿐만이 아니라, 도덕적 감정의 계발과 치유효과를 지닌다. 이러한 예술의 효과는 마치 간호에서의 돌봄의 행위가 대상자와의 공감의 과정을 통해 자기 자신에 대한 발견적 인식과 더불어 도덕적 감정과 자기치유감정을 갖게 하는 것과 같은 맥락에서 이해될 수 있다.

18세기 영국의 경험론자들, 특히 허치슨과 흄은 대상에 대한 외적인 지각에 대해서 내적으로 반응하는 일종의 내감(inner sense)인 섬세한 취미(taste)에 대한 이론을 전개시켰다. 내감은 도덕적 감정과 유사한 능력으로서 감정을 통해서 사물을 예민하게 판별하고, 주의 깊게 관찰하는 능력이다.

바움가르텐(1758)은 체계적인 **감성적 인식능력**과 감성적 인식에 독자성을 부여하고 이에 대해 탐구를 하였다. 그는 감성적 인식능력을 사물과의 관계에 대해 개념적 추리를 하고 보편적 진리를 인식하는 이성에 의한 능력과 동등한 차원에서 탐구하였다. 따라서 그에게서 아름다움과 예술의 창조는 이러한 감성적 인식능력이 완전하고 조화롭게 계발된 상태에서 가능하며, 인간은 이를 통해 미적인 성품을 지니게 된다.

칸트는 인간의 감성적인 판단능력이 인간 상호간의 교류와 사교성을 증진시키고, 인류의 도덕성 계발을 위한 문화적 작용에 관계하고 있음을 말하였다. 니체는 예술을 특수한 예술가의 작품 활동이 아니라 인간의 창조적인 실천적 삶 그 자체가 예술행위가 될 수 있으며, 삶 그 자체가 예술이라고 말하였다. 이렇게 미학은 다양한 관점에서 미와 예술이 지닌 미적 가치와 이에 대한 감성적 인식과 예술행위에 대해 탐구하고자 하였다.

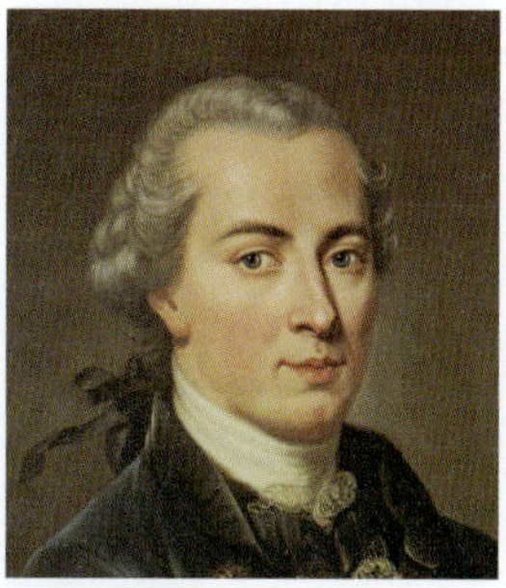

그림 2-6 칸트

미학은 이렇듯 감성적 능력에 의한 인식을 탐구하는 학문이며, 인간의 마음의 능력들을 조화롭게 계발하기 위한 전인적 교양을 위한 도구가 된다. 따라서 미학의 진정한 목적은 자연적 기질인 예민한 감응능력과 감성적 판단력을 계발시켜 미적 인간을 완성시키는 데에 있다.

흔히, 간호학을 학문(science)이며 동시에 예술(art)이라고 말한다. 간호행위는 어떤 의미에서 예술(art)이라고 불릴 수 있는가? 왜 간호학문에서 왜 미학이 요구되는가? 이러한 물음에 대해 간호철학은 감성적 인식과 예술로서의 간호행위가 어떻게 가능한지에 대한 철학적 기초를 제공할 수 있어야 한다.

간호철학은 간호에서의 감성적 인식이 어떻게 이루어지며, 예술로서의 간호행위가 어떻게 가능한지에 대해서 철학적 견지에서 미학적 근거를 제공할 수 있다. 미학은 간호의 대상으로서 건강과 불건강의 연속선에 놓여 있는 인간 삶의 체험에 대해 어떻게 감성적으로 인식할 수 있는지에 대한 해답을 제시해줄 수 있어야 한다. 감성적 인식은 이성에 의한 논리적 분석과 추론에 의한 과학적 사유방식과는 다른 상상력과 직관을 통해서 인간 삶의 체험을 인식하고 표현하는 방식이다. 즉, 간호사는 은유적인 언어적 표현, 표정, 몸짓, 접촉 등을 통해 인간 삶의 체험을 인식해서 창조적으로 표현할 수 있는 것이다. 이렇듯 간호에서의 감성적 인식은 실증주의적 방법에 의해 접근할 수 없는 총체적이며 심층적인 인간 삶에 대한 이해방식을 제시해 줄 수 있다.

돌봄이 간호행위의 모범이라는 의미에서 도덕적 이상이며, 동시에 간호사의 미적인 품성과 자질에 대한 계발로부터 성취될 수 있는 행위로서의 예술이다. 바움가르텐의 미학이론에 기초한 감성적 인식능력이라는 관점에서 볼 때 간호사의 자질에 대한 계발은 간호대상자의 건강상태를 예민하게 감응하여 판단하고 직관하고 상상하여 그의 요구에 합당한 창조적이며 개성적인 간호를 위해서 필요하다.

이와 같이 간호철학은 미학적 접근을 통한 간호현상에 대한 감성적 이해와, 이를 근거로 하여 간호행위가 어떻게 예술이 될 수 있는지에 대한 철학적 기초를 마련해 줄 수 있다.

3. 간호철학의 특성: 과학과 예술

1) 간호철학의 과학적 특성

과학이란 자연계의 여러 가지 현상을 연구하고, 그 현상을 일으키는 근본 원리나 법칙을 발견하여 이를 집적(集積), 체계를 정립하려는 학문의 한 분야이다. 그 어원을 살펴보면, 유럽의 'science', 라틴어의 'scientia', 즉 아는 것, 지식을 지칭하고 있다. 고대 그리스 이래로 과학은 철학 속에 일체화되어 학문체계 전체를 지칭하는 것이었으나, 19세기에 접어들면서 점차 개별과학으로 나누어지면서 물리학, 생물학, 천문학, 사회학, 심리학과 같은 분과 학문들이 탄생하게 되었다. 따라서 철학은 근대에 이르기까지 자연과학을 총괄하였으나, 19세기 말에 이르러 철학과 과학의 분리가 분명한 근대과학이 생겨나게 되었다.

근대과학의 첫 번째 특징은, 종교적 믿음으로부터 해방이라는 탈 주술화와 인간에 비추어 자연을 이해하던 의인적 자연관의 극복을 통한 합리성에 있다. 두 번째 특징은 갈릴레이, 베이컨에 의해 도입된 가설 연역적 방법과 귀납적인 실험방법을 통해 과학의 방법론이 확립된 것이다. 가설 연역적 방법은 먼저 어떤 근거에서 가설이 제기되고, 그 가설로부터 연역적으로 명제가 이끌어진다. 그리고 명제를 실험과 관찰에 의해 검증하거나 혹은 반증하게 되며, 그 결과에 따라서 이미 가정된 가설의 지위가 결정되는 것이다. 귀납적 방법은 사실에 대한 반복적인 관찰과 실험에 의해 일반화 된 원리를 과학적 가설로 이끌어 내는 방법이다. 세 번째 특징은, 자연탐구에 수학을 이용한다는 점이다. 고대 그리스 시대에서나 근세의 뉴턴에서도 수학은 단순히 기하학에 국한된 것이었으나, 18세기경 대수학적 방법이 등장하면서, 자연탐구를 기술하는 수단으로 받아들여졌다. 이때부터 가설로 세워진 법칙도 대수적 표현으로 서술되었다. 이와 같이 자연파악에 수량화의 방법을 적용함으로써 근대과학은 그 실증성과 합리성의 특성을 확고하게 지니게 된 것이다.

과학은 일상적인 지식이나 믿음과 구분된다. 과학은 주관적이지 않고 객관적이기 때문에 보다 확실한 앎이다. 일상적 통념이나 편견을 버리고 객관적이고 엄밀한 검증을 거친 사실이다. 또 과학은 보편타당한 객관성의 기초를 사실에 두어야 하며 정확하고 합리적이다. 어떤 사실에 대한 원인을 인식하며, 합리성을 추구하며 이론적 체계가 잘 정립되어 있어야 한다.

우리가 관찰하고 탐구한 결과로서의 과학적 지식은 관찰 사실과 더불어 법칙과 이론이 결부된 것이다. 과학자는 관찰한 사실을 기술할 뿐만 아니라, 일반법칙이나 이론을 이용해 설명하고 객관적으로 타당함을 입증하여야 한다. 따라서 과학은 실험과 관찰에 의해 얻은 결과를 가지고 그것에 추론을 가하여 이론적인 체계를 구성해 가는 방법을 사용한다. 이러한 추론에는 귀납법이나 연역법이 있다.

많은 학자들이 간호학을 탐구하고 일반화를 강조한 간호지식체를 정립하기 위해 수리과학적이며 객관적인 방법을 적용하는 양적연구 방법론의 논리실증주의 모델을 이용한다. 그러므로 간호철학은 논리실증주의에 근거한 과학적 특성을 내포한다.

2) 과학과 철학과의 관계

과학과 철학은 어떤 관계에 있는가? 철학은 모든 분야에 걸친 지적인 탐구활동의 산물이다. 지(知)는 철학과 과학이 동일시되던 고대부터 과학과 철학의 분리가 일어났던 근대에서 현대에 이르기까지의 지식의 총체를 의미하였다.

고대에는 과학과 철학이 동일시되었으나, 근대 이후 수세기를 걸쳐 철학의 모체로부터 수많은 개별과학이 분리해 나가고 철학에게 남은 고유한 영역은 경험에 근거해서 해답할 수 없는 문제들, 즉 인간의 정신과 신, 인식론, 인간 삶의 가치의 문제들만이 남게 되었다.

그러면 과학에 대한 철학의 공헌은 무엇인가?

첫째, 철학은 과학자들에게 새로운 문제감각을 줄 수가 있다. 철학은 대상의 근거를 문제삼고 그 원인을 묻는다. 철학자들에게 본질적인 기능인 비판적 정신은 분과과학의 일면성과 그 편견을 시정하여 줄 수 있으며, 과학자들이 자명한 것으로 가정하고 있는 원리와 방법 마저 문제로 제기하고 비판의 대상으로 삼는다.

둘째, 철학은 자연과학적 탐구방법과 인문학적 탐구방법을 비롯해 과학 활동을 위한 다양한 원리와 방법론적 기틀을 제공한다.

셋째, 철학은 세계에 대한 총체적, 포괄적인 전체에 도달하려는 총체감각을 견지하여 왔다. 그래서 한 분야에만 집중하기 쉬운 전문가들에게 그들의 관심과 문제를 인간과 세계에 대한 총체적 관심 속으로 인도한다.

넷째, 과학은 실증적이며 객관적인 연구이지만, 철학은 과학연구의 결과를 올바르게 이용하는 데에 필요한 이념, 규범 등을 제공하여 가치판단의 길잡이 역할을 한다. 과학이 인류의 생존과 인간성의 존중에 대한 휴머니즘과 건전한 가치판단을 회복할 수 있기 때문에 철학이 마련하는 가치판단의 규범들을 외면해서는 안 된다.

3) 간호철학의 예술로서의 특성

간호학은 종종 **예술**이라 일컫는다. 이러한 간호의 예술로서의 개념은 과학적 원리보다 본능적 원리에 의해 취해지는 간호사의 예술적 능력을 의미한다.

이 개념은 초기에는 예술과 과학이 조화된 것으로서의 간호를, 후기에는 보이지 않는 것에 대한 판단을 할 때 중요한 요소로서의 삶에 대한 간호사의 통찰력을 의미했고, 현재는 경험, 상상력, 지식, 본능, 환자의 감정에 대한 이해와 공감 등의 결과로서 창조적 해답을 얻도록 요구되는 개념으로 탐구되어 왔다.

간호철학에서 미학은 삶의 실천과 치유로서의 예술행위에 대한 철학적 사고에 기초하여 간호행위가 예술이 될 수 있는 조건을 탐구하고 있다. 그래서 돌봄과 치유활동을 촉진시켜 주는 간호중재로서의 예술행위가 어떻게 가능한지에 대한 근거를 제시한다.

기술(craft)이 아닌 예술(art)로서의 간호행위는 기술적 지침에 따른 실용적 목적을 성취시키기 위한 기술적, 실용적 가치만을 지닌 행위가 아니다. 간호행위는 간호의 도덕적 목적을 실현시키기 위해 개별적이며 구체적인 간호상황 속에서 자율적이며 창조적 표현을 통해 이루어질 때 예술이 된다.

바움가르텐이 분석한 감성적 능력은 간호사의 **미적 성품**과 연관된다. 간호사는 대상자의 건강상태와 요구들을 감성적 능력, 특히 주의력, 상상력, 판단력을 통해 즉각적으로 파악하여 그려내며 예견할 수 있으며, 이를 언어와 태도, 돌보는 행위로서 표현할 수 있다. 간호대상자가 처한 개별적인 삶의 진리를 인식하고 언어와 행위를 통해 전달하기 위해서는 탁월한 감성적 능력과 이에 대한 계발이 요구된다. 따라서 바움가르텐의 미학은 돌보는 자의 미적 성품을 위한 이론적 기초를 제공하고 있다.

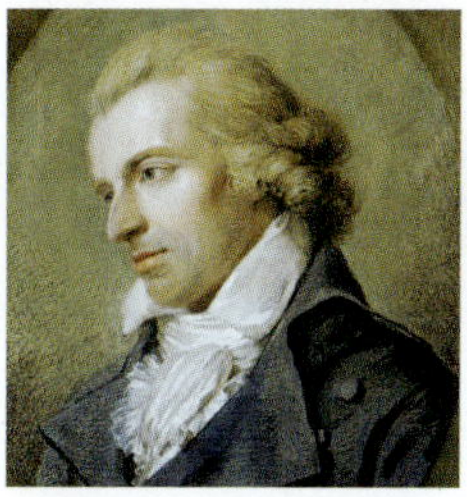

그림 2-7 쉴러

쉴러(Schiller)는 미적인 성품이란 인간의 감성적 충동과 이성충동이 조화롭게 만나 일어나는 상상력에 의한 유희충동(Spieltrieb)의 계발에 의해 형성된다고 말한다. 쉴러에게 미적 행위는 인간의 감각적 성품과 도덕적, 이성적 성품을 일치 조화한 성품의 총체성에 근거한 것이므로 참된 인간성의 실현을 나타내는 것이다. 인간의 자유로운 심정의 상태를 환기시켜 미적 행위를 가능하게 한다. 예술로서의 미적 행위는 인간을 인간으로 만들고 삶 전체를 충만케 하는 최고의 자유롭고 현실성을 지닌 심적 상태를 조성한다.

그러므로 간호사 자신의 조화로운 미적인 성품 속에서 나온 간호행위는 간호대상자에게 예술로서의 간호행위를 체험하게 한다. 왜냐하면 예술은 인간의 자율성을 실현시키는 행위이며, 간호사의 미적 성품으로부터 나온 예술로서의 간호행위는 간호대상자에게 소외되고 분열된 자아를 조화롭게 통합시켜주며 의지의 자율성과 삶의 생동감을 동시에 일깨워 주기 때문이다. 간호행위는 이성에 의한 도덕적 원칙과 생생한 삶을 감지해 내는 감성이 서로 조화를 이루는 심적 상태로부터 나온 자율적 행위이다.

간호사는 감성적 충동에 의해 대상자의 삶의 현실을 생생하게 접촉하고 감지하여서, 이것을 자신의 도덕적, 인격적 가치 속에서 내면화하여 행위로서 표현한다. 자신의 내면에 확고히 자리 잡은 도덕 원리라도 구체적인 인간 상호관계 속에서 개별적인 체험을 통해 자율적으로 표현되어 전달되지 않는다면, 그것은 단지 형식적인 원리에 불과할 것이다. 예술로서의 진정한 돌봄의 행위는 구체적인 각각의 개별적 상황에서 어떠한 원칙이나 규칙의 지침에 따르는 기술 실천적 행위가 아니라, 간호사 고유의 대상자에 대한 감성적 체험과 이에 대한 내면적 반성을 통해 개성적으로 표현되는 자율적인 행위이다. 이러한 미적 행위는 대상자에게 자율성과 자아에 대한 반성능력을 일깨우게 하여준다.

이러한 예술로서의 간호행위는 간호사 고유의 지성적, 감성적, 신체적 능력의 조화로운 활동이 움직임, 접촉, 소리, 말, 색, 형태를 통해서 총체적으로 표현되는 행위이다. 예술로서의 간호행위에 대한 경험은 돌봄과 치유에 대한 아름다움에 대한 체험이다. 나이팅게일은 이유를 위한 미적인 요소로서 맑은 공기와 냄새, 색상과 형태, 특히 아름다운 물체와 다양한 변화가 환자의 치유와 회복에 매우 중요한 영향력을 미치고 있음을 강조하였다. 나이팅게일은 병든 자에게 바람소리와 같은 자연의 소리와 악기, 인간의 목소리가 주는 돌봄과 치유의 효과에 대해 말하고 있는 것이다.

간호사와 대상자 사이에 오가는 미적 체험은 삶에 대한 생명감을 일깨워 줌으로써 치유 에너지를 공급하여 준다. 미적 감정이 일어나는 인간 상호간의 교류를 통한 공감은 자기 통찰과 더불어 서로의 삶의 의미의 영역을 확장시켜준다. 간호행위에 대한 미적 체험은 보편적인 인간의 존엄성에 근거한 도덕적 감정을 상호 전달함으로써 도덕적 자율성을 일깨워 주고 자기 가치감정을 회복하게 한다. 간호행위에 대한 미적 체험은 자기소외라는 분열된 자아감으로부터 생리적, 정신적 그리고 영적인 통합체라는 자아의 일치감을 형성하게 함으로써 자기 치유감정을 갖게 한다.

또, 간호윤리는 타자에 대한 도덕적, 미감적 감수성과 상호 주관적인 의사소통과정 속에서 실현되는 예술로서의 돌봄의 윤리를 필요로 한다. 간호에서의 이러한 돌봄의 윤리는 예술로서의 돌봄의 행위를 위한 간호사의 자질과 관계한 성품의 윤리와 그리고 상호 교호적인 의사소통을 위한 관계의 윤리를 필요로 한다.

2 비판적 사고와 간호철학

1. 비판적 사고의 개념

간호사는 임상간호를 실시하면서 환자의 생명과 관련된 다양한 의사결정에 직면한다. 최적의 의사결정을 하기 위해서는 매순간마다 옳은 결정을 하는 것인지에 대해 반성과 고찰을 해야 할 필요가 있다. 그러므로 간호행위를 취할 때에 비판적 사고를 하는 것이 요구된다.

폴(Paul, 1998)에 따르면 **비판적 사고**란 "자신의 생각을 좀 더 분명하고 정확하고, 관련성 있고, 일관성 있고 공정한 것으로 만들기 위해 생각을 하면서, 생각하고 있는 것에 대해 생각하는 예술"이다. 비판적 사고는 우리가 알고 있는 것을 확실히 하고 우리가 모르는 것을 분명하게 해주는 훈련된, 자기지향적인 합리적 사고이다. 채피(Chaffee, 1994)는 비판적 사고란 "우리의 이해력을 명확히 하고 향상시킬 목적으로, 우리와 다른 사람들의 사고를 신중히 검토하기 위해 사용하는 활동적이고 의도적이며 조직적인 인지적 과정"이라고 말하였다.

에니스(Ennis, 1985)는 "무엇을 믿고 행하는지에 대한 결정에 초점을 맞춘 반영적이고 논리적인 사고”를 비판적 사고라고 말하였다. 커피스(Kurfiss, 1988)는 “명확하게 답변될 수 없고, 관련된 모든 정보가 쓸모없을 수도 있는 문제에 대한 합리적인 반응이다. 모든 가능한 정보를 통합시켜서 설득력 있게 증명될 수 있는 가설 혹은 결론에 도달하기 위해 상황, 현상, 질문, 혹은 문제점을 탐구하려는 목적 있는 조사이다”라고 하였다. 매튜스(Mathews, 1979)는 “사실, 원리, 이론, 추상적 개념과 추론, 해석, 그리고 논쟁의 분석을 수반하는 탐구의 태도”라고 말하였다. 존스와 브라운(Jones & Brown, 1993)은 “합리적인 판단과 반영적인 사고에 의해 특징지어지는 사고이자 인식과정을 향한 철학적인 대응이다. 비판적 사고는 진리에 대한 도전적으로 용인된 통찰력이며 새로운 가능성과 해석을 확인하기 위한 개방성을 향한 지적 경향이다”라고 언급하고 있다. 즉, 비판적 사고란 믿음이나 행위를 결정하기 위한 합리적이고 반성적인 사고이며, 더 나아가 생각을 더 잘하기 위해 생각에 관해 생각하는 사고라고 볼 수 있다. 간호철학은 비판적사고를 바탕으로 끊임없는 질문과 해답을 찾아 나가는 활동이라고 볼 수 있다.

2. 비판적 사고의 특징

비판적 사고는 다음과 같은 특징을 가진다.

첫째, 비판적 사고는 근거가 확실하고 합리적이다. 이성(reason)과 합리성(rationality)은 생각이 편견, 선입견, 기호, 이기심보다는 사고력에 근거한다는 사실을 말한다.

둘째, 비판적 사고는 개념화(conceptualization)를 포함하고 있다. 개념화란 어떤 현상이나 정의에 대한 개념을 형성하는 지적인 과정이다. 개념화에서 추상적 아이디어는 특별한 경우로부터 일반화되며 마음속에 상징으로 존재한다. 개념들은 그들 간의 관계뿐만 아니라 사건, 물체, 속성에 대한 아이디어를 포함한다.

셋째, 비판적 사고는 반영을 요구한다. 반영은 어떤 것을 숙고, 묵상, 혹은 심의한다는 뜻이다. 이는 시간이 걸리고 응급 시에는 사용할 수 없다. 반영적인 사고는 과거의 경험을 현재와 통합하고, 잠재적인 대안을 탐구한다. 반영할 때, 가능성의 배열을 고려하고 각각의 장점을 반영한다. 반영할 때, “만약 ~한다면”의 결론을 낸다.

넷째, 비판적 사고는 인지적(사고) 능력과 태도(감정)를 수반한다. 비판적으로 사고하기 위해서는 사고에 대한 동기부여와 욕구와 함께 사고 능력이 있어야 한다.

다섯째, 비판적 사고는 **창조적 사고**를 수반한다. 창조적 사고는 기정사실의 형식을 깨버리고, 새로운 관점에서 상황에 접근한다는 뜻이다. 이는 혁신적인 사상과 결과를 초래한다. 간호사는 새로운 환자 상황을 직면했을 때, 혹은 전통적인 중재가 효과적이지 않는 상황일 때 창조적 사고를 활용한다. 창조적 사고는 사고와 개념의 관계를 수립함으로서 독창적인 아이디어를 생성해 낸다.

여섯째, 비판적 사고는 지식을 요구한다. 비판적 사고는 공허상태에서 발생하지 않는다. 각 대상자 상황에 기초적인 지식의 핵심을 적용하기 위해 비판적 사고를 사용해야 할 것이다. 지식의 축적은 인지적인, 대인관계적인, 그리고 기술적인 능력을 효과적으로 사용할 수 있는 능력에 영향을 미친다.

3. 비판적 사고 기술

사고행위란 지각, 신념, 지식, 판단, 그리고 감정을 논리적인 관계로 만들어 관념(ideas)을 서로 결합시키는, 활동적이고 조직적이며 의도적인 정신적 과정이다. 인지적 비판적 사고 기술은 비판적 분석, 문제 해결, 그리고 의사결정과 같은 복합적 사고과정에서 발생하는 지적 행위이다. 예를 들어 문제를 해결할 때, 간호사는 추론을 하고, 의견에서 사실을 구별하며, 정보 출처의 신뢰성을 평가한다. **비판적 사고 기술**은 하나의 기술의 이용에 다른 기술들이 중복되어 이용될 수 있다. 예를 들어 추론을 만들 때, 관련 자료를 확인하는 기술과 묶음자료를 분류하는 기술의 이용이 요구된다. 다음은 비판적 사고 활동을 하기 위해 언급되는 다양한 기술들이다.

- **언어의 사용** 자신의 사고를 이해하고, 생각과 의사소통하기 위해 언어를 사용한다. 언어 사용이 향상되면 사고와 논리적 능력 또한 향상된다. 비판적 사고를 하는 사람은 개괄적이고 모호하며 불특정한 기술을 피한다.

- **지각** 세상을 체험하기 위한 감각(시각, 청각, 후각, 촉각, 미각)을 사용하는 과정이다. 비판적 사고는 지각하는 것이 실제라고 생각하거나, 본인이 듣는 것이 다른 이들이 듣는 것이라고 단정하지 않는다. 자신의 지각이 타인의 것과 다르다는 것을 발견했을 때, 당신은 감각 정보를 선택, 조직, 해석하는 방법을 검토해야 한다.

- **신념과 앎** 신념이란 우리가 진실이라고 생각하는 세상에 대한 해석, 평가, 결론, 예측이다. 신념이 오류의 원인인 것을 깨닫고, 비판적 사고를 하는 사람은 그의 신념을 반성

하고 최신정보와 경험에 비추어서 교정한다.

- **해석으로부터 사실을 구별** 신념, 논점, 결론, 그리고 주장에 대한 진술은 사실의 진술이 아니다. 이들은 해석이다. 사실은 관찰과 연구를 통해서 증명할 수 있는 진술이다. 추론은 사실적인 정보에 근거한 결론이지만, 현재 밝혀지지 않은 것에 대한 진술을 만들기 위해 이러한 정보의 범위를 넘어서는 것이다. 판단이란 가치나 다른 기준을 반영하는 자료의 평가이다. 의견은 사실에 알맞거나 오류가 있을지 모르는 신념 혹은 판단이다.

- **사실, 의견, 신념, 그리고 추론 지지** 일반지식이 아니거나 쉽게 증명될 수 없는 사실을 진술한다면, 정보의 출처를 확인한다. 다른 사람들이 반대할 수 있는 의견이나 관점을 진술한다면, 요청받을 수 있는 질의에 대한 해답을 제시해야 한다.

- **명확성** 비판적 사고는 복잡한 개념, 관념(ideas), 상황을 명백하게 하고 이해하기 위해 질문을 던진다. 이는 무의미하고 부정확한 결론을 내리는 것을 방지하도록 도와준다.

- **단어와 어구의 의미를 명확히/분석하기 위한 질문하기** 만약 사용하는 단어나 개념을 이해한다면, 그것의 명확하고 분명한 구체적인 예를 제시할 수 있어야 한다.

- **논점, 신념, 그리고 관념을 명확히 하기 위한 질문하기** 타인과 논의하면서 비판적 사고를 하는 사람은 좀 더 깊은 이해를 위해 질문하고 탐구한다. 이는 타인의 생각에 대해 더 배우고, 그들의 진술을 평가하기 위함이지, 창피를 주기 위해 질문하는 것이 아니다. 논점, 신념, 그리고 관점에 대해 명확히 진술하도록 도움을 줄 질문을 해 본다.

- **비교하기** 비교는 같은 일반적 범위 안의 사물의 유사점과 차이점을 검토하는 것이다. 예를 들어, 간호사는 다른 문화권의 대상자들이 슬픔을 표현하는 방법을 비교, 대조 할 수 있다. 각각의 대상자가 서로 다른 문화권 출신이더라도, 그들은 '사람'이라는 모두 같은 일반적 범위 안에 있다. 신중하고 체계적인 비교를 하는 것은 결정의 질을 향상시킨다. 비교는 또한 사물을 분류하고, 이상을 현실과 비교하며, 자신의 식견을 새로운 문맥으로 옮기는 것을 포함한다.

- **유사점과 차이점을 기록하기** 비판적 사고는 표면적으로는 비슷하게 보이지만 중요한 것에서는 다를 수 있다는 것을 파악하면서, 신중하고 철저한 관찰을 하고, 중요한 유사점과 차이점을 기록한다.

- **분류하기** 분류는 유사점이나 일반적인 특성에 근거하여 사물을 집단화하는 과정이다. 대부분의 과정에서는 자신의 경험을 조직하고 이치에 맞게 하면서 지속적이고 무의식적으로 사물을 분류하게 된다.

- **관념과 실제 실무의 비교, 대조하기** 사실과 관념 사이의 차이를 인지하는 것은 중요하다. 관념이 현실적일수록, 그것을 성취할 가능성은 높다. 반대로 비현실적인 관념은 좌절로 이끌지도 모른다.

- **통찰력(Insights)을 사용하기** 비판적 사고는 한 상황에 대한 통찰력과 정보를 다른 상황으로 이동시킬 수 있다. 유추법(analogy)은 다른 분류에 속한 사물들의 비슷한 점을 지적하는 특별한 비교법이다. 다른 주제에 관련된 통찰력을 얻기 위해 어느 한 주제의 이해력을 활용할 수 있다.

- **판단과 평가** 사실은 증명될 수 있는 진술이고, 판단은 우리의 가치와 같은 특정한 기준을 반영하는 사실과 정보의 평가이다. 사실과 추론이 일어나는 일을 묘사한다면, 판단은 일어나는 일의 평가를 표현한 것이다. 시간이 흐르면서 판단을 통해 형성되는 장기간에 걸친 신념이 의견이라면, "즉시" 만들어지고 한순간일 수 있는 것은 판단이다.

- **판단을 지지하기 위한 증거 제시** 타인과의 의견 차이는 종종 인식, 용어의 정의, 혹은 명확성의 부족에서 오는 차이라기보다는 판단의 차이의 결과이다. 모든 판단이 동등하게 좋은 것은 아니다. 판단의 신뢰성은 판단을 만드는 기준과, 그 기준을 지지하는 증거에 좌우된다.

- **평가기준 개발하기** 평가 또한 어떤 것의 가치나 진가를 결정하는 과정이다. 판단과는 다르게 평가는 먼저 사용될 조건이나 기준을 찾고 나서, 검토하고 있는 것이 어느 선까지 그 기준들을 충족하는지를 결정한다. 평가기준은 뚜렷해야 하고, 명백히 진술되어야 하며, 지속적으로 적용되어야 한다.

- **추리** 의미 있는 방법으로 생각들을 연결시키는 논리적인 사고이다. 추리는 과학적인 연구와 논쟁적인 문제의 탐구, 그리고 문제 해결에 이용된다. 귀납적 추리는 구체적인 세부항목과 사실로부터 시작하고, 이를 결론과 보편화에 도달하기 위해 사용한다.

- **가설 인지하기** 가설은 우리가 당연하게 여기는 사상이나 개념이다. 가설은 옳을 수도, 틀릴 수도 있다.

- **관련이 있는 자료와 없는 자료를 구별하기** 임상적 판단을 내릴 때, 간호사는 많은 양의 자료를 엄밀히 조사한다. 하지만 확인되고 증명된 자료조차도 관련이 있을 때만 유용하다. 비판적 사고는 요점을 고수해, 관련 있는 사실에 초점을 맞춘다. 관련 있는 자료는 문제 해결을 위해 필요하며, 중요하거나 의미 있는 사실이다.

- **정보의 출처 평가하기** 비판적 사고는 타인의 진술을 받아들이기 전에 깊이 생각하며 검토하고, 자신의 입장을 지지할 신뢰적인 정보를 제공한다. 정보의 출처가 직접 관찰된 것이 아니라면, 출처의 신뢰성은 중요하다.

- **해결책의 산출과 평가** 문제에 당면할 때 비판적 사고는 해결책을 위해 문제의 진술이 명백하고 정확하며 공정함을 확신하면서, 문제를 신중히 조직화할 시간을 갖는다. 또한 문제의 원인을 밝힌다. 어떤 해결책은 다른 것들보다 더 효과적이며, 어떻게 문제의 원인을 밝혀낼 것인지 파악한다.

- **함축, 결과, 이점, 그리고 손실을 탐구하기** 자료와 사실을 평가하는 것은 확실히 중요하다. 그러나 문제, 정책이나 행위(예: 간호중재), 해결에 대한 결정을 내릴 때는 다른 요소들 또한 고려해야만 한다. 함축과 결과를 숙고하는 것이 특히 중요하다.

이러한 비판적 사고활동은 간호사가 임상현장에서 직면하는 문제를 해결하기 위한 철학적 사고행위의 하나가 된다.

3 간호철학과 최근의 이슈

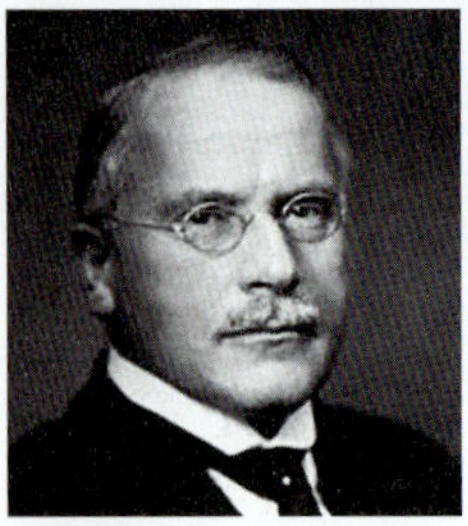

그림 2-8 화이트헤드

새롭게 등장하는 철학적 사조에 영향을 받아 다양한 관점에서 간호의 본질을 탐구하고 실제에 적용하려는 움직임이 등장하고 있다.

앨프리드 노스 화이트헤드(Alfred North Whitehead, 1861~1947)는 **과정철학**이라는 독특한 철학을 발전시킨 20세기의 철학자이며, 그가 제시한 과정철학은 유기체 철학(philosophy of organism)이라고 불린다. 화이트헤드의 과정철학에 따르면 인간이라는 존재는 자연과 조화를 이루고, 인간 상호간 조화를 이루며, 스스로의 지성과 감성 사이의 조화를 이룬다. 유기체 철학의 목표는 인간과 인간 및 자연 모두가 별개의 것이 아니라 세포의 세계처럼 유기적으로 결합된 관계에 있다는 점을 설명한다.

화이트헤드 철학의 유기체적 세계관은 간호의 대상인 환자에 보다 관심을 기울이고 의료 서비스를 제공하는 환자 중심의 간호를 가능하게 한다. 여기서 간호사와 환자와의 관계는 유기체적인 관계로서 서로에게 영향을 주고받으며 순간순간에 체험되어 우주 안으로 공명되는 경험의 방울들로 채워진다. 이런 경험의 방울들은 자신과 상대방뿐만 아니라 이들을 둘러싸고 있는 공동체, 순간뿐만 아니라 영원의 차원으로 새로운 가치를 창조해 나가는 데 기여한다. 이정순과 이창금(2016)은 화이트헤드의 과정철학을 통해 환자간호뿐만 아니라, 다문화 간호교육의 패러다임을 재조명하고 의미를 발견하는 데 이러한 관점을 적용하였다.

최근에 웰빙과 웰다잉이 자주 언급됨에 따라 **호스피스 철학**이라는 새로운 패러다임이 등장하였다. 웰다잉의 'well'은 잘, 좋게, 아주, 상당히 등의 의미를 'dying'은 죽는다는 어원의 결합어이다. 즉, 잘 죽는다는 의미로 사회적, 신체적, 정신적, 영적 영역이 공존되어 인간으로서의 존엄을 지키면서 주변정리를 잘하고, 편안한 마음으로 삶을 마무리하는 것을 의미하며, '좋은 죽음', '존엄사(dying with dignity)'로 지칭할 수 있다.

에디트 슈타인(Edith Stein, 1891~1942)은 인간학 측면에서 볼 때 인간의 죽음이 사물의 죽음과 동일시될 수 없다는 점에서 그 의미를 고찰하였다. 즉 인간의 죽음은 생물학적 의미를 넘어서는 존재론적이며 영성적 측면의 지반위에서 함께 논의되어야 한다는 사실을 제시하였다. 슈타인의 형이상학 측면에서 죽음과 죽어감을 구별하여 고찰함으로써, 임종자가 받아들여야 할 죽음의 과정을 '죽어감'이라는 하나의 '과정'으로 재해석함으로써 죽음의 형이상학적 관점을 제시하였다. 간호하는 호스피스와 간호를 받는 환자 사이의 '관계'(태도)와 우리 사회의 전 구성원과 환자 사이의 '관계'(태도)는 어떻게 형성되어야 하는가? 간호하는 사람이 죽어가는 사람의 느낌을 수용할 때, 다시 말해서 죽음을 앞둔 환자가 죽음을 앞둔 자신의 심경을 자신을 간호하는 사람이 수용하고 있다고 느낄 때, 간호제공자와 환자는 상호 소통에 놀라운 영향을 주게 된다. 이러한 영적 간호는 임종환자의 남은 삶의 질을 높여 주며, 임종환자가 자신, 이웃 그리고 환경과 갖게 되는 '관계'를 유지시킬 것이다. 또한 임종환자가 현재의 상황과 죽음을 긍정적으로 수용하고 내세에 대한 희망 속에서 평온한 죽음을 맞도록 도와주는 데 효과가 있다. 결국 간호제공자는 환자와의 만남을 통해서 '너'가 아닌 '나'였음을 깨닫게 되고, 환자에 대한 사랑이 환자를 넘어서 간호제공자 자신을 비워나가는 계기로 연결된다.

제 2 장 서양철학

학습목표

1. 다양한 철학사조의 내용을 설명할 수 있다.
2. 철학적 사유방법과 문제들을 설명할 수 있다.
3. 철학의 흐름과 간호학문의 관련성 및 활용방향을 탐색할 수 있다.

1 합리주의

근대철학은 합리론과 경험론이라는 두 가지 큰 흐름을 이루면서 전개된다. **합리론**은 어떤 합리적 질서가 내재한다고 전제하고, 그 질서는 주로 이성적 사유를 통해 파악되는 것으로 간주한다. 그러나 경험론도 이성의 역할을 배제하는 것은 아니기 때문에 합리론의 특징은 경험론과 비교하면서 상대적으로 규정할 수밖에 없다. 대체로 합리론이 17세기의 새로운 과학과 종교를 화해시키는 형이상학적 체계를 구축하는 경향을 보인다면 경험론은 지식의 발생과정과 믿음의 근거에 대한 인식론적 탐구를 심화하는 방향으로 나아간다. 인식의 문제에 국한하면 두 조류의 차이는 지식의 기원과 본성을 설정할 때 이성의 능력과 권리 범위를 서로 다르게 설정한다는 점에서 두드러진다.

경험론자들은 여러 가지 견해차에도 불구하고 공통적으로 대상 인식에 있어 감각경험의 역할을 강조하는 데 비해, 합리론자들은 선험적 진리와 그것을 인식하는 이성의 역할을 강조한다. 경험론 쪽에서는 인간이성이 감각의 도움 없이 단독으로는 어떠한 대상도 인식할 수 없다고 보는 반면, 합리론 진영에서는 순수한 이성이 어떻게 대상을 인식할 수 있는지를 밝히려 노력해 왔다. 그 결과 경험론은 존재론을 포함한 형이상학의 가능성 자체를 부정하기에 이른다. 그러나 합리론에서는 **형이상학**이 가능할 뿐만 아니라 진정한 철학은 형이상학에 토대를 두어야 한다고 본다. 합리론자들은 선험적 진리와 선의 존재를 확신하여 이의 가능성을 밝히기 위해 존재론 및 형이상학에 몰두했다. 이러한 탐구는 근대철학의 고유한 특징이 아니며 이미 고대의 플라톤에 기원을 둔다. 플라톤도 감각경험의 대상인 개별적 사물은 참된 인식의 대상이 될 수 없다고 보고 참된 인식의 대상으로 이성을 통해서만 사유될 수 있는 이데아를 상정하였다. 합리주의(rationalism)는 이성(reason)을 지식의 원천으로 믿으며 이성과 정신의 힘을 옹호하는 입장이다. 주관적인 감정이나 경험 등 비합리적인 것, 우연적인 것을 배척하고 이성적, 논리적, 필연적인 것을 중시하는 태도로서 이성론, 이성주의라고도 한다. 인식론은 경험론과 대립하여 감각적, 경험적으로 인식된 사실의 진실성을 부정하고 참된 지식은 생득적이고 명증적인 진리에서 유래한다고 하는 입장이며, 지식을 발전시키는 적합한 방법으로 선험적 추론을 중요시한다.

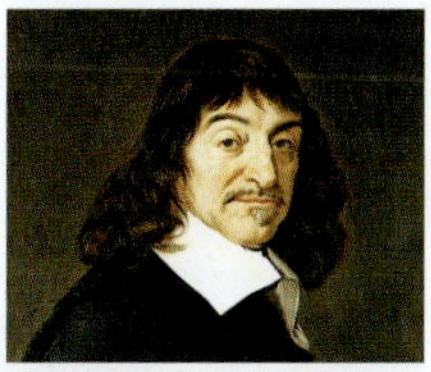

그림 2-9 데카르트

데카르트(René Descartes)의 "나는 사유한다. 고로 존재한다(cogito ero sum)"라는 언명은 가장 확실한 진리를 구하는 방법으로 모든 감각적인 경험을 의심하고 자아로 돌아가 철저하게 사유에 잠기는 태도를 나타낸다. 즉, 의심을 통해서 '나는 있다. 나는 현존한다.'는 명제를 참된 것으로 인식하고 그 후에 그렇게 존재하는 것의 본성이 곧 '사유'하는 것임을 인식한다.

스피노자(Baruch de Spinoza)는 데카르트의 연역적, 수학적 방법에 자극받아서 기하학적 원리를 본 뜬, 그리고 인간 본성과 자연세계는 기하학적 도형과 마찬가지의 방식으로 확정된 과학 법칙들에 의해 지배된다는 그의 테제에 기초한 철학체계를 구성하게 되었다. 데카르트의 합리론에 그는 새로운 정합설(theory of coherence)을, 즉 모든 참된 관념들은 절대적이거나 형이상학적인 실재를 포괄하는 통합된 체계 전체 안에서 궁극적으로 상호관련 되어 있다는 견해를 덧붙였다.

라이프니츠(Gottfried Wilhelm von Leibniz)는 데카르트의 **기계론적 자연관**을 아리스토텔레스의 목적론적 견해들과 화해시키고자 노력하였다. 라이프니츠는 우주는 신에 의해 설정된 목적을 실현시키기 때문에 목적론적이면서도 물리적 자연이 비록 그것의 행로가 예정된 궁극적인 목적에 이르게 된다 하더라도 특수한 작용인(作用因)에 의해 추진되고 통제되는 기계와 같이 작용하기 때문에 역시 기계론적인 것이다. 자연의 역학과 우리가 관찰하는 현상들은 신의 목적을 성취시키는 탁월한 수단에 지나지 않는 것이라고 하였다.

② 경험주의

어떤 주의 주장을 **경험론**이라고 일컬을 때 경험(experience)이란 감각기관을 통하여 수용한 것, 곧 감각-지각을 뜻한다. 그리고 경험론은 "감각 중에 있지 않던 그 무엇도 이성(지성) 중에 있지 않다."는 주의 주장을 말한다. 따라서 경험론은 경험주의 또는 **감각주의(sensualism)** 라고 일컬어지기도 한다. 즉, 경험론 내지 감각주의는 인식의 원천 내지 출발점의 문제에서 그것을 이성이라고 보는 이성론과는 반대로 그것이 감각 경험이라고 보는 입장이다.

경험론은 모든 인식의 질료뿐만 아니라 타당성의 근원도 경험에서 구한다. 이성론자들이 인식의 타당성은 인식의 확실성에서 보증되며 인식의 확실성은 수학적, 보편적 이성에 근거한다고 보고, 모든 지식을 수학적으로 전개하고자 한 데에 반하여 경험론자들은 인식의 확실성은 경험만이 보증한다고 믿는다. 여기에서 더 나아가 공간과 시간상에서 감각적으로 경험된 것만이 '사실'이고 '실재'이며 그 이상의 것은 무의미하다는 주장에까지 이르면 경험론은 실증주의(positivism)가 된다.

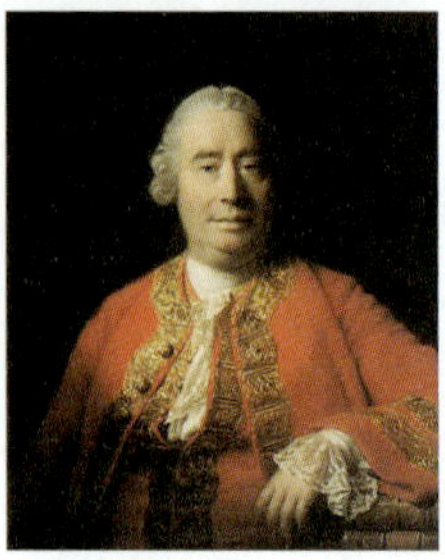

그림 2-10 데이비드 흄

이 경험론은 중세 말 개념(보편자) 실재론(realism)을 반박하여 보편자란 한낱 명목(명칭)일 따름이며 실재하는 것은 경험적인 개체뿐이라는 명목론을 편 오컴(William of Ockham)과 베이컨(Francis Bacon)의 전통을 승계한 로크(John Locke), 버클리(George Berkeley), 흄(David Hume) 등 영국 출신의 철학자들에 의해 대변된다. 그래서 이성론이 데카르트, 스피노자, 라이프니츠 등 유럽대륙 출신 철학자들에 대변된다 하여 '대륙이성론'이라고 일컬어지기도 하는 데 반하여 경험론은 '영국경험론'이라고 통칭되기도 한다.

살아있는 지식을 구하는 일, 현실을 있는 그대로 파악하려는 태도, 그리고 지식은 경험을 통해서만 얻어지며 오직 경험의 한계 안에서 찾아야 한다는 원리들은 베이컨, 홉스, 로크, 버클리, 그리고 흄으로 이어지는 영국경험론 철학자들의 공통분모이다. 감각이 지식의 출처라는 홉스의 말이나, 감각적 지각처럼 외부의 사물을 직접 경험하거나 반성과 내성(內省)같은 내적인 경험을 통해 지식이 얻어진다는 로크의 말은 모두 경험론의 정신에 충실한 진술들이다. '존재하는 것이 지각된 것이다.'라는 버클리의 명제도 달리 말하면 오직 지각된 대상만이 관념의 형태로 존재한다는 것을 뜻한다. 따라서 존재의 일차적 조건을 결정하는 것은 그 대상에 대한 우리의 감각경험의 내용, 즉 관념이다.

사실의 세계에 관한 지식은 단지 개연성 또는 확률적 지식의 수준에 머물 수밖에 없다는 점을 솔직하게 인정한 경험론 철학자들은 자신들의 윤리사상과 사회사상에도 이 경험주의 원리를 그대로 적용하였다. 절대성에 대한 거부는 윤리적으로 최고선의 존재를 거부하도록 했으며 정치적으로는 절대군주제 대신 타협과 협상의 정치, 곧 자유민주주의 제도의 정착을 가능하게 했다.

3 실증주의

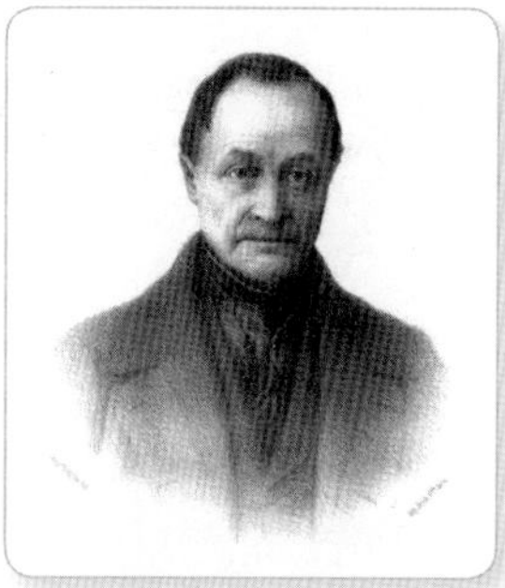

그림 2-11 오귀스트 콩트

실증주의의 시초는 로크와 흄 등의 철학인 영국의 경험주의와 감각주의에서 시작했다고 보고 더 나아가서는 희랍 시대까지 추적된다고 보는 이론도 있지만, 현대의(19세기 중반 이후의) 정신문화와 물질문화에 결정적인 영향을 준 사람은 프랑스 철학자 콩트(August Comte)이다. 콩트의 실증주의에 의해 소위 실증주의적 방법론이 예술사와 문학사를 지배하게 되는데 그의 실증주의의 핵심 명제는 다음과 같다.

첫째, 실제로 볼 수 있고, 실제로 들을 수 있으며, 실제로 만질 수 있는 사실들만이 인식의 원천이 될 수 있다. 실증주의가 말하는 실증적(positive)이라는 표현은 실제로 볼 수 있고, 실제로 들을 수 있으며, 실제로 만질 수 있는 사실들만을 나타내는 표현이다.

둘째, 실제로 존재해 있는 사실들은 인간의 오감각을 통해서 들어오는 요소들로 다양한 감각적 인상들이다. 다양한 감각적 인상들 속에는 이 감각적 인상들을 지배하고 있는 어떤 보편적인 법칙이 내재해 있다고 실증주의는 주장한다. 따라서 실증주의는 감각주의 또는 경험주의와도 동일시된다.

셋째, 실증주의는 따라서 감각적 인상, 감각적 현상만을 인정하므로 그 감각적 현상 배후에 숨어 있는 형이상학적인 요소들인 이념, 원초형상, 진리 등을 탐구하려는 형이상학을 부정하게 된다. 실증주의가 형이상학을 부정한다는 말은 실증주의는 **이원론**이 아니라 **일원론**의 철학이라는 말이다. 실증주의가 이원론인 형이상학을 부정하고 일원론을 주장하기 때문에 실증주의적 방법론은 자연히 역시 일원론을 주장하는 자연과학의 방법론을 따르게 된다. 있는 그대로의 사실들만을 분석하고 묘사하여 그 사실들을 지배하고 있는 법칙을 찾아내려는 것이 자연과학의 방법론이다.

넷째, 실증주의적 방법론은 있는 그대로의 사실들을 분석하고 묘사하기 때문에 주관이 개입되는 가치판단을 해서는 안 된다. 인식의 주체는 인식의 객체에 대해서는 '순수한' 감각 또는 '순수한' 오성(悟性, Verstand)으로 축소되거나 전락한다고 실증주의자들은 주장하는데 인식의 주체는 감각을 통해 들어오는 요소들을 수동적으로 받아들여 분석하여 묘사만 하고, 아무런 주관적인 판단을 해서는 안 된다는 말이다. '가치로부터의 자유(Wertfreiheit)'라는 표현은 실증주의를 나타내는 표현이며 실증주의는 가치를 인간의 주관적인 편견이라 생각하여 '편견으로부터의 자유'라는 의미로 사용한다.

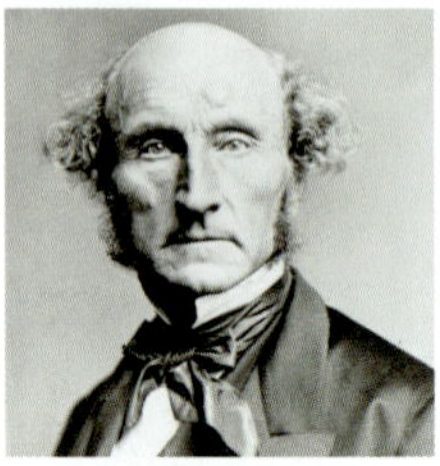

그림 2-12 밀

실증주의는 초기 실증주의와 후기 실증주의로 분리한다. 초기 실증주의는 위에서 논한 극단적인 실증주의를 의미하고, 초기 실증주의의 대표자들로 콩트 외에도 밀(Mill)과 마하(Mach) 등이 거론된다. 후기 실증주의는 신실증주의 또는 비판적 합리주의라고 불려지며 비엔나 학파에 의해 창시되었다. 1930년대 비엔나 학파의 중심인물들은 카르나프(Rudolf Carnap), 비트겐슈타인(Ludwig Wittgenstein), 포퍼(Karl Popper) 등이다.

초기 실증주의와 신실증주의(후기 실증주의)를 비교하면 다음과 같다. 우선 초기 실증주의와 신실증증주의 사이의 공통점은 실증적인 사실의 인정과 형이상학의 부정이다. 분명히 실제로 존재해있는 사실만이 이론의 대상이 될 수 있고, 또 그 분명히 실제로 존재해 있는 대상 배후에는 아무 것도 존재해 있지 않아, 그 배후에 숨어 있는 이념, 원초 형상, 진리 등을 운운하는 것은 거짓말에 지나지 않는다고 양 실증주의는 믿고 있다. 따라서 초기 실증주의도 그리고 신실증주의도 **일원론**을 주장하는 자연과학의 방법론을 수용하는 것이 공통점이다. 그리고 초기 실증주의와 신실증주의의 상이점은 초기 실증주의는 실증적인 사실들에서 출발하여 그 사실들을 지배하고 있는 **'보편적 법칙'**에 도달하려는 귀납적 방법론을 주장하는 데 비해, 신실증주의는 반대로 보편적 법칙을 미리 상정하여 구성하고 그 구성된 보편적 법칙에서 출발하여 실증적 사실에 도달하려는 연역적 방법론을 주장한다. '보편적 법칙'이라는 용어 대신에 신실증주의는 이론(Theory) 또는 가설(Hypothesis)이라는 용어를 선호하며 두 용어를 동일한 의미로 사용한다.

④ 실용주의

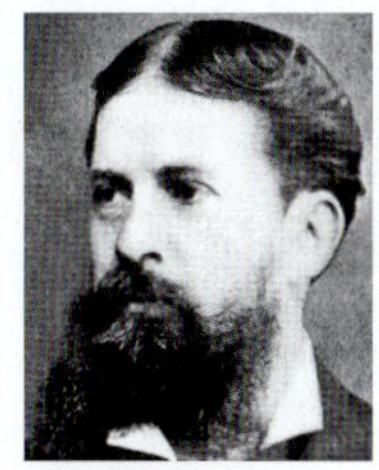

그림 2-13 퍼스

19세기 이후 미국에서 발전되어 철학적 사상이 된 **실용주의**는 퍼스(Charles Sanders Peirce)에 의해 제창되었고, 제임스(William James)에 의해 보급되었으며 듀이(John Dewey), 미드(George Herbert Mead) 등에 의해 전개되었다. 실용주의는 프라그마(pragma)라는 그리스어 즉, 사물, 사실, 행위, 사태, 행동 등을 뜻하며 '실천(practice)'과 '실천적' 혹은 '실제적(practical)'이라는 용어의 어원이다.

실용주의는 영국의 경험론과 공리주의적인 전통을 계승시키는 한편 19세기에 발달한 생물학과 심리학 등 과학적 성과에 영향을 받고 미국인들의 청교도 정신을 계승하면서 새로이 발전한 산업사회의 요구를 수용하는 다분히 일상적, 현세 중심적인 관점을 종합해 이루어진 사조이다.

또한 실용주의는 다윈의 생물진화설의 영향을 많이 받은 사상이다. 인간도 생물인 까닭에 환경 속에서 적응하면서 생활하며 환경의 자극에 대해서 반응한다. 그래서 인간은 환경의 자극에 반응하며 여러 가지 곤란이 발생하면 환경에 적응하기 위해 새로운 반응을 한다. 생물학적 관점에 따르면 지식이란 바로 인간이 환경에 적응함에 있어서 삶에 유용한 기능을 할 때 참된 것이라고 말할 수 있다.

실용주의의 일반적 특징은 다음과 같이 요약할 수 있다. 첫째, 실용주의는 고정불변성 혹은 영원성을 강조하는 전통적인 형이상학을 비판하고 생성과 변화를 강조하는 세계관, 말하자면 미래를 향해 열린 세계관을 강조한다. 퍼스에게 우주는 진화하는 어떤 것이었으며, 제임스에게서 우주는 다원적인 것이며, 인간의 창의적 활동이 포함되어야 하는 것이었다. 듀이에게 자연이란 인간의 경험을 초월한 것이거나 어떤 기계적 법칙에 의해 움직이는 고정적 존재가 아니었다. 이러한 점에서 실용주의는 고정된 실재를 관조하는 사변적인 철학이나 관람자적 진리론을 비판하고 문제의 타결을 위한 행동과 실천을 중시하는 사상이다.

둘째, 실용주의는 인류의 번영과 복리를 위한 행위나 그러한 결과를 귀결시키는 활동을 소중한 가치로 설정한다. 인간적 가치의 실현을 위해 실용주의는 목적이나 지식의 성장, 혹은 진보 등의 가치를 강조한다. 실용주의는 모든 것을 정해진 관념으로 환원시켜 설정하려는 형이상학적이며 사변적인 **관념론**을 비판하며, 동시에 도덕과 종교적 이념들에 회의적인 태도를 보이는 경험론이나 실증주의도 비판한다.

셋째, 실용주의는 진리란 실험과 실증, 그리고 실천을 통해 증명되고 검증되어야 한다고 천명한다. 따라서 사변적인 이론에만 매달리는 것은 의미를 잃게 되며, 경험을 통해 확인되고 실생활에 유용한 결과를 주는 것이 진정으로 진리의 자격을 얻게 된다.

넷째, 실용주의는 과학적 태도를 중시한다. 실용주의의 성립에 지대한 영향을 준 과학상의 발전은 19세기 다윈의 진화론과 심리학 이론들의 발전이다. 진화론을 철학적으로 재해석한 실용주의자들은 대체로 과학을 중시하면서 자연주의적, 공리주의적인 태도를 취하게 되었고, 인류의 장래에 대한 무한한 진보를 꿈꾸는 낙관적인 태도를 견지하였다. 실용주의는 결과주의이다. 따라서 실용주의에 있어서는 동일한 결과를 가져오는 행위나 이론은 서로 구별되지 않는 것으로 간주된다. 또한 시간적으로 볼 때, 이론이나 행위의 결과는 대체로 미래에 속하므로 실용주의는 지나온 과거나 현재에 대한 관심보다는 미래지향적인 태도를 중시한다.

5 실존주의

실존주의는 20세기에 와서 합리주의와 실증주의에 대한 반향으로 활발히 전개되었다. 당시에는 인간이 이성의 힘으로 과학과 문명의 발달을 일으켜 유토피아를 건설할 수 있다는 낭만주의와 낙관론이 팽배했다. 그러나 1, 2차 세계대전의 발발과 기계화, 산업화로 인한 폐해는 비인간화를 초래함으로써 인간의 한계를 경험하게 하였다. 이에 실존주의는 인간을 물질주의와 결정론적 시각으로 바라보고 개인의 주체성을 인정하지 못하는 비인간적인 것에 반대하며 일어났다. 실존주의는 죽음, 소외, 절망, 허무 등 실존적 문제들을 직면하여 인간의 고유성을 발견하는 데 초점을 둔다.

대표적인 실존철학자는 키에르케고르(Sören Aabye Kierkegaard), 니체(Friedrich Wilhelm Nietzsche), 하이데거(Martin Heidegger), 사르트르(Jean Paul Sartre), 메를로퐁티(Maurice Merleau Ponty)이다. 실존주의의 가장 중요한 관심은 본질과 실존의 관계설정이다. 실존주의 이전의 철학은 실존보다 본질이 언제나 우선이었으며, 개체보다 보편을 더 강조하였다. 실존주의의 핵심은 한 인간의 실존에 대하여 실제적 존재보다 선험적 가치나 본질에 의해 자신의 가치나 의미를 맞추는 것이 아니라, 오직 자신의 자각적 선택과 자유로운 결단에 의해서 자신의 존재

의미와 가치를 스스로 만드는 것이다. 그러므로 실존주의는 항상 자신의 존재에 대하여 스스로 질문과 자각을 가지며 행동의 자유를 갖는 동시에 행동의 결과에 대한 책임을 강조한다. 실존주의는 사르트르의 주장과 같이 객관적-추상적 사고를 배격하고, 주체적-실존적 사고를 중시하는 주체적 자각과 결단 그리고 실천을 강조하는 행동의 철학이다.

인간실존에 대해 하이데거는 인간을 현존재(Dasein) 즉 '세계-내-존재(being-in-the-world)'라 이름하며 존재의 인식을 강조하였다. 인간은 자신의 존재가 선택에서 비롯된 것이 아니라 본인의 의사와는 상관없이 세상에 던져진 존재임을 깨닫게 되었을 때, 두려움과 고통을 경험하지만 이러한 한계를 받아들이고 진실한 존재로 나아갈 때 타인에 의존한 채 끌려 다니는 일상인이 아닌 현존재로 살게 된다. 그러므로 세계-내-존재로서 인간은 세상과 단절된 존재가 아니며 세상과 연결된 존재이다. 하이데거는 '피투된 기투'라는 표현을 통해 현존재는 세상에 던져진 존재이지만 실현 가능성을 가지고 자신을 그 가능성에 미리 던짐으로써 자신의 고유한 방식대로 삶을 살아가는 존재임을 명시하였다.

사르트르는 인간 조건을 선택과 책임감의 관점으로 바라보았다. 그는 인간은 고정된 정체적 존재가 아니라 무로부터 갑자기 생겨난 존재이며 동시에 선택을 통하여 자신을 만들어 나가는 자유로운 존재임을 강조한다. 인간은 세상에 적극적으로 참여해야 하며, 그렇지 않으면 사라지거나 소멸한다. 인간이 선택할 수 없는 유일한 것은 삶을 선택하지 않는 것이다. 왜냐하면 선택하지 않는 것 또한 여전히 하나의 선택이고, 책임이 있기 때문이다. 즉 선택을 통하여 자기 실존을 적극적으로 수용하고 한계를 초월하여 미래를 계획하면서 적극적 참여를 하는 것이 인간의 본래적 삶으로 나아가는 길이다.

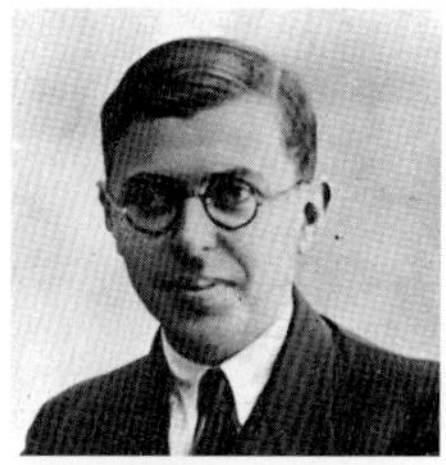
그림 2-14 사르트르

야스퍼스(Karl Jaspers)는 인간의 상황을 대상에 대한 지식만 가지는 단계, 자신의 내부에서 실존의 기초를 발견하는 단계, 그리고 자신의 순수한 자아를 향하는 노력을 가지는 단계로 구분하였다. 그는 인간이 마지막 단계에서 발견하게 되는 인간의 유한성과 이로 인한 한계 상황을 강조하였다. 인간은 죽음, 고통, 질병과 같은 피할 수없는 한계상황을 지속적으로 만나며 이러한 한계상황을 직면하여야만 문제의 해결방법을 선택하는 자유를 경험할 수 있다. 이러한 본래적 인간이 되려면 자유로워야 하는데 대중에 속해 있을 때 자유로운 존재가 될 수 없으며, 시간적 현존재의 불안을 초월하여 초월자와의 관계를 통해 비로소 자유로운 본래적 존재로 나아가게 된다.

6 현상학

19세기 중반 이후 과학의 비약적 발전 속에서 객관적 경험을 토대로 삼은 이성 중심의 실증주의 사조가 등장하면서 자연과학뿐만 아니라 다양한 인접학문에 막대한 영향을 미치게 되었다. 이러한 사태에 반기를 들고 20세기 초에 등장한 **현상학**은 후설(Husserl)에 의해 인간과학을 새롭게 규명하는 엄밀한 방법론으로 정식화된다.

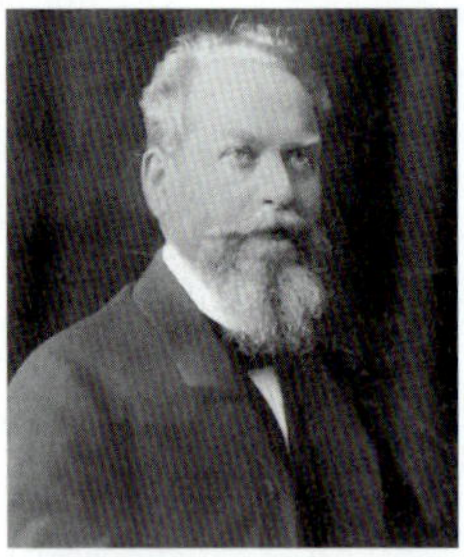

그림 2-15 에드문트 후설

후설(Husserl)에 의하면 현상학의 주된 주제는 '사태 자체(die–Sach selbst)'로 돌아가는 것이다. 하이데거(Heidegger)는 현상학을 '스스로 드러나는 것을 그 자신으로부터 드러나는 그대로, 그 자신으로부터 보이게 함'을 의미한다고 했다. 이런 것을 통해 현상학은 어떠한 선입견이나 이론적 지식들의 방해를 받지 않고 경험세계의 근저에 있는 인간 경험에 대한 본질적 의미를 밝히려는 데 있다. 같은 맥락에서 메를로퐁티(Merleau–Ponty)는 현상학이 언제나 '어떤 것의 본질이나 의미는 무엇인가'라는 질문을 던진다는 뜻에서 본질에 대한 연구라고 말하며 지각의 본질, 의식의 본질이 현상학이 추구하는 대상이라고 하였다.

현상학은 '현상의 본질을 추구하는' 즉 '**지향성**(intentionality)'을 지녔다는 면에서 실천적 성격을 띤다. 지향성은 후설의 현상학 전체를 포괄하는 명칭이며 현상학의 주요 주제로서 일상 언어에서 지향성은 '무엇을 위해 특히 주의를 기울임'을 의미하며 '무엇을 의도함'이라고 볼 수 있다. 이것은 본성상 실천적인 지향성으로 규정되며 때문에 의지적 지향성을 본질적 계기로 지니고 있는 현상학은 실천철학이 될 수 있다. 현상학에서 다루는 '현상'이란 '실재(existence)'가 아닌 '현존(presence)'에 대한 개인의 인식으로, 반드시 주관 속에 나타나며 주관 속에서 지각되는 체험을 말한다. 즉, 현상이란 지각, 회상, 상상, 판단, 느낌, 욕구 등의 자아 체험 모두를 포함한다.

이밖에 현상학의 핵심 개념들로서 지식을 탐구하는 원리로 '**본질 직관**'과 '현상학적 판단중지'가 있다. '본질 직관'이란 감성이나 이성에 의한 추리가 아니라 직관을 통해서 본질을 파악하는 것이다. 후설에게서 본질 직관은 '**자유변경법**(imaginativevariation)' 또는 '형상적 환원'이라는 절차를 통해서 이루어진다. 즉, 어떤 임의의 대상에서 출발하여 자유로운 상상에 의해 무수한 모상을 만들어 나간 후 수집된 자료 안에 공통적으로 존재하는 요소가 존재하는지 확인한다. 그리고 변경의 전체를 통해서 영향 받지 않는 불변하는 일반성, 즉 본질의 구조를 직관에 의해 능동적으로 파악하는 과정을 거친다.

본질 직관을 가능하게 하기 위해서는 자연적 태도의 '**판단중지**'라는 방법이 도입된다. '현상학적 판단중지(epoch)'는 연구자가 연구 참여자의 입장에서 이해하기 위해 대상에 대한 학문적, 이론적 선입견이나 과학적 지식 등을 괄호 치기, 즉 판단중지하는 것을 말한다. 이는 우리가 무엇인가를 이해하고자 할 때 어떤 선입견이나 편견을 갖지 않고 그 대상의 주관성을 우선적으로 인정해 가는 과정을 말한다. 판단중지는 우리를 세계에 소속시켜 주는 지향적인 끈을 느슨하게 만들고 그럼으로써 우리가 그것을 객관적으로 인식할 수 있게 한다.

현상학과 실존철학은 20세기 이성중심의 실증적 과학주의에 제동을 걸고 이론에 소급된 실천을 되살려내어 인간의 구체적이고 역동적인 삶의 맥락에서 실존의 의미를 새롭게 해석하고자 노력해 왔다. 하이데거(Heidegger)는 현상학적 방법에 의한 인간 '현존재'의 분석을 하며 자기 존재에 대한 본질적인 이해를 실존으로 파악하였다.

메를로퐁티는 그의 저서『지각의 현상학(Phenomenology of Perception)』에서 "지각은 인간의 반성을 위한 근거가 되며 세계 속에서 포함되어 그 부분을 이루고, 신체는 바로 지각의 근거가 된다"라고 하였다. 지각된 세계의 주체가 인간의 신체(몸)이고, 그러한 몸을 주체로 해서 인간은 세계와 분리된 개념이 아닌 애매하게 교류하는 관계로서 지각을 수행하고 있다고 서술하고 있다. 메를로퐁티는 이성에 의해서 구성된 과학적 세계가 아닌 직접 몸(신체)이 살고 체험하는 있는 그대로의 실존(實存)적 세계를 지향한다.

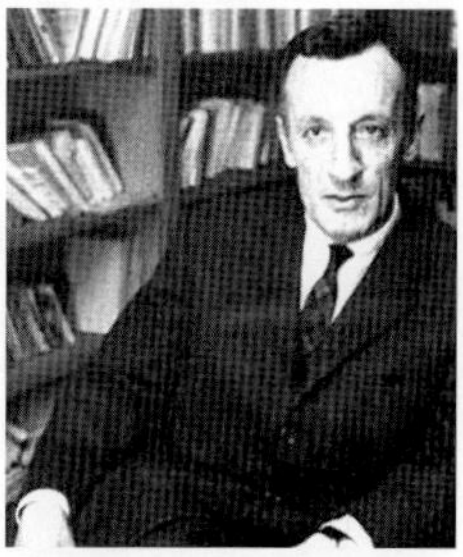

그림 2-16 메를로퐁티

⑦ 후기구조주의

후기구조주의(Post-Structuralism)는 이데올로기의 동요가 심하던 1960년대 중 · 후반 사이에 프랑스를 중심으로 태동하여, 구조주의(Structuralism)의 근본적인 한계를 지적하면서 전개되었다. 하나의 체계적인 사회 과학으로서의 구조주의에서는 인간의 모든 행위와 그 의미에 대한 이해에 있어서 보편적인 체계인 '구조(Structure)'의 틀과 그 이면에 비가시적(非可視的) 체계를 발견하려는 접근 방식을 따랐다. 이에 대하여 후기구조주의자들은 인간의 사고를 지나치게 규격화, 획일화한 구조주의의 경직된 사고의 틀을 지양함으로써 구조주의를 포함한 기존의 전통에 대한 하나의 각성의 분위기 속에서 등장하였다. 따라서 후기구조주의는 구조주의의 전제하에서 이를 본질적으로 극복하려는 구조주의 자체 내의 반성에서 비롯된 것으로 볼 수 있다. 포스트모더니즘의 철학적 토대가 된 후기구조주의의 일반적 특징은 다음과 같다.

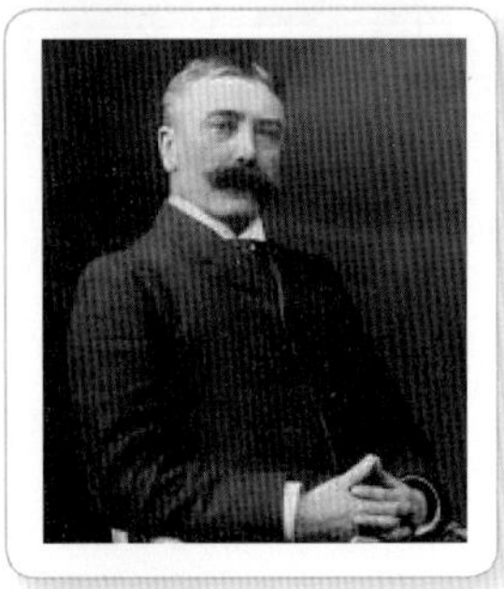

그림 2-17 소쉬르

첫째, 구조주의와는 달리 언어의 지시적 기능에 강한 불신을 보여 주었다. 소쉬르(Ferdinand de Saussure)의 언어학은 **기표**와 **기의**의 임의적인 결합을 통해 긍정적인 고정된 의미를 창출한다고 주장함으로써 안정된 부호의 통일로 나갔다. 이러한 언어의 지시성과 고정된 의미는 후기구조주의에 이르러 일종의 파산을 맞게 된다.

시니피앙과 시니피에는 끊임없이 분리되기도 하며 혹은 새롭게 다시 결합하기도 한다. 언어체계는 이와 같이 근본적으로 임의적인 성격을 가지기 때문에 철학, 자연, 문학 등 특정한 기호체계가 더 이상 특권을 가질 수 있는 근거가 존재하지 않는다. 예컨대 '책'이라는 기표는 '책'이라는 기의만을 지시하는 한 쌍의 기호라는 것이다.

그러나 '세상의 한 권의 커다란 책이다'라고 말할 때 '책'은 이미 인쇄된 종이의 묶음을 뜻하는 것이 아니고, '그녀는 한 송이 장미'라고 했을 때 '장미'는 더 이상 식물학적 분류의 장미가 아니다. 하나의 기표는 미끄러져 원래 짝을 이루고 있던 기의에서 한참 벗어나 다른 기의와 결합된다. 그러므로 '기표와 기의가 일대일로 결합한 것이 기호다'라는 것은 더 이상 참이 아니다.

둘째, 후기구조주의는 이성적 주체를 부정한다. 후기구조주의는 데카르트 이래 근대정신을 지배해온 이성적 주체로서의 코기토(Cogito)의 횡포에 대해 강하게 반발한다. 후기구조주의자들이 지향하는 목표는 인간을 구축하는 것이 아니라 오히려 그것을 해체하는 것이다. 그들은 인간으로 이해되어온 이성적 주체, 의식적 자아의 개념을 철저히 파괴하고 탈구축하려 한다.

셋째, 후기구조주의는 모더니즘이 지향해온 체계화, 총체화, 거대화에 반대한다. 후기구조주의자들이 생각하는 체계화, 총체화, 거대화는 닫혀진 구조의 산물이기 때문이다. 그들은 일체의 거대구조나 언설에 반대한다. 헤겔(Hegel)의 절대정신이나 마르크스(Marx)의 인간 해방과 같은 거창한 이야기는 모더니즘이 낳은 인간중심주의 구호의 절정이고 총체화 이데올로기의 극치라고 믿기 때문이다.

넷째, 후기구조주의는 반역사주의적이다. 후기구조주의는 역사에는 지배적인 일정한 패턴이 있다는 역사법칙주의에 반대한다. 그들은 예외 없이 역사적 인과성이나 연속성을 인정하려 들지 않는다. 그들은 역사 발전의 지속성 대신 불연속과 단절을 강조한다. 역사의 인과적 연속성은 당연히 모든 역사에서 일체의 지배 이데올로기를 정당화하는 역사적 총체성, 총체적 역사와 연결되기 때문이다.

이처럼 구조주의와 후기구조주의 간에는 인간중심주의, 총체화, 체계화, 동일화, 획일화, 거대화, 정주화와 같은 인식론적 장애물들로 인한 인식론적 단절이 그 연속을 가로막듯이 모더니즘과 포스트모더니즘 사이에도 그와 같은 장애물들이 양자 간의 역사적 연속성을 분명하게 단절시켰다. 이와 같이 후기구조주의는 기존 구조주의 이론의 기표와 기의의 구분을 거부하고 인간 주체의 관계에 주목하면서 구조체계를 해체하였다. 이에 구조주의보다 사상적 역동성을 보이고 있으며 더 나아가 다변하는 문화현상을 잘 설명해낼 수 있는 사조임을 알 수 있다.

8 포스트모더니즘

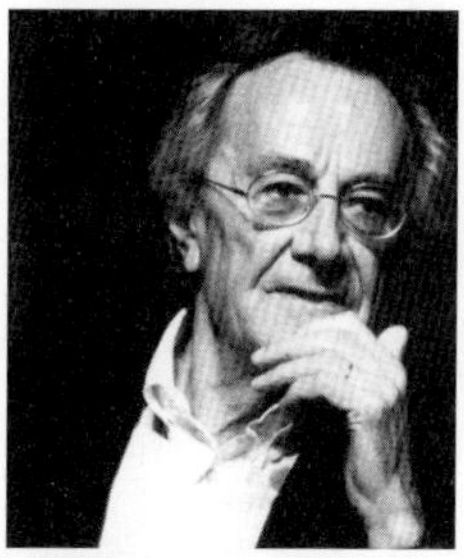
그림 2-18 리오타르

포스트모더니즘(postmodernism)은 이성중심주의에 대해 근본적인 회의를 내포하고 있는 사상적 경향의 총칭이다. 2차 세계대전 및 여성운동, 학생운동, 흑인 민권운동과 구조주의 이후에 일어난 해체 현상의 영향을 받았다. 탈 중심적 다원적 사고, 탈 이성적 사고가 포스트모더니즘의 가장 큰 특징으로 1960년대 프랑스와 미국을 중심으로 일어났다. 이러한 철학사조의 흐름은 니체, 하이데거의 **실존주의**를 거친 후 데리다(Jacques Derrida), 푸코(Michel Foucault), 리오타르(Jean-François Lyotard) 등에 의해 포스트모던 운동으로 전개되었다.

『포스트모던의 조건』에서 리오타르는 지난 40년간 주요 과학기술이 점점 더 언어에 깊이 관여하게 되었다고 주장한다. 이를테면 언어학 이론, 커뮤니케이션과 인공두뇌학의 문제, 컴퓨터와 컴퓨터 언어, 번역의 문제, 정보저장과 데이터뱅크와 같은 것들을 말한다.

리오타르는 지식의 본성이 이러한 거대한 변화의 배경 속에서 변하지 않고 살아남는 것은 불가능하다고 믿는다. 사회가 이른바 포스트모던 시대라고 하는 것에 진입하면서 지식의 지위는 바뀌고 있다. 그는 지식을 구성하는 그 어떤 것도 다량의 정보로 전환될 수 없으면 버려질 것이며 새로운 연구의 방향은 그것의 최종 결과가 컴퓨터 언어로 전환될 수 있는지의 가능성에 의해 결정될 것이라고 예측한다. 지식 습득이 정신의 훈련이나 개인의 수양과 직결되어 있다는 낡은 원칙은 폐기되고 있다. 이러한 포스트모더니즘의 특징을 요약하면 아래와 같다.

첫째, 포스트모더니즘은 주체적 자아의 해체를 통한 진정한 **휴머니즘**의 회복을 꾀하고자 하였다. 즉, 모더니즘 자아의 타율적이고 불안정하고 불연속적이며 모순적인 측면에서 소비하는 욕망의 주체로서 주체적 자아의 해체에 따른 인간본성의 해방을 구가하게 되었다.

둘째, 포스트모더니즘은 탈정전화(脫正典化)를 추구함으로써 다원주의문화 논리와 해방적 문화논리에 바탕을 둔 진정한 평등사회의 실현을 꿈꾼다. 포스트모더니즘이라는 새 시대의 패러다임은 성적, 인종적, 계급적 불평등 더 나아가 피억압적 위치에 있는 존재들의 복귀, 지위격상, 전통문화에 대한 반작용에 따른 청년문화, 고급문화에 대한 대중문화를 지지한다. 그리고 절대적 진리를 부정한다.

셋째, 포스트모더니즘은 감각적, 일시적, 유희적, 우연적 행복감을 추구함으로써 진정한 자유와 해방감을 만끽하고자 한다. 포스트모더니스트들은 끊임없는 실험과 변용, 반역과 유희의 해체를 즐겨한다. 유희적 행복을 취하는 것이야말로 자연현상의 본질에 합치되는 자연스러운 삶인 것이다.

넷째, 포스트모더니즘은 **자기반영성**을 중시한다. 포스트모더니즘은 외부세계를 모방하거나 재현하는 일보다는 텍스트 내부의 매커니즘에 더 큰 관심을 갖는다. 즉, 포스트모더니즘은 외부현실이 아니라 자기의 반영에 관심을 갖는다.

다섯째, 포스트모더니즘은 탈장르화와 장르 확산의 특징을 띤다. 모더니즘은 문화의 각 장르의 구분을 엄격히 하였으나 포스트모더니즘은 예술장르의 장벽을 허물고 나아가 허구의 산물인 예술과 삶 사이의 경계마저도 좁히고자 한다. 이와 같이 포스트모더니즘의 특성은 다원성, 상대성, 비결정성을 기본철학으로 하는 민주지향적 사조이며 열린 시대의 열린 사조라고 할 수 있다.

제 3 장 동양철학

학습목표

1. 유가의 인(仁) 사상과 성선설, 성악설에 대해 설명할 수 있다.
2. 노자의 무위자연과 장자의 생명존중 윤리에 대하여 이해할 수 있다.
3. 묵자의 겸애절용설을 이해하고 간호의 본질과 연결시켜 설명할 수 있다.
4. 동학의 인내천의 의미를 이해하고 간호철학에서 '인간'의 의미를 규정할 수 있다.

'동양'이라는 말은 중국을 비롯하여 근대 이전 중국 문화의 영향을 많이 받은 지역을 가리키지만 일반적으로 중국 문화와 다른 전통을 가진 인도도 포함을 시키고 있다. '동양'이라는 어휘처럼 '동양철학'의 범주도 넓은 것이 사실이지만, 이 책에서는 한국의 사상, 사회, 문화 전반에 깊은 영향을 준 중국철학과 한국철학 두 범주만 다룰 것이다. 중국철학사와 한국철학사에서 중요한 인물들의 사상을 정리하면서 동양철학의 몇몇 중요한 개념들과 간호철학과의 연계성을 찾아보도록 할 것이다.

1 유가: 공자, 맹자, 순자

1. 공자

공자(孔子, B.C. 551~479)는 노나라 사람으로 높은 관직에까지 올랐으나 자신의 뜻이 노나라 임금에게 받아들여지지 않자 여러 나라를 순방하며 자신의 뜻을 펼치려 노력하였다. 그러나 그런 노력도 성공하지 못하고 다시 노나라로 돌아온 공자는 제자들을 가르치는 한편 유가의 경전을 정리하고 편찬하는 데 힘을 기울였다. 공자가 길러낸 제자들은 삼천 명에 달하였고 그중 육예(六藝; 詩, 書, 禮, 樂, 易, 春秋)에 통달한 제자만 해도 일흔 두 명이었다고 한다.

1) 인(仁)

공자의 유가 사상과 가르침은 사서 중 하나인 『논어』에 잘 나타나 있다. 공자의 사상을 연구하는 데 가장 신뢰할 수 있는 자료인 『논어』는 일종의 대화집으로 공자와 그의 제자들 혹은 공자와 당시 사람들, 제자와 제자, 그리고 제자와 당시 사람들의 대화들이 수록되어 있다. 유가 사상의 근본정신인 인(仁) 사상과 군자(君子) · 천(天) · 중용(中庸) · 예(禮) · 정명(正名) 등은 공자의 기본 윤리개념을 모두 담고 있으며, '효(孝)'를 강조한다.

> 어느 날 자로가 공자에게 물었다.
> "죽음에 대해 알고 싶습니다."
> "삶도 다 모르는데 어찌 죽음을 말하겠느냐?"
> 자로가 다시 물었다.
> "귀신 섬기는 법을 말씀해 주십시오."
> "사람도 다 못 섬기는데 어찌 귀신을 말하겠느냐?"
>
> 『논어』

공자의 관심은 현실 속에 존재하는 인간과 인간들 사이의 관계였으며 인간 집단이 만들어낸 사회, 즉 정치에 있었다. 공자의 핵심 사상인 인(仁)이라는 글자는 사람 인(人) 자와 두 이(二) 자를 합쳐 놓은 것으로 두 사람 사이의 관계를 나타내는 말이다. 인(仁)은 '사람다움'을 의미하는 것이다. 즉 공자의 관심은 어떻게 사는 것이 사람답게 사는 길인가에 대한 물음이었다.

공자가 내놓은 **'인(仁)'**은 이후 중국 철학사에서 중요 범주의 하나가 되었다. 『논어』에서 '인(仁)'에 대한 언급이 아주 많지만 그중에서도 가장 중요한 것은 공자가 안연(顔淵)의 물음에 답한 한 구절이다. 이 구절은 예(禮)와 인(仁)의 관계를 개괄하고 공자의 인(仁) 학설의 기본 내용을 설명해 준다.

안연이 인(仁)에 대해 물었을 때 공자는 "자신을 이기고 예를 회복(克己復禮)하는 것이 인(仁)이다. 단 하루라도 자신을 이기고 예(禮)를 회복한다면 온 세상 사람들이 그를 어진 사람이라고 할 것이다"라고 말하였다. '극기(克己)'란 자기 억제이며 '복례(復禮)'는 '예(禮)'에 부합되지 않은 언행을 '예(禮)'의 원칙에 부합되도록 하는 것이고 이것이 바로 '인(仁)'이라는 것이다. 즉, '극기복례(克己復禮)'를 이룬다면 어진 사람이 된다.

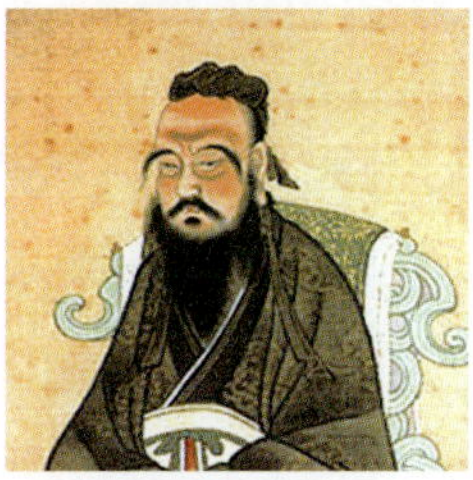

그림 2-19 공자

안연은 한 걸음 더 나아가 '극기복례(克己復禮)'의 내용이 무엇인지 물었다. 공자는 "예(禮)가 아니면 보지 말고, 예(禮)가 아니면 듣지 말며, 예(禮)가 아니면 말하지 말고, 예(禮)가 아니면 나아가지 말라"고 하였다. '인(仁)'의 원칙에 부합되는 사람이란 보고, 듣고, 말하고, 행동하는 모든 면에서 '예(禮)'의 범위를 넘어서는 안 된다고 하였다.

앞서 살펴본 것처럼 극기복례(克己復禮)를 이루는 것이 인(仁), 즉 사람다움으로 가는 길이라 설명한 공자는 인(仁)의 출발을 부모에 대한 효와 형제 간의 우애(제; 悌)라고 보았고 구체적인 실천 방법으로 충(忠)과 서(恕)를 말하고 있다. 충(忠)이란 마음속에 중심을 하나만 가지고 있어서 흔들리지 않기 때문에 옳은 것을 분별할 수 있고 성실할 수 있으며, 자기 자신을 다 발휘할 수 있는 상태를 말한다. 서(恕)는 남의 마음과 같아지는 것이다. 즉 공감하는 마음을 의미한다.

2) 도덕정치

한걸음 더 나아가 인(仁)이란 한 개인의 도덕적 완성만을 이루는 것이 아니라 유교의 궁극적인 목표인 대동인(大同仁)을 이루는 것이다. 공자는 대동인(大同仁)을 실현하기 위해서 올바른 정치(도덕정치)를 주장했다. 도덕정치는 통치자의 역량을 요구하는데 그것은 자기 자신을 먼저 다스릴 줄 알아야 하며, 가정을 다스릴 수 있어야 하고 그 후에 나라를 다스릴 수 있게 되고 궁극적으로는 천하를 평정할 수 있게 된다고 말하고 있다(修身齊家治國平天下). 또한 통치자는 백성의 마음을 얻어야 하는데 민심을 얻게 되면 나라를 얻게 되고 민심을 잃으면 나라를 잃게 되기 때문이다(道得衆卽得國 失衆卽失國). 도덕정치가 이루어지기 위한 또 하나의 조건은 윗사람과 아랫사람이 각각 자기의 책임을 다해야 한다. 임금은 임금답게, 신하는 신하답게, 아버지는 아버지답게, 아들은 아들답게 행해야 한다(君君 臣臣 父父 子子). 마지막으로 통치자는 **덕(德)**이 가장 근본적이고 중요한 것이며 재물은 그다지 중요하지 않음을 알아야 한다. 도덕성이 물질보다 중요하다는 것을 의미한다고 할 수 있다.

3) 실천적 교육

공자는 인(仁), 대동인(大同仁)을 이루기 위해서는 교육이 중요하다고 여겼다. 통치자에게는 모든 사람들에게 똑같은 교육을 베풀라고 요구했고, 교육방법은 말로만 전하는 것이 아니라 실습을 통해 몸에 익히도록 했으며, 스승이 먼저 실천하여 모범을 보이는 언행일치(言行一致)의 교육을 주장했다.

2. 맹자

노나라에서 태어난 맹자(孟子, B.C. 약 372~289)는 일찍 아버지를 여의고 홀어머니의 양육을 받았는데 어머니의 삼천지교(三遷之教)와 단기교자(斷機教子: 맹자가 학문을 게을리 하였을 때 그의 어머니가 짜고 있던 옷감을 잘라 배움을 중도에 그만두는 것이 옳지 않다는 것을 깨우쳐 준 일화를 뜻한다)의 교육방법은 현재까지 널리 알려져 있다.

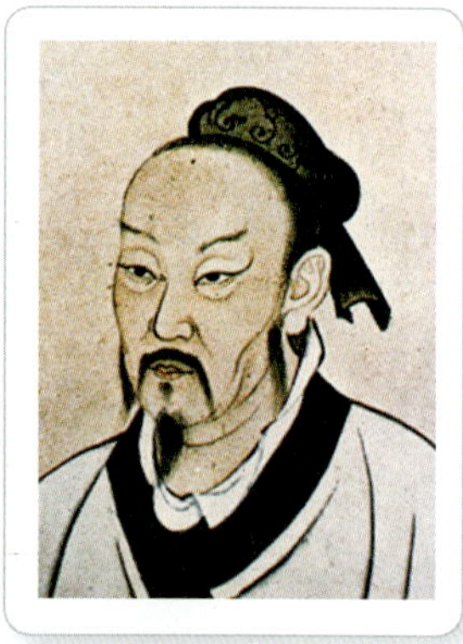

그림 2-20 맹자

맹자는 공자보다 150년쯤 뒤에 활약한 유가 사상의 정통계승자로 수많은 제자들과 여러 나라를 다니며 유가의 이상을 실현하려고 했다. 맹자는 공자가 활동했던 춘추시대보다 더 혼란했던 전국시대의 여러 왕들에게 이상정치를 실시하도록 권하였으며 자신의 이상이 나타나 있는 『맹자』를 7편까지 썼다.

1) 성선설(性善說)

맹자는 인간의 본성은 선하다는 '**성선설(性善說)**'을 주장하였다. 인간에게는 본래적으로 네 가지의 선한 마음이 있다. 다른 사람의 고통을 보면 불쌍하게 여기는 마음(측은지심; 惻隱之心), 자신의 잘못을 부끄러워하는 마음(수오지심; 羞惡之心), 다른 사람에게 양보하는 마음(사양지심; 辭讓之心), 옳고 그름을 판단하는 마음(시비지심; 是非之心)이 그것이다. 이 네 가지 마음이 단서가 되어 사람다움의 요소가 되는 네 가지 덕목 인(仁), 의(義), 예(禮), 지(智)가 도출된다.

"측은한 마음이 없으면 인간이 아니며, 부끄러워하고 미워하는 마음이 없으면 인간이 아니며, 사양(辭讓)하는 마음이 없으면 인간이 아니며, 시비(是非)를 가리는 마음이 없으면 인간이 아니다. 측은한 마음은 인(仁)의 단서요, 부끄러워하고 미워하는 마음은 의(義)의 단서요, 사양하는 마음의 예(禮)의 단서요, 시비를 가리키는 마음은 지(智)의 단서이다."

『맹자』

이처럼 인간은 타고난 본성이 선하므로 그 본성대로 행동한다면 누구나 선한 사람이 될 수 있다. 그러나 인간은 본능과 외부의 유혹과 후천적인 환경 때문에 악하게 될 가능성을 가지고 있는 존재이므로 우리는 끊임없이 자신을 수양해야만 본래적으로 타고난 선한 성품을 나타낼 수 있게 되는 것이다.

어떻게 하면 수양(修養)을 통해 성선(性善)을 제대로 발휘할 수 있을까? 맹자는 내적으로는 존심양성의 수양법을 얘기했고, 외적으로는 참된 용기와 호연지기를 길러 부동심에 이르는 수양법을 얘기했다.

내적인 수양을 위해서는 본래적으로 가지고 있는 선한 네 가지 마음을 보존하여 인, 의, 예, 지를 회복해야 하며, 선한 성(性)을 길러야 한다. 이러한 '존심양성(存心養性)'의 수양법을 통해 군자(君者)가 될 수 있다.

"자기의 본심을 간직하고 자신의 본성을 기르는 것이 바로 하늘을 섬기는 것이다"

『맹자』

또한 외부로부터 찾아오는 어떤 유혹에도 흔들리지 않는 부동심(不動心)에 도달하기 위해서는 참된 용기(大勇)를 길러야 하며 호연지기(浩然之氣)를 길러야 한다고 설명했으며 호연지기를 도덕적 실천을 통해 길러진 도덕적 기운으로 파악하였다.

결국 수양이 잘 된 사람은 물질에 유혹되어도 도덕적 신념이 흔들리지 않으며 어떤 위협이나 어려운 상황 아래서도 인의(仁義)의 행위원칙을 저버리지 않게 된다.

"아무리 부귀하여도 음탕한데 빠지지 않으며, 아무리 빈천하여도 주체 없이 이리저리 움직이지 않으며, 아무리 무력으로 위협하더라도 굴복하지 않는다."

『맹자』

2) 왕도정치

맹자의 성선설은 개인적인 인간의 본성과 수양에 대해 이야기한 것만은 아니다. 맹자의 궁극적인 목표는 개인의 도덕적 가치를 국가 사회에 실현하기 위한 "왕도정치(王道政治)라는 실천방안을 제시한 것이었다. 맹자는 왕도정치를 통하여 혼란스러웠던 전국시대의 평천하(平天下)를 꿈꾸었던 것이다.

3. 순자

맹자와 비슷한 시대(전국시대)에 살았던 것으로 알려진 순자(荀子, B.C. 약 300~230)는 **성악설(性惡說)**에 근거하여 예치주의(禮治主義)를 주장했다. 이는 성선설(性善說)을 통하여 덕치(德治)를 주장했던 맹자와 다른 유가의 길을 걸었다고 할 수 있다. 예(禮)와 권위를 강조함으로써 유교를 통해 인간 조건에 대한 현실적이고 체계적 탐구를 가능하게 하였다.

1) 성악설(性惡說)

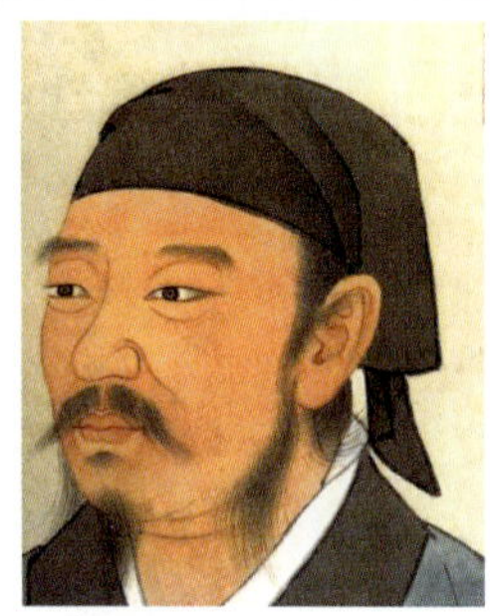

그림 2-21 순자

맹자와 달리 순자는 인간의 본성을 악한 것으로 생각했다. 본성은 시기하며 질투하고 자기의 이익을 위하여 활동하며, 보기 좋고 듣기 좋은 것을 추구하는 것이다. 이러한 본성을 그대로 내버려 두어 선천적인 본성에 따라 살게 된다면 세상은 싸움으로 가득하게 될 것이다. 순자가 보기에 춘추전국시대의 혼란은 이러한 인간의 본성을 그대로 내버려 두었기 때문에 생긴 것이었다.

만약 사람의 본성이 선하다면 성왕(聖王)이 나타날 필요도 없고 예의가 필요하지도 않을 것이라고 순자는 생각했다. 그러나 순자는 한 가지 희망의 씨앗을 남겨두었는데 그것은 인간의 본성이 악하긴 하지만 후천적인 노력에 의해 그것을 어떻게 변화시키느냐에 따라 달라진다고 생각했다. 성인(聖人)과 군자(君子)는 후천적인 노력으로 본성을 선하게 한 경우이고, 소인(小人)과 도적은 타고난 악한 본성에 따라 살아간 경우다.

맹자나 순자는 둘 다 성(性)에 대해 말하고 있지만, 맹자의 본성과 순자의 본성은 다소 차이가 있다. 맹자는 성(性)을 '이성'으로 생각했고, 순자는 성(性)을 '본능' 혹은 '욕망'의 수준으로 생각했다. 그리고 맹자는 선한 본성을 잘 보존하고 기르기 위해 교육이 필요하다고 했으며, 순자는 악한 본성을 고치기 위해 교육이 필요하다고 했다.

순자는 인간의 마음의 작용을 성(性), 정(情), 려(慮), 위(僞) 네 가지로 설명하고 있으며, 이 네 가지 마음 성(性), 정(情), 려(慮), 위(僞)는 순서대로 작용한다.

첫 번째 단계인 성(性)은 "배고프면 배불리 먹고 싶고, 추우면 따뜻하게 하고 싶고, 피곤해지면 쉬고 싶다고 하는 마음" 즉 생리적인 본성을 말한다. 두 번째 단계인 정(情)은 나의 외부에 있는 것들과의 접촉을 통해 생기게 되는 감정이다. 좋다, 즐겁다, 기쁘다, 나쁘다, 슬프다 같은 감정을 말한다. 세 번째 단계인 려(慮)는 구체적인 감정이 생긴 뒤 어떻게 할 것인지 선택하는 마음이다. 생각하는 단계이다. 네 번째 단계인 위(僞)는 선택이 끝난 후 실행해 나가는 단계이며 인위적인 의미에서의 실천을 의미한다.

순자의 성악설은 성(性)을 악하다고 보았지만 의지적 실천을 통해 본성의 악한 결과를 변화시키는 것에 관심을 가졌던 실천철학라고 할 수 있다.

2) 예(禮)와 예치(禮治)

순자는 인간은 혼자 살아갈 수 없는 즉, 사회를 떠나서는 살 수 없는 존재라고 생각했다. 만약 사람들에게 인간의 본성대로 살아가도록 내버려 둔다면 사회는 혼란스럽게 될 것이 분명하므로 함께 살아가는 사회가 화합되는 것은 매우 중요하다고 생각했다.

순자는 질서 있는 사회를 만들기 위해서는 인간의 악한 본성을 거슬러 행동하는 의지적인 실천적 행위들이 중요하며, 이러한 의지적 행위들을 제도화한 것이 예(禮)이고 예에 의한 통치(禮治)가 중요함을 강조했다.

예를 들어 아버지와 자식의 구분자체는 본성대로라면 그저 자연적인 것일 뿐이지만 부모와 자식 사이의 사랑과 효도의 마음은 순자에 의하면 본성을 거슬러 행동한 인위적인 노력이다. 이러한 예(禮)가 사회를 질서 있게 만드는 근간이 된다는 것이다.

2 도가: 노자, 장자

도가의 창시자는 노자이고 노자의 사상을 계승, 발전시킨 사람은 장자이다. 학문적으로는

'도가(道家)'라 부르고 종교적으로는 '도교(道敎)'라 부른다. 중국 동한 때 '장도릉'이라는 사람이 노자를 교조로 받드는 '도교(道敎)'를 만들었다. 도가사상이 우리나라에 들어와서는 신선과 풍류를 숭상하는 사조를 만들었고, 선도(仙道)라는 이름으로 유, 불, 선 3교 가운데 하나가 되었다.

1. 노자

춘추시대 후기에 생존했던 노자(老子; B.C. 770~476)는 유가에서 내세운 명분주의와 인위적인 조작에 반대하고 무위자연(無爲自然)에 처할 것을 주장했다.

1) 도(道), 무(無), 자연(自然)

노자는 천지만물의 근원이 되는 하나의 원리로 **'도(道)'**를 제시하였다. 유가(儒家)가 인간의 윤리에 국한된 '도'를 이야기했다면, 노자에게 '도'란 우주의 근본적인 원천이며 세계의 궁극적인 원인이었다. 이 '도(道)'는 인간의 이성으로 규정하거나 개념화할 수도 없으며 우리의 감각으로 파악되는 것도 아니다. 그러나 이 '도'는 세상의 모든 것들을 만들어내는 궁극적인 실체이며 시간적 공간적 제한을 갖지 않는다는 의미에서 '무극(無極)'이다. 여기에서 '무(無)'란 텅 비어 있는 상태는 아니고 모든 존재를 생겨나게 하는 '무(無)'다.

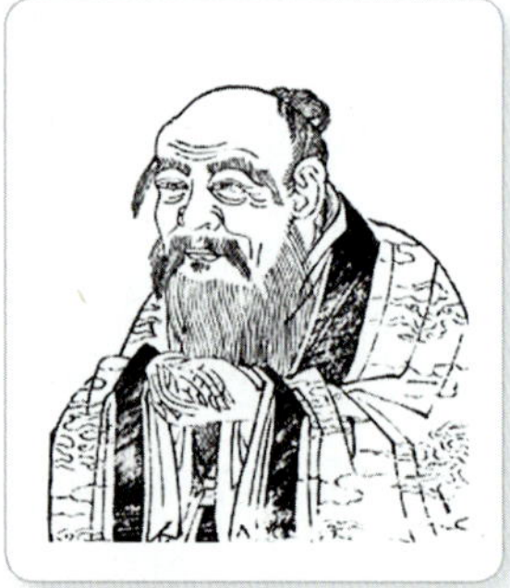

그림 2-22 노자

> "수레바퀴는 서른 개의 바퀴살이 한 바퀴의 통에 모여 있지만 그 가운데가 비어 있기 때문에 우리가 수레를 사용할 수 있으며, 흙을 이겨서 그릇을 만들 때 그 빈 곳이 있기 때문에 그릇을 쓸 수 있으며, 문과 창문을 뚫고 방을 만들되 그 가운데가 비어 있기 때문에 우리가 방을 쓸 수 있다. 그러므로 유(有)가 이용되는 까닭은 무(無)가 작용하기 때문인 것이다."
>
> 『도덕경』 11장

또한 '도'는 다른 것에 의존하거나 무엇으로부터 생긴 것이 아니기 때문에 '독립'한다고 하고, 그러한 성질을 '자연'이라는 말로 표현했다. 노자의 '자연'은 우리가 일상적으로 사용하는

'자연'이라는 단어와 다른 뜻이다. 우리가 말하는 '자연'은 대상 세계를 가리키는 것이지만 노자에게 '자연'은 '도'의 상태와 성질을 나타내는 말이다. 저절로 그러하고 본래 그러한 것을 의미한다. 즉, '도'가 다른 것에 의존하여 존재하지 않으며 다른 어떤 존재의 영향도 받지 않는다는 의미이다.

"사람은 땅을 본받고 땅은 하늘을 본받고 하늘은 도를 본받고 도는 자연을 본받는다"
『도덕경』 25장

노자에게 자연은 천지만물을 움직이게 하는 도의 본질적인 성향을 의미하는 것으로 '스스로 그러한' 혹은 '자연스러운'이라는 뜻을 가지고 있다. 즉, 천지만물의 근본인 도의 본성이 자연일 뿐 아니라 천지만물의 본성도 자연이다.

2) 도(道)와 덕(德)

천지만물의 근본이 '도'라고 한다면 개별적인 사물들의 본성은 '덕'이다. '덕'은 '도'가 어떤 개체에 전개되어 내재하고 있는 것이다. 또한 '덕'은 '자연'의 '도'가 인간에게 나타난 것이기도 하다. 어떤 것과도 섞이지 않은 순순함의 측면에서는 '도'와 '덕'은 같다. 그러므로 개별적 존재(인간)의 근원인 '덕'을 회복한다면 천지만물의 근원인 '도'와 통할 수 있게 된다고 노자는 생각하였다.

2. 장자

노자와 함께 도가를 형성한 장자(莊子; B.C. 340?~280?)는 기후가 온화하고 경치가 매우 좋은 몽읍이라는 곳에서 출생했다. 장자는 말단 관리였으며 경제적으로 어려운 생활을 했던 것 같다. 노자와 장자는 도가사상이라는 큰 틀에서 함께 논의되지만 노자와 장자는 서로 다른 길을 걸었다. 노자는 자신의 중심사상인 무위자연(無爲自然)을 혼란한 정치와 사회를 구하기 위한 방법으로 전개했던 반면 장자는 속세를 초탈하여 유유자적하는 개인의 안심입명(安心立命)에 몰두하였다.

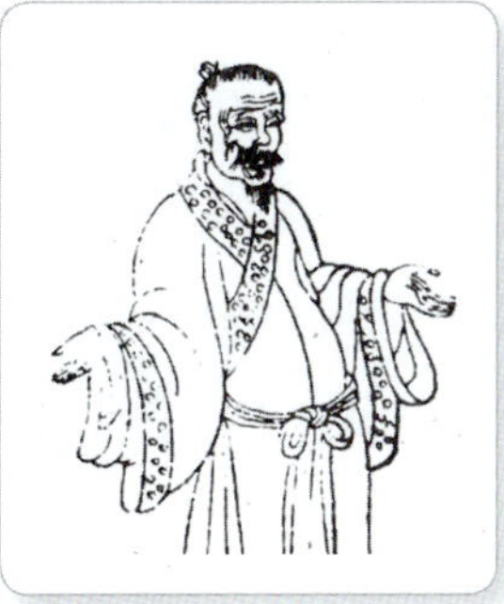

그림 2-23 장자

노자의 책 『도덕경』이 깊은 사유를 필요로 하는 철학적 작품인 데 반하여 장자의 책 『남화경』은 문학적 작품에 가깝다. 장자의 문장들은 우화 형식으로 되어 있고 내용도 허구적이지만 모두 깊은 의미가 담겨 있는 것들이다.

1) 도(道), 만물일체론

장자에게 도(道)는 모든 만물에 나타나 있다. '도'는 시간과 공간을 초월하며 스스로 근본이 되며, 만물은 '도'에서 생겨나고 다시 '도'로 돌아간다.

그러므로 진정 '도'를 깨닫는 사람은 삶을 기뻐하거나 죽음을 싫어하지 않으며, 작은 것을 탓하거나 성공을 과시하지도 않고, 모든 일에 유유자적하며 삶을 살아갈 수 있다.

장자는 하늘과 땅 사이의 모든 만물이 하나의 전체를 이루고 있다는 '만물일체론(萬物一體論)'을 주장한다. 장자에게 부분의 변화는 전체의 질서에 영향을 주지 못한다. 마치 '질량보존의 법칙'처럼 한쪽의 완성은 다른 쪽의 소멸을 뜻하므로 전체질서에는 변함이 없다. 삶과 죽음의 문제에서도 그저 계절이 변하는 것처럼 변화하는 것일 뿐 삶과 죽음이 다르지 않다고 얘기했다. 유명한 〈나비와 장주〉의 예화에서 장자는 주체와 객체 간의 구별이 없는 천지와 한 몸이 되는 무소부재(無所不在)의 상태를 이야기 한다. '도'를 깨달은 초월적 세계관을 가진 사람의 상태라 할 수 있다.

2) 장자의 윤리

장자는 유가의 인위적인 도덕을 비판하고 있나. 도덕은 인간의 자연스러운 본성을 거스르게 하는 것이고 마치 금을 그어놓고 달리게 하는 것 같이 위태로운 것이라고 생각했다. 또 장자는 생명존중의 윤리를 주장했다. 장자가 보기에 생명을 지키고 몸을 보존하는 일보다 더 위대한 도덕은 없다.

또한 본성에 따라 자신에게 주어진 여건에 순응하며 사는 분수의 윤리에 대해 말하고 있다. "물오리는 비록 다리가 짧지만 그것을 이어주면 도리어 괴로워하고, 학의 다리는 비록 길지만 그것을 잘라주면 오히려 슬퍼한다." 하늘로부터 타고난 자연은 모든 사물 안에 깃들어 있으나, 사람이 억지로 꾸미는 일은 겉으로 드러나기 마련이다. 장자에 의하면 우리가 자연적인 본분을 잃었을 때 고통과 비극이 찾아온다고 한다. 인간이 자기의 본성과 능력에 따라 분수를 지켜나갈 때 진정으로 평안하고 자유로울 수 있다.

③ 묵가: 묵자

묵자(墨子, B.C. 470?~390?)는 제자백가 중 하나인 묵가의 시조이며 노나라 사람이다. 처음에는 공자의 유학을 공부했으나 묵자의 눈에 유가(儒家)가 내세우는 예의가 번거롭고 재물을 낭비하는 것으로 여겨졌다. 후에 묵자는 사치를 멀리하고 검소한 삶을 살았던 하나라의 우임금을 존경했다고 한다.

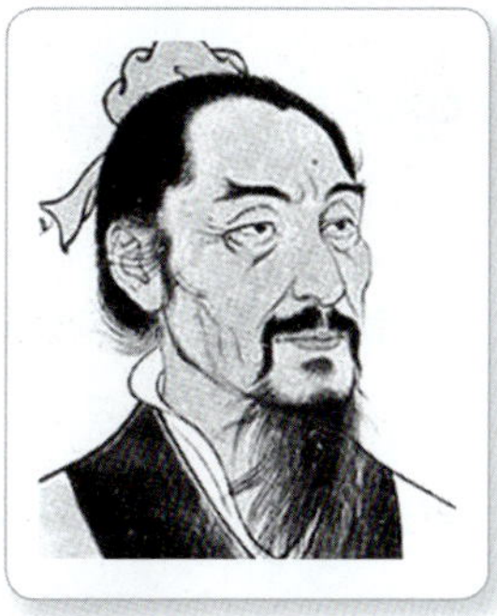

그림 2-24 묵자

또한 묵자는 뛰어난 기술자였고 많은 도구를 개발했다. 묵자가 개발한 것들 중에는 주로 방어용 전쟁무기가 많았는데 이는 약소국가 제후들로부터 환영을 받았다고 한다. 또한 수준 높은 고대 과학 기술의 성과들도 책『묵자』에서 발견되고 있다. 묵자는 실용주의적이며 공리주의적인 민중의 철학자였다.

1. 겸애설(兼愛說)

국가 간의 전쟁이나 사람들 사이의 싸움은 사랑이 없기 때문에 일어나는 것이라고 생각한 묵자는 하늘이 모든 사람을 평등하게 사랑하는 것처럼 인간들도 차별 없이 똑같이 서로 사랑해야 한다고 주장했다. '**겸애**'란 자기 자신을 사랑하듯이 타인을 사랑해야 하고 자기 부모를 위하듯 친구의 부모를 위해야 함을 의미한다.

> "만일 당신이 무슨 일 때문에 어딘가로 떠난다고 해 보자. 맡은 임무가 위험하고 길이 험해서 돌아오지 못할 지도 모른다면, 당신은 처자식을 어떤 사람에게 맡기겠는가? 자기 가족이나 다름없이 당신 가족을 돌봐줄 사람에게 맡기겠는가, 아니면 당신 가족보다 자기 가족을 먼저 생각하는 사람에게 맡기겠는가?"
>
> 『묵자』『겸애 하』편

더 나아가 묵자는 자기를 위하듯 남을 위하고, 자기 나라를 위하듯 남의 나라를 위한다면, 온 세상이 이로워져 결국 그 이익이 자기에게 돌아올 것이라고 생각했다. 묵자의 이러한 생각은 자기중심적인 감정이 아닌 이성의 차원에서 논리적으로 생각하여 얻게 된 것이었다.

2. 절용설(節用說)

모든 사람을 동등하게 사랑해야 함을 주장한 묵자의 겸애사상은 구체적인 '절용(節用)'의 방법들을 얘기하면서 실천적 방향을 제시하고 있다. '절용'이란 모든 면에서 아끼고 절약해야 한다는 뜻이다. 절용설의 근거에는 유가의 '예'에 대한 비판이 전제되고 있다.

묵자는 먼저 유가의 화려하고 낭비적이며 긴 장례의식에 대해 비판했고, 유가의 악(樂), 즉 음악을 연주하고 춤추고 노래하는 것을 반대했다. 연주하고 노래하는 것은 지배계층이 누리는 특권이었기 때문에 서민들에게는 아무런 도움이 안 된다고 생각했던 것 같다.

또한, 묵자는 '운명'에 대해서도 반대했다. 세상의 모든 일은 운명이 아니라 인간의 노력에 의해 좌우된다고 생각했다. 이러한 생각의 저변에는 그 당시 세습적인 신분제에 대한 반대의 의미가 담겨 있었다.

이러한 유가의 예법에 대한 비판을 통해 장례절차의 간소화, 지배계층의 나태함을 조장하고 국민들의 세금을 낭비하는 풍류의 금지, 최소한의 의복, 음식, 주거환경 등에 대해 이야기했다. 공자와 마찬가지로 묵자도 자신의 '겸애절용'의 철학을 여기저기 알리며 세상을 구하기 위해 노력했던 인물이었다.

4 법가

한비자(韓非子; B.C. 280?~233)로 대표되는 춘추전국시대의 법가(法家) 사상은 여러 학파 중에서 가장 현실적이고 실천적 힘을 가졌다. 법가의 이론은 진나라가 통일을 이루어 전국시대를 마감하게 된 동력이 되었다. 법가는 정치사상에 관심이 있었고 부국강병(富國强兵) 즉, 나라를 부하게 하며 군대를 강화시키는 것을 목표로 삼았다. 법가의 대표적 인물로는 관중, 상앙, 한비자가 있다.

1. 관중 - 부국강병

관포지교(管鮑之交: 관중과 포석의 우정)로 유명한 관중(管仲; ?~645)은 춘추시대의 정치가이며 공자보다 100년 정도 앞서 활동했던 사람으로 법가 사상을 처음으로 정립한 인물이다. 관중은 날카로운 통찰력과 깊은 책략을 가진 사람으로 후에 제나라의 환공을 모시며 정치적으로 많은 업적을 이루었다.

관중은 제도개혁을 통해 부강한 나라를 만들고자 하였다. 먼저 토지제도를 개혁하였는데, 그것은 토질에 따라 차등을 두어 세금을 부과하는 제도였다. 또한 능력 있는 사람들이 정치적 활약을 할 수 있도록 하는 정책을 추진하였고 부국하려면 농업, 수공업, 상업을 발전시켜야 한다고 주장했다. 농공상의 활동을 장려하는 구체적 방법으로 상과 벌을 이용하였다.

관중은 이와 같이 부국강병을 꾀했을 뿐 아니라 군주의 위엄을 세워 주었고 백성들의 안위를 위한 정치를 성공적으로 보좌했다.

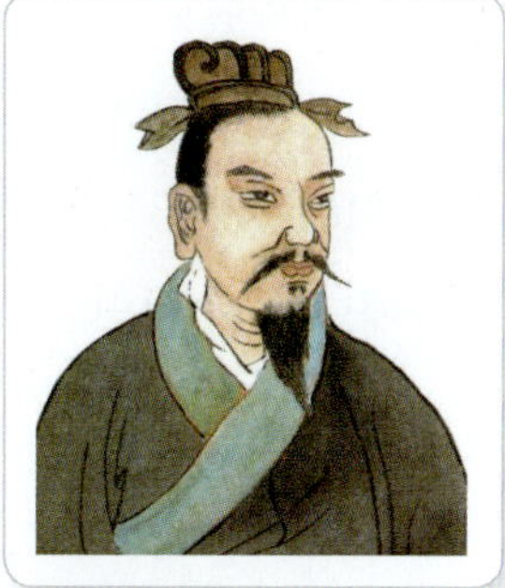

그림 2-25 관중

2. 상앙(공손앙) - 패도(覇道)

준법정신을 강조한 상앙은 법가의 계통을 이어간 전국시대의 정치가이다. 본명은 공손앙이다. 상앙의 사상을 알아보기 위한 중요한 자료로는 『상군서(商君書)』가 있다. 법가에서 말하는 패도정치란 부국강병을 꾀하기 위하여 법적 강제를 통해 통치하는 것을 말한다.

상앙은 진나라의 임금 효공에게 부국강병을 위해서는 법률과 제도를 개혁해야 함을 주장했고, 이를 받아들인 효공은 그를 등용하여 개정법안을 만들게 하였고 정치를 개혁해 갔다. 상앙은 백성들로 하여금 나라가 백성을 속이지 않는다는 신뢰를 갖게 만들었고 이러한 신뢰를 바탕으로 나라에서 제정한 법을 백성들이 잘 따르고 지킬 수 있도록 했다. 특히 새롭게 만들어진 법률은 윗사람부터 잘 지켜야 하며 법을 어길 시에는 계급에 관계없이 누구든 처벌을 받는다는 법의 공정성을 보여 주었다. 상앙의 정책들 중에는 세습제도 폐지, 농민을 가장 중요하게 생각하는 중농정책, 경지면적의 제한을 폐지하는 개천맥, 농민이 수확한 곡식의 양에 따라 일정한 세금을 받는 자속이세, 왕이 직접 유능한 관리를 현령으로 파견하여 현을 다스리게 한 현제 등이 있다.

3. 한비 - 법치

전국시대 말기에 활동한 한비는 법가를 집대성한 인물이다. 순자의 성악설의 영향을 받은 한비는 인간을 이기적인 존재로 규정하며 법으로 엄하게 다스려야만 이기적인 본성을 통제할 수 있다고 생각했다. 한비는 자기 나라(한나라)의 임금에게 나라를 잘 다스릴 수 있는 방법에 대해 건의하였으나 받아들여지지 않자 자신의 생각을 책『한비자』에 기록하였다.

이 책은 진시황의 눈에 들어 한비는 진시황의 총애까지 받게 되었으나 이를 시기한 친구의 손에 의해 죽임을 당하게 되었다. 한비의 이론은 진나라의 통치제도에 기여하였고 이후 중국 역사에도 기여하였다.

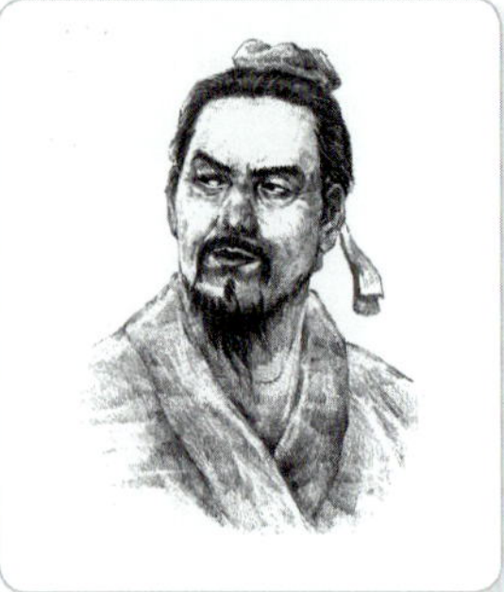

그림 2-26 한비자

한비는 국가의 힘을 키우고 국가들 사이의 문제를 풀어 혼란을 그치고 안정을 얻기 위해서는 법(法)과 술(術) 그리고 세(勢), 이 세 가지가 밀접한 관련을 맺고 기능을 발휘할 수 있는 법치사상을 제시하였다. 한비의 법치는 시대의 변화에 따라 제도와 규범과 통치 방식이 달라져야 한다는 변법사상이며, 법령은 행위와 말의 표준이므로 객관적이어야 하고 누구나 알 수 있도록 개념적으로 체계화해야 하고 문자화해야 한다고 주장했다. 즉, 법치는 객관적 기준에 따라 통치하는 것이어야 한다.

한비는 법치와 더불어 사람의 힘과 지식과 지혜를 쓰는 방법인 용인술의 중요성을 주장했고, 법치를 하려면 반드시 권력을 얻어야 한다고 생각했다.

5 송명리학: 주희, 왕양명

주희와 왕양명은 각각 성리학과 양명학(심학)의 대표적 인물이다.

1. 주희(주자)

송나라의 이학(理學)을 완성한 주자(朱子, 1130~1200)는 어려서부터 학문적 자질이 뛰어났다고 한다. 다섯 살 때에는『효경』을 읽고 책머리에 "이렇게 하지 못하면 사람이 아니다"라고 써놓았다고 한다. 열 살 때부터 유학의 경전을 읽기 시작하면서 공부에 정진하였고 이정 형제(정명도, 정이천)의 낙학(사람과 사물은 본래 똑같은 본성을 가진다는 인물동성론(人物同性論)을 주장하는 학파)을 자신의 학문적 기초로 삼게 되었다. 10대 후반에 진사시험에 합격하여 관직을 맡게 되었고 33세에 문학박사로 승진했는데 자신의 뜻이 받아들여지지 않자 조정을 떠나 은거하면서 독서와 저술에 전념하였다. 주자는 겸손하며 청렴한 삶을 살았다고 한다. 그는 사창법(곡식을 창고에 저장해 두었다가 춘궁기에 백성에게 곡식을 꾸어주고 가을에 받아들이는 제도)과 향약의 제정에도 노력했으며, 치밀한 논증과 명철한 사고와 해박한 지식을 가진 최고의 철학자로 손꼽히며, 경서의 비판과 훈고, 고증에 뛰어난 업적을 나타낸 철학자이다.

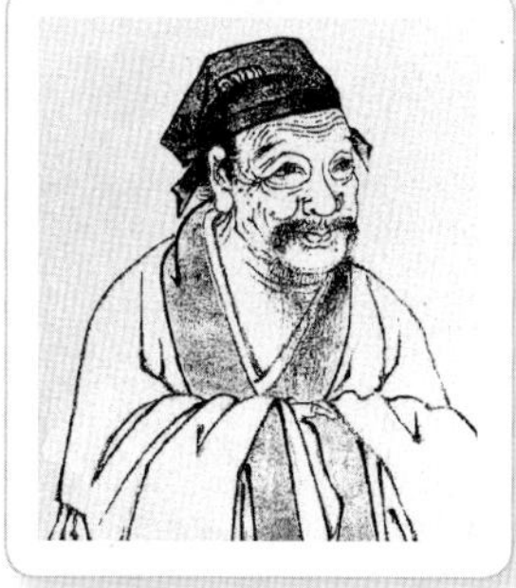

그림 2-27 주자

주자는 50대에 백록동서원을 재건하고 삼강오륜과 『중용』을 강의하며 훌륭한 학자들도 초빙하여 토론하였다. 백록동 서원의 교육조항은 요순의 도를 이어받아 주자가 쓴 것인데, 이후 칠백 년 동안 중국교육의 좌표가 되었다고 한다.

1) 우주론 - 태극(太極), 이동기수설(理同氣殊說)

우주의 본원은 주렴계가 말한 것처럼 '무극이태극(無極而太極)'이기는 하지만 주자는 무극과 태극은 하나라고 주장한다. "나누어지기 전의 전체로 보자면 모든 사물이 하나의 태극이고, 나누어지고 새로 생겨난 개별적 사물의 입장에서 보자면 하나하나의 사물이 각각 하나의 태극이다(萬物總體一太極一物各具一太極)."

주자는 정이천의 이기이원론(理氣二元論)을 받아들여 '이동기수설(理同氣殊說)'을 주장한다. 모든 사물이 이(理)를 갖추고 있기 때문에 '이'로써 보면 똑같다. 그러나 실제 현상에 차별이 있는 것은 기(氣)에 바르고 치우침, 맑고 흐림이 있기 때문이다. 그런데 음양의 이 두 기운(理,氣)은 오행으로 나뉘고, 이 오행이 모든 사물을 이룬다. 이 가운데 바름(正)을 얻으면 인간이 되고 치우침을 얻으면 다른 사물이 된다. 이 사상은 인간이 만물 중에서 가장 뛰어나며 인간은 소우주라는 인간관을 내포하고 있다.

2) 인간의 본성

주자는 인간의 본성을 본연지성(本然之性)과 기질지성(氣質之性)으로 나누고 있다. '본연지성'은 태극의 묘한 원리로서 순수하고 지극히 거룩한 하나의 본체이며, '기질지성'은 음양의 두 기운이 교통하면서 만들어진 것이다. 즉, 본연지성은 이(理)를 가리키는 것이고, 기질지성은 이(理)와 기(氣)가 서로 섞여있음을 말하는 것이다. 물로 예를 들자면 본연지성은 물(水)일반을 가리키는 것이고 기질지성은 그릇에 담긴 물을 가리킨다. 각 사람의 본연지성은 물 일반과 같은 것이고, 기질지성은 물이 그릇에 담겨 일정한 모습을 보여주듯이 기질이라는 그릇에 담겨 나타나는 본연지성을 의미한다.

3) 수양(修養)

이 세상의 모든 존재 가운데 바르고 맑은 기운을 타고난 존재가 인간인데 그럼에도 불구하고 인간에게는 수양이 필요하다. 왜냐하면 기질지성 때문에 바르고 맑은 본연지성이 완전히 드러나지 못하기 때문이다. 수양은 흐릿해진 기질을 변화시켜 맑게 만드는 작업인 것이다. 주자는 수양의 방법으로 거경(居敬)과 궁리(窮理)를 말하고 있다.

'거경'이란 어떠한 상황 속에서도 공경의 자세를 잃지 않는 것을 의미하고, '궁리'란 만물의 이치를 추구함으로써 깨달아 가는 것을 의미한다. 그러나 이 두 가지가 어느 한쪽으로 치우친다면 수양을 성공적으로 할 수 없다는 것이다. 거경에 이르지 못한다면 궁리하더라도 가치 없는 지식을 알게 될 뿐이고, 거경하더라도 궁리에 이르지 못한다면 참된 진리에 도달하지 못하게 된다. 특히 주자는 궁리의 근본 자세로 학문을 널리 닦은 후에 행동규칙을 정해야 한다고 말했으며 먼저 알고 행동해야 한다는 입장을 보이고 있다.

2. 왕양명(왕수인)

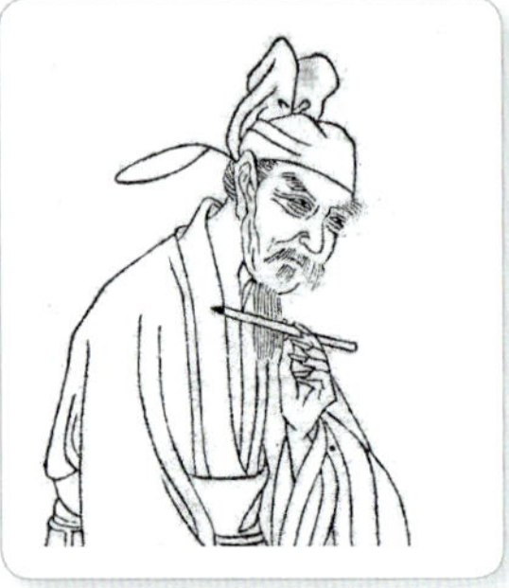

그림 2-28 왕양명

왕양명(王陽明, 1472~1528)은 명나라의 사상가이며 교육가이다. 태극, 이, 기를 묶어 이(理)로 통일하고, 우주는 나의 마음(心)이고 나의 마음에는 이(理)가 갖춰져 있다는 심즉리(心卽理)의 사상을 펼친 심학의 선구자 육상산의 맥을 이어 계승하고 몰락해가는 나라를 '도(道)'를 통해 구하고자 했다.

어려서부터 총명했던 양명은 주자의 학문을 익혔다. 격물치지(格物致知: 사물의 이치를 끝까지 파고 들어가면 앎에 이른다)에 대해 큰 흥미를 느꼈으나 격물공부가 제대로 되지 않았고 건강에도 문제가 생겨서 산에 들어가 도를 닦으며 양생법을 공부하게 되었다.

35세가 되어 진사시험에 합격하고 관직에 올랐으나 그가 올린 상소(충신들을 풀어주도록 올렸던 상소)로 인하여 외곽의 험한 곳으로 발령이 났고 그곳에서 깊은 사색을 하게 되었다. 양명은 진리를 깨우치려고 밤낮을 가리지 않고 노력하였으며 그러던 어느 날 밤 '격물치지'의 도리를 깨달았다고 한다. 3년 만에 다시 복귀하여 관직을 수행하면서 책 읽는 일에도 정진하였다고 한다. 이후 문장과 무예에 능했던 양명은 대군을 통솔하는 자리에 올랐고 총독에도 임명되는 등 큰 공을 세웠다. 또한 학교를 세워 교육과 교화에도 힘썼다.

왕양명보다 300년 앞선 육상산은 '하늘, 인간, 사물의 이치가 모두 나의 마음속에 갖추어져 있기 때문에 마음이 유일한 실재다.'라고 생각했다. 왕양명은 육상산의 이러한 심학을 바탕으로 '치양지설(致良知說)'을 주장함으로써 주자학의 '성즉리(性卽理)'의 모순을 극복하고 다시 유교도덕을 회복하려고 했다. 왕양명은 "모든 것의 이(理)는 내 마음을 벗어나지 않는다."는 명제를 양명학의 기초로 삼았다. 심학자들은 마음(心)으로 우주를 설명하고자 했다.

1) 심즉리설(心卽理說)

왕양명의 사상은 세 번의 변화 과정을 거쳐 전개되었는데, 제1기의 학설이 심즉리설(心卽理說), 제2기의 학설이 지행합일설(知行合一說), 제3기의 학설이 치양지설(致良知說)이다.

'심즉리(心卽理)'라는 말은 성리학의 '성즉리(性卽理)'에 대비시켜 양명학의 중심사상을 표현한 말이다. 심즉리설은 육상산과 왕양명이 공동으로 주장한 이론인데, 마음(心)을 천리(天理)와 동일시하는 것으로 인간의 순연(純然)한 본심(本心)이 곧 진리라는 말이다. 성리학이 성(性)을 천리와 동일시하여 인간의 본성(本性)이 곧 진리라고 하는 것과는 대조적이다. 마음(心)은 우주의 근원이며 이(理)는 인간의 마음(心)에 의해 파악된다. 양명학은 심(心)·성(性)·리(理)가 일체이기 때문에 이(理)란 마음(心) 밖에 따로 존재하는 것이 아니라, 마음(心)이 곧 이(理)인 것이다.

2) 지행합일설(知行合一說)

왕양명은 앎과 실천, 인식과 행위의 문제를 이원적으로 보지 않고 일원적으로 설명한다. '심즉리'에서 마음(心)의 본래적 활동인 앎(知)은 필연적으로 의지를 수반하여 행위로 표현된다. 지(知)의 속성이 곧 행(行)으로서, 행(行)이 배제된 지(知)는 진정한 의미의 지(知)라 할 수 없다. 따라서 알고도 행하지 않는 사람은 없으므로, 알고도 행하지 않는 것은 진정으로 알지 못하기 때문이다. 지(知)와 행(行)은 분리할 수 없는 것으로, 진정한 지(知)는 행위에까지 나아가지 않을 수가 없다. 지(知)는 행동의 시작이요 행동은 지(知)의 결과로서, 지행(知行)은 둘로 나눌 수 없는 것이다. 이는 주자의 선지후행설(先知後行說)과 다른 것으로, 양명학의 실천적 성격을 잘 나타내고 있으며 실학과 만날 수 있는 이론적 기반이 되었다.

3) 치양지설(致良知說)

왕양명은 맹자의 배우지 않고도 능하고 헤아리지 않고도 알 수 있다는 양지(良知), 양능(良能)을 인용하여 하나의 이론으로 세웠다. '양지'란 선천적인 본래성으로 마음(心)을 의미한다. 이는 경험하기 이전의 선천적인 밝은 지성으로서 형이상학적 원리이기보다 도덕 근원으로서 지선(至善)한 것이다. 또한 치(致)란 실천, 행동의 뜻이므로 '치양지(致良知)'란 나의 속에 있는 지혜를 남김없이 온전히 밝혀서 완수한다는 말이다. 따라서 왕양명은 '격물치지(格物致知)'를 마음(心)이 사물을 올바르게 질서지우는 것으로 이해했다. 주자가 '격물치지'를 '사물에 나아가 이치를 궁구한다'는 '즉물궁리(卽物窮理)'로 이해한 것과는 차이가 있다.

6 조선의 성리학: 이황(주리론), 이이(주기론)

조선의 성리학은 고려 말 원나라에서 들어온 이래 조선 건국의 이념적 토대가 되었을 뿐만 아니라, 이후 조선시대를 이끌어 간 주요한 정치 철학이었다.

조선의 성리학은 주로 정주(程朱) 성리학을 의미하는데 이황과 이이를 비롯하여 대부분의 조선 성리학자들이 주자학을 근본으로 삼았지만, 서경덕처럼 기의 탐구에 몰두하거나 노수신과 같이 양명학을 수용하는 학자도 있었다.

조선의 성리학은 심성론, 특히 **사단칠정(四端七情)**의 문제를 이(理)와 기(氣)로 설명하는 과정에서 발전하게 되었으며, 조선 성리학의 특징적인 이론체계를 확립했다. 그 대표적인 것이 퇴계 이황(李滉)과 율곡 이이(李珥)의 이기론인데, 이황의 이기론을 '주리론(主理論)'이라고 하고, 이이의 이기론을 '주기론(主氣論)'이라고 한다. 주리론과 주기론은 이(理)와 기(氣)

를 사물의 본체로 인정하며, 이와 기의 상호작용에 의해 만물이 형성된다고 생각하는 점에서는 동일하다.

그러나 '이(理)'와 '기(氣)'의 상호관계를 설명할 때 주리론은 '이기불상잡'이라는 분개(分開)의 측면을 강조하는 데 반해, 주기론은 이, 기의 차별성을 인정하면서도 '이기불상리'라는 혼륜(混淪)의 측면을 강조한다. 따라서 주리론에서는 '이'가 명백히 객관적 실재로서의 성격을 갖게 되며 '이'와 '기'의 차별성이 선명하게 부각되는 데 반해, 주기론에서는 이가 객관적 실재로서의 성격보다는 기의 법칙성으로서의 성격을 강하게 드러낸다.

또 주리론은 '이발설(理發說)'을 통해 이의 능동성을 주장함으로써 이를 형태는 없으나 운동능력을 가지는 것으로 파악하고, 기와 함께 '이(理)'에도 동정 · 운용 · 조작의 능력을 부여했다. 물론 주기론에서는 '이'의 운동능력을 부정하기 때문에 '이발'은 인정하지 않으며 오직 '기발(氣發)'만 인정한다.

심성론의 측면에서는 주리론과 주기론이 모두 '성즉리(性卽理)'를 주장하는 점에서는 그 차이를 발견할 수 없다. 그런데 주리론은 본연지성과 기질지성을 별개의 존재로 파악하며 또 '이'의 운동능력을 인정함으로써 '사단(四端)'은 본연지성의 '이'가 발한 것으로, '칠정(七情)'은 기질지성의 '기'가 발한 것으로 설명했다.

이에 반해 주기론에서는 기질지성 가운데 '이'의 측면을 가리켜 본연지성이라고 했고, 사단이나 칠정은 모두 '기'인 심(心)이 발한 것으로 그 가운데 선한 측면만을 가리켜 사단이라고 한다고 설명했다.

이러한 이황의 주리론과 이이의 주기론은 그 후에 각각 주리파와 주기파로 불리는 학파에 의해 계승 · 발전되면서 한국 성리학의 커다란 두 흐름을 형성했다

1. 이황의 주리론

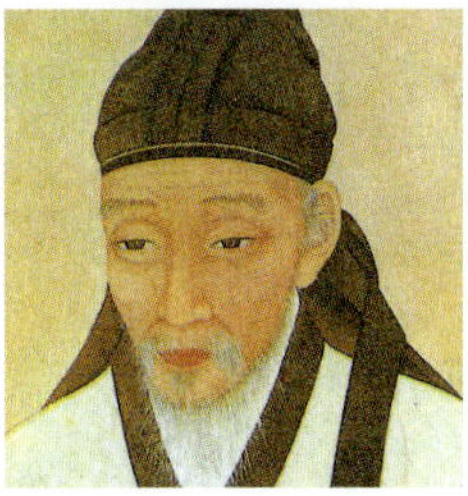
그림 2-29 이황

이황(李滉, 1501~1570)의 주리론은 이(理)와 기(氣)에 관한 가치론적 설명에서 '기'보다 '이'를 중요하게 생각하고 있는데 이것은 주자의 성리학을 계승하고 있다.

사단(四端)은 측은지심(惻隱之心), 수오지심(羞惡之心), 사양지심(辭讓之心), 시비지심(是非之心)의 네 가지 마음이고 칠정(七情)은 희(喜), 노(怒), 애(哀), 구(懼), 애(愛), 오(惡), 욕(欲)의 일곱 가지

감정을 말한다. 이황은 사단칠정론을 통해서 이와 기의 문제를 설명하는데 "사단(四端)은 이가 발하여 기가 그것에 따르는 것이고(理發而氣隨之), 칠정은 기가 발하여 이가 그것에 탄 것이다(氣發而理乘之)."라고 생각했다.

이(理)는 원리적 개념으로서 절대 선한 것이고 만물의 근원이 되는 이치이며, 기(氣)는 현상적 개념으로서 선악이 섞여 있는 것으로 만물을 구성하는 재료로서 '이'와 '기'는 서로 섞일 수 없는 것이라고 생각했다.

이와 같이 이(理)에 가치를 둔 이황은 도덕만이 세상을 움직이는 바른 힘이며, 이(理)는 완전한 도덕적 원리라고 생각했다. 이런 완전한 도덕성은 우리 안에 내재되어 있어서 이것을 깨달으면 인간답게 사는 길을 알게 된다고 주장했다.

이황은 참다운 인간이 되기 위해 마음을 다스리는 것이 필요한데 그 방법으로 스스로 삼가고 조심한다는 뜻의 '경(敬)'을 이야기 했다. '경'은 경건하다거나 근신한다는 의미에 더 가깝다. "경(敬)은 마음의 주재자이고 모든 일의 근본"이라고 이황은 말했다. 경건성이란 일이 있을 때나 없을 때나 늘 깨어 있는 순수한 마음이고 경을 통해 마음을 도덕적 의지로 채울 수 있다고 생각했다.

2. 이이의 주기론

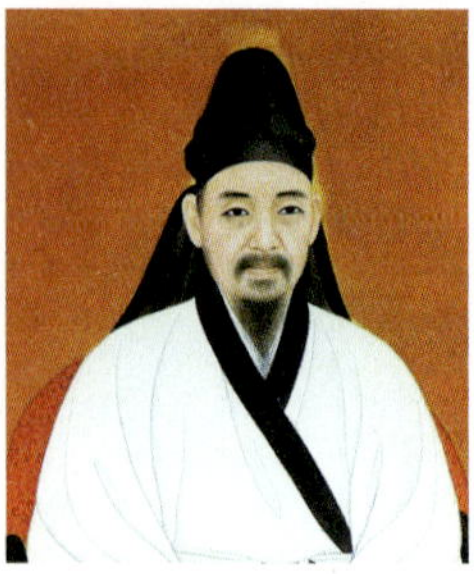

그림 2-30 이이

이이(李珥, 1536~1584)는 이황보다 늦게 태어났지만 이황과 쌍벽을 이룬 학자였다. 이 두 사람은 후에 영남학파와 기호학파라는 조선의 대표적인 학사 집단을 이루었다는 점도 한국철학사에 큰 비중을 차지하는 인물임을 알 수 있다.

이이의 관점은 **'이(理)'**와 **'기(氣)'**를 하나로 보는 '이기일원론(理氣一元論)의 입장이며 그의 사상은 '기'가 발하고 '이'가 타는 한 가지만 있다는 기발이승일도설(氣發理乘一途說)로 대표되며 퇴계의 이기호발설을 배격하였다. 이이는 "사단과 칠정은 한 가지이고 따라서 사단 역시 기가 일어난 것이다."라고 주장했다.

이이의 인간관을 살펴보면 인간에게는 스스로의 실천을 통해 필연법칙을 거스를 수 있는 능동성이 있다고 생각했다. 이러한 힘은 인간이 지니는 의지에서 나오는 것이며 그 같은 의지를 일으키는 것은 바로 마음속에 있는 도덕적인 힘이다. 이와 같이 인간은 의지적인 노력에 바탕을 둔 실천을 통해 욕심 섞인 마음을 순수한 마음으로 변화시켜갈 수 있는 것이다. 인간의 욕심 섞인 마음은 개인의 기질(氣質)에서 오는 것이므로 교육을 통하여 그 마음을 바로 잡을 수 있다고 생각하였다. 더 나아가 이이는 사회의 주체가 사람이고 사람에게는 능동적인 실천력이 있기 때문에 이 같은 인간의 노력으로 쇠퇴기에 접어든 국가나 사회를 다시 새롭게 만들 수 있다고 보았다(경장론).

7 동학: 최제우

동학의 창시자 최제우(1824~1864)는 양반의 서자로 태어났다. 그는 공부를 열심히 하였으나 당시의 풍조로 인해 과거시험에 응시하지 못하고 전국 각처를 떠도는 생활을 하기도 했으며 후에는 철물점을 운영하며 기도처를 만들어 수도생활을 하였다.

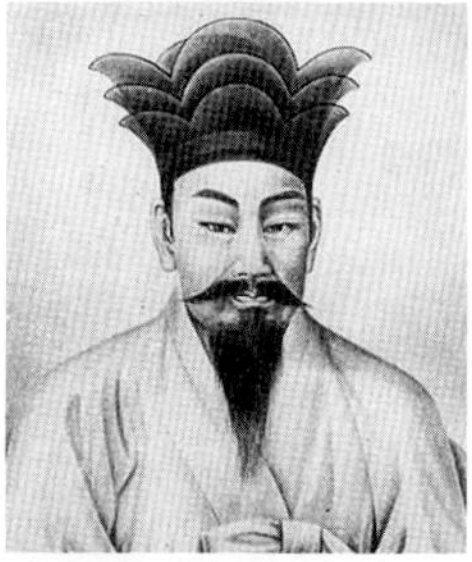

그림 2-31 최제우

조선의 25대 임금 철종 때 조선은 안팎으로 힘들고 어려운 시기를 맞게 되었으며, 세도 정치가 계속되면서 관원들의 횡포와 착취 속에서 백성들은 고통받았다. 일본을 비롯한 외세의 영향도 많아졌고, 조선 사회의 정신적 지도 역할을 해 오던 유교와 불교는 타락하여 사회를 이끌고 갈 능력을 상실해 가고 있었다.

최제우는 세상과 백성을 구제하기 위하여 10여 년간 수도한 끝에 1860년 천주 강림의 도를 깨닫고 서학(천주교)에 대항하는 유교, 불교, 선교 등의 교리를 종합한 동학을 창시했다. 동학은 성리학(유교)과 불교를 거부하고 외세의 침입을 경계하며 천주교도 배격하는 새로운 민족 종교였지만 유교, 불교, 도교와 천주교의 교리까지 흡수한 종합적인 성격을 갖고 있었다.

최제우는 인간의 본바탕이 선하다고 믿었다. 그래서 형벌로 인간을 다스리지 않고, 내부에서부터 선함을 끌어내려 했다. 동학의 핵심사상인 인내천(人乃天)도 이러한 맥락에서 나왔다.

동학은 사람이 곧 하늘이라는 인내천(人乃天) 사상을 바탕으로 모든 사람은 존엄하며 평등하다는 평등주의와 인도주의를 내세웠으며, 차별과 억압의 시대가 끝나고 후천개벽의 시대가 다가왔다고 주장했다. 동학은 당시의 유교적 윤리와 양반 사회의 질서를 부정하는 혁명 사상을 내포하고 있었으며, 이러한 사상은 농민들과 많은 백성들로부터 환영을 받았다.

동학의 교세가 날로 확장되자 관에서는 동학사상이 세상을 어지럽히고 백성들을 현혹한다는 이유로 탄압하기 시작하였고, 최제우는 결국 1864년에 체포되어 처형당하고 말았다.

동학에서 신이란, 기독교에서처럼 의지와 인격을 가진 초월자가 아니라 자연과 동일한 것이다. 신이 자연이고, 곧 인간인 것이다. 즉 인간이 하늘인 인내천(人乃天)을 의미한다. 이러한 관점은 인간은 모두 평등하기 때문에 봉건적 신분 질서는 용납될 수 없는 것이다.

동학사상은 1905년 손병희에 의해 천도교로 창시되었고 수운 최제우의 동경대전, 용담유사 등의 저서는 천도교의 경전과 포교용 가사집으로 사용되고 있다.

8 동양철학과 간호철학의 만남

'간호란 무엇인가?'라는 물음에 많은 학자들이 나름대로의 답을 찾으려 노력했으며 그 결실로 얻어진 다양한 정의들이 존재한다. 간호철학의 근간을 이루는 메타개념들도 다양하게 정립되어 왔다.

서양철학과 달리 동양철학은 형이상학적 물음보다는 정치, 사회, 인간의 삶에 대한 현실적인 물음들에 더 충실한 해답을 얻고자 노력했던 것 같다. 지금까지 동양철학자들의 사상을 간단하게 살펴보면서 생명존중, 인성, 예절, 타인에 대한 이해와 수용, 인간평등 등 간호이론과 철학에 영향을 줄 수 있는 개념들을 발견하였다. 특히 생명에 대한 우환의식과 사람들 사이의 관계에 주목하는 유가의 인(仁) 사상은 간호를 행하는 간호사(주체)와 간호의 대상인 환자(객체) 간의 상호관계에 좋은 방법론을 제시하였다. 각각의 철학자마다 가지고 있는 인간관을 좀 더 구체적인 연구를 통해 간호이론의 정립에 적용하는 연구가 필요하다.

간호는 단순히 환자에게만 적용되는 것이 아니라 환자를 둘러싸고 있는 가족, 가족 이외의 사람들, 환자가 속한 공동체의 구성원들 더 나아가 사회적 환경에까지 확대 적용시켜야 한다. 거시적이고 총체적인 통찰력을 가지고 접근해야 하는 간호의 특성상 이(理)와 기(氣)의 문제를 풀어 나가는 중국과 한국의 성리학적 우주론을 통해 간호이론의 관점을 확대시킬 수 있다. 이외에도 동양철학의 많은 부분들이 간호이론, 간호철학과의 만남을 통해 실천적 현장에서의 간호뿐만 아니라 학문적 영역에서의 간호학의 발전에도 영향력을 미칠 수 있을 것으로 평가한다.

제 3 부

세계 간호의 역사

01 고대와 초기 기독교 시대 간호

02 중세 간호

03 근대 간호

04 현대 간호

제 1 장 고대와 초기 기독교 시대 간호

학습목표

1. 고대 국가의 의료와 간호를 설명할 수 있다.
2. 초기 기독교 정신이 간호에 미친 영향을 분석할 수 있다.
3. 초기 기독교 시대의 여집사단이 간호에 미친 영향을 분석할 수 있다.
4. 초기 기독교 시대의 귀부인 간호사들(Roman matron)이 간호에 미친 영향을 설명할 수 있다.

1 고대 문명과 간호

원시시대 혹은 선사시대에는 수렵과 유목생활을 하였으며, 주로 여성들이 자녀를 양육하고 아픈 가족을 모성애적 보호본능과 경험, 종족의 풍습에 따라 간호하였다. 이들은 해와 달을 비롯한 모든 만물이 살아서 움직일 수 있으며 인간의 행복과 건강은 물론 질병을 좌우한다고 믿는 물활론(animism)적 사고를 하였기에 특정 바위나 고목 아래서 기원하는 미신적 관습을 낳았으며, 오늘날까지 동서양을 막론하고 이와 유사한 관습이 전해지기도 한다.

원시인들은 작은 마을을 형성하여 정착생활을 하고, 점차 이러한 마을이 커져 고대 도시를 이루게 되면서 이들은 모성애적 간호와 가족간호를 하게 되었다.

1. 메소포타미아

수메르인(Sumerian)은 B.C. 3500~3000년경에 메소포타미아(Mesopotamia) 지역(티그리스 강과 유프라테스 강 사이)에서 처음으로 문명을 일으킨 인류 최초의 문명이다. 수메르인들은 우르, 우르크, 움마 등의 도시국가를 건설하였고 쐐기문자(설형문자: 새의 발가락 모양)를 사용하였다. B.C. 2000년 이후에는 바빌로니아 왕국이 번성하였으며, 함무라비(Hammurabi, B.C. 1800) 왕은 국가의 질서를 확립하고자 법전을 편찬하였다.

기원전 9세기경 북메소포타미아의 상업민이었던 아시리아인들은 전차와 기병을 이용하여 메소포타미아 지역을 최초로 통일하였다.

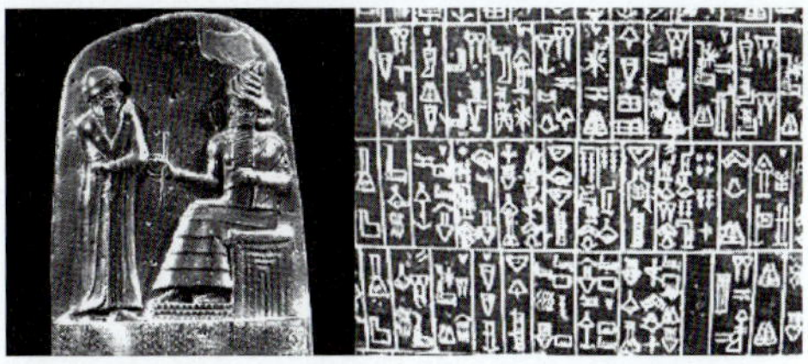

출처: 루브르미술관

그림 3-1 함무라비 법전

함무라비 법전은 기원전 1792~1750년에 바빌론을 통치한 함무라비 왕이 반포한 고대 바빌로니아의 법전이다. 아카드어가 사용되어 설형문자로 기록되어 있다. 우르남무 법전 등 100여 년 이상 앞선 수메르 법전이 발견되기 전까지 세계에서 가장 오래된 성문법으로 알려져 있었다.

메소포타미아 지역에서는 법체계가 매우 발달하였고 이는 **함무라비 법전**에 잘 나타나 있다. 함무라비 법전은 '이에는 이, 눈에는 눈'이라는 보복(報復)의 원칙에 근거하고 있으며, 수술을 잘못했을 경우 의사의 손을 자르는 형벌로 불필요한 수술을 막게 하였다. 그들은 악령을 물리치기 위한 식이요법 외에도 휴식, 마사지, 청결, 처방약 등을 사용하였다.

참고 함무라비 법전

- **1조** 남을 살인으로 고발하면서도 증거를 제시하지 못하는 자는 사형에 처한다.
- **2조** 생사에 관한 큰 재판에서 위증하거나 증언을 입증하지 못하는 자는 사형에 처한다.
- **6조** 신전에서 절도할 경우 사형에 처한다. 훔친 물건을 도둑에게서 받은 자도 사형에 처한다.
- **14조** 어린아이를 훔친 자는 사형에 처한다.
- **22조** 강도는 잡히는 즉시 사형에 처한다.
- **23조** 강도가 잡히지 않을 경우 강도 당한 자가 신 앞에 맹세하고 잃은 물건의 목록을 제출하면 사건이 일어난 시와 주지사는 강도당한 것을 보상한다.
- **25조** 불을 끄러 온 사람이 그 집 재물을 탐내어 절취했을 경우 불 속에 던져진다.
- **128조** 처를 얻었으나 결혼 계약을 이행하지 않을 경우 그 여자는 처가 아니다.
- **130조** 남의 결혼 상대인 처녀를 범했을 경우 현장에서 잡히면 남자는 사형이고 여자는 방면된다.
- **131조** 남편의 고발에도 불구하고 부인이 외간남자와 잠자리를 같이 한 현행범이 아닌 경우 여자가 무죄를 맹세하면 집으로 돌아가도 된다.
- **138조** 남편이 자식을 낳지 못하는 처와 이혼하고자 한다면 결혼 생활을 한 것에 대한 보상을 하고 혼수금을 돌려주고 이혼할 수 있다.
- **141조** 부인이 집을 나가겠다고 고집하여 집안 망신을 시키고 남편을 업신여기는 경우 남편은 여자를 고발할 수 있다. 남편이 이혼하겠다고 말하면 여자는 집을 나가야 한다. 남자는 여자에게 이혼의 대가로 아무것도 주지 않아도 된다. 만일 남편이 이혼하지 않을 경우 다른 여자를 부인으로 삼을 수 있고 이 경우 전 부인은 남편의 집에서 노예로 살아야 한다.

〈계속〉

참고 함무라비 법전

195조	아들이 아버지를 때리면 두 손을 자르는 형을 받는다.
196조	귀족의 눈을 멍들게 한 자는 눈을 멍들게 하는 형을 받는다.
197조	다른 사람의 뼈를 부러뜨린 자는 자기 뼈를 부러뜨리는 형을 받는다.
198조	귀족이 평민의 눈이나 다리를 상하게 하면 은화 1미나를 지불한다.
199조	귀족이 다른 귀족의 이를 부러뜨리면 이를 부러뜨리는 형을 받는다.
200조	같은 계급의 사람의 이를 부러뜨리면 자기 이를 부러뜨리는 형을 받는다.
201조	귀족이 평민의 이를 부러뜨린 경우에는 은화 3분의 1미나를 지불한다.
203조	같은 귀족끼리 상대의 종을 때리면 은화 1미나를 지불한다.
204조	같은 평민끼리 상대의 종을 때리면 은화 10세켈을 지불한다.
205조	노예가 자유민의 종을 때리면 귀를 자른다.
210조	임산부를 때려 숨지게 한 자는 딸을 사형에 처한다.
229조	건축자가 부실하게 지은 집이 무너져 집주인을 죽인 경우 사형된다.
230조	이 경우 집주인의 아들이 죽었다면 건축자의 아들이 사형된다.
231조	이 경우 집주인의 노예가 죽었다면 건축자는 노예를 주어야 한다.

2. 이집트

이집트(Egypt)는 B.C. 3000년경 나일 강 유역을 중심으로 형성된 고대 문명이다. 이집트는 신에 대한 경외심과 점성학의 발달로 질병은 운명적인 것으로 간주하였다. 그들은 죄가 곧 병이라는 관념, 종교심과 건강문제를 함께 다뤄 신당에서 질병을 치료하였다. 이집트 의학은 파피러스(파피루스지)를 통해 오늘날에도 참고가 될 치료방법들이 기재되어 있다.

이집트의 가장 훌륭한 신부의사는 제3왕조의 2대 조세르(B.C. 2900~2800) 왕 때 재상이자 태양신의 제사장 **임호텝(Imhotep)**으로 의료의 신으로 총 200가지의 질병을 진단하고 치료하였으며 후일 학문과 의술의 신, 치유의 신으로

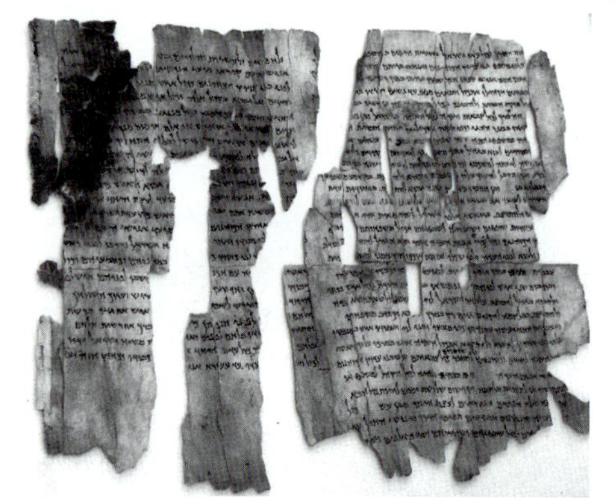

그림 3-2 파피루스

파피루스(papyrus, 아랍어: يدربلا قدرو)는 종이가 발명되기 이전의 종이와 비슷한 매체로, 같은 이름의 갈대과의 식물 잎으로 만든다. 파피루스 식물의 학명은 Cyperus papyrus로서 보통 2~3m의 크기로 자란다. 나일 강 삼각주에는 이 식물이 풍성하기 때문에 고대 이집트인들이 최소한 초대 왕조 이전에 발명했다. 이 파피루스를 매개로 한 고대의 문서로 책의 이전 형태인 코덱스를 만들었기 때문에, 이러한 고대의 문서들도 파피루스라 부른다. Papyrus라는 단어는 영어 단어 paper의 어원이 되었다.

존경받았다. 또한 여자 전문 산파가 산과적 문제를 전담하였고 여성들은 아내로서, 어머니로서, 직업인으로서, 최고위층 신관으로서 다른 고대국가보다 상당히 독립적인 사회적 지위를 차지하고 살았으며, 대부분의 지배계층 여성들은 주로 가사를 전담하여 출산과 양육, 병든 사람 간호에 주력하였다.

유대인의 할례도 이집트에서 유래되었으며 공중위생과 위생법 발달하여 깨끗한 물 공급, 배수시설, 도살장의 검열도 중요시하였다. 사후세계에 대한 신념에 따라 시체를 보존하는 방법의 발전과정에서 의학이 발달하였다.

이집트 의학은 **파피루스**에 기록되었는데 250가지의 많은 질병과 치료방법, 700가지 이상의 약품, 산파술에 대한 내용으로 여성의 출산능력 및 임신 여부 판별법, 피임법, 생리통 해결법, 조기출산, 모유 수유법, 출산 후 조리, 피임 실패 등의 내용이 포함된 것으로 보아 당시 여성의 건강관리가 상당히 체계적으로 이루어졌음을 짐작할 수 있다.

또한 이집트인들은 공중위생, 배수시설과 질병과의 관련성을 인지하고 하수처리시설, 도살장의 시찰, 검열을 중요하게 생각하였으며, 청결, 음식, 운동, 성생활에 관한 엄격한 통제를 성문화하였다.

3. 이스라엘(팔레스타인)

이스라엘(히브리)인들은 12지파로 구성된 유대, 이스라엘인, 히브리인 유목민으로 메소포타미아 지역과 시리아, 그리고 이집트 등을 유랑하다가 B.C. 13세기 후반 모세(Moses)의 인도로 가나안(Canaan: 지금의 이스라엘)에 정착하였다.

그들은 왕국을 형성하고 2대 왕 다윗과 그의 아들 솔로몬(B.C. 970~933) 치세 때에는 강력한 세력을 형성하고 주변 팔레스타인 지역을 지배하였다(그림 3-3 참조).

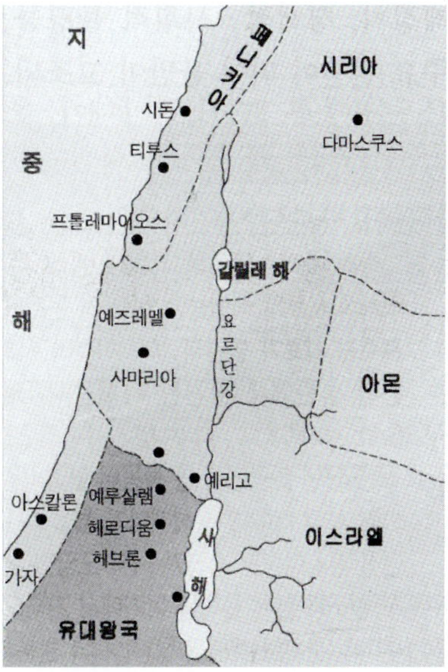

출처: 차하순 (2006). 서양사총론. 탐구당. p.75.

그림 3-3 팔레스티나

모세는 지도자로서 뿐만 아니라 위생가로서도 뛰어난 면모를 발휘하였다. 모세오경에는 **모세의 건강법(health code)**이 기록되어 있다. 이 법은 공중위생을 위한 개인과 지역사회의 의무로 질병예방을 위한 위생, 청결, 수면, 휴식, 노동, 식품 선택과 보존, 쓰레기 처리 등에 관해 기술하고 있다. 결과적으로 개인, 가족, 국가의 건강 유지 증진에 기여하였으며, 이집트의 위생법규에 영향을 미쳤다.

고대유대의학의 지식은 구약성서와 탈무드에서 유래되었는데 히브리인들은 유일신 야훼(Yahweh)를 섬겼다. 야훼는 천지를 창조하였고, 이스라엘을 선택된 민족으로 삼았으며, 야훼의 뜻에 순종하는가 여부에 따라 그들에게 축복과 고난을 주는 신이었다. 야훼에 대한 의식으로 인해 그들은 질병을 신의 징벌로 이해하였고, 고침은 징벌에서의 해방으로 인식하였다. 구약성서 중 잠언에는 가난한 자에 대한 구제를 강조하고 있어 가난한 이들에 대한 사회적 보호가 제도적으로는 아니라 할지라도 개인적 차원에서는 널리 이루어졌을 것으로 보인다. 과부, 고아, 이방인, 가난한 자를 돌보고 여자들은 아픈 사람을 간호하고 어린이들을 돌보았다. 신부의사는 건강확인자로서 감염병 환자를 보고하고 격리하였다. 또한 그들은 신의 선민이라는 증거로 남자아이가 생후 8일째 되는 날에 할례(circumcision) 즉, 포경수술을 하였다. 이는 종교적 의식이었으나 히브리 남성들의 성적 건강에 큰 기여를 하였다.

4. 인도

고대 인도는 B.C. 2000~1000년경 유목민으로 철기를 사용했던 아시리아 정복자들이 인더스 강과 갠지스 강 유역에서 농경문화를 정착시키며 도시국가로 성장하였다.

『베다(Veda)』는 힌두교 경전(4권)으로 위생과 치료에 관한 지식, 아편의 사용, 천연두 예방법 등이 기재되어 있다. 편도선 절제술 같은 외과적 치료술(125가지의 수술도구)과 진정제, 최면술 등을 이용한 마취가 발달하였다. 각종 질병, 우두접종, 말라리아모기에 대해 기술되어 있다.

고대 인도인은 치료보다 예방을 중요하게 여겼으며 **『마누법전(Code of Manu)』**은 식이요법, 위생규칙에 대해 설명하고 있다. 이에 따라 신선한 과일 섭취의 중요성이 강조되고 상처를 붕대로 싸매고 세척하는 간호가 시행되었다. 고대 힌두교 의학서인 **『차라카 삼히타(Charaka-Samhita)』**에서 간호 실무와 간호 원리에 대한 구체적 설명을 찾아볼 수 있다. 이 책에서 간호사는 영리하고 약물 준비에 숙련되어야 하며 동정심이 있고 청결해야 한다고 언급하고 있다. 대부분의 간호는 남성에 의해 이루어졌으며, 여성들은 가족간호와 양육을 주로 한 것으로 추측되고 있다. 초기 의사들은 승려 또는 브라만 계층으로 높은 도덕적 기준이 요구되었다.

아소카 왕은 세계 역사상 최초의 병원을 세우고 정부 자금으로 운영하였다. 자선사업과 위생사업에 관심을 두고 10여 곳의 병원과 부속 의학원을 설립하여 의사, 간호사, 약사, 요리사, 안마사 등 건강 관리 인력을 훈련하였다.

5. 중국

중국은 B.C. 3000년경 황하 유역을 중심으로 문명을 발달시켰다. 일찍이 B.C. 200년경 불교가 국교로 공인된 이후에도 유교, 도교의 영향을 받아 다신교적이고 물활론적이며 우상을 숭배하는 사고가 생활 전반에 만연하였다. 이러한 종교적 영향으로 예방과 혈액순환에 중점을 두었으며, 자연에 의한 치료방법 추구하고 천일합일 사상 안에서 개인의 건강은 우주 안에서 균형과 조화를 이루는 상태라고 믿게 되었다.

병의 진단과 치료에 관한 내용은 황제내경에서 음양오행, 육기론을 바탕(인체의 생리, 병리, 장부, 경락, 진단, 치료 등 포함)으로 시진, 문진, 촉진, 타진의 네 가지 방법이 진단에 사용되었다. 사람의 체질을 네 가지(태양, 소양, 태음, 소음)로 분류하고 영혼을 치료하고 육체에 영향을 주는 약으로 몸을 치료, 침과 뜸을 이용하였다.

신농이 각종 독초를 조합해서 365종류의 약을 발명하여 『신농본초(神農本草)』라는 책으로 정리했다고 하나 원서는 남아 있지 않다. 현재 전하는 것은 명나라 이후에 다시 엮어낸 책으로 약물이론과 효능(약물로는 초/근/피/엽 등 여러 식물을 이용) 등이 실려 있다. 뛰어난 의사로 편작(기원전 5세기경 의사, 보고, 듣고, 묻고, 느끼는 진찰법 응용, 진맥 창조자)과 화타(기원후 2~3세기 의사, 침구, 마취, 외과술 능함)가 있었다.

중국 후한의 의사이며 의학의 성인으로 불려진 장중경은 『상한졸병론(傷寒卒病論)』을 저술하였다. 이 책은 급성열성감염병과 그 밖의 질환에 대한 치료법을 정리한 것으로, 3세기 말에 진(晉)의 왕숙화(王叔和)가 이것을 상한(傷寒)과 잡병으로 나누어 하나는 『상한론(傷寒論)』, 또 하나는 『금궤요략(金匱要略)』으로 개정하였다. 고대 중국인들은 물을 끓여 마셨으며, 차를 끓여 치료에 이용하기도 하는 등 차 문화가 발달하였다. 유교사상에 의한 경로사상과 조상숭배의 전통은 가부장적 문화를 형성하여 여성의 지위가 낮고 가사와 양육으로 활동이 제한되었다. 또한 인구과잉과 기근으로 인해 영유아 사망률이 높았다.

6. 고대 그리스

기원전 8~9세기경 오늘날의 그리스 반도와 에게 해의 섬, 그리고 소아시아의 서쪽 해안 지대에는 고대 그리스인들이 찬란한 문명을 이루고 있었다. 이들은 곳곳에 작은 도시국가인 폴리스(polis)를 구성하였으며, 폴리스는 그리스인들의 정치, 경제, 사회생활의 기본 공동체였다. 각 폴리스에는 도시 중앙에 높은 언덕, 즉 아크로폴리스(Acropolis)가 있었다. 아크로폴리스는 종교와 정치의 중심지로 각 도시의 수호신을 섬기는 신전이 있었으며, 유사시에는 피난처로 이용되었다. 또한 폴리스의 중심지에는 시민들의 경제생활과 예술활동이 이루어지던 공공의 광장 아고라(Agora)가 있었다. 수많은 폴리스 가운데 정치문화적으로 가장 중요한 유산을 남긴 것은 아테네(Athene)였다. 아테네는 민주정이라는 정치제도를 실시했을 뿐만 아니라 철학, 문학, 예술 등에서 위대한 유산을 남겼다.

그들은 같은 그리스어를 사용했고, 올림푸스 12신을 섬겼으며 이 신들을 섬기는 제전으로 올림픽 경기를 개최하였다. 건강에 대한 그리스인들의 관심은 올림픽 경기와 그들의 미술에서 잘 나타난다. 그들은 신들이야말로 완벽한 몸을 가진 존재라고 보았고 신들과 유사한 몸을 가지길 원했다. 따라서 올림픽 경기는 이러한 존재를 선택하는 것이기도 하였다.

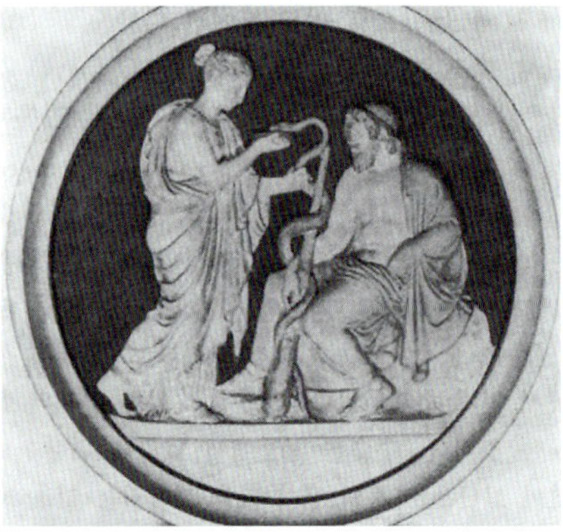

출처: 김문실 외 (2003). 간호의 역사. 대한간호협회. p.34.

그림 3-4 에스클레피우스와 카두세우스

에스클레피우스의 지팡이는 카두세우스(Caduceus)로 알려져 있으며 뱀과 비둘기 날개가 있는 모양으로 지혜와 평화를 상징하고 있다.

고대 그리스인의 질병과 치료에 대한 태도는 의료와 치유의 신 에스클레피우스(Asklepios, Aesculapius) 신화를 통해 엿볼 수 있다. 신화에 따르면 에스클레피우스는 죽은 자도 살릴 수 있는 힘을 가진 신으로 묘사되며, 돈을 받고 죽은 자를 부활시킨 것으로 신들의 왕 제우스의 처벌을 받았다. 에스클레피우스는 아폴로의 아들로 의사이며, 에피고네와의 사이에 건강, 회복, 보건의 여신이 있으며 카두세우스 지팡이는 에스클레피우스의 업적을 상징하는 것으로 지팡이에 두 마리의 뱀이 감겨 있으며, 꼭대기에는 비둘기 날개가 있는 모양으로 지혜와 평화를 상징한다.

그리스에서 아리스토텔레스는 동 · 식물학, 물리학 외에 해부생리학의 기초를 닦았으며, 인간의 건강과 질병은 천문학과 관련이 있다고 하였다.

히포크라테스(B.C. 460~B.C. 370)는 '의학의 아버지'로 불리며 합리적 전통의 학을 성립하는 데 큰 공헌을 하였다. 그는 자연의 법칙을 어김으로써 질병이 일어나고, 거기에 뚜렷한 이유가 있다는 획기적인 질병관을 주장하였다. 또한 환자를 세밀히 관찰하고 기록하도록 하여 병의 원인을 규명할 것을 촉구하였다.

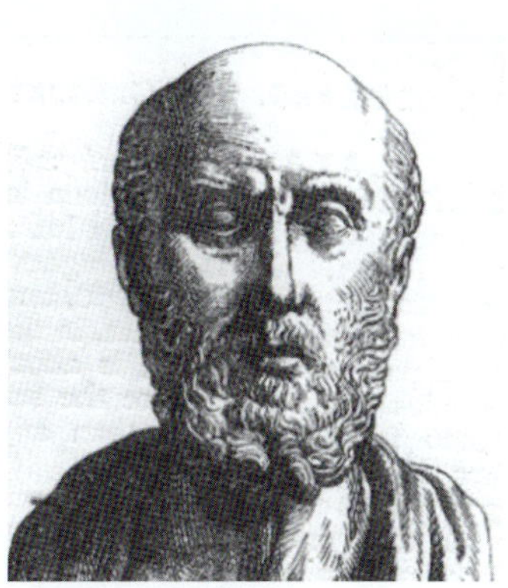

그림 3-5 히포크라테스

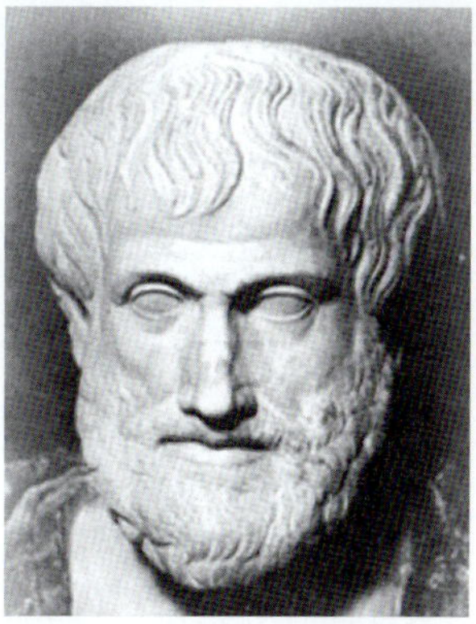

그림 3-6 아리스토텔레스

히포크라테스 선서는 여러 신들을 증인으로 삼아 계약과 선서에 대해 준수를 맹세하는 의식으로 나이팅게일 선서도 그의 교훈을 참고로 하여 후일 성문화되기도 하였다.

참고 히포크라테스선서

THE OATH OF HIPPOCRATES I SWEAR by Apollo the physician and Aesculapius, and Health, and All-heal, and all the gods and goddesses, that, according to my ability and judgment,

나는 의학의 신 아폴로와 아에스큘러피어스, 그리고 건강과 모든 치유, 그리고 모든 신과 여신들의 이름에 걸고 나의 능력과 판단으로 다음을 맹세하노라.

I will keep this Oath and this stipulation — to reckon him who taught me this Art equally dear to me as my parents, to share my substance with him, and relieve his necessities if required; to look upon his offspring in the same footing as my own brothers, and to teach them this art, if they shall wish to learn it, without fee or stipulation; and that by precept, lecture, and every other mode of instruction,

나는 이 선서와 계약을 지킬 것이니, 나에게 이 의술을 가르쳐준 자를 나의 부모님으로 생각하겠으며, 나의 모든 것을 그와 나누겠으며, 필요하다면 그의 일을 덜어주겠노라. 동등한 지위에 있을 그의 자손을 나의 형제처럼 여기겠으며 그들이 원한다면 조건이나 보수 없이 그들에게 이 기술을 가르치겠노라. 교훈이나 강의 다른 모든 교육방법을 써서라도.

I will impart a knowledge of the Art to my own sons, and those of my teachers, and to disciples bound by a stipulation and oath according to the law of medicine, but to none others.

나는 이 지식을 나 자신의 아들들에게, 그리고 나의 은사들에게, 그리고 의학의 법에 따라 규약과 맹세로 맺어진 제자들에게 전하겠노라. 그러나 그 외의 누구에게도 이 지식을 전하지는 않겠노라.

〈계속〉

참고 히포크라테스선서

I will follow that system of regimen which, according to my ability and judgement, I consider for the benefit of my patients, and abstain from whatever is deleterious and mischievous.

나는 나의 능력과 판단에 따라 내가 환자의 이익이라 간주하는 섭생의 법칙을 지킬 것이며, 심신에 해를 주는 어떤 한 것들도 멀리하겠노라.

I will give no deadly medicine to any one if asked, nor suggest any such counsel; and in like manner I will not give to a woman a pessary to produce abortion. With purity and with holiness I will pass my life and practice my Art.

나는 요청받는다하더라도 극약을 그 누구에게도 주지 않을 것이며 그와 같은 조언을 하지 않을 것이며, 비슷한 의미로 낙태를 조장하는 페사리를 여성에게 주지 않을 것이다. 청렴과 숭고함으로 나는 나의 인생을 살 것이며 나의 의술을 펼치겠노라.

I will not cut persons labouring under the stone, but will leave this to be done by men who are practitioners of this work. Into whatever houses I enter, I will go into them for the benefit of the sick, and will abstain from every voluntary act of mischief and corruption; and, further, from the seduction of females or males, of freemen and slaves. Whatever, in connection with my professional service, or not in connection with it, I see or hear, in the life of men, which ought not to be spoken of abroad,

나는 바위 아래에서 일하고 있는 자(or 분만하는 자)를 베지 않을 것이나, 이러한 일을 시행하는 자에 의해서는 이루어지게 할 것이다. 내가 어떠한 집에 들어가더라도 나는 병자의 이익을 위해 그들에게 갈 것이며 어떠한 해악이나 부패한 행위를 멀리할 것이며, 남성 혹은 여성, 시민 혹은 노예의 유혹을 멀리할 것이다. 나의 전문적인 업무와 관련된 것이든 혹은 관련이 없는 것이든 나는 일생동안 결코 밖에서 말해서는 안 되는 것을 보거나 들을 것이다.

I will not divulge, as reckoning that all such should be kept secret. While I continue to keep this Oath unviolated, may it be granted to me to enjoy life and the practice of the art, respected by all men, in all times. But should I trespass and violate this Oath, may the reverse be my lot.

나는 그와 같은 모든 것을 비밀로 지켜야 한다고 생각하기에, 결코 누설하지 않겠노라. 내가 이 맹세를 깨트리지 않고 지낸다면, 그 어떤 때라도 모든 이에게 존경을 받으며, 즐거이 의술을 펼칠 것이요. 인생을 즐길 수 있을 것이다. 하나 내가 이 맹세의 길을 벗어나거나 어긴다면, 그 반대가 나의 몫이 될 것이다.

7. 로마

로마는 고대 문명 가운데 가장 찬란한 문명을 꽃피웠다. 이탈리아 중서부의 조그만 도시에서 시작한 로마는 이탈리아 반도와 지중해뿐만 아니라 오늘날 서유럽 대부분의 지역을 지배한 대제국을 건설하였으며, 도로, 건축, 상하수도, 법률 등 실용적인 영역에서 놀라운 문명을 낳았다. 이러한 실용적인 로마 문명은 오늘날도 많은 부분 그대로 잔존해 있다.

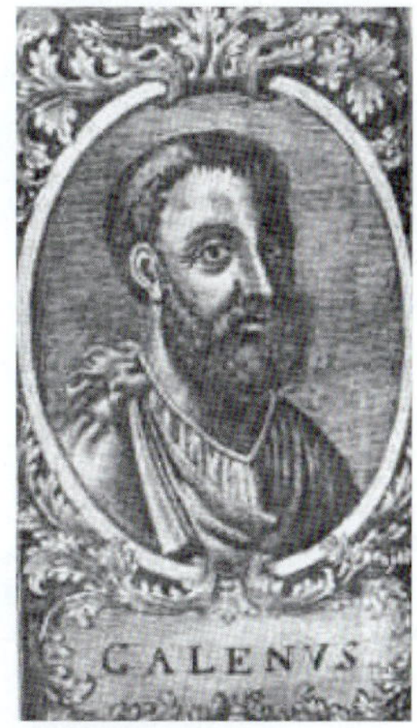

그림 3-7 갈렌

그리스 출신이었던 갈렌은 A.D. 161년에 로마에 가서 해부학을 가르치며 그리스 의학을 전달하고 해부학을 발전시켜 뼈를 정확히 기술하였으며, 근육에 대한 선구자적 업적을 이루었다. 초기 로마인들은 신의 절대적 능력을 믿었고, 상류층 사람들은 사치와 방탕이 심했으며 노비제가 있었다. 여성들의 지위는 높았고, 경제적으로 독립되었으며, 많은 외부활동에 참여하였고 군사력을 위한 군수병원이 있었다.

표 3-1 고대국가의 의료와 간호형태

국가	의료 및 간호형태
이집트	인체 중 가장 중요한 부분의 뇌, 절개 · 봉합, 부목에 관한 기술 역사상 최초의 신부의사: 임호텝(Imhotep)
바빌로니아	질병의 원인: 신과 악령의 천벌 치료법: 주문, 마술, 기타 방법 사용 함무라비 법전: 위생시설과 의료행위에 대한 구체적인 조문
중국	혈액 순환 중시, 진맥의 이론과 기술 발달 장중경: 상한졸병론(급성 발열성 질환 치료법)
이스라엘(팔레스타인)	모세의 건강법: 식품 선택, 감염병 방지 피부의 상처 돌보기, 쓰레기 처리 규칙 할례의식 거행
인도	아소카 왕 : 역사상 최초의 병원 설립 힌두교 경전 베다 : 질병, 상처, 위생, 건강, 임신에 대한 치료 및 간호 차라카 삼히타: 간호원리나 실무에 대한 구체적 설명

〈계속〉

국가	의료 및 간호형태
그리스	의료의 신 에스클라피우스: 건강의 여신, 회복의 여신, 보건의 여신 카두세우스: 지혜와 평화를 의미하는 권능의 지팡이, 의업의 상징 히포크라테스: 의학의 아버지 Magic of Medicine → Science of Medicine
로마	그리스 출신 갈렌의 공헌: 해부학자, 실험생리학의 선구자 로만 메이트런(Roman matron): 마르셀라, 파비올라, 파울라

2 초기 기독교 시대의 간호

1. 기독교와 간호

로마 제국의 성립 직후 탄생한 기독교는 평화, 평등, 사랑 등 인류 보편적 가치를 추구하는 교리와 지중해 세계를 하나로 통일하고 언어를 헬라어와 라틴어로 통일한 로마 제국의 행정적 안정 덕분에 약 300여 년간의 박해에도 불구하고 빠른 속도로 교세를 확장하였다.

로마 제국은 평화를 추구하는 기독교 교리가 전쟁과 영토 확장을 추구하는 제국의 정책과 상반되고, 기독교의 평등추구가 노예제도와 일치하지 않는 등의 여러 가지 이유로 기독교를 박해하였다. A.D. 313년에 콘스탄티누스(Constantinus) 황제는 기독교를 공인하였고, 4세기 말에 테오도시우스(Theodosius) 황제는 기독교를 로마의 유일한 국교로 정하였다.

이러한 시대적 배경을 살펴볼 때 간호를 가정에서 공적 영역으로 이끌어 낸 것은 기독교의 영향이라고 할 수 있다. 당시의 간호는 주로 가족을 대상으로 여성이나 여성 노예들에 의해 이루어졌으나 기독교의 확대로 기독교인들에 의해 가족의 범위를 벗어난 간호가 이루어지기 시작하였다.

예수 자신이 환자를 치료하는 데 많은 열정을 보였고, 루가복음을 기록한 루가는 의사였다. 기독교인들은 이웃을 내 몸과 같이 사랑하라는 예수의 가르침을 따라 환자나 고아와 과부, 가난한 이들을 돌보기 시작하였고 이는 진정한 의미에서 간호영역의 확대로 이어졌다. 특히 로마 제국의 지속적인 전쟁 수행은 많은 부상자를 발생시켰고 그 결과 간호의 수요를 증대시켰다. 즉 기독교의 가르침과 사회적 요구가 부합된 결과 가정 외에서도 간호가 필요하게 된 것이었다. 당시 기독교 공동체에는 대부분 오늘날과 같은 개념의 병원이나 보호소가 존재한 것으로 보인다.

2. 초기 기독교 정신이 간호에 미친 영향

기독교 정신의 박애주의, 실천봉사, 계급타파 등으로 실질적인 의료 및 간호사업을 많이 했음에도 불구하고 기록으로 남은 것이 많지 않아 그리스 의학보다 더 앞선 것은 없으나 예수의 가르침으로 조직화된 간호가 가능하였다.

이타주의 개념이 발달하여 병자나 불구에 대한 간호가 자비의 행동으로 나타났으며, 방문간호 역사는 초기 기독교 시대의 여집사들로부터 시작되었다. 여집사들은 부유한 집의 딸들이나 귀족의 아내들과 함께 활동하였고, 간호하는 것이 곧 자신들의 영혼을 구원받는 길이라고 생각하였다.

푀베(Phoebe)는 신약성서에서 여집사로 불리는 유일한 사람으로 첫 지역사회간호사 또는 첫 방문간호사이며 여집사들의 일차적인 업무는 침례에 의한 세례식에서의 보조자 역할이었다. 여집사들은 처음에는 제사장의 조수로 병약자를 돕다가 후에 간호를 맡았다. 마크리나와 올림피아는 초기 기독교 병원에서 간호한 유식하고 부유한 여집사들로 오늘날 임상 간호사의 역할을 했고, 가정방문을 함으로써 오늘날의 보건간호사역할을 하기도 하였다. 금욕생활을 하는 뜻있는 상류계급 사람들이 기독교 수도원에서 노력, 청빈, 복을 신조로 삼고 사람들을 간호하기도 하였다.

3. 초기 기독교 시대의 여집사단이 간호에 미친 영향

교회의 여집사를 중심으로 하는 간호는 순수한 이타주의에 의한 봉사로 교회의 조직화에 따른 여집사단의 종류로는 정식임명 집사단, 과부집사단, 처녀집사단 등이 있었다. 여집사단의 계명은 인간의 기본 욕구를 다루었다. 배고픈 사람에게 음식을 제공하고, 목마른 사람에게는 물을, 헐벗은 자에게 옷을, 집 없는 사람에게 안식처를 제공하고, 교도소에 갇힌 사람을 방문하며, 아픈 사람을 간호하고, 죽은 사람을 묻어주라는 내용이었다.

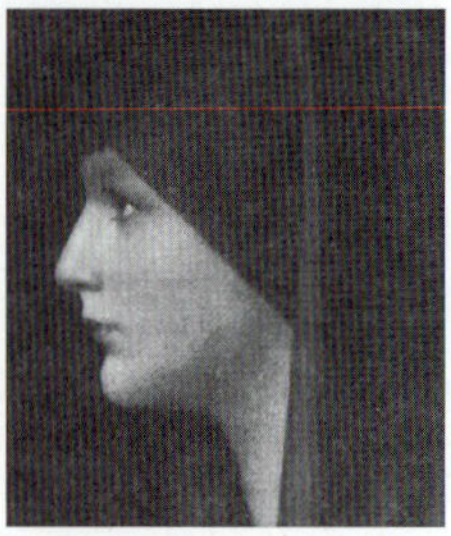

출처: 김문실 외 (2003). 간호의 역사. 대한간호협회. p.42.

그림 3-8 파비올라

4. 초기 기독교 시대의 로만 메이트런이 간호에 영향을 미친 영향

A.D. 4세기 이후 기독교가 국교화되면서 간호사업에 종사하는 귀부인들인 로만 메이트런(Roman matron)이 많았으며, 이들은 성경 번역과 제자 양성을 하기도 하였는데 **마르셀라(Marcella)**는 자기 집을 수도원으로 만들어 전도와 성서연구, 간호 사업에 일생을 바쳤다.

파비올라(Fabiola)는 위생법이 소홀해진 시기에 거지, 행려병자, 의탁할 곳 없는 이들을 위해 A.D. 390년에 로마의 1번째 크리스천 병원인 나조코미움을 세웠다(그의 궁을 기독교 병원으로 만듦). **파울라(Paula)**는 팔레스타인의 베들레헴에 수도원과 수녀원을 설립했으며 순례자를 위한 여관도 지었다. 또한 병자를 위한 병원을 세워 20년간 관리하여 최초로 간호사를 훈련시킨 여성이었다. 환자를 돌보는 것은 가정 일을 돌보는 남성과 여성에 의해 행해졌고, 아동을 돌보는 간호와 조산행위는 여성들의 중요한 역할이었다. 그러나 그들은 그리스 예술품을 모방하기를 좋아했고 학문적으로는 그리스 철학을 숭상하였으며 의학 발달은 그리스를 따르지 못했다.

5. 초기 기독교 시대의 의료기관 형태에 따른 간호의 차이

로마공화국 초기에는 상류층에만 의료 혜택이 집중되고, 가난한 서민들은 민속의료나 신앙요법이 지배적이었으나 2세기경부터 공공의료 봉사가 제도화되어 정부 임명의 의사들이 여러 마을과 시설에 배치되었다.

4세기경 손님 접대와 병자 간호를 위해 다이아코아(Diakonia, 디아코네이트 = 병들고 가난한 이를 간호하는 일)라는 집을 세웠으며, 이는 의료기관으로 변천해 보호소, 휴게소, 진료소의 역할을 하였으며 오늘날 보건소와 병원의 외래진료소의 전신이 되었다.

다이아코니아보다 더 큰 시설인 **제노도키아(Xenodochia)**는 입원환자를 받을 수 있는 현대의 종합병원 및 다양한 형태의 자선기관의 기원이 되었다. 성 바실에 의해 카이세리아(Caesarea)에 지어진 성 바실(St. Basil) 제노도키움이 가장 유명하며, 나환자 격리수용, 기숙사 등의 규격을 갖춘 시설이다.

제 2 장 중세 간호

학습목표

1. 중세 간호에 영향을 끼친 역사적 배경을 설명할 수 있다.
2. 수도원과 관련된 중세 간호를 설명할 수 있다.
3. 봉건제도와 관련된 중세 간호를 설명할 수 있다.
4. 중세 시대에 활약한 간호지도자들의 활동을 열거할 수 있다.
5. 중세 후기 십자군 전쟁 당시의 간호를 설명할 수 있다.

일반적으로 중세는 서로마 제국이 멸망한 476년부터 루터의 종교개혁 또는 콜럼버스의 신대륙 발견까지를 말한다. 로마 제국의 멸망 후 로마에 의하여 하나의 체계로 통합되었던 지역은 크게 유럽 세계, 동로마 제국, 이슬람 세계 3개의 문화권으로 나누어지게 되었다. 그 중 유럽 세계는 '암흑시대'라고 불리기도 한다. 중세는 민족이동으로 혼란스러웠던 A.D. 500~1000년 사이를 전반기, 상업과 도시의 발달, 인구 증가, 대학과 학문 발달 등으로 활기를 띄었던 A.D. 1000~1500년까지를 중세 후반기라고 한다.

1 중세 전기의 간호

1. 중세 전기 유럽사회의 특징

훈족에 의해 위협을 받은 게르만족은 4세기 말 5세기 초 내부로부터 무너지고 있던 로마 제국으로 대이동을 시작하게 되었다. 게르만족은 이탈리아, 에스파냐를 거쳐 아프리카 북부까지 영토를 장악하고 유럽의 주도권을 쥐게 된다. 교육, 산업, 의료제도와 시설들이 모두 파

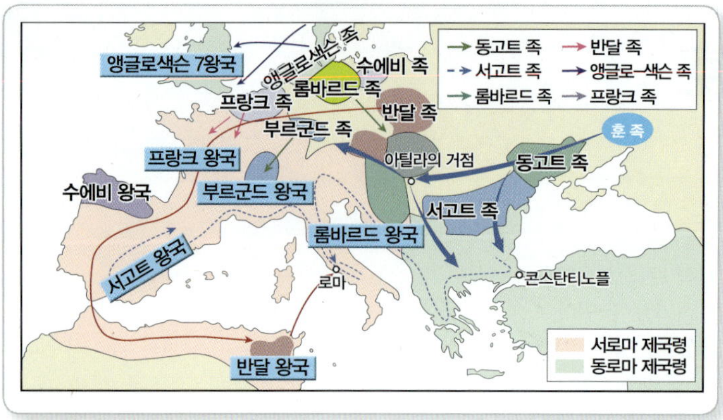

그림 3-9 게르만족의 이동 경로

괴되었고, 감염병, 자연재해와 전쟁으로 인해 가난과 범죄가 증가하였다. 중세 전기는 혼란이 극심한 중세의 암흑시대로 알려져 있다. 이 시기에 나타난 사건들은 수도원 제도, 봉건제도, 이슬람교 형성 등이다.

2. 수도원 제도와 간호

로마는 게르만족의 침입으로 사회 전체적으로 황폐되었다. 로마인들은 현실생활에 대한 회의와 불안감을 갖게 되면서 영적 생활에 치우치게 되었다. 중세의 교회는 많은 영토를 소유하고 있어서, 농민을 지배하는 현실적인 권력이기도 하였다. 이렇듯 교회 권력이 지나치게 세속화 되었다. 신자나 성직자들은 초기 교회의 이상으로 돌아가려는 움직임이 생기고, 그것이 **수도원(christian monastery)**이라는 제도를 낳았다.

수도원은 수도사나 수녀들이 각각 공동생활을 하는 곳으로, 이곳에서 이들은 병자를 간호하고 자급자족을 통해 공동체 생활을 영위하였다. 수도원 중 가장 널리 알려진 곳은 베네딕트 수도원으로, 성 베네딕트(Benedict)가 529년에 로마와 나폴리 중간에 위치한 몬테카시노에 수도원을 세우고 수도사들에게 청빈, 정결, 순종이라는 이상을 제시하고, 베네딕트의 계율을 마련했다. 수도원은 집 없는 사람들과 핍박받는 사람들 뿐만 아니라 병자를 돌보는 일에 우선해야 한다는 규칙이 있을 정도로 환자간호가 중요한 임무 중의 하나였으며, 수녀 중 간호사의 수련을 받아 질적으로 훌륭한 간호를 수행하는 이가 많았다.

3. 봉건제도와 간호

중세 유럽사회를 지탱한 2개의 축은 봉건제도와 종교였다. 그중 **봉건제도**는 9~13세기까지 영국, 프랑스, 독일 등에서 성행하였고, 토지를 사이에 두고 영주와 농노의 지배 · 피지배 관계가 형성된 제도를 말한다. 중세의 생활 영역은 장원이라는 단위로 구성되어 있었다. 장원은 농촌 경제 생활의 기본 단위로 한 장원 내에서 농노가 영주의 보호를 받는 대신 토지 주인인 영주를 위해 토지를 경작하는 제도이다. 이러한 장원을 바탕으로 영주는 농노의 생활을 보장하고, 생명과 명예를 보호해 주는 대신, 농노는 목숨을 걸고 주군에게 충성하였다.

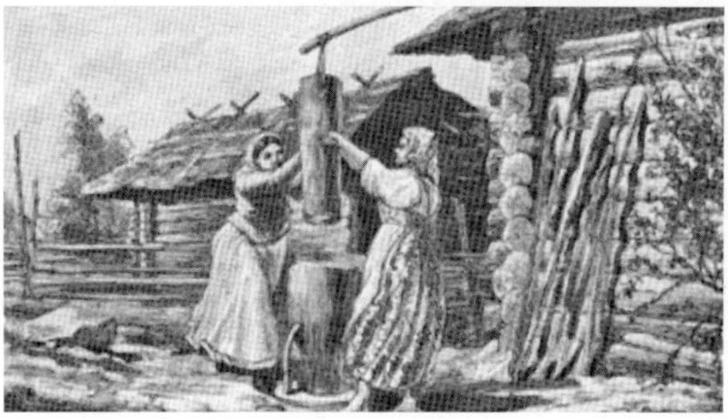

출처: 글공작소. 공부가 되는 세계사. 아름다운 사람들. P.207

그림 3-10 러시아 농노들의 고단한 삶을 그린 그림

장원의 농노들은 대체로 가난하였고, 병과 치료에 대한 지식이 거의 없었기 때문에, 병자들에 대한 책임은 주로 영주의 부인에게 있었다. 영주 부인은 농노 중 병자들을 찾아다니며 치료하였고 질병치료에 대한 조언을 하였다.

4. 이슬람교와 아랍왕국

아라비아 반도에서 아랍인들은 다신교를 숭상하고, 부족 단위로 살아가면서 유목생활을 하였다. 당시 아랍인들은 각 부족들 간의 종교로 대립하였다. 이러한 사회적 혼란과 불평등 속에서 마호메트가 이슬람교를 창시하여 알라신 앞에서는 만민이 평등함을 강조하였고 정치와 종교, 언어를 통일하였다.

마호메트의 후계자인 칼리프는 과학과 의학의 발달에 관심이 많았으며, 히포크라테스와 갈렌의 기록을 아랍어로 번역하고 연구하였으며, 의학연구를 장려하였다.

당시에 30여 곳의 병원이 있었고 1283년 카이로의 병원에서는 열병환자, 외상환자, 안질환자를 다루는 전문 진료과가 있었으며, 부인전문 병실도 있었다. 의사들은 자격시험을 통과해야 했다. 분만 시 간호나 부인과 질환 환자의 경우에는 남성의 존엄성과 자부심이 줄어드는 행위라고 믿었기에 배우지 못한 조산사의 손에 맡겨졌다. 이 시대의 유명한 의사로는 라제스, 아비센나 등이 있었으며, 라제스는 홍역(measles)과 천연두(small pox)를 연구하였고, 아비센나는 철학자이며 과학자로서 '의료의 규율'이라는 책을 저술했다.

5. 중세 전기의 병원

중세의 유명한 병원으로는 리용의 호텔 듀(542년), 파리의 호텔 듀(650년)가 있으며 아직도 현존하고 있다. 리용의 호텔 듀는 순례자, 고아, 허약자를 위한 간호사업을 시행하였다. 파리의 호텔 듀는 중세의학의 중요한 부분을 담당해 왔고, 간호제도에 대한 유용한 기록이 남아 있다.

6. 중세 전기의 수도원 간호사들

• 성 라데군데(St. Radegunde, A.D. 519~587)

더러지안 왕의 딸로서, 삼촌에 의해 아버지가 살해되고, 어렸을 때 프랑크 왕국의 클로티어 왕에게 납치되어 다섯 번째 왕후가 되었다. 잔인한 왕을 떠나 교회로 피신하여 559년에 수도원을 설립하였고, 나환자 간호에 헌신하였으며, 개인위생에 무지했던 당시에 목욕실을 만들어 직접 목욕시켰다.

• 성 브리지드(St. Brigid, A.D. 452~523)

아일랜드의 유명한 수도장으로서 학자, 교육자, 상담자 및 치유술의 전문가였다. 나병치료와 병자간호를 했던 것으로 알려져 있으며, 치유의 수호자로 불렸다.

② 중세 후기의 간호

1. 중세 후기 유럽 사회의 특징

암흑기가 끝난 중세 후기는 전기와는 달리 매우 안정되었다. 상인들이 부유해지고 힘이 막강하게 되었으며 교역과 상거래가 활발하게 이루어졌다. 장원으로부터 농노들을 자유롭게 해 주고 농노들은 봉급을 주는 일자리를 찾아 도시로 이동함에 따라 인구가 증가하였다. 그러나 부족한 위생시설과 제한적인 식품공급 시설로 인해 빈민가는 질병과 범죄, 폭력과 죽음의 온상이 되었다. 밀집된 생활환경과 만연된 질병으로 환자 간호에 대한 새로운 유형의 단체 설립이 필요하게 되었다.

2. 십자군 운동

11세기 유럽에서는 성지 순례가 활발하게 이루어졌다. 이 무렵 예루살렘은 터키의 영토였다. 이슬람교도인 터키 사람들은 성지 순례를 위해 예루살렘을 찾는 기독교인들을 박해하였다. **십자군 운동**은 11세기 말부터 약 200여 년간 기독교인들이 이슬람교도들로부터 성지 예루살렘을 탈환하기 위해 일으킨 군사운동이었다. 큰 성공을 거둔 제1차 십자군 운동 이후 계속해서 십자군을 파송했으나 한 번도 성공하지 못했다.

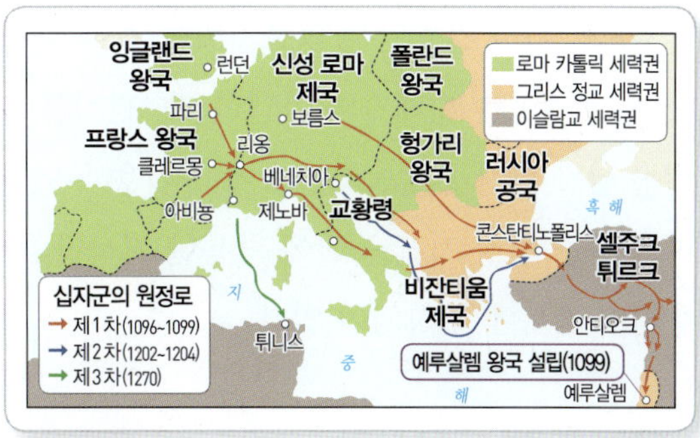

그림 3-11 십자군 진군로

십자군 운동은 초기 목적과는 달리 하급 기사들의 영토에 대한 침략적 야욕, 상인들의 경제적 이익에 대한 욕망, 봉건제도에 대한 농노들의 해방 욕구 등으로 이해관계가 맞물려 200년이 넘게 계속되었다. 그러면서 원정에 대한 열정은 식어가고 교황권이 실추되었고 결국에는 봉건사회가 붕괴되기에 이르렀다. 그러나 의학 발전에는 큰 도움이 되었다. 유럽인들에게 전달되지 않았던 고대 그리스 학자들의 저서가 소개된 것도 이슬람과의 접촉을 통해서이다. 또한 여러 차례의 원정으로 감염병과 사상자의 처리 문제가 발생하면서 위생에 대한 관심이 높아지고, 많은 구호단체가 생겨났다.

3. 기사 간호단

십자군 운동으로 나타난 감염병과 사상자의 처리를 위해 오랜 세월 동안 유지해 온 군인 남자들로 구성된 특수한 유형의 간호단이다. **기사 간호단(Military Nursing Orders)**은 십자군운동이 간호사업에 가장 큰 영향을 미친 사건이라고 할 수 있다. 오랜 기간의 전쟁과 수많은 군인간호를 다 감당할 수 없어 군인 자신들이 이러한 문제를 해결하기 위한 방법을 찾게 된 것이다. 기사간호단은 전쟁과 간호를 동시에 수행하면서 오늘날의 앰뷸런스 서비스의 역할을 하였고 병자와 부상자를 간호하였다.

성 요한 기사 간호단, 튜튼 기사 간호단, 성 나자로 기사 간호단, 성 메리 기사 간호단 등이 대표적이다.

1) 성 요한 기사 간호단

성요한 기사 간호단은 의료기관을 겸한 구빈원으로서 11세기 중엽에 예루살렘에서 창립되었다. 초기에는 순례자와 가난한 자, 병자들에게 간호를 제공하였으나 1차 십자군 원정 이후에는 남자 환자들의 응급간호에 중점을 두었다. 이 단체의 활동은 현재까지도 지속되고 있으며 십자군 원정 기간 동안에 착용한 기사단의 십자가는 현재 미국 간호장교단의 표상으로 사용되어 제복에 부착되어 있다.

2) 튜튼 기사 간호단

1191년 경 제3차 십자군 운동 중 성지 예루살렘 근처의 아크레(Acre)에 세워진 야전 구호소를 지키기 위해 설립된 독일인 중심의 기사단이다. 성 요한 기사단과 비슷하게 응급구호 사업을 수행하였으나, 13세기 초 성지를 잃은 후에는 순례자와 병자 보호보다는 군사적 기능에 집중하여 14세기까지만 지속되었다.

3) 성 나자로 기사 간호단

성 라자로 기사단은 십자군 운동에 참여하였거나 나병에 이환된 적이 있었던 나환자들을 위해 설립된 것으로 13세기에는 군대의 성격을 띠게 되었다. 이들이 사용하였던 십자가 모양은 독일간호협회에 사용되기도 하였다.

4) 성 메리 기사 간호단

성 메리에 의해 설립된 여자와 어린이들을 위한 단체로, 특히 행려병 중에 있는 산모와 아기들을 돌보았다.

4. 중세의 대학

12세기가 되면서 교회와 수도원에 부속학교가 설립되었다. 학교에서는 문법과 수사학, 논리학, 수학, 천문학, 음악, 기하학을 가르쳤다. 12세기 후반에는 이탈리아에 법률학교가 세워졌고, 파리에는 신학교가 세워졌다. 신학은 파리대학, 의학은 이탈리아의 살레르노 대학이 유명하였다.

5. 탁발승단과 간호

13세기에 생겨난 탁발승단은 걸인간호단으로서 자신의 소유와 지위를 버리고 빈곤과 싸우며 수도원에 머무르기보다 청빈과 고행, 그리고 빈민에 대한 전도와 간호를 수행하였다. 가장 대표적인 탁발승단은 성 프란체스코단, 성 클라라단, 성 도미니크단 등이 있다.

1) 성 프란체스코단(St. Francis)

성 프란체스코는 아시시의 부유한 상인의 아들로 태어났다. 그는 군인으로서 전투에 참여하기도 하였고, 세속적 생활에 즐거움을 느끼지 못하였다. 로마로 순례를 떠난 그는 성베드로 대성전에서 구걸하는 걸인들을 보고 평생 가난한 삶을 살겠다고 결심하게 되었다. 아시시로 돌아간 프란체스코는 자신이 소유한 모든 재산을 가난한 사람에게 나누어 주었다. 이러한 그의 삶에 감동을 받아 따르는 형제들(작은 형제단)과 함께 1210년 교황의 승인을 받아 남자 수도회인 프란체스코단을 설립하고 탁발수도를 수행하였다. 특히 이들은 나병 환자를 보살피는 데 헌신하였다.

2) 성 클라라단(St. Clara)

성 프란체스코의 여제자 클라라가 조직한 수녀들의 단체로, 나환자들을 간호하였고 검은색의 옷을 두르고 다녀 '흑수녀단'이라고도 하였다. 오늘날에도 클라라 관상 수녀회의 프란체스코의 자매 수도단체로 전 세계에서 활동하고 있다.

3) 성 도미니크단(St. Dominic)

도미니크는 13세기 초 프랑스 남부에 이단 종파가 성행하여 이들을 올바르게 교화하기 위해 성 도미니크 수도회를 조직하였다. 도미니크단은 청빈과 겸손, 헌신을 통해 모범을 보였던 프란체스코단과 함께 중세 그리스도를 이루는 두 축이었다. 도미니크단은 중세시대 종교재판소의 심문관으로 중요한 역할을 담당하였다. 따라서 도미니크 수도회의 수도사들에게는 신학적 지식이 무엇보다 중요하였다.

4) 터티아리스단(Tertiaries)

터티아리스단은 성 프란체스코가 지도하는 제3단(Third order)이라고도 하며, 가정을 가지고 병원사업과 가정방문, 환자 운반 등 자원봉사를 하는 남녀 평신도를 위한 단체로 이탈리아에 현존하고 있다.

5) 중세 후기의 의료상황

14세기 중엽 **흑사병**이 유럽 전역을 휩쓸었다. 피부가 검게 변하여 흑사병이라고 불리게 되었는데, 약 4년만에 유럽 인구의 1/3이 사망하였다. 한 도시에 흑사병이 발병하면 거의 모든 사람들이 도시를 버렸고 가족이라고 해도 병자를 돌보는 자가 없었다. 시간이 흐른 뒤, 감염이 의심되는 사람이 모이고 위생상태가 나쁘며, 감염병이 유행하는 장소에 왕래하는 과정에서 전염된다는 사실을 깨닫게 된 후로 흑사병 유행지에서 돌아오는 사람에게 항구 밖의 일정한 장소에서 격리한 뒤 검역을 시행하였다. 이는 오늘날의 항만검역의 시초가 되었다.

십자군 전쟁 이후 성 도미니크, 성 프란체스코 등을 중심으로 학구적인 사람들이 그룹지어 배우는 일에 열중하였다. 이러한 그룹을 유니버시티(University)라고 이름하였고 이것이 오늘의 종합대학교의 시초가 되었다. 이 대학에서는 순수한 학문적 목적으로 철학, 신학, 법학, 의학을 공부하였다. 의학은 이때부터 대학을 배경으로 시작하게 되었다. 대학교의 창립은 의사들의 활동과 수준을 향상시켰으며 이러한 시대적 발달과 함께 유럽에 성 바돌로뮤 병원, 성 토마스병원, 베들레헴 병원 등 여러 병원이 생겨났다.

12~13세기까지 중세 교회는 인체 해부를 허락하지 않아 외과 분야의 발전이 없었다. 이 시기에 대부분의 의사가 신부였기에 '교회는 피를 보아서는 안 된다'는 이유로 의사의 외과개업을 제한하였다. 간단한 수술은 이발사가 이발 도중에 자연스럽게 실시할 수 있도록 허락되어 이발사 외과의(Barber Surgeon)라는 이름이 생겼다.

제 3 장 근대 간호

학습목표

1. 근대 간호에 영향을 끼친 역사적 배경을 설명할 수 있다.
2. 종교개혁이 간호에 미친 영향을 설명할 수 있다.
3. 간호의 암흑시대가 간호에 미친 영향을 설명할 수 있다.
4. 근대의 간호단체들이 간호 전문직에 끼친 영향을 설명할 수 있다.

16세기에는 두 가지 움직임이 있었는데, 르네상스와 종교개혁이다. 각각 혁명적 변화와 정신의 산물이자, 새로운 지식과 미에 대한 인간탐구의 결과였다. 이러한 근대 시기의 유럽사회는 대변혁의 시기로 새로운 대륙의 발전과 과학기술의 발달로 봉건사회가 쇠퇴하고 교회의 세력이 약화되었다. 또한 시민계급의 대두, 새로운 문화창조와 인간에 대한 재발견은 르네상스와 종교개혁의 변화를 가져왔다. 그러나 종교개혁과 더블어 수도원이 폐쇄되거나 약화되고 도시에 많은 병원이 설립되었음에도 훈련받은 간호요원이 부족하여 간호의 질은 급격하게 저하되었다. 17세기 전후에서 19세기 중엽까지 약 200년간 간호는 암흑의 시대를 맞이하게 된다.

1 르네상스

문예부흥 혹은 **르네상스**(Renaissance, 1453~1600)는 14~16세기에 서유럽 문명사에 나타난 문화운동으로, 당시 유럽에는 봉건사회가 쇠퇴하고 귀족과 교회의 세력이 약화되면서 도시의 시민계급이 일어나 국민을 위한 국가의 체제가 자리 잡았다. 르네상스란 신 중심의 중세문화를 인간 중심으로 바꾸어 놓자는 것으로 고전문화의 재생과 부활을 의미한다. 이러한 철학을 바탕으로 이 시기 유럽사회는 고대의 과학적 지식을 흡수하고 비판함으로써 학문과 예술 및 기술을 발전시켰다. 이러한 인간성 회복과 인간의 재발견을 위한 움직임은 이탈리아에서 시작되어 16세기에는 유럽 각국으로 퍼져 나갔으며, 고전의 재생을 위해 문예, 미술, 건축, 음악은 물론 철학과 인문과학, 자연과학에 이르기까지 독창적이고도 실험적인 연구가 행해졌다. 르네상스의 삼대발명이라고 일컫는 지남침, 화약 및 인쇄술은 문화 보급에 많은 도움을 주었다. 근대과학의 기초를 세워준 코페르니쿠스의 지동설, 갈릴레오의 천문학, 그리고 뉴턴의 만유인력 등은 특기할 만한 일이다. 의학계에서는 해부 생리와 순환기의 연구, 감염병의 연구 등에 현저한 발전을 이루었으나 이러한 발전이 간호에 직접적인 영향을 주지는 않았다.

2 종교개혁

르네상스의 뒤를 이어 또 하나의 새로운 운동이 독일을 중심으로 일어나 전 유럽사람들의 머리를 흔들어 놓았는데 이것이 종교개혁이다. 이 **종교개혁(Reformation)**은 16세기 전반, 유럽이 기독교, 특히 로마 카톨릭교계 내부에서 일어난 신학, 교의, 전례, 교회 체제 전반에 걸친 변혁운동이며, 독일을 중심으로 르네상스의 뒤를 이어 일어난 또 하나의 새로운 운동이다. 중세 이후 기독교는 유럽의 사회, 정치, 문화, 사상 등 생활 여러 분야와 밀접한 관계를 맺고 있었기 때문에 이 변화를 통해 성립된 프로테스탄티즘은 르네상스와 함께 근대 유럽 세계 형성에 중요한 영향을 끼쳤다. 1517년 10월 95개 조항의 반박문을 발표하고 1519년 3개의 논문을 발표해서 교황권의 부패와 타락을 규탄하였다. **마틴 루터(Martin Luther)**를 선봉으로 시작된 종교개혁은 1529년 면죄부에 대한 항의서를 제출하면서 프로테스탄트로 불리었다. 1536년 루터교회가 인정되고 루터파의 제자들과 가톨릭 교권 간의 대립이 계속되다가 1555년 화해로 일단락되어 신교도들에게 신앙의 자유가 인정되었다. 그 후 스위스의 칼빈(Calvin, 1509~1564) 등에 의해 계속적으로 개혁운동이 확산되었으며, 이러한 영향으로 북 유럽제국에는 신교의 세력이 가장 빨리 자리잡게 되었다. 영국에서는 신교적 성격을 띤 영국국교가 확립되었고 스코틀랜드(Scotland)에서는 장로교(Presbyterian)가 발족되었다.

3 간호의 암흑시기

르네상스의 인간성 회복은 여성에게도 다소 영향을 미쳤으나 여성의 지위 향상은 이루지 못하였다. 또한 일부 부유층 여성들의 방종한 생활을 낳기도 하였다. 또한 만민이 법 앞에 평등하다고 선포한 프랑스 혁명과 1789년 인권선언조차 남녀평등을 논하지는 않아 여성문제에 대해서는 남성혁명가들조차 보수적이었다.

간호역사에서 근대에 **간호의 암흑기**가 도래한 직접적 원인은 종교개혁이 야기한 사회적 상황의 변동에서 찾아볼 수 있다. 종교개혁은 가톨릭 종교단에서 운영하던 대부분의 병원이 문을 닫거나 수사나 수녀들은 기존에 의료기관에서 축출되어 **프로테스탄트(Protestant)**에서 운영하도록 하였다. 하지만 자질 없는 집단이 간호종교단의 위치를 대신하게 되어 결국 병원은 공포의 장소가 되었다. 이러한 간호의 암흑기는 200년 동안 지속되었으며 병원은 많이 설립되었으나 비위생적인 환자관리로 사망률이 높았다. 의사나 간호사는 도덕성이 타락되어 의료비에 대해 흥정과 계약을 하며 위험성 있는 치료나 감염병 환자는 냉대하고 거절하는 경우도 있었다. 또한, 간호하는 사람들을 모집하기 위해 죄수들을 복역하는 대신 간호업무로 대체시켜 간호가 최악의 상황에 놓이게 되었다. 즉, 종교개혁은 간호사업에 암흑기를 초래하였는데, 그 원인은 여러 요인으로 설명될 수 있다.

1. 주요 요인

- 일반인들이 병원을 설립하였으나 **준비된 간호요원이 부족**하여 **간호의 수준이 급격히 하락**하였다.
- **가톨릭교의 세력이 저하되고 교회가 운영하던 병원의료와 구호사업의 운영권이 신교로 넘어가게 되면서 여러 기관들이 폐쇄**되고 질적으로 우수하였던 수녀 간호요원들이 병원을 떠났다.
- **신교 프로테스탄트들은 중세 수녀단체의 활동에 부정적인 인식을 갖고 있어 여자들의 사회활동과 지위를 국한**했으며 마지막 종교회의인 1545년 트렌트 종교회의에서 평신도의 간호활동을 까다롭게 제한하는 규정을 만들었다.

- **신교도들은 자체의 교권확립에 노력을 기울이고 병원운영이나 간호사업에 관해서는 관심이 부족**하였으며 의료기관의 운영권 대부분이 국가 행정부서로 넘어감에 따라 사명감 없는 여성들이 고용되어 간호에 종사하였다.

2. 간호 암흑기의 병원 상황

간호의 암흑기로 나타난 간호사업의 질적 저하는 전 유럽 지역의 심각한 문제가 되어 작가들의 작품을 통해 여론화되기 시작하였다. 또한 이러한 암흑기는 뜻있는 몇몇 사회개혁자들의 헌신적 노력과 때마침 일어난 의학의 과학적인 발달로 새로운 빛을 보게 되었으며, 산업의 발전으로 인한 여성의 사회진출과 교육의 기회균등 등은 간호를 하나의 직업적 간호로 만드는 전환기를 형성하였다.

4 근대시대의 감염병

근대 유럽에는 질병양상의 현저한 변화를 보인다. 한센병이 점차 사라지고 16~17세기에 걸쳐 발진티푸스, 괴혈병, 수두, 성홍열, 매독, 두창, 페스트가 유행하였다. 이 시기 가장 무서운 질병이었던 매독이 성적 접촉을 통해 감염된다는 것이 밝혀지고 나서 성노동자에 대한 규제와 환자 격리가 시행되기도 했다. 17세기 초에는 심한 불황과 기근에 시달린 남부 잉글랜드 주민들에게 구루병이 나타났고, 15~17세기 경에는 장기간 항해하는 선원들에게 괴혈병이 발생하였다. 이것은 후에 비타민 C의 부족이라는 원인이 밝혀지면서 그 이후에 배가 출발할 때는 신선한 오렌지와 야채를 많이 실었다고 한다. 1700~1800년 유럽 여러 공업국가에서는 질병이나 사람으로 인해 큰 노동력 손실이 발생하였고, 산업발전을 위한 건강한 노동력의 확보가 중요한 시기였기에 국가적 및 경제적 차원에서 중대한 문제로 주목을 받게 되었다.

5 사회개혁과 간호활동

사회개혁이란 커다란 목표 아래 도덕성의 앙양과 병자 특히 냉대 받는 정신질환자의 대우, 형무소의 개선, 기타 자선사업을 위한 단체들이 조직되었다. 도시로 몰려온 농민과 도시의 노동자 계급의 경제 상황은 매우 나쁜 상태로 이들을 구제하기 위한 자선단체들이 요구되었고, 전반적인 사회제도 개선과 개혁이 요구되었다. 이에 따라 사회개혁의 성격을 띤 간호사업 단체들이 조직화되어 나라마다 특성 있는 사업을 전개하였고, 간호의 암흑시대를 현대 간호의 시대로 연결하는 다리 역할을 하였다.

1. 프랑스의 자선 간호단

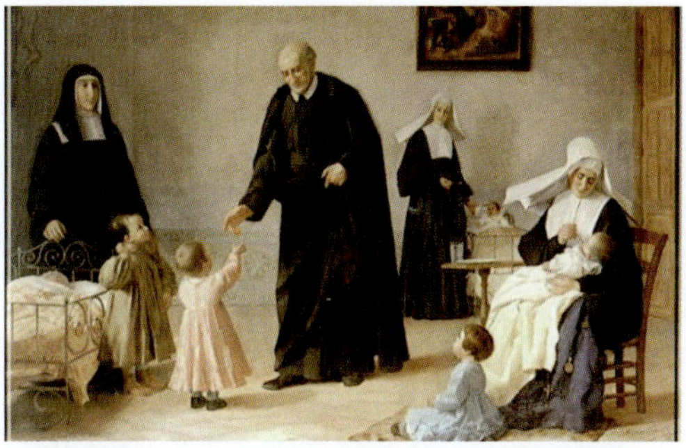

출처: 고메즈 모레노 作(1907). 성 빈센트 드 폴 이미지 아카이브.

그림 3-12 빈센트 드 폴과 루이사 드 마리약

자선 간호단(Sisters of Charity)은 성 빈센트 드 폴(St. Vincent de Paul)과 그를 돕는 프랑스의 부유한 여성들에 의해 창설되었다. 성 빈센트 드 폴은 신부로 전쟁, 기아, 감염병, 종교적 피난 대응의 재난을 직접 경험하였으며 자선 간호의 병원 개선을 통해 사회개혁을 체계적으로 실천하였다. 그는 영혼의 구원과 빈곤의 타파를 위해 집단 농장을 설치하고 청년들에게 수공과 실업과목을 가르쳤으며 다양한 자선단체를 만들었다. 그중 하나가 자선부인회로 이곳의 여성들은 종교적 서약을 하지 않고 1년간 봉사를 한 후에는 퇴직하고 결혼하든지 혹은 다시 업무를 계속하든지 자유였다. 그리고 좀 더 자선적이고 순수한 간호사업을 위해 여자들을 모집하여 자선부인회관에서 단체생활을 통해 간호훈련을 시켰다. 그들은 주로 방문하며 환자를 도왔고, 필요한 음식과 약물, 간호 등을 제공하였다. 폴 신부는 이 자선 간호단을 직접 가르쳤으며 반을 조직하여 강의와 토론을 하고 과로를 피하도록 하며 여러 가지 진보된 제도를 마련하였다. 이러한 간호단의 활동은 환자들에게 실제적인 도움이 되었으며 사회적인 평판도 좋아 곧 프랑스 국내는 물론 유럽 각국에 널리 알려져 후에는 미국과 캐나다에도 퍼지게 되었다.

자선간호단을 직접 지도한 그라스(Mile Le Gras)의 지도력과 열성은 놀라웠는데, 그가 성마릴락(St. Louise de Marilac)으로 알려진 인물이다. 그는 여러 해 동안 봉사활동 후 흑사병 환자를 간호하다가 환자와 더불어 생명을 마쳤다. 자선 간호단은 특별한 복장을 갖추었으며 간호의 기술과 종교적 의식을 혼동하지 않는 원칙을 지키며 활동하였다. 또한 보육원과 정신병자 휴양소를 설치하고, 방문간호도 실시하였으며, 임종환자 간호와 가족위로 등을 수행하였다. 이 모든 활동은 근대 직업간호사 제도의 발판이 되는 의의를 지니는 선견적인 내용을 갖춘 간호사업으로 평가되고 있다.

2. 영국의 사회개혁운동

영국에서 수도원의 폐쇄로 걸인과 유랑생활을 하는 빈민들, 기아로 죽는 사람들이 증가하게 되자 이를 해결하고자 하는 국가적 정책으로 자선기관 설립을 위한 법안을 제정하고 구빈제도를 시행하였다. **엘리자베스 여왕**은 1601년 **구빈법(Poor Law)**을 제정하여 실질적인 구제가 이루어지도록 하였고, 이것은 국가적 의무로 사회보장제도의 시초가 되었다.

엘리자베스 구빈법의 주요 내용은 빈민구제에 대한 국가적 책임의 인식, 구빈행정체계의 확립(교회 교구단위의 구빈사업이 국가사업으로 전환), 세금재원의 활용, 빈민의 자격 분류와 처우의 차등 등이다.

3. 정신병원과 형무소 개선 운동

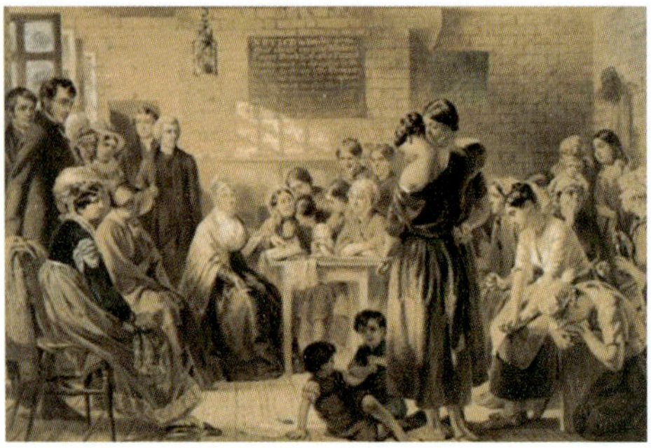

출처: 작자 미상(1830년대). 호주 국립 도서관 컬렉션.

그림 3-13 뉴게이트 감옥을 방문한 엘리자베스 프라이

사회개혁의 실천방안으로 인간 이하의 대우를 받는 정신질환자와 죄수들을 위한 인도주의적 문제는 인류애를 토대로 하는 간호 사업의 중요한 일면을 보게 된다.

당시 정신병원이나 수용시설의 실태는 인간 이하의 대우와 열악한 시설로 사회적인 비난이 계속되었다. 형무소에 수감되어 있는 죄수들의 비인도적인 대우 문제도 개선이 필요했다. 영국 출신의 교양 있는 행정가인 존 하워드(John

Howard, 1726~1790)가 영국과 유럽 여러 나라의 감옥을 시찰하고 그것을 논문으로 발표한 후 상당한 여론의 반향이 일어나, 형무소 내부가 공개되면서 효과적인 개선방안이 마련되었다. 그는 계속하여 일반병원과 나병원을 방문하고 『**병원들과 나병원들**』이라는 저서를 내서 사회적인 여론을 환기시켰다. 그 후 18세기 말엽에 사회개혁운동에 이바지한 여러 여성들이 있었는데, 특히 뛰어난 몇몇 여성들은 다음과 같다. **프라이(Elizabeth Fry, 1780~1845)** 여사는 영국의 가정주부이며 퀘이커(Quaker) 교도로 여죄수들을 위로하고, 물질적으로 개인적인 도움을 주었으며 사회적으로 광범위한 시설 개선운동을 하였다. 그의 동료인 시브킹(Amelie Sieveking, 1859)은 재산이 많은 독신 여성으로 프라이 여사와 더불어 콜레라 유행 시 병원사업을 지원하는 등 많은 도움을 주었다. 이 두 여성은 유럽의 여성 지도자들과도 긴밀한 연락을 가졌으며 특히, 독일 간호사업 지도자들과 긴밀히 연락하였다.

4. 개신교 여집사 간호단

신교 여집사 간호단은 19세기 초 신교파에서 주동하는 여집사단으로 간호사업의 새로운 발전을 보게 되었다. 이 운동은 초기 기독교 시대의 여집사운동(deaconess movement)을 새롭게 계승한 것이다. 이 운동은 독일 라인 강변의 카이세르스베르트에서 전개되었다. 이곳 여집사단의 지도자인 **문스터(Frederike Munster, 1800~1842)**는 뛰어난 지도력과 총명함으로 고아들과 출옥한 여죄수를 위해 사회사업을 하던 중 프리드너(Theodore Fliedner) 목사와 결혼하여 작은 병원을 설립하고 젊은 여신자들을 뽑아서 간호학 훈련을 시작하였다. 처음 선발한 6명의 여집사 간호단은 조직적인 간호 훈련과 분담제를 실시하였다. 실용간호학, 약학, 위생 간호법의 위생 및 실습을 배웠으며 프리드너 목사로부터 윤리학과 종교의 교리도 배웠다. 또한, 의사들의 강의를 받게 하였으며 시험제도도 채택했다. 이처럼 조직화된 훈련으로 병원의 발전을 이루었고, 병원의 명성이 높아지자 독일뿐만 아니라 유럽 각국의 병원으로부터 간호사 초빙을 받아 파견하게 되었으며, 방문객들도 넘쳐났다. 경제적인 면에서도 경영 방법의 해결로 많은 부속건물들이 건축되고 정

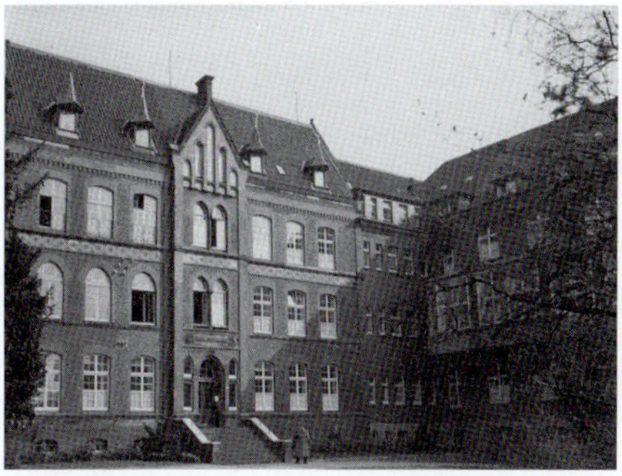

출처: 국립 의료 박물관(National Museum of Health and Medicine).

그림 3-14 프리드너 병원

신병동이 별도로 설치되었으며, 여러 곳에 병원지부가 설치되어 번영하였다. 프리드너 여사는 그가 한 모든 일을 일기로 기록하여 교재로 이용하였다. 나이팅게일도 이곳에서 간호 교육을 받으며 근대 간호교육의 필요성을 더 절감한 것으로 알려져 있다. 이곳에서 교육받은 사람들이 다른 지방으로 옮겨 더 넓은 지역을 위해 간호단을 조직했으며, 신교 여집사 간호단의 발전과 교육은 간호의 암흑시대를 현대 간호 사업으로 돌리는 중요한 역할을 하였다.

5. 산업혁명과 여성운동

르네상스의 인간성 회복은 여성에게도 영향을 주었으나 여성의 지위 향상에는 큰 공헌을 하지 못하였고, 일부 상류계층 부인의 방종을 조장하였다. 종교개혁은 수도원을 폐지함으로써 자의가 아닌 많은 여성에게 수도사 생활을 면하게 하고 승려들의 대처를 인정하였다. 프랑스 혁명은 '법 앞에 만민이 평등하다'고 주장하였으며, 1789년 「인권선언」은 남녀평등에 대해서는 언급하지 않았다.

산업혁명 후 노동력의 수요가 커져 여성의 산업 분야 진출이 활발해지면서, 여성사상의 획기적인 혁명을 가져왔다. 18세기 말부터 19세기 중엽에 걸쳐 여성의 사회적 지위는 급속도로 향상되었다. 18세기 영국의 여권신장론자 울스턴크래프트(Mary Wollstonecraft)가 저술한 『여성의 권리옹호(A Vindication of the Rights of Woman)』와 모어(Hanna More)의 『근대 여성 교육제도의 제약(Strictures on the Modern System of Female Education)』은 이러한 사회적 분위기를 잘 반영하고 있다. 19세기 초엽 프랑스의 여류작가 상드(George Sand)는 여성해방을 부르짖었으며, 19세기 중엽에는 영국의 경제학자 밀(John Stuart Mill)이 『여성의 예속(The Subjection of Women)』을 저술해서 여성운동에 큰 자극을 주었다. 20세기에 들어서는 스웨덴의 여성 사상가 케이(Elen Key)가 여성해방을 위한 많은 저서를 집필하며 세계적인 선풍을 일으켰다. 1848년 영국의 정치혁명 때도 부인참정권은 무시되었으나 19세기 후반기에 들어 여성의 법적 지위에는 커다란 향상을 가져왔다. 생거(Margaret Sanger)의 산아제한(가족계획) 주장은 20세기에 들어서 세계적인 규모로 퍼졌는데, 이 문제는 인구, 경제 등 여러 가지 문제와 더불어 여성해방운동에 큰 영향을 주었다.

제 4 장 현대 간호

학습목표

1. 현대 간호의 모체인 영국 간호에 대해 설명할 수 있다.
2. 미국 간호에 대해 설명할 수 있다.
3. 각국의 간호교육 및 면허제도를 이해할 수 있다.
4. 간호 관련 국제조직인 국제간호협의회, 세계보건기구, 국제 적십자사 설립목적 및 기능을 설명할 수 있다.

1 영국의 간호

1. 초기 영국간호

영국간호는 1850년 이후부터 발전하기 시작하였으며, 1860년 성토마스 병원 내에 나이팅게일 간호학교가 설립되기 이전에는 병원 간호사들의 처우가 열악했다. 저임금에 일부 간호사들은 병원에서 비정규적인 교육을 받았고, 수녀들과 간호사가 별도로 모집되어 병원에서 일을 하는 형태였다. 이후 1866년에는 11개의 대도시 병원에 53명의 간호사가 고용되었으며 평균 연봉은 18파운드 정도로 좋지 않은 환경에서 근무했다.

이 시기의 병원들은 환경 상태가 대부분 비위생적이었고, 감염으로 인한 악취가 만연하였으며 사망률도 높았다. 또한 간호사가 의료비의 흥정 및 중환자 및 감염병 환자를 거부하는 등의 도덕적 타락이 있었으며 이를 시정하려는 움직임이 언론 및 문인을 중심으로 일어났다. 찰스 디킨스가 그의 책 『Martin Chuzzlewit』에서 이를 풍자하고 있다.

간호사를 위한 병원교육 학교는 1846년 독일 카이세르베르트(Kaiserwerth)에 설립될 때까지 없었으며, **나이팅게일**도 유럽의 간호 상황을 익히기 위해 1851년 카이세르베르트에서 정식교육을 받았다. 이로써 나이팅게일이 간호제도를 개혁할 수 있는 초석이 마련되었으며 1853년 10월부터 1856년 2월까지 지속된 러시아 제국과 연합국(영국, 프랑스, 사르데냐 왕국, 오스만 제국)과의 전쟁인 크림 전쟁에 나이팅게일이 참여하면서 나이팅게일 간호가 시작되었다. 나이팅게일의 간호개혁과 간호교육 및 간호는 5장 나이팅게일과 간호의 흐름변화에 자세히 기술되어 있다.

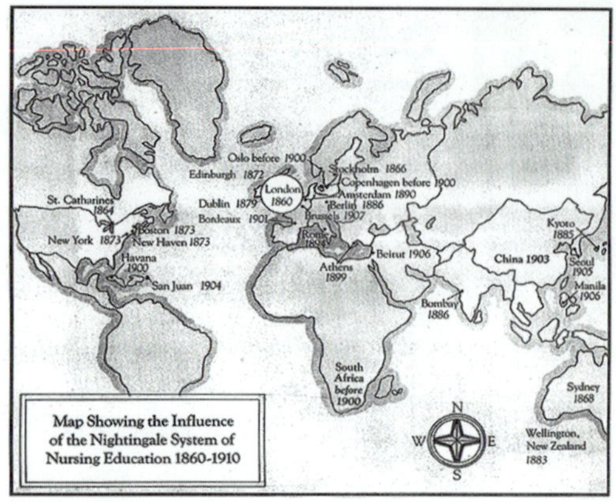

출처: M. Patricia Donahue. (1985). Nursing : The Finest Art. St. Louis: C.V. Mosby.

그림 3-15 나이팅게일 간호교육 시스템의 영향

나이팅게일의 지속적인 간호교육의 전파로 **나이팅게일식 간호교육**이 영국에서 정착하면서 교육을 받은 이들이 세계로 교육방식을 전파하였다. 오스번(Osburn)은 1867년 시드니 병원에 간호사 5명과 함께 간호학교를 세웠으며, 버클레이(Barclay)는 1971년 스코틀랜드 에딘버러 왕립병원에 간호학교를 세웠다. 1884년 피셔(Fisher)가 필라델피아 블록클레이 병원에 간호학교를 세웠으며, 이탈리아와 벨기에에도 나이팅게일식 간호학교가 설립되었다. 그 영향은 그림 3-15와 같다.

2. 영국 간호의 발전

1) 임상간호와 펜위크

영국의 간호는 현대 간호의 모체로 임상간호를 위한 실무교육을 중시하여 다른 나라보다 빨리 직업적 간호로 발전할 수 있었으며, 간호사 면허제도를 도입하였다. 직업적 규율이 엄격하였고 간호사 동료 간의 단결력은 영국 간호의 전통을 이루었다. 1123년에 설립된 성 바르톨로뮤 병원은 1860년 간호사의 유니폼을 입게 하였고, 국제간호협의회(ICN)의 설립자인 **펜위크(Ethel Gordon Fenwick)**가 간호원장으로 재직하면서 간호사의 단체조직 결성 운동을 시작하였으며, 병원 상황을 혁신적으로 개혁하였다. 일정한 기준에 따라 무자격 간호사를 자격 있는 간호사로 교체하고 간호교육을 실시하였다.

펜위크의 아명은 어셀 만슨(Ethel Manson)으로 1857년 1월 26일 스코틀랜드 모레이 주의 쉐니 하우스에서 태어나 1881년 맨체스터 병원에서 간호교육을 받았다. 노팅엄의 소아병원 견습 간호사로 시작하여 런던 병원에서 정규 간호사가 되었으며, 그 재능을 인정받아 1881년 24세로 성 바르톨로뮤병원의 간호원장이 되었다.

1887년에 **영국간호협회(british Nurses Association, BNA)**를 조직하는 한편 미국간호협회 조직의 결성을 돕고 1901년 **국제간호협의회(ICN)**를 조직하고 총회회장을 역임하였다. 영국은 물론 국제적인 활동으로 확대된 펜위크의 활약은 제2의 간호혁명이라고 부를 정도로 용감하고 장기적이였다. 이러한 활동은 간호사의 직업적 자유를 뜻하므로 보수적인 영국의 의사들과 병원행정가들의 반대에 부딪히기도 하였다.

펜위크의 주장은 첫째, 간호사 시험제도를 채택하여 간호를 독자적인 직업으로 인정받고, 둘째, 시험위원은 반드시 간호사여야 할 것을 강력히 요구하였다. 1910년 나이팅게일 사후에야 간호사 면허법이 위회에서 통과되어 시험국이 설치되고 간호사 시험위원들이 배출되었다. 1893년에는『Nursing Times』를 발행하였고 후에 영국간호협회의 기관지가 되었다.

1916년 런던에 왕립간호대학(Royal College of Nursing)이 개교하면서 간호사에게 특수 분야의 연구 과정을 제공하고 간호지도자를 양성하는 것을 목표로 하였다. 영국의 대다수 대학들은 장학금을 수여하였으나 학위증은 주지 않았다.

간호사의 면허 등록 제도를 반대하고 사명을 중시하는 나이팅게일과 간호의 직업적 독립성을 중시하는 펜위크의 견해 차이가 있었음에도 불구하고 영국의 간호는 꾸준히 현대 간호의 기틀을 마련하였다.

2) 지역간호의 발전

1834년에는 엘리자베스 1세 때인 1601년에 제정된 구빈법(Poor Law)을 개정하여 국민의 최저생활을 보장하였는데 이는 지역간호 발전의 계기가 되는 한편 사회보장제도(social security plan)의 기초가 되었다. 지역사회 간호에서 가장 먼저 간호가 직업적 간호사업으로 기반이 잡혔다. 영국 왕실은 간호사업과 사회사업기관을 후원하였고 상류층 부인들도 지역간호(보건간호: district nursing)에 관심이 많았으며, 노무병원(Work House Infirmary)은 구빈법과 깊은 관계가 있는 병원으로 현재의 보건소와 같은 기능을 하였다.

1864년, 존슨(Agnes Joans)과 12명의 나이팅게일 간호학교 출신 간호사와 함께 리버풀의 노무

병원을 중심으로 개혁운동을 펼쳤다. 런던에서는 나이팅게일 간호학교 출신인 리스(Florence Lees)가 간호학교와 사회사업의 성격을 띤 병원을 만들어 지역간호사업을 실시했다.

보건간호사업이 영국 내에서 좋은 반응을 일으키자 영국 왕실은 물질적, 정신적으로 지원을 아끼지 않았고, 여러 도시에 로얄 인퍼머리(Royal Infirmary)라는 병원이 생기게 되었다. 또한 방문간호사업이 점점 농촌으로까지 확대되면서 보건방문원을 육성하는 학교가 설립되어 간호사를 양성하고 2년간 훈련 후 방문간호사회에 종사하도록 하였다.

3. 현대의 영국간호

영국은 1945년 복지국가의 건설을 목표로 '요람에서 무덤까지'라는 개념 아래 **NHS(National Health Service)**를 시작하여 현재에도 실시되고 있다. NHS의 기본 개념은 국가의 일반 재정에서 경비를 충당함으로써 모든 국민에게 포괄적인 의료서비스를 무료로 제공하는 체계이며 자원배분은 예산을 통해서 지출을 엄격히 통제함으로써 NHS의 비용규모를 적절히 유지하고 있다. 일반의(General Practitioner) 제도로 해당 지역사회에 등록된 주민(GP 1인당 2,000명 정도)을 진료하고 질병상태 및 건강수준을 판단하여 포괄적인 의료를 제공하고, 필요한 경우 상급 의료기관에 의뢰하는 특징을 가지고 있다. 영국은 1차 진료 및 예방을 강조하고 있으며 영국 내 6개월 이상 체제하는 사람과 국민 모두 NHS의 서비스를 받고 있다. 의료의 공공성 및 형평성의 측면에서는 높은 장점을 가지고 있으나 이에 대한 단점으로는 국민의 세금부담의 가중과 의료의 질적 향상이 이루어지지 않는 점이 지속적으로 제기되고 있다.

2 미국의 간호

1. 미국의 초기간호

유럽에서 일어난 르네상스 이후에 사회개혁운동으로서 정신병자의 대우, 형무소의 개선, 기타 자선 단체 활동과는 대조적으로 북아메리카로 이민 간 유럽 이민자들은 전통적 관습과 함께 병의 치료와 간호에 대한 관습이 이어졌다. 북아메리카 초기 간호는 대륙을 처음으로 개척한 프랑스와 스페인 사람들이 가톨릭 선교사와 간호단체를 통해 원주민에게 간호를 제공하거나, 원주민들의 전통적 방법으로 치료와 간호문제를 해결하였다. 당시 간호는 봉사와 영혼의 구원이 주축을 이루는 종교적인 것이었다.

식민지 시기에 미국에는 거의 구빈원 수준에 불과한 병원이 있을 뿐이었다. 네덜란드 서인도 회사(Dutch West India Company)가 맨해튼 뉴암스테르담에 세운 벨뷰(Bellevue) 병원은 부상당한 병사나 노예를 치료하기 위한 최초의 병원으로서 구빈원과 교도소의 성격을 지니고 있었다. 초창기 북아메리카의 구빈원 성격으로 발족한 병원에는 준비된 교육을 받은 간호사가 없었기 때문에 병원간호의 상황이 매우 참담했다. 병원 환경이 매우 비위생적이었고, 노예나 죄수가 환자를 돌보았으며, 사망률이 50%에 달하였다.

병원의 상태가 열악하여 사회적 지위가 높고, 경제적 여유가 있는 사람들은 병원에 가기를 꺼려하고 가족 중에 환자가 생기면 대개는 가정주부인 어머니가 간호를 담당하거나 경험 있는 이웃들이 간호를 맡았다. 그 결과 독(獨)간호사나 개인간호사(private nurse)제도가 생겨났고, 이들은 간호교육을 받지는 않았으나 간호와 청소, 식사준비 등과 함께 환자를 돌보았다.

한편 초기에 미국병원과 가정에서 간호를 담당한 자선수녀단 수녀들은 커다란 린넨 머리장식을 한 청색 수녀복을 입고 환자의 집을 방문했으며, 수녀들은 간호교육과 교구교육을 받았다. 자선 수녀단은 감염병 간호와 병원 간호에 대한 업적으로 사회적 인정을 받았으며, 그 결과 간호는 수녀단의 매우 중요한 부분이 되었다. 또한 수녀단 수녀들은 많은 병원과 정신병환자수용소, 육아원 등을 설립하는 데 큰 역할을 했다.

미국독립전쟁(1775~1783)의 영향으로 의료의 발전은 가속화되었으나 숙련된 간호사의 위치는 설 곳이 없었고, 간호사의 사회적 지위는 낮아 간호사가 되기를 원하지 않았으므로 저임금의 노인 여성이 간호사로 일하는 현상마저 나타났다.

2. 미국의 간호교육

1) 초창기 간호교육

미국에서 정규적인 간호학교를 설립하기 위한 첫 시도는 1839년 **와링턴(Joseph Warrington)**의 지도하에 필라델피아 간호사회에 의해서 이루어졌다. 강의와 마네킹을 이용한 시범 등의 정규과정이 있었으며, 와링턴은 의학생들과 함께 간호학생을 가르쳤다. 교육기간이 끝나면 학업증명서를 수여하였으며, 몇몇 병원에도 의사들의 지도하에 간호교육이 이루어지기는 했으나 단기훈련과정 수준에 머물렀다.

1873년경 거의 동시에 나이팅게일의 이념에 의거해 설립된 3개의 중요한 간호학교가 등장하였고, 이 세 개의 간호학교는 현대 간호의 발달에 영향을 미치게 된다. 그 당시 대부분의 간호학교들은 학교운영기금의 부족으로 병원에 합병되어 운영되었으므로 병원의 요구에 따라 간호학생들이 병원의 인력으로 제공되었다.

간호교육이 이러한 배경하에 있었기 때문에 교육원칙으로 나이팅게일 원칙을 따르고자 하였다. 첫 번째 원칙은 간호학교가 병원에 간호학생을 값싼 노동력으로 제공하는 것이 아니라, 일차적으로 교육기관으로서의 면모를 갖추어야 한다는 것이었다. 두 번째 원칙은 간호학교가 비록 병원에 밀접한 연계를 맺는다 해도 행정적으로 독립이 되어야 한다는 것이었다. 즉 병원 부속 간호학교의 경우라도 간호학교장을 의사가 담당하는 것은 옳지 않으며 간호학교장은 간호사가 맡아야 하고, 학교 이사회 구성원으로서의 권한과 책임도 주어져야 한다는 것이었다. 세 번째 원칙은 수간호사의 역할인데 간호전문가로서 병동관리와 간호학생을 교육하는 책임을 맡으며 특히 임상실습지도는 수간호사의 몫으로 매우 중요하다고 하였다.

알고 넘어가기

+ 초기 미국 간호교육의 원칙

미국의 초기 간호교육의 원칙은 나이팅게일원칙을 따른 것으로 다음과 같다.
① 학교는 값싼 노동력을 위한 것이 아니라 교육을 근본 목표로 삼아야 한다.
② 간호학교가 병원과 관련되어 있어도 행정상으로는 분리되어야 한다.
③ 수간호사는 간호전문가로 병동의 관리와 간호학생을 교육할 책임이 있다.

이러한 배경과 원칙하에 운영되었던 주요 3개의 간호학교는 다음과 같다.

① 뉴잉글랜드 병원 간호학교(New England Hospital Training School).

보스턴에 위치한 이 학교는 1872년 여의사였던 디모크(Susan Dimock, 1847~1875)의 지도하에 1년 과정의 실습과 강의로 운영하였다. 첫 입학생이었던 리챠드(Linda Richards, 1841~1930), 첫 흑인 간호사인 마호니(Mary Mahoney, 1845~1926) 등과 같은 차세대 간호지도자를 다수 배출하였다.

② 벨뷰병원 간호학교(Bellevue Hospital School of Nursing)

1873년 5월 뉴욕(New York)에 설립되어, 영국에서 온 바우덴(Helen Bowden)에 의해 운영되었던 이 학교는 후에 "벨뷰 시스템(Bellevue system)"으로 알려지게 된다. 바우덴은 런던의 대학병원(University College Hospital in London)에서 교육을 받았으며 간호학생들을 엄격하게 지도하였다. 규칙적인 강의는 없었지만 계획적으로 훈련이 이루어졌으며, 교육적인 목적으로 학생들에게 실습병동을 배정하는 등 진일보한 교육체제를 갖추었다. 1876년에는 소망하였던 교육교재인, 『간호매뉴얼(Manual of Nursing)』을 출간하였다. 공식적인 교육을 받지 못했던 기존의 간호사들이 이 학교에 다수 지원하였으나 받아들여지지 않았다. 이는 간호직의 수준 향상과 이미지 개선을 위해 젊은 여성들만을 대상으로 모집하였기 때문이었다. 이 학교는 계속 발전을 거듭하면서 다른 간호학교들의 선도적인 역할을 한 우수한 학교가 되어 델라노(Jane Delano, 1862~1919), 롭(Isabel Robb, 1860~1910), 도크(Lavinia Dock, 1858~1956) 등과 같이 우수한 간호사를 배출하였다.

③ 코넷티컷 간호학교(Connecticut Training School)

1873년 뉴해븐 병원(New Haven Hospital)에 개교된 이 학교는 특히 나이팅게일의 원칙적인 이념을 채택하여 병원과 독립적인 운영을 시도하였다. 초기 4명의 학생으로 시작하여 지원생들의 급격한 증가로 성공적인 교육운영을 하였으며 많은 병원에 간호감독을 배출하는 선도적인 학교가 되었다. 1879년에는 이 병원의 간호사 및 의사 위원회에서 출간한 『뉴해븐 간호 매뉴얼(New Haven Manual of Nursing)』이라는 교재는 다른 많은 학교에서도 교육교재로 사용되었다. 1924년 이 학교는 예일대학교에 합병되었다. 구드리치가 최초 간호사 출신의 학과장이 되었으며 후에 독립예산을 가진 단과대학으로 설립된 최초의 학교였다.

2) 간호교육의 발전

20세기에 접어들면서 적십자 운동, 군 간호, 공공보건간호 등을 포함한 여러 가지 중요한 변화가 있었으며 간호학교도 꾸준히 성장하였다.

1899년 뉴욕의 콜럼비아 대학교 사범대학에 병원경제학과정(a course in hospital economics at Teachers College, Columbia University)이 개설되면서 간호사들에게 기회를 제공하자 두 명의 학생이 첫 등록을 하였는데, 이 과정을 이수한 **너팅(Mary Nutting, 1858~1948)**은 1907년에 첫 번째 간호학 교수가 되었다.

1917년에 전국간호교육연맹 교육과정위원회(The Curriculum Committee of the National League of Nursing Education)에서는 일정한 표준 없이 시행되던 간호교육과정의 표준을 제시하기 위해 '간호학교 표준 교육과정(A Standard Curriculum for Schools of Nursing)'을 출간하였고, 간호교육의 수업연한은 3년으로 조정되었다. 이후 1927년에는 '간호학교 교육과정(A Curriculum for Schools of Nursing)'으로 개정되면서 간호교육과정에 '공중보건', '질병예방', '사회학' 등이 보강되어 시작하였다.

1909년 미네소타 대학교(University of Minnesota)에 5년 교육과정의 첫 간호학과(collegiate school of nursing)가 설립되었으나 디플로마(diploma)과정이었기 때문에 학위는 수여되지 않았다. 이후 1916년 신시내티 대학교(University of Cincinnati)와 콜롬비아 대학교 사범대학(Teachers College, Columbia University)에 장로교 병원 간호학교(Presbyterian Hospital School Of Nursing)와 제휴하여 5년 과정의 간호학 학사학위프로그램이 개설되었다. 5년 동안의 교육기간 중 2년은 대학에서 교육을 하고 3년은 병원에서 교육을 하는 것으로 운영되었다.

1918년 석사학위가 뉴욕의 컬럼비아대학교 사범대학 간호교육과에 신설되었고, 후에 최초의 박사학위 과정을 둔 대학도 이곳이었다.

간호교육을 개선하기 위한 노력으로 1948년에 출간된 브라운 보고서는 간호교육 프로그램이 학사학위 교육과정을 지향하는 데 영향을 미쳤다. 보고서의 내용에는 실무교육, 간호업무, 역할과 태도, 환자-간호사 관계, 병원환경 및 간호사의 보수체계 등에 대한 연구의 필요성을 강조하였다.

알고 넘어가기

✚ 미국 간호교육 발전에 기여한 두 개의 보고서

- 1948년 브라운 보고서(Brown Report): 간호사가 전문직이 되려면 전문적 교육기관으로 승인된 교육기관에서 교육을 받아야 함을 언급하였다.
- 1965년 포지션 페이퍼(Position Paper): 전문직으로서 간호실무를 수행하기 위한 간호교육은 최소한 학사과정이어야 함을 권장하였다.

미국의 간호교육은 지속적으로 발전하고 있으며 2002년 American Association Colleges of Nursing(AACN)은 실무에서 박사 학위자에 대한 명칭을 'Nursing Doctorate'에서 'Doctor of Nursing Practice(DNP)'로 단계적으로 수용하도록 권고하였다. 이 같은 점은 1960년대 중반 NP

프로그램 도입 당시처럼 아직 혼란스럽기는 하지만 근거기반 실무가 중요해지는 의료서비스 상황에 맞물려 요구가 확대되고 있다. 이 학위는 간호실무의 최종 학위로서 실무에서의 연구 중심 박사 학위 프로그램의 대안으로 작용하였다. 2009년 미국 내 DNP 프로그램은 100개 이상으로 개설되어 있다.

3. 미국의 간호지도자들

1) 롭(Robb, 1860~1910)

교사출신으로, 롭은 벨뷰 간호학교를 졸업하였다. 존스홉킨스(Johns Hopkins) 간호학교의 학생실습 일과를 2시간의 휴식을 포함해서 12시간으로 개정하여 높은 찬사를 받았으며, 컬럼비아대학교 사범대학에 보건간호학을 보급하고, 미국간호잡지(AJN)를 설립하였다. 1896년 미국&캐나다 간호연맹을 조직하여 초대 회장으로 역임하였고 저서로는『간호윤리』,『병원과 가정에서의 간호원칙 실제』등이 있다.

2) 너팅(Nutting, 1858~1948)

존스홉킨스 간호대학 1회 졸업생으로서 컬럼비아 사범대학 최초의 간호사 교수이며 보건간호학과를 설치하였다. 간호 교육기간을 3년으로 하고, 하루 8시간 근무하도록 하며, 학생을 인력으로 이용해서 지불되던 급여제도를 폐지하는 등 간호교육제도를 정비하였다.

3) 왈드(Wald, 1867~1940)

뉴욕 빈민가 헨리가에서 빈민간호에 주력하였다. 이것을 토대로 보건간호를 시작하면서 1912년 보건간호협회를 창설하고 초대회장으로 활동하였다. 입법문제에도 관심을 갖고 아동국을 신설하였고 미국 적십자사에 새로 군단위의 간호봉사단을 조직하였다.

4) 마호니(Mahoney, 1845~1926)

최초의 흑인 간호사로, 보스턴에서 간호활동을 하면서 흑인 간호사 지위 향상을 위해 노력하였다.

5) 구드리치(Goodrich, 1876~1955)

1914년 컬럼비아 사범대학의 조교수를 역임하였으며, 1912년 미국 간호교육연맹 회장으로 활동하였다. 보건간호에 관심이 많아 1916년 '헨리가 부락의 방문간호사' 지도를 맡았으며, 그로 인해 왈드, 너팅과 함께 헨리가의 삼총사로 불렸다.

6) 가드너(Gardener, 1871~1961)

미국 보건간호사협회(Natural Organization of Public Health Nursing)의 총무로 활동했고, 미국 적십자사에 보건간호과를 설치했으며, 『보건간호(Public Health Nurse)』라는 월간잡지와 저서를 남겼다. 저서 『보건간호』는 보건간호학의 경전으로 칭송받았다.

7) 클라라 바톤(Clara Barton, 1821~1912)

전쟁 중에 바톤은 자발적으로 부상병 치료와 군수품 관리를 하면서 알려지게 되었다. 1854년 여성으로서는 최초로 워싱턴에 있는 특허청에 임명되었고, 1870년 보불전쟁 동안 적십자사에서 봉사활동을 하여 독일의 철십자훈장을 받기도 했다. 그 후 미국에 돌아와 적십자 설립 운동을 전개해서 1882년 미국 정부가 제네바 협약을 재가하게 되었다. 초대 미국 적십자 대표로서, 미국적십자사와 응급처치부의 창설자이다.

8) 도로시 린드 딕스(Dorothea Lynde Dix, 1803~1887)

주립병원의 체계를 새롭게 만들고 죄수들의 처우 개선을 주장하였다. 1861년 미육군 여성 간호사 조직의 지휘자로 임명되었고, 자원봉사 간호사를 조직화해서 환자의 부상병들을 간호하는 데 기여했다. 딕스는 당시 60세가 넘은 고령이어서 군 계급을 갖지는 않았으나 자신의 경험을 살려서 병원을 조직화하고 간호 인력의 배치, 물품 관리 등에 관한 권한을 부여받아서 활약했다.

4. 미국의 간호조직

1) 미국간호협회(American Nurses Association, ANA)

미국간호협회는 1896년 북미졸업간호사 연합회라는 이름으로 캐나다 간호사들과 함께 이 단체를 조직하였다. 그러나 1901년 국가별로 독립되면서 '미국간호협회'라는 이름으로 분리되었고, 등록간호사를 위한 전문적 단체로 간호사들이 간호사의 힘으로 간호 업무를 위해서 일하는 조직이다. 조직 당시의 목적은 간호에 대한 사명감을 높이고, 간호교육의 수준을 높이며, 간호사업의 가치와 간호사의 명예·권익 및 기타의 수준을 향상시키는 것이었다. 목표는 높은 간호실무수준의 유지, 간호사의 복지 향상, 일반적인 근로 조건의 개선 등이었다.

2) 미국간호교육연맹(National League of Nursing Education, NLNE)

1893년 영국의 펜위크의 주관으로 간호사회의 롭(Isabel Hampton Robb)을 통해 18개 간호사 양성학교 교장들과 한자리에 모여 조직을 구성하였다.

3) 보건간호사회

1912년 왈드가 조직하였고 간호사뿐만 아니라 지역보건과 관련된 모든 사람에게 회원 자격을 부여하였으며, 다른 관련 단체들과의 협력을 시도하였다. 미국간호교육연맹과 보건간호사회는 통합되어 1952년 미국간호연맹(National League for Nursing)으로 명칭이 변경되었다.

3 각국의 간호교육 및 면허제도

1. 영국

1) 교육 및 훈련

✚ 자격 취득을 위한 교육과정

등록 전 교육과정은 나라별로 다르며 대표 기관에서 제시하는 과정을 선택할 수 있다.

잉글랜드 간호 조산 입학 서비스(NMAS) http://www.nmas.ac.uk

웨일즈 웨일즈 간호 조산 건강 관리 국가 위원회(NBW)

스코틀랜드
웨일즈 간호 조산 건강 관리 국가 위원회(NBW) http://www.nes.scot.nhs.uk/courses/default.asp

북아일랜드
북아일랜드 간호 조산 교육 실습 협의회(NIPEC) http://www.nipec.n-i.nhs.uk/index.htm

영국 대학의 학위 교육과정
관심있는 분야를 검색하여 해당 대학의 정보를 바탕으로 등록한다.
대학 입학 서비스(UCAS) http://www.ucas.com

2) 자격인증 등 인증취득절차

① 응시자격

인정받은 교육기관에서의 등록 전 간호교육 프로그램 입학 시 17.5세 이상이어야 한다. 교육기관 지원자는 최소 상위 교육 수준을 이수해야 하며, 간호교육과 활동 이수를 위한 충분한 언어적 수리적 능력을 지니고 있어야 한다.

국제 영어능력 시험시스템(IELTS)이 증거로 제안되는 경우 프로그램 제공자는 해외 지원자등록을 위해 NMC 요구조건을 충족해야 하며 NMC에서는 IELTS 총 6.5점 이상, 분야별 5.5 이상인 경우 수용한다.

지원자는 간호사로서 안전하고 효과적인 활동을 하기에 앞서, 등록으로 이어지는 프로그램에 입학하고 지속적인 참여를 하기에 충분한 건강과 인격을 보장할 수 있어야 한다. 지원자는 형사범죄와 관련된 유죄판결이나 훈계령을 신고해야 한다. 위의 사항들은 자가 건강진단 질문지, 인격의 자가 진술, 주기적 건강검진, 직업적 건강사정, 성격, 범죄 기록국을 통해 알 수 있으며 프로그램 제공자들 사이에 정보교환이나 점검 방법을 통해서도 알게 된다.

② 인증취득절차

주에서 인증된 교육과정을 마친 후 지원서와 관련 서류 등을 첨부하여 등록을 위한 자료를 제출하면 서류를 검토한 뒤(지원서 제출 3개월 이내), 등록 가능 여부를 통보한다. 등록 불가 판정을 받은 응시자는 항소를 할 수 있는 권리가 있다. NMC에 등록한 후 훈련과 실습을 마친 뒤, 간호사 활동을 할 수 있다.

2. 미국

미국 최초의 간호사 자격에 대한 인증은 간호학교를 졸업한 졸업증명서였다. 간호교육과정이 6주에서 3년에 이르기까지 매우 다양하였고 교육의 질도 일관성이 없었기에 졸업증명서가 간호사로서 적합한 능력을 보장할 수는 없었다. 이에 간호지도자들은 간호대상자들이 간호사들의 능력을 판단할 수 있는 방법이 없다면 제대로 준비되지 않은 간호사들에 의해 고통을 받을 수 있기 때문에 이에 대한 통제장치가 필요함을 주장하였다.

미국간호협회(ANA)는 각 주에서 면허법을 채택할 것을 강력히 주장한 바, 초창기 법에서는 임의의 면허(Permissive licensure for nursing)를 제정하였다. 임의의 면허는 일정한 표준을 충족하는 학교를 졸업하고 종합시험을 통과하면 간호사 면허자격이 주어졌다. 또한 기준을 갖춘 간호사만이 '등록간호사(Registered Nurse, RN)'라는 명칭을 사용할 수 있도록 하였다. 임의의 면허제도가 시작된 것은 1903년 미국 노스캐롤라이나(North Carolina) 주에서부터였으며, 1923년에는 미국의 모든 주에서 시행되었다.

면허가 있는 등록간호사(RN)는 면허가 없는 일반 간호사에 비해 직장을 구하거나 봉급 수준에서 유리하였으나 의무화되지 않은 임의의 면허제도하에서는 무면허 일반 간호사나 외국

간호사들에 의해 간호대상자들에게 안전한 간호를 제공하는 데 문제가 있음이 제기되었다. 이에 의무적 면허제도(mandatory nursing licensure)를 필요로 하게 되었고, 1947년 뉴욕(New York) 주에서 처음으로 의무적 면허법을 채택하기 시작하여 오늘날에는 전 세계 대부분의 국가에서 간호사 면허가 의무화되었다.

미국의 경우 간호사 면허법의 제정 권한은 각 관할 주 의회에 있지만, 간호사 면허에 관한 새로운 법을 제정할 때에는 대개 관련 간호조직의 요청에 따라 간호협회나 주 간호국을 통해 법안이 제안된다. 각 주마다 간호 관련 법안을 수행하기 위한 일련의 관리규칙 및 조례를 갖추고 있으며, 그러한 규칙과 조례는 간호실무법을 관리할 책임이 있는 행정부서인 '주 간호국(State Board of Nursing)'에서 제정한다.

면허시험의 제정은 면허 등록간호사의 전문직 표준을 확립하기 위한 중요한 시도였으며, 각 주마다 면허법을 채택했을 때 면허시험 응시자들을 위한 장치도 제정하였다. 초창기에는 각 주별로 시험을 관장하였으나 1950년에 이르러서는 동일한 시험을 시행하게 되었다. 현재 NCLEX–RN(National Council Licensure Examination for Registered Nurses)으로 불리는 면허간호사 시험은 주 간호국 전미연맹(National Council of State Board of Nursing: NCSBN)과의 계약하에 뉴저지 주의 프린스턴 교육시험서비스(Educational Testing Service of Princeton)에 따라 준비 · 관리되고 있다.

역사적으로 간호사 면허시험의 내용은 내과간호, 외과간호, 산과간호, 소아과간호 및 정신과간호로 구성되었으나, 1982년 주 간호국 전미연맹(NCSBN)은 '간호사의 직무분석(RN Job Analysis)'이라는 연구를 통해 새로운 면허시험을 시행하게 되었다. 이에 NCLEX–RN시험은 예전과 같은 각 분야별 시험문제가 아니라, 과목의 구분 없이 간호대상자의 요구와 간호과정 단계에 근거하여 출제되고 있다. 시험방식은 1990년부터 컴퓨터화되어, 1994년부터는 모든 주의 면허시험을 컴퓨터 시스템에 의해 시행하고 있다.

미국에서의 간호사의 활동 영역은 매우 넓고 다양하며 각각의 영역에 맞는 간호사의 전문지식, 기술, 능력이 요구된다. 간호사는 병원, 개인의원, 장기 간호센터, 공중보건, 지역사회보건, 학교보건, 산업장 등에서 교육(education), 연구(research), 조직구성 및 운영(leadorganizations), 건강보건정책 설립에 참여(writing health policies)하는 등의 역할을 하며 그 역할은 점차 확대되고 있는 추세이다.

1) 교육 및 훈련

① Bachelors of Science In Nursing(BSN)

간호학 4년제 대학교 프로그램으로 BSN 코스는 환자의 직접간호뿐만 아니라 가족간호, 지역사회간호, 간호리더십, 관리, 연구에 대한 전반적인 교육이 제공된다. 군대 간호(nursing in the military), 간호관리(management), 공중보건(public health)간호, 학교간호(school nursing)를 하기 위해서는 반드시 BSN 프로그램을 이수하여야 하며 전문 간호사(nurse practitioner)가 되기 위해 대학원을 진학하기 위해서도 반드시 BSN 프로그램을 이수해야 한다.

② Associate Degree in Nursing(ADN)

ADN은 커뮤니티칼리지(Community College)에서 이수할 수 있으며 보통 2~3년의 프로그램이 제공되고 있다. ADN 프로그램은 환자의 직접간호에 초점을 맞추어 교육이 제공되고 있으며 졸업 후 간호사가 되기 위해 BSN 과정을 마친 자와 동일하게 NCLEX-RN 시험을 치러야 한다. 비교적 저렴한 학비와 야간 강의의 기회라는 장점이 있다.

③ Hospital Diploma

Hopital Diploma는 2년제의 ADN에 비해 임상에서 활용할 수 있는 기술(skills)을 보다 체계적으로 학습할 수 있는 프로그램이며 3년간 진행된다.

표 3-2 미국의 등록간호사 교육제도

	B.S.N	A.D.N	Diploma
교육기간	4~5년	2년~3년	3년
교육기관	단과대학 또는 종합대학	대부분 커뮤니티칼리지	주로 병원 간혹 커뮤니티칼리지와 연계
교육목적 및 범위	• 입원 및 지역사회 활동 가능한 간호사 양성 • RN으로서 기본적인 전문술기 : 관리자, 지역사회공중보건, 대학원과 전문자격증 준비	• 병원 및 입원시설의 실무 간호사 양성 • 기본적인 RN 업무	• 병원 및 입원시설의 실무간호사 양성 • 기본적인 RRN 업무

2) 자격인증 등 인증취득절차

✚ 미국 간호사 시험(National Council Licensure Examination, NCLEX-RN)

NCLEX-RN(National Council Licensure Examination)은 미국에서 간호사 면허를 받기 위해 필요한 시험이다. 시험 응시료는 약 $200이다. 시험을 보기 위한 응시자격은 해당 주에서 정하는 법률에 따라 다르나 18세 이상의 연령, 도덕적 성품, 해당 주가 요구하는 간호교육 이수가 응시자격에 포함되어야 한다.

미국에서는 CAT(Computerized Adaptive Testing), 즉 컴퓨터를 통해 국가고시를 진행하고 있다. 응시자가 문항에 대한 정답을 입력하면 컴퓨터는 자동으로 응시자의 지적능력을 평가하고 곧바로 응시자의 능력에 맞는 다음 문항을 문제은행에서 선정하여 제시하게 된다.

다음 문항의 제시 기준은 컴퓨터가 판단하는 응시자의 능력을 감안할 때 정답률이 50%인 것이다. 최소 문항인 75문항을 입력한 이후부터 컴퓨터는 합격기준의 95%의 정확성(95% Confidence)을 가지고 달성되었는지를 판단하게 되며 95%의 정확성을 갖지 못할 때에는 계속해서 다음 문항을 제시하게 된다. 문항의 제시는 합격 여부를 판단할 수 있을 때, 최대문항(265문항)까지 제시되었으나 합격 여부를 판단할 수 없을 때, 최대시간(6시간)이 지났을 때까지 계속되며 그의 결과에 따라 합격 여부를 결정한다.

시험은 크게 4가지 영역으로 이루어지며 각각의 영역이 차지하는 비율은 다음과 같다.

- Safe Effective Care Environment (안진하고 효율적인 간호환경)
  - Management of Care(13~19%) (간호관리)
  - Safety and Infection Control(8~14%) (안전 및 감염관리)
- Health Promotion and Maintenance(6~12%) (건강증진 및 유지)
- Psychosocial Integrity(6~12%) (심리사회적 통합)
- Physiological Integrity (신체통합)
  - Basis Care and Comfort(6~12%) (기본간호)
  - Pharmacological and Parenteral Therapies (13~19%) (약리학)
  - Reduction of Risk Potential(13~19%) (안전관리)
  - Physiological Adaptation(11~17%) (생리학)

과목별 문제 수는 정해져 있지 않으며, 단지 응시자의 정답률에 따라 달라진다. 문항수의 범위는 최소 75문항에서 최대 265문항까지이다. 시험을 시행하기 전 15문항의 예비문항이 주어지며 이 문항은 응시자들로 하여금 컴퓨터형 시험방법에 적응할 수 있는 여유와 기회를 제공하기 위함이다. 15개의 시범문항에 대한 결과는 응시자의 합격 여부에 영향력을 미치지 않는다. 시험점수는 모두 동일하며 단답형의 경우 부분점수는 없다.

3. 캐나다

1) 교육 및 훈련

캐나다에서는 몇 개의 주(Alberta, Saskatchewan, NWT, Quebec)를 제외하고는 4년제 대학교(간호학)를 졸업하면 간호사면허시험에 응시할 수 있다. 간호사가 되기 위한 교육과정은 4년제 간호대학과 2년제 또는 3년제 전문대학 과정이 있다.

앨버타 주(Alberta), 서스캐처원 주(Saskatchewan), 노스웨스트 준주(Northwest Territories, NWT)의 경우는 Degree(학사)가 아닌 Diploma(준학사)를 가지고도 간호사 시험에 응시할 수 있으며, 퀘벡(Quebec)의 경우 CEGEP(College of General and Vocational Education)를 졸업(3년)하였을 경우 간호사가 될 수 있는 자격이 주어진다.

※ CEGEP(College of General and Vocational Education)

- CEGEP의 목적은 퀘벡(Quebec) 지역의 학생들로 하여금 post-secondary education(우리나라의 고등학교 이후 교육)의 접근성을 높이고 대학교육의 학문적 준비기를 제공하기 위함이다. CEGEP는 퀘벡 자치정부에 의해 1967년 12개의 센터에서 운영되어 시작된 것이 현재는 퀘벡 전 지역에 48개의 센터를 가지고 운영되고 있으며 이들 중 6개는 영어 CEGEP가 운영되고 있다. 퀘벡의 학생들은 캐나다의 타 지역 아이들과 달리 대학교육 전 총 11년(타 지역: 12년)의 교육을 받게 된다. 1년의 차이를 퀘벡의 학생들은 CEGEP를 이수하면서 채우게 되며 즉, 대학교육 이전 반드시 밟아야 하는 과정이라고 할 수 있다. CEGEP의 프로그램은 크게 두 가지로 나뉘며 그 목적에 따라 2년제와 3년제가 있다. 2년제의 경우 순수하게 대학교육을 준비하기 위한 과정으로 Pre-University Program이라고 불린다. 이 과정을 졸업하고 나면 자치정부에서 Diploma of Collegial Studies(DCS)를 받게 되며 이 확인증을 가지고 퀘벡의 대학교를 3년 내에 이수할 수 있다. 3년제의 경우(간호 포함) 대학교육을 준비하기 위함이 아닌 전문 직업을 갖기 위한 과정으로 이 과정을 이수하고 나면 본인이 희망하는 전문직에서 일할 수 있는 기회가 주어지게 된다.

위의 4개 주를 제외하고는 4년제 간호대학교를 운영하고 있으며 이수해야 하는 학점은 각 주에 따라 약간의 차이가 있으나 약 170~180학점 정도이다.

4년제 간호대학졸업자는 시험 통과 후 RN(Registered Nurse)이 된다. 2년제 대학 졸업자는 LPN(Lisensed Practical Nurse)이며, 온타리오 주만 RPN(Registered Practical Nurse)이라고 한다.

2) 자격시험 및 인증취득 절차

✚ 캐나다 간호사 시험(Canadian Registered Nurses Examination, CRNE)

캐나다 간호사시험은 일부 주를 제외하고는 4년제 간호대학을 졸업한 사람(간호학 Degree를 가진 자)에게 응시할 수 있는 자격을 준다. 단, 앨버타, 서스캐처원, 노스웨스트의 경우는 Diploma를 가진 사람도 응시 가능하며, 퀘벡의 경우 CRNE(Canadian Registered Nurses Examination)를 보지 않는다.

CRNE 시험은 2014년 10월 1일 시험을 마지막으로 폐지되었으며, 2015년부터는 캐나다의 10개 주들이 NCSBN(National Council of State Boards of Nursing)에서 주관하는 NCLEX-RN(National Council Licensure Examination) 시험을 채택하여 실시하고 있다.

CRNE이 NCLEX-RN 시험으로 변경되었다고 해서 NCLEX-RN 자격 소지자가 캐나다의 병원에 바로 취업할 수 있는 것은 아니다. 다른 나라에서 NCLEX-RN을 취득한 사람의 캐나다 간호사 면허를 취득한 사람도 몇 단계의 절차를 거쳐야만 캐나다 간호사로 근무할 수 있다(표 3-3). CRNE 시험방식은 NCLEX-RN 시험과 동일하지만 캐나다 각 주의 간호사협회의 승인을 거친 다음에야 캐나다 간호사 시험을 볼 수 있다.

표 3-3 해외 NCLEX-RN 취득자의 캐나다 RN 면허 취득 단계

1단계	영어점수와 같이 NNAS에 접수
2단계	NNAS에서 평가를 받은 후 각 주 간호사 협회의 승인
3단계	SEC(Substantially Equivalent Competence Assesement) 시험(기간 약 2일) 주에 따라 OSCE를 보는 곳도 있음
4단계	해당 주 대학에서 1년~2년의 재교육
5단계	NCLEX-RN 취득 근거 제시 후 취업

출처: https://www.crnbc.ca/Registration/RNApplication/InternationalEN/Pages/SEC.aspx

4. 호주

1) 교육 및 훈련

호주의 간호사는 크게 등록간호사(Registered Nurse, RN)와 실무간호사(Enrolled Nurse, EN)로 구분되어 있다. 2년제 간호전문 교육기간을 마치면 EN이 되고, 일정기간 의료기관에서 근무 후 국가에서 정해진 이론 및 실기시험을 거쳐 RN이 될 수 있다. 현재 호주에서는 많은 EN을 위한 Associate diploma 과정을 일부 운영하고 있고 확대할 계획이다.

간호사 등록 전 학위 수준의 교육과정을 이수하고 등록 후 ANC(Australian Nursing Council)의 사정평가 후 면허가 주어진다. 협의회에서 공인되거나 직권 당국에서 인정된 교육과정을 대학(학사 이상) 이상에서 이수해야 한다. 간호교육은 대상자가 다양한 건강관리 환경에서 일할 수 있도록 다양하면서도 종합적으로 고안되었으며, 3년제 졸업증은 ANC(Australian Nursing Council)에서 호주의 학위와 비교 평가를 받을 수 있다. 호주의 건강관리 세팅에서는 영어가 의사소통 수단이 되기 때문에 환자나 동료와 안전하고 정확(Australian Nursing Council)하게 대화를 나누기 위한 최소한의 영어 능력이 필요하다.

ANC(Australian Nursing Council) 정책에 의해 영국, 아일랜드, 미국, 남아프리카공화국, 혹은 짐바브웨에서 보증하는 교육을 이수한 간호사에게는 영어 능력 시험의 요건이 고려되지 않으며, 캐나다에서도 간호교육이나 시험이 영어로 이루어지기 때문에 영어능력 시험은 제외된다. 이외의 다른 지역의 간호사들은 다음 중 하나의 영어능력 시험을 봐야 한다.

+ OET

간호사를 위한 직업영어시험으로 4섹션 모두에서 B 레벨 이상의 점수를 가지고 전체 시험을 모두 통과해야 한다.

+ IELTS

국제 영어능력 시험시스템으로 진학용 시험(Academic Test)이다. 이 시험에서는 각 4섹션에서 6.5 이상을 성취해야 하며, 전체 시험이 7점 이상이어야 한다.

시험은 신청일로부터 2년을 초과하면 안 되며, 시험결과가 ANC로 바로 전달되어야 한다.

2) 자격시험 등 인증취득 절차

호주에서의 간호사 응시자는

① 간호사 면허 응시 전에 인증된 간호 교육과정(course)을 완전히 이수해야 하며,
(협의회에서 요구하는 부수적인 시험을 포함하여 감독하에 실무 수행)

② 퀸즐랜드 주(Queensland) 외의 응시자 역시 간호과정 이수자 혹은 간호사 면허가 있는 사람에 한해서 응시자격이 주어지나, 퀸즐랜드 주 내의 교육과정과 비교하여 평가된다.

RN이 되기 위해서는 정규 대학에서 3년의 교과과정을 마치고 학위를 받아야 하며, 호주 연방간호협회(Nursing Midwifery Board of Australia)에 등록 후 정규 간호사로 활동하게 된다.

✚ 면허 갱신절차

2008년부터 간호사가 매년마다 면허 갱신을 신청할 경우 역시 협의회는 지원자의 응시자격을 심사하게 된다. 심사는 임의적으로 지원자를 평가하며, 면허 갱신을 위하여 간호 실무 능력에 대한 증거를 요구한다.

만약 지원자가 통용 가능한 등록, 가입, 자격 증명서를 소지하고 있다면 간호 법 1992, 상호 인정(퀸즐랜드 주) 법 1992, Trans-Tasman 상호인정 법 2003에 따라 지원이 이루어진다.

(1) 간호사 지침 1992 - 전문적인 교육자격을 획득한 자를 위한 지원

- 퀸즐랜드 주의 공인된 간호사 교육과정 취득자의 지원
- 퀸즐랜드 주 이외의 지역에서 자격을 등록하거나 취득한 간호사로서 퀸즐랜드 주 내의 간호사 교육과정과 유사한 자격에 입학자의 지원
- 호주 군대(Australian Armed Forces) 혹은 뉴질랜드 외 국가에서 유사한 자격을 취득한 자의 지원

(2) 상호 인정(Queensland) 지침 1992

과거 교육을 받은 지역을 불문하고 퀸즐랜드 주 이외의 호주 다른 지역에서 자격을 인증받아 면허를 지닌 사람으로 퀸즐랜드 주의 등록/가입/자격부여에 처음으로 응시한 자를 위한 지원

(3) Trans−Tasman 상호 인정(퀸즐랜드 주) 지침 2003

과거 교육을 받은 지역을 불문하고 뉴질랜드에서 자격을 인증받아 면허를 지닌 사람으로 퀸즐랜드 주의 등록/가입/자격부여에 처음으로 응시한 자를 위한 지원

지원자가 현재 면허증명을 하지 못할 경우, 간호사 지침 1992에 의한 응시원서가 제출되어야 한다. 또한 지원유형에 변화가 생길 수 있으니 지원자는 지원시기의 현행 지원서 중 자신에게 해당하는 것을 찾아서 지원해야 한다.

면허 인증의 유효기간은 면허를 교부받은 날짜로부터 12개월로 면허를 유지하기 위하여 매년 면허료를 납부해야 한다.

5. 프랑스

1) 교육 및 훈련

프랑스 현대의 간호교육은 보르도에서 여의사 해밀턴이 신교병원내의 간호사양성소를 시작으로 나이팅게일 식의 간호교육을 실시하였다. 프랑는 간호사회 초대 회장과 ICN 회장을 지낸 참탈 간호학교가 있었다. 하지만 이 학교의 시설과 교수진은 훌륭하였으나 임상실습이 부족하였다. 프랑스는 간호사 교육을 위해 별도의 교육기관(Institute de Formation en Soins Infirmiers, IFSI)을 두고 있으며, 교육기간은 3년이다.

간호학교(IFSI)는 국가로부터 승인 받아 공립 및 사립으로 운영되며 2016년 약 330여 개의 기관이 운영되고 있다. 공립기관의 경우 학비는 거의 무료(파리에 위치한 한 간호학교의 경우 등록금 연간 370유로, 수업료 무료)이지만, 사립 간호학교는 일정 금액(등록금 769유로, 3년간 6,800유로)의 학비를 지불하여야 한다.

2) 자격시험 등 인증취득 절차

간호사는 이론과 실습과정을 이수하고, 필기 및 면접시험을 거친 후 국가면허(Diplome d'Etat infirmieres)를 취득해야 한다. 정부는 간호학교(Institute de Formation en Soins Infirmiers, IFSI)를 졸업한 간호사가 석사(Maitrise) 및 박사(Doctorat)과정을 이수할 수 있도록, 국가 면허간호사 이외 전문학사학위(License professional)도 부여하고 있다.

6. 독일

1) 교육 및 훈련

독일의 간호인력은 간호학교와 노인간호학교로 구분되어 간호사와 노인간호사를 양성하고 있으며 보조인력으로 간호조무사 및 노인 간호조무사를 양성 · 배출하고 있다. 또한 독일은 간호교육제도가 대학에서 진행되는 학교중심체계가 아닌 대학병원을 중심으로 운영되고 있다. 교육기관의 형태는 대학이나 전문대학의 성격이 아니라 직업학교(Berufsausbildung)의 성격을 가지고 있다.

등록시스템이 아니므로 RN이라는 용어를 사용하지 않는다. 주로 병원 등의 기관과 연계된 간호학교에서 3년의 과정을 수료한 후 시험을 통과하여 간호사가 되는 경우가 가장 많고, 교육 과정은 실무와 이론교육이 동시에 진행된다. 3년 6개월의 교육과정의 첫 1년 교육과정은 기본간호 중심으로 구성되어 있고, 2년 차부터 일반간호, 아동간호, 노인간호, 장애(특수, 보육)간호 영역별로 구분하여 교육을 받고 있다. 학사학위취득을 위한 대학에서의 간호교육은 2004년부터 시작되었고 점차 증가하고 있다.

2) 자격시험 등 인증취득 절차

독일에서의 간호사는 1년 예비교육과 임상훈련 중심의 1년 6개월(방학제외) 기간의 간호학 정규 교육과정을 이수한 후 주정부에서 관리하는 이론, 구두, 실습으로 구성된 시험(전국적으로 동일)을 통과한 후 1년간의 실습과정을 거쳐 총 3년 6개월의 교육 및 실습을 수료하여야 정식 면허증을 교부받게 된다.

7. 일본

1) 교육 및 훈련

일본의 간호교육제도는 크게 4년제 간호대학 또는 3년제 간호대학으로 구분할 수 있다. 고등학교를 졸업하고 문부과학대신 또는 후생노동대신이 지정한 간호사 학교 양성소에 입학하여 3년 이상의 교육을 받고 국가시험에 응시하여 합격하면 후생노동성(Ministry of Health Labor and Welfare, MHLW)에서 면허증을 발급한다.

1948년 제정된 간호사·조산사 법에서는 60년간 일본의 간호교육 기본 학제를 3년으로 정해 놓았으나, 일본간호협회(JNA)의 노력으로 2009년 간호교육 4년 일원화를 위한 간호사·조산사법 개정안이 간호사 출신 국회의원에 의해 발의되고 통과되어 60년 만에 개정하게 되었다. 간호사, 보건사, 조산사 국가고시에 응시할 수 있는 자격에 관한 자격조항을 4년제 대학을 졸업하거나 3년제 대학 졸업 후 1년 이상의 교육과정을 이수한 후 응시할 수 있도록 개정하였다.

간호교육양성 기관 추이는 전반적으로 증가 추세이고, 특히 4년제 대학이 급증(1991년 11개, 558명→2013년 210개 17,779명)한 것으로 나타났으며 최근 준간호사 양성 과정과 Bridge course는 감소되고 있는 경향을 나타내고 있다.

일본의 간호교육과정은 간호사와 준간호사의 교육과정으로 구분되며 교육과정 기본틀은 「보건사 · 조산사 · 간호사 학교양성소지정규칙」으로 규정되어 있다. 교육 이수 시간은 간호사가 전체 97학점(약 3,000시간), 준간호사는 1,890시간 이수해야 한다.

일본의 간호사 교육과정은 표 3-4와 같다.

표 3-4 일본의 간호사 준간호사 교육과정 비교

구분	Lectures(이론)	Clinical training(실습)	Total(전체)	비고
간호사	64학점	23학점	97학점	
준간호사	1,155시간	735시간	1,890시간	
Bridge course	1,180~1,280시간	800~900시간	약 2,080시간	준간호사 → 간호사

출처 : Regulations on the schools of public health nurses, midwives and nurses(1951, Ministry of Health: last amended in 2013)

2) 자격시험 등 인증취득 절차

일본의 간호사는 국가시험에 응하여 합격할 경우 후생노동성(Ministry of Health Labor and Welfare, MHLW)에서 면허증을 발급하며 국가시험 및 인증 취득절차는 다음과 같다.

① 간호인력 유형별 시험 절차

㉠ 보건사 및 조산사 면허 취득 요건

– 간호사 면허취득 → 보건사 및 조산사 학교(1년과정)* → 국가시험

* 간호사 교과과정과 보건사 · 조산사 교육과정을 동시에 이수할 수 있으며, 다만, 간호사 면허를 취득하지 못하는 경우 보건사 · 조산사 시험에 합격하더라도 면허를 인정받지 못한다.

ⓛ 간호사 면허 취득 요건 : 교육과정에 따라 다양한 코스 운영

- 고등학교 졸업자 → 4년제 대학(University) 또는 3년제 단기대학(Junior college) · 직업전문학교(Diploma schools) → 국가시험
- 중학교 졸업자 → 간호전문고등학교(5년과정) → 국가시험
- 준간호사 면허 취득자 → 간호사양성소*(Bridging courses; 2년 과정) → 국가시험

ⓒ 준간호사 면허 취득 요건

- 중학교졸업 → 준간호사 양성소(2년) 또는 간호전문고등학교(3년과정) → 지방정부(도도부현)시험
- 기타 중졸 이상의 학력인 경우 준간호사 교육과정 이수가 가능하나 실제 이수생의 98%는 고졸 학력 이상이며, 준간호사 자격 취득 후 약 30% 가량은 곧바로 간호사 과정(Bridging courses)으로 진학한다.

8. 중국

1) 교육 및 훈련 및 자격시험 등 인증취득 절차

중국의 간호교육과정은 크게 고등기술간호프로그램(ceritficate program), 전문학사과정(associate degree program), 학사학위과정(Baccalaureate degree program)의 세 가지로 구분되어 있으며 입학자격으로는 중학교와 고등학교 졸업 이상을 요구하고 있다.

고등기술간호프로그램(ceritficate program)은 직업교육의 개념으로 'Husi' 라고하며 주로 병원에서 근무하는 간호기술직(Nursing technician) 양성을 목적으로 한다. 중학교 졸업자가 3~4년 과정을 이수한 후 국가시험을 통과하여 자격증을 받는 과정이며 또한 고등학교 졸업자가 2~3년 과정을 이수하기도 한다.

전문학사과정(associate degree program)은 전문간호 교육과정으로 고등학교 졸업 후 진학하거나 타 전공자가 간호사로 일하고자 학위취득을 목적으로 진학하는 경우에 해당한다. 간호교육자(Nursings educator)를 의미하는 'Hushi'라고 하며 3년의 교과과정을 이수한 후 국가 시험을 통과하여야만 간호사 면허를 취득하고 임상간호사나 간호교육자로 근무할 수 있다.

학사학위과정(Baccalaureate degree program)은 고등학교 졸업후 국립대학 입학시험을 통과한

자로 경쟁률이 매우 높으며 임상간호사, 교육행정자로 활동을 하게 된다. 교육과정은 의과대학교육과 유사하게 5년 혹은 4년으로 구성되어 있으며 학사 학위를 취득함과 동시에 간호사 면허가 자동으로 주어진다.

중국의 간호교육제도는 표 3-5와 같다.

표 3-5 중국의 간호교육제도

구분	고등기술간호프로그램 (ceritficate program)	전문학사과정 (associate degree program)	학사학위과정 (Baccalaureate degree program)
교육기관	Health School	University, College 또는 alternative Institution : distance education program, night college, Self-education Program(임상실습을 동반하여야 함)	University
입학자격	중학교 졸업자나 동등 자격자	고등학교 졸업자나 Health school 졸업자	고등학교 졸업자 중 국립대학 입학시험을 통과한 자
교육과정	4년	3년	5년/4년
면허	State Nurse Registration Exam(RN)이 요구됨	국가시험	국가시험 없이 주어짐

4 간호 관련 국제 조직

1. 국제간호협의회

국제간호협의회(International Council of Nurses, ICN)는 1899년 7월 영국 펜위크(Fenwick) 여사에 의해 국제간호협의회 발기준비 위원회 구성후 설립되었고, 전 세계 간호사를 대표하는 비정부 기구이다. 1900년 영국 런던에서 발기총회를 가졌으며 초대회장에 팬위크여사가 역임하였다. 현재 135개국, 1,600만 명의 회원이 가입되어 있으며 스위스 제네바에 본부를 두고 있다. 미션 및 목표는 전 세계 간호전문직의 발전 도모 및 보건의료정책에 영향력을 발휘하는 것이다. 국제적으로 가장 오랜 역사의 가장 큰 직업여성 단체이며, 한 주권국에서 한 회원국만 인정하며 자격심사는 간호교육기준, 간호업무수준, 직업윤리 상황 등을 심사하고 있다.

국제간호협의회의 목적은 간호사의 자질과 전문직으로서의 지위향상과 간호계의 수준향상을 위한 활동을 그 목적으로 한다.

국제간호협의회의 구조는 각국의 대표자에 의한 대표자회의(Council of National Representative, CNR)와 CNR에서 선출한 회장과 3명의 부회장, 11명의 이사로 구성된 이사회로 되어 있다. 이사회의 기능은 CNR의 대행기구 역할을 하고 CNR에서 설정한 체계에 따른 정책 수행을 한다.

국제간호협의회의 역할은 간호직과 간호사를 대변하는 국제적 공식기구로서의 역할과 간호사업의 국제적 통계 및 정보 관리, 국제적인 정치, 경제 의료 및 보건단체들과 횡적인 교류, 전 인류의 건강증진을 위한 사업수행 및 회원국 간호협회를 지원하는 역할을 주로 담당하고 있다. 현재, 130개국의 정회원국이 있으며, 이 회원국의 130만 명이 넘는 모든 회원들은 자동적으로 ICN 회원이 되며, 회원은 4년마다 열리는 국제 대회에 참석할 권한이 있다.

국제간호협의회의 핵심 가치는 첫째, 간호 직업 및 사람들의 건강과 공공 정책에 대한 간호의 기여를 향상시키고 유지할 수 있는 비젼 리더십(Visionary Leadership), 둘째, 진보적이며 증거 지향적이고 문제해결 중심으로 이루어진 혁신성(Innovativeness), 셋째, 공공 정책, 시스템 설계 및 서비스 제공을 공식화하고 구현하는 데 핵심 기여자이자 필수 파트너인 간호사를 배치할 수 있는 공동체(Solidarity), 넷째, 개방적이고 포괄적이며 투명하고 정보에 입각한 의사결정 및 보고를 보장하는 책임(Accountability)을 가지며, 다섯째, 사회와 직업에 대한 형평성과 평등을 달성하는 사회적 정의(Social Justice)로 구성되어 있다.

ICN 로고는 사람과 등불을 형상화한 것으로, 역동성과 유연성을 표현하고 있으며, 사람은 간호사와 간호대상자를, 등불은 간호사와 간호를 상징한다. 밑받침, 등불, 불꽃, 지구본으로 구성하여 통합, 힘(영향력), 전체성, 균형을 상징하며, 블루는 간호와 건강을, 옐로우는 간호전문직의 따뜻함을 의미한다.

그림 3-16 ICN 로고

우리나라는 1949년에 정식으로 가입하였으며, 1989년 서울에서 개최되었던 19차 총회에서 김모임 박사가 ICN 회장에 당선되었다. 국제간호협의회 학술대회는 6월 19일에서 23일까지 5일간 개최되었다. 2017년 5월 바르셀로나에서 ICN 총회가 열렸고, 2019년 싱가포르, 2021년 아부다비에서 ICN 총회가 열릴 예정이다.

2. 세계보건기구

세계 보건 기구(World Health Organization, WHO)는 유엔의 전문 기구이다. 2009년까지 193개 회원국이 WHO에 가맹되었으며, 그 목적은 세계 인류가 가능한 한 최고의 건강 수준에 도달하는 것이다. WHO의 설립은 1946년에 허가되었으며 1948년 4월 7일에 정식으로 발족하였다. 매년 4월 7일은 '세계 보건의 날'로 기념하고 있다. WHO는 크게 두 가지 입헌적 직무를 맡고 있으며 첫째는, 국제 보건사업의 지도와 조정 둘째는, 회원국 간의 기술원조 장려를 하고 있다.

또한 WHO는 세 가지 주요기관(총회, 이사회, 사무국)을 통하여 업무를 수행하며, WHO 본부는 스위스 제네바에 위치해 있다. WHO는 세계 각지에 6개 지역 기구로 분산되어 있으며 지역 기구마다 지역위원회와 지역사무국이 구성되어 있다. 우리나라는 서태평양 지역에 속하며 지역본부는 필리핀 마닐라에 위치하고 있다.

WHO의 우리나라에 대한 지원현황은 기술부분에서 말라리아, 결핵, 한센병 예방과 박멸사업에 기술 원조를 하고 있으며, 보건요원훈련 지원과 간호사업 협조로 보건간호사업, 간호교육 등의 지원을 하고 있다. WHO는 ICN과 1948년 정식으로 협력관계를 맺었으며, WHO 제네바 본부에는 간호사업과를 통해 회원국의 간호교육, 간호업무, 특히 기술고문, 세미나 등을 통해 사업을 하며 횡적으로는 ICN과 같이 간호교육의 국제기준, 보건간호사업을 위한 연구 등을 수행하고 있다.

알고 넘어가기

+ 세계보건기구 세계 지부

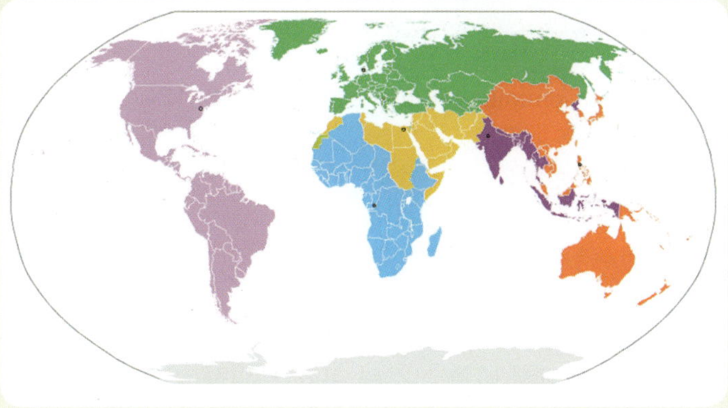

WHO 세계지부

- 아프리카; HQ : 브라자빌, 콩고
- 아프리카; HQ : 워싱턴 D.C., 미국
- 중동; HQ : 카이로, 이집트
- 유럽; HQ : 코펜하겐, 덴마크
- 동남아; HQ : 뉴델리, 인도
- 서태평양; HQ : 마닐라, 필리핀

3. 국제적십자사(International Red Cross)

국제적십자사는 1863년도에 설립된 세계에서 가장 오래된 인도주의 단체 중 하나로서, 오늘날 전 세계에 널리 퍼져있는 국제적십자 · 적신월운동을 탄생시켰다. 제네바협약과 국제인도법의 수호자 역할을 해오고 있으며, 본부는 스위스 제네바에 있다.

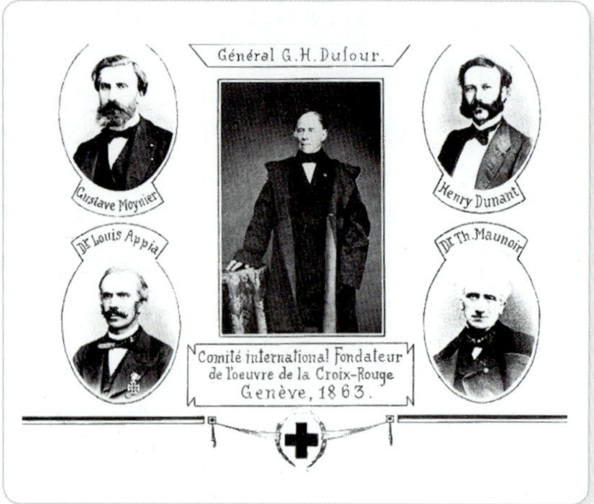

그림 3-17 ICRC의 전신인 국제부상자구호위원회를 설립한 5인 위원회

국제적십자사의 설립배경은 프랑스와 사르디니아 연합군이 이탈리아 북부의 작은 마을인 솔페리노에서 격전을 벌이고 있던 1859년 6월 24일, 스위스 제네바 출신의 사업가 앙리 뒤낭(Henry Dunant)이 개인적인 용무로 나폴레옹 3세를 만나기 위해 그 지역을 지나고 있었다. 전투가 벌어지고 있던 마을에 도착한 뒤낭은 그곳에서 9천 명이 넘는 전쟁 부상자들이 아무런 치료도 받지 못한 채 그대로 방치되어 있는 처참한 광경을 목격하게 되었다. 이를 그냥 지나칠 수 없었던 앙리 뒤낭은 수일에 걸쳐 마을 사람들과 함께 낮과 밤을 잊은 채 이들에게 물을 제공하고 상처를 닦아주며 지극히 간호를 해주었다.

제네바로 돌아간 앙리 뒤낭은 그가 목격했던 전쟁의 비참함을 지울 수 없었고, 결국 1862년 「솔페리노의 회상」이라는 제목으로 책을 출간하였다. 그는 참혹한 전상과 부상병의 모습을 저서에 생생히 기록하였고, 다음과 같은 질문을 던지며 글을 마무리 짓는데, 이 단순한 질문이 국제적십자위원회(International Committee of the Red Cross, ICRC)의 설립으로 이어지게 되었다.

> "전시 부상자를 헌신적으로 간호할 수 있는 열정적이고 능력 있는 자원봉사자로 구성된 구호기구를 평시에 만드는 것은 과연 불가능한 것인가?"

뒤낭은 이어 국제 원칙을 마련해 이를 부상병 구호를 위한 기구의 초석으로 삼을 수 없는지 의문을 제기하며 관련 원칙을 설립하고자 유럽 각국의 군대에 제안하였고 그가 제기한 이 두 번째 질문이 바로 제네바협약의 근거가 되었다.

유럽의 거의 모든 언어로 번역되어 출간된 『솔페리노의 회상』은 당대 최고의 영향력을 행사하고 있던 사람들 중 안 읽은 사람이 없을 정도로 사회적으로 큰 반향을 일으켰다. 귀스타브 므와니에 역시 뒤낭의 저서에 큰 감명을 받은 저명인사 중 하나로 스위스 제네바에서 활동하는 변호사이자 제네바공익협회를 이끌고 있던 인물이었다. 1863년 2월 9일, 므와니에는 뒤낭이 책 말미에 던졌던 질문을 그가 이끌던 협회에 소개했고 이것은 결국 앙리 뒤낭, 귀스타브 므와니에(법률가), 기욤 뒤푸르(장군), 루이 아삐아(의사), 테오도르 모누아(의사) 5명의 위원들로 구성된 위원회의 결성으로 이어지게 되었다. 그리고 이 위원회는 앙리 뒤낭이 제기했던 국제 원칙의 제정을 검토하였다.

국제부상자구호위원회(International Committee for Relief to the Wounded)라는 이름으로 출발한 이 위원회는 곧 **국제적십자위원회(International Committee of the Red Cross, ICRC)**로 세상에 알려지게 되었다. ICRC는 1863년 2월 17일 최초로 소집되었으며, 같은 해 8월 25일, 군대의 열악한 의료지원을 개선할 방안을 모색하고자 제네바에서 국제회의를 개최하기로 결정하였다. ICRC는 모든 유럽국가 정부와 주요 인사들에게 초청장을 발송했고, 1863년 10월 26일, 14명의 정부 대표, 6명의 기관 대표, 7명의 개인 참석자 등 총 36명이 참석한 가운데 회의가 개최되었다. 회의는 총 10개의 결의안 채택과 함께 마무리되었는데, 이를 통해 부상병을 위한 구호 단체의 설립, 즉 각국의 적십자사 혹은 적신월사 탄생의 기반이 마련되었다.

1864년 8월 8일부터 24일까지 16개국 정부 대표가 참석한 가운데 외교회의가 개최되었다. 1864년 8월 22일 회의에서는 ICRC가 준비한 협약 초안에 대한 기조 논의가 이루어졌고, '육전에서의 군대 부상자의 상태 개선에 관한 최초의 제네바협약'이 채택되었다. 이로써 근대 국제인도법의 시대가 열리게 되었으며, 이 협약은 1864년 말까지 프랑스, 스위스, 벨기에, 네덜란드, 이탈리아, 스페인, 스웨덴, 노르웨이, 덴마크 및 바덴 대공국이 비준하기에 이르렀다.

1864년 최초의 제네바협약은 1949년 4개 협약과 2개 추가의정서로 보완되었고, 이는 ICRC 활동의 근간이 되었다.

✚ 제네바 조약

국제적십자사의 활동원칙은 제네바협약에 근거를 두고 있으며 다음과 같다.

- 전쟁에서의 부상자 보호와 간호는 중립적인 태도를 지닌다.
- 부상병 치료와 간호, 구호물자나 인력을 운송하는 교통수단 및 건물 등은 적십자 표시를 하여 활동의 자유를 허락한다.
- 국제 적십자사는 엄격한 중립적 위치에서 인도주의를 실현하여 세계평화에 기여한다.

적십자운동은 국제적십자위원회(ICRC), 국제적십자사 · 적신월사연맹(IFRC) 및 각국 적십자사 혹은 적신월사로 구성되어 있으며 이들은 각각 독립적인 기구로서 고유의 지위를 보장받는다. 이들 세 구성원은 2년마다 대표자 회의를 개최하며, 4년마다 제네바협약 체약 당사국 정부 대표도 참석하는 국제적십자 · 적신월 회의를 제네바에서 개최한다.

ICRC는 1997년 대표자 회의에서 채택된 세비야합의서에 의해 무력충돌과 국내 폭력사태 시 적십자사와 적신월사가 수행하는 활동을 조정하고 지휘하는 선도 기관의 역할을 부여받았다.

각 구성원의 역할은 다음과 같다.

- **국제적십자위원회(ICRC)** – 국제적십자운동의 모체로, 국제적 · 비국제적 무력충돌과 긴장 상황에서 피해자들을 지원하며 이들의 생명과 존엄성을 보호. 무력충돌 시 적십자운동 구성원들의 국제적 지원 활동을 지휘하고 조정.
- **각국 적십자사 · 적신월사** – 국내 재해구호와 보건 및 사회복지 프로그램을 포함한 다양한 활동을 수행. 전시에는 민간인 피해자를 지원하고, 필요한 경우 군 의료구호 활동을 지원.
- **국제적십자사적신월사연맹(IFRC)** – 자연재해 및 보건 응급상황에 대한 적십자운동의 국제적 원조 활동을 지도하고 조정하며 적십자사 · 적신월사들의 인도적 활동을 장려하고 촉진

적십자운동의 7대 기본원칙은 1965년 비엔나에서 개최된 제20차 국제적십자 · 적신월회의에서 공식적으로 선언되었으며, 이를 수호하는 것은 ICRC의 임무이며 그 내용은 아래와 같다.

- **인도** – 생명과 건강을 보호하며 인간의 존엄성을 존중하고 보장
- **공평** – 국적, 인종, 종교, 정치적 성향에 따른 차별 없이 행동
- **중립** – 적대 행위 발생 시 어느 편에도 가담하지 않고 정치적, 인종적, 종교적 논쟁에 개입하지 않음
- **독립** – 국내 법규를 준수하되 적십자원칙에 따라 자율적으로 행동
- **자발적 봉사** – 자발적 구호운동으로서 어떤 이익도 추구하지 않음
- **단일** – 한 나라에는 하나의 적십자(월)사만이 존재할 수 있으며 모든 이에게 개방되어야 함
- **보편** – 각국 적십자사들이 동등한 지위, 책임, 의무를 가지고 활동

5 현대 간호의 동향

오늘날까지 비록 유럽이나 미국이 세계의 간호를 주도해 오는 과정에서 서로 다른 발전의 길을 걸어 왔지만, 간호사가 하나의 전문직으로 인식된 것은 플로렌스 나이팅게일의 영향 때문이다. 2000년대 이후의 세계 간호는 오늘날 산업구조에서 200가지 이상의 독립된 보건의료 분야 전공 과정을 선택할 수 있는 환경으로 다양한 분야에서 전문가적 역할을 담당하고 있다.

2000년 이후 미국, 영국, 캐나다 등 대부분의 국가에서 간호사 부족 현상이 나타나고 있음에도 불구하고 의사 부족에 대응하고 진료접근성을 보장하기 위해 간호사의 역할 범위를 확대하고 있다. 이러한 전문적인 역할을 부여받은 간호사들이 늘어가고 있으며, 의료서비스의 접근성을 개선하고 대기시간을 줄이면서 경미한 질병관리나 추적관리가 필요한 환자들을 위한 서비스 측면에서는 의사와 동등한 서비스의 질을 제공할 수 있는 것으로 나타났다. 비용적인 측면의 평가에서는 비용 감소 및 비용 변동의 차이가 없었지만 간호사에 대한 환자의 만족도는 높은 것으로 나타났다. 미국, 영국, 캐나다와 같은 국가에서는 간호사에게 새로운 역할을 부여하고자 간호사의 진료 범위 확대의 장애요소를 제거하기 위한 법과 규제 개정의 필요성을 강조하고 있는 실정이다.

현대에서의 간호사는 RN(Registered Nurse)으로서 환자의 건강 상태 및 치료 계획에 대한 환자의 반응을 지속적으로 평가할 뿐만 아니라 안정성 평가, 비판적 해석 및 지역사회에서의 옹호자, 교육자로서 개인, 가족, 지역 사회 및 인구 보호를 위한 최적의 건강과 기능을 촉진하며 사례관리자로서의 역할을 실천하고 있다.

제 4 부

한국 간호의 역사

제 1 장 조선시대의 간호

학습목표

1. 조선시대 간호의 개념을 이해할 수 있다.
2. 의녀제도에 대해 설명할 수 있다.
3. 의녀제도가 간호사에 미친 영향을 분석할 수 있다.

조선시대의 관제 배정은 고려시대의 제도를 답습하였으나 제도의 개혁과 함께 태종 6년(1406) 의녀제도를 도입하면서 다소 변혁을 보였다. 그러나 고려시대의 틀을 크게 벗어나지는 못하였다.

먼저 조선시대의 의녀제도는 여성을 대상으로 의학지식과 의료기술의 교육을 실시하여 여성을 대상으로 한 직업교육과 전문교육을 최초로 실시하였음을 의미한다. 이 시대는 여성이 가정 안에서 할 수 있는 비형식적 도덕교육이 당시 여성교육의 전부라고 할 수 있었다. 이러한 사회 분위기 속에서 여성을 대상으로 공적인 의학교육이 실시되었다는 것은 최초로 조선시대에 여성 전문교육제도가 제도적으로 마련되었다는 역사적 사실을 조명하고 있다. 구체적으로 여성의료인이 교육을 통해 양성되었다는 점과 의녀를 양성한 이유가 당시의 지배이념이었던 유교사상으로 인한 점이라는 것 그리고 의녀가 조선시대의 사회적 특성을 반영하여 생긴 직업 여성임을 반영한다.

태종 때부터 3대를 걸쳐 의녀제도가 확립되고 의녀교육이 체계화 · 전문화되었지만 점차적으로 의녀제도는 쇠퇴하고 중종의 의방서(醫方書)의 언역(諺譯)으로 인해 겨우 명목을 유지하였다. 한편 선조 때부터 편찬하기 시작한 동의보감이 완성되고, 중국에 왕래하던 사절들에 의한 서양학술의 도입과 실증의학적(實證醫學的) 지식이 파급되면서 의학과 간호에 대한 전통적 학문에 동요가 일어났다.

1 조선시대 의녀제도

1. 의녀제도의 배경

조선은 태조 원년(1392) 중앙의료 관제를 정할 때 고려제도를 원용하여, 전의감(典醫監), 혜민국(惠民局), 동서대비원(東西大悲院)을 설치하였다. 그 뒤 세조 12년(1466) 직제개편 때 혜민국을 **혜민서(惠民署)**로 바꾸었으며, 혜민서와 별 차이가 없었던 제생원(濟生院)은 혜민서에 통합되면서 내의원(內醫院), 전의감, 혜민서, 활인서(活人署)로 정비되어 조선 말까지 계속되었다. 그리고 혜민서는 일반백성의 의료와 각 도에서 선발된 의녀의 교육과 전의감과 함께 의학생도를 교육하는 업무를 담당했다.

조선시대 의녀제도의 배경에는 당시 지배이념이었던 유교사상이 있다. 유교에 입각한 지배체제 속에서 여성은 부부유별(夫婦有別)과 열녀(烈女)로 대표되는 유교적 여성관을 실천하기 위한 행동지침으로 내외법을 따라야 했다. 내외법에 의한 남녀 간의 격리는 남성 의사에게 여성들이 진료를 받는 것조차 허용하지 않았다. 이에 따라 여성을 진료할 수 있는 여성 의료인을 양성화할 필요성이 부각되기 시작하였으며, 지배층의 부녀자들을 대상으로 의료행위를 하는 의녀가 직업 여성으로 등장하였다.

태종 6년 제생원지사인 허도의 노력으로 의녀제도가 창설되었으며 **제생원**에서 의녀를 양성하기 시작하였다. 처음에는 중앙에서만 실시되어 지방에서는 의녀제도의 혜택을 받을 수 없었으나 세종 5년(1423)에 의녀교육을 지방으로 확대하여 실시하는 대책이 구체적으로 마련되어 세종 17년(1435)에 마침내 지방 출신 의녀가 중앙에서 교육을 받아 양성될 수 있었다.

2. 의녀의 신분

조선 초기에는 중앙 각사의 관비들을 대상으로 15세 이하의 총명한 자를 뽑아 제생원에서 의녀를 양성하였다. 조선시대의 철저한 유교이념으로 인해 상당한 학식이 필요한 의약조차 창고나 궁사의 동녀와 같은 천인 중에서 뽑았다. 국가 소유의 관비는 필요한 수만큼 선발할 수 있었고, 일정 실력에 도달한 후에는 일을 그만두지 못하도록 규제를 가할 수 있었다. 또한 천인 신분으로 인해 양가의 부녀자와는 달리 쉽게 남성 의사로부터 의학 교육을 받을 수 있었으며, 국가에서 지정하는 곳이면 어느 곳이든지 파견하여 의료행위를 할 수 있었다. 당시 천인을 제외한 모든 여성들은 외부출입을 제대로 할 수조차 없었다.

의녀는 궁녀들과 달리 결혼을 할 수 있었다. 양반의 첩이 되는 경우 대구속신(代口贖身)으로 여종 1명을 대신 관비로 넣고 양인 신분이 된다. 마찬가지로 의녀의 소생자는 종모법에 의해 천인 신분이지만 소생자 중 가축자(家畜者)에 한해 양인이 될 수 있었다.

3. 의녀의 교육 내용

의녀의 양성이 제생원에서 이루어졌으므로 의녀교육은 처음 제생원의 훈도가 담당하였으나, 세조 6년(1460) 5월에 재생원이 혜민서에 합쳐지면서 의녀교육도 혜민서에서 관장하였다. 의약의 교육 부분은 의학 교과서가 한문으로 되어 있었기 때문에 문자의 해독(害毒)을 위한 문자 교육이 최우선이었다. 이에 세종 5년(1423)에는 문자해독(文字解讀)을 위한 천자(千字), 효경(孝經), 정욕편(情欲篇) 등의 교재를 통해 교육하였고, 성종 16년(1485) 2월에는 의서교육 이전에 사서(四書)를 통해 문자를 익히도록 하였다. 또한 성종은 의료기술 외에 의녀로서 자신의 업무수행과 윤리의식, 도덕성을 중시하였다.

의녀의 교육 내용은 맥경과 침구법이 교육 내용으로 상정되었다.

세종 5년(1423)에 지방의녀의 설치를 건의한 상언(上言) 가운데도 대략적으로 의녀에게 맥경과 침구(鍼灸), 그리고 약(藥)에 대해 가르쳤음을 알 수 있었다. 의녀교육의 내용이 상세히 제시된 것은 성종 9년(1478)「의녀권과조(醫女勸課條)」에 의하면, 방서(方書), 진맥(診脈), 명약(名藥) 등의 교육으로 중요한 역할을 담당하였음을 알 수 있었다. 즉 의녀제도의 체계화는 태종 6년(1406)에 의녀제도가 창설된 이후로 세종년간 의녀의 지역적 확대, 세조년간「의녀권징조건(醫女勸懲條件)」의 형성, 성종년간,「의녀권과조(醫女勸課條)」의 마련 등을 거쳐 발전되었다. 결국 의녀제도는 세종, 세조, 성종 3대로 이행하면서 의녀교육의 체계화를 이룩할 수 있었다.

의녀가 습득한 의서의 교육 내용을 구체적으로 살펴보면「직지맥(直指脈)」에서 진맥을,「침구경(鍼灸經)」에서 침구(鍼灸)를,「가감십삼방(加減十三方)」·「화제(和劑)」에서 명약(名藥)을,「부인문(婦人文)」·「산서(産書)」에서 부인병의 전반에 대한 기초지식을 가르쳤음을 알 수 있었다.

의녀의 의술을 정밀하게 교육시키기 위한 목적으로 실습(實習)을 이용하였으며 술업을 익히는 동안 의관가(醫官家)에 왕래하여 간병하면서 학습하도록 하였다. 의녀들은 서로 자기들끼리 실험을 하면서 침술(針術)을 익혔으며 의술의 정밀도를 제고하기 위한 학습방법으로 1대 1의 개인 교습을 이용하기도 하였다.

의녀의 의료인 자격을 부여하는 성재(成才) 여부의 판명은 두 가지 방법이 있었다. 하나는 혜민서에서 교육받은 지방출신 의녀들을 대상으로 의술의 성재를 판명해 주어 출신 지방으로 파견하여 지방의 의녀로서 활동할 수 있는 자격을 부여하는 것이었고 다른 하나는 의녀 중 우수한 자 3~4명을 내의원의 의녀 정원 12명에 빈자리가 있으면 선발하여 내의원에서 교육받은 내의녀를 내의원 소속의 의녀로서 활동할 수 있도록 자격을 주었다. 이러한 의녀들은 의학기술교육에 중점을 두고 왕비나 사대부의 여성들이 질병을 앓고 있을 때 의원이 처방을 내고 의녀는 치료를 담당하였다.

4. 의료인으로서 의녀의 활동

조선시대 의녀의 가장 중요한 의료행위는 여성들의 해산을 돕는 행위로서 「의녀권과조(醫女勸課條)」의 산서(産書)에서 알 수 있다. 명종 6년(1561) 산실청(産室廳)에는 의관과 의녀가 있어 해산의 일을 담당하였으며 여기서는 의녀가 여성이므로 여성의 분만을 조력하였고, 임시 관청으로 산실청 소속의 의녀가 있었다.

의녀가 의료인으로서 한 활동은 **간호(看護), 조산(助産), 진찰(診察), 침구(針灸), 명약(命名)** 등 다섯 가지 의료 활동을 주로 들 수 있다.

간호 활동은 인조 22년(1644) 내의녀 단춘(丹春)이 세자빈을 모시고 간호할 목적으로 중국 심양에 간 기록을 보면 확인할 수 있다. 또한 효종 원년(1650)에는 의순공주 간호를 위해 2명의 의녀 외에 2명이 더 필요하다는 요청으로 의녀 2명과 시녀 2명을 더 보내기도 하였다는 기록이 있다.

조산 활동에서 의녀는 산파로서의 의료 기능도 담당하였으며, 「산서(産書)」·「부인문(婦人門)」의 의서를 습득한 의녀는 해산을 돕는 역할도 하였다.

의녀가 행한 의료 활동 중 진찰은 의녀교육의 창설 원인이 여성들을 대상으로 진맥을 하여 남녀유별의 도를 지키기 위한 것으로 가장 많이 활동한 의료 행위였다. 진찰법으로는 망진(望診), 문진(問診), 이진(聞診), 촉진(觸診) 등이 있었다. 이 가운데 '남녀유별의 도'에 위배되는 망진과 촉진은 의녀만이 할 수 있었다.

의녀의 교육 내용으로 침구 활동이 맥경과 침구 법으로 명시되었음은 의녀의 주 의료 활동이 진맥과 침구 행위가 주된 것이었음을 파악할 수 있었다. 명약 활동은 실제적으로 의료상의 절차 즉 진찰한 결과에 의거하여 약을 논의하는 것으로 의관이 맡아 보았으므로 상대적으로 의녀의 명약은 활동이 적었으며, 의녀의 교육 내용이 주로 진맥(診脈)과 침구(針灸) 위주로 실시되었던 점을 고려할 때 실제 의료 활동은 주로 진맥을 통한 진찰과 침구였다. 그리고 간호와 조산, 명약은 부수적인 활동이었다.

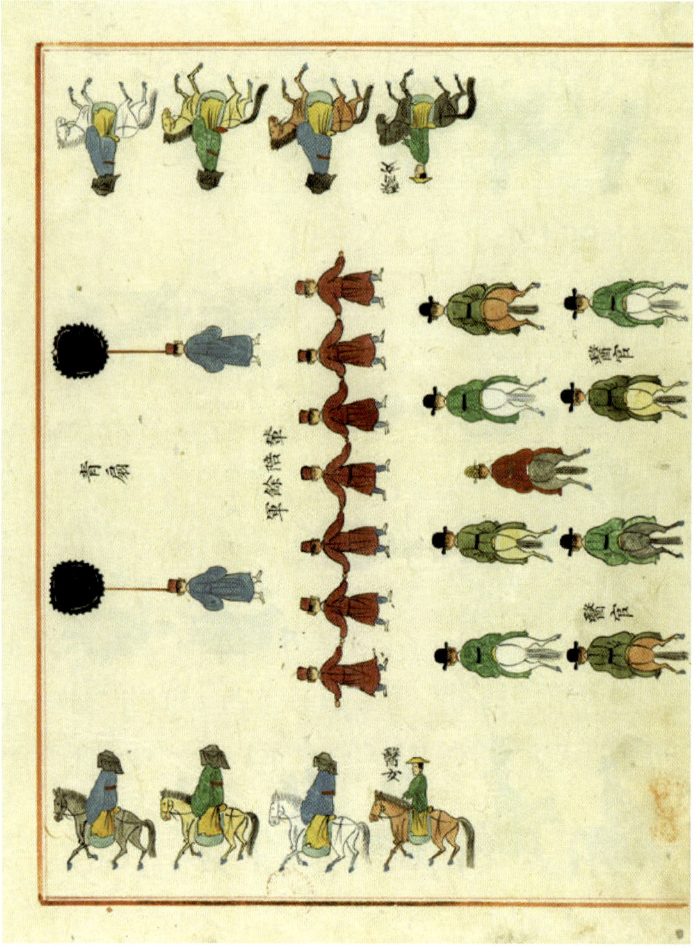

출처: 국립중앙박물관.

그림 4-1 영조정순왕후가례도감의궤 반차도 중 의녀의 모습

의녀들이 얼굴을 가린 채 말을 타고 왕비를 수행하고 있다.

5. 의녀의 비의료 활동

의녀는 의료인의 역할 외에 궁중과 사대부 여성의 범죄와 관련된 수색(搜索) 활동과 간심(看審) 활동을 수행하였다. 수사나 체포는 의녀의 본래 임무와는 거리가 있었지만 내외법으로 인해 여성의 사회활동이 제한된 가운데 사회활동이 제도화되어 있던 의녀를 여성인력이 필요한 다양한 분야에 활용한 것이다. 간심은 의학적 지식을 활용하여 조사하는 일을 말한다. 의학적 지식을 구비한 의녀는 시체를 조사하거나 사약을 운반하는 일도 하였다.

연산군 대에는 기녀으로서의 역할이 두드러져 약방의 기생이라 불리었고 잔치와 연회에 동원되면서 음악까지 배우도록 하였다. 중종(中宗) 5년(1510) 이후로 의녀가 연회에 참석하지 못하도록 하였으나 잘 지켜지지 않았고 이러한 파행은 조선 후기까지 이어졌다.

이처럼 의녀는 당시 천인이라는 신분과 성별로 인해 사회적 지위가 낮아 의료인으로 성장하는 데 한계가 있었으며, 여성 의료인에 대한 이미지 손상으로 인해 현대 간호학 발전의 저해 요소로 평가받기도 한다. 그러나 여성이 직업을 가질 수 없었던 시대 상황 속에서 국가에서 제공하는 의학 교육을 받고 남성과 함께 사회활동을 하는 여성 직업인으로서 19세기 후반까지 공식적인 영역에서 의료 활동을 수행하는 전문적인 역할을 유지하였기에 간호사의 시초 혹은 여의사의 시초로 보는 시각도 있다.

제 2 장 근대의 간호

학습목표

1. 한국 근대의 서양의료 도입 과정을 설명할 수 있다.
2. 제중원과 선교계 병원의 의료활동을 설명할 수 있다.
3. 선교간호사들의 간호활동이 초기 한국 간호에 미친 영향을 이해할 수 있다.

1876~1910년 조선의 보건의료체계가 서서히 무너지고 인구의 양적 · 질적 관리를 위한 새로운 보건의료체제가 형성되었다. 변화의 배경은 조선의 시대적 환경과 위생문제가 안고 있던 고질적인 감염병 문제에 관하여 해결책을 제시하고자 하는 것이었다. 게다가 개항과 열강의 요구에 따라 다양하고 복잡한 문제가 제기되고, 서구의 보건의료 및 의학이 유입되면서 간호계도 차츰 변화가 시작되었다.

각국과의 수호통상조약(修好通商 條約)이 1882년 미국, 1883년 영국과 독일, 1884년 이탈리아와 러시아에 이어 1886년 5월에 프랑스와 체결됨으로써 서양 각국의 공사관이 우리나라에 설치되었다.

기독교 선교회에서 파송된 선교사와 선교의사 그리고 선교 간호사가 입국함으로써 의료사업을 통한 선교활동이 시작되었고 가장 먼저 의료사업에 종사한 이는 미국의 선교사들이었다. 선교의사들에 의해 의료기관이 설립되고 선교사, 선교의사, 선교간호사들이 한국에 와서 의료 활동을 시작한 1876년 이후부터 1910년까지 보건의료체제에 엄청난 변화가 생기기 시작했다. 특히 간호역사에도 진보적인 변화가 생겼다.

1906년 대한제국은 의료기관인 광제원 의학교 부속병원과 적십자사병원을 통합했으며 이후 통감부는 이를 적십자사 병원으로 통합하려고 계획하였으나 대신 새로운 병원을 설립하기로 결정하였다. 이 시기에 한국에 적십자의 인도주의적 사상이 처음 도입 · 전파되었다.

19세기 말 조선의 고종황제가 그동안의 쇄국정책을 끝내고 서양의 문물을 받아들이게 되면서부터 간호교육은 체계적인 교육을 시작하였고 자격간호사가 간호활동을 제공하기 시작하였다.

결과적으로 구한말의 간호계는 서양의 선교사, 선교의사 및 선교간호사들의 의료 활동이 시작된 영향으로 근대간호의 필요성과 그 중요성이 더욱 강조되어 근대간호를 위한 간호 교육 과정이 체계적으로 정립되었다.

1 구한말 병원의 설립과 간호

1. 개항지의 일본인 병원 설립

우리나라에 서양의학에 의한 병원이 개설된 것은 고종 14년(1877) 일본에 의하여 세워진 부산 **제생의원**이 시초였다. 이후 제생의원은 고종 20년(1883) 육군성의 소관으로 넘어갔다가 다시 일본거류민단으로 이관되어 일본공립병원(日本共立病院)으로 개칭되었으나, 고종 33년(1896)에는 공립병원(公立病院)으로 사용되었다가 청일전쟁이 벌어지면서 병참병원으로 사용되었다.

그리고 원산 **생생의원**은 고종 17년(1880) 개항과 함께 설치되었으며, 고종 21년(1884)에는 일본해군으로부터 육군에 이관되었다가 고종 23년(1886) 경영을 민간으로 위임시켜 공립병원(共立病院)으로 개칭하였다.

당시 한성순보는 제생의원과 생생의원의 치료 인원수를 기재하였다. 1880년(제33호) 제생의원에서는 일본인 2,998명과 조선인 729명을, 원산병원에서는 일본인 298명과 조선인 1,126명을 진료하였다. 1881년(제36호)에는 재생의원에서 일본인 2,838명과 조선인 675명을, 원산병원에서는 일본인 1,513명과 조선인 695명에게 의료 활동을 한 것으로 기록되어 있다.

고종 21년(1884) 인천이 개항되면서 **영사관 부속병원**이 설치되었으며 고종 25년(1888) 일본거류민에게 이관되어 인천 공립병원(共立病陶)으로 개칭되었다. 이후 청일전쟁이 벌어지면서 인천 병참병원으로 또다시 개칭되었다. 목포와 전남포에는 고종 34년(1897) 개항되면서 공립병원이 설치되었다.

일본은 통상이 개방된 지역에 서둘러 병원을 설치하여 일본인과 조선인들에게 의술을 시행하였으며 부산의 제생의원은 우리나라에 세워진 최초의 서양식 병원으로 기록되어 있다.

1902년에 세워진 민간단체인 동인회는 조선과 만주, 중국에서 의료사업을 통해 일본정부 정책을 지원하기 위한 목적으로 창립된 사회단체였다. 설립목적 중에는 '한 · 청 정부에 대하여 의학교 및 병원의 설립을 권고한다는 사항'도 있었으며, 광무10년(1906) 대구동인의원을 개설하여 처음에는 내과, 외과, 안과, 산부인과로 나누어 외래 및 입원 환자를 진료하였다가, 이후 대구 자혜병원과 합병되었다. 또한 광무10년(1906) 평양 동인의원을 설립하여 외래 환자 및 입원환자를 진료하였으며, 이듬해 철도병원으로 용산 동인의원을 설립하여 철도직원 및 가족과 일반 병자들을 진료하였다. 이 시기의 일본은 의료 활동을 통하여 자국민을 보호하고 한국인의 반감을 감소시키는 친일화 정책에 주력하였다.

2. 공립의원 제중원과 간호

고종 21년(1884) 갑신정변(甲申政變)이 발생할 때 민영익이 치명적인 상처를 입게 되었고 당시 동석한 독일인 묄렌도르프(Paul von Mollendort)가 미국공사관 소속 의사인 알렌(Allen)에게 왕진을 요청하여 민영익을 치료, 건강을 회복하였다. 이를 계기로 알렌은 우리 정부의 큰 신임을 얻게 되었다.

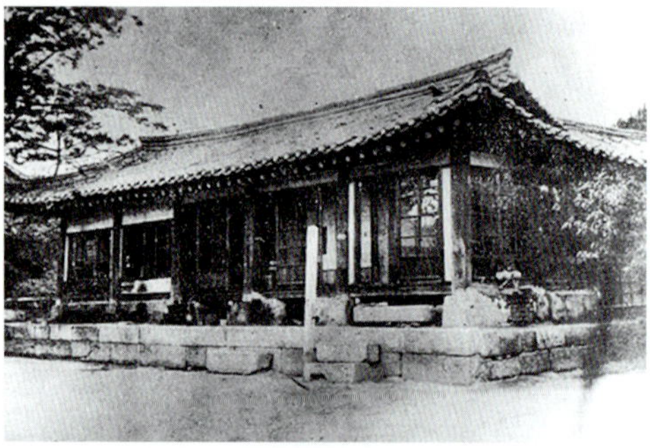

출처: 연세대학교의료원 역사관.

그림 4-2 서울 재동(현재 헌법재판소 자리)의 제중원
설립 당시의 명칭은 광혜원이다.

이후 알렌은 1885년 한국정부에 서양식 병원을 개설할 필요성과 매년 병원 운영비에 소요되는 경상비용인 등화 및 난방비, 간호조무사, 급료 그리고 극빈 환자에게 제공할 식사비, 의약품 구입비 등을 건의하였고, 고종도 그 필요성을 인식하고, 1885년 「광혜원 규칙」을 반포하였다. 당시 선교회는 의료원장을, 한국정부에서는 건물과 의료기구 및 일체의 경비를 제공하였고, 통리교섭통상아문(統理交涉通商衙門)이 일체의 병원 사무를 담당하기로 하는 한편 학생들을 뽑아 서양의술을 학습하도록 하였다.

우리나가 최초의 서양식 국립병원이었던 **광혜원**은 개원 후에 **제중원**이라고 개칭되었으며, 1년 동안에 외래 환자와 왕진환자의 합수가 거의 만여 명에 달하였다고 한다.

1885년부터 적용된 「광혜원 규칙」은 필요한 인력으로 간호사를 언급하지는 않았으며 제중원은 전문적 간호보다는 전근대적인 '돌봄'으로서의 간호를 제공하였다. 그러던 중 알렌이 여성 의료 인력의 필요성을 인식한 것은 조선시대 남녀유별의 내외법 관습이 서양의술을 제공하는 제중원에서도 적용되고 있는 것을 인식한 이후이다. 이에 대한 해결책으로 알렌은 의녀제도를 조선정부에 요청하여 황해도와 평안도 감영에 공문을 보내어 13~16세의 총명한 기녀 2~3명씩을 선발하였다. 이 시기의 기녀 5명은 구한말 최초로 입학하여 서양의술과 간호학을 습득하게 되었다.

1885년 「광혜원 규칙」에는 학생 4명을 선발하여 병원에 배치하였으며 학생들이 환자들을 간호하고 의사의 지시에 따라 진료업무를 담당하도록 하였다. 또한 제중원에 속한 의학당이 개교한 1886년부터는 생도들이 간호업무를 담당하였고 「공립의원 규칙」에 의거하여 제중원은 환자의 간병인이 간호하는 것은 허락하였지만 전적으로 그들에게 간호를 맡기지는 않았으며, 제중원 학당의 학생과 환자의 간병인이 함께 간호를 담당하도록 하였다.

2 선교계 병원의 설립과 간호

에이비슨(O. R. Avison)은 뉴욕에서 열린 만국 선교사회에 참석하여 한국에 새로운 서양식 병원과 의학교를 설치할 것을 제안하였다. 이때 동석하였던 오하이오 주의 세브란스(Davis Severance)로부터 전후 2차에 걸쳐 1만 5천불의 기금을 받았으며, 1902년에 남대문 밖 도동에 병원을 건축하여 1904년 **세브란스병원**이라고 칭하고 진료를 개시하였다. 이와 같이 우리나라의 서양의학은 왕립병원인 광혜원으로부터 시작되어 제중원의 시대를 거쳐 세브란스병원을 설립하기에 이르렀다.

선교의사 스크랜톤(William B. Scranton)이 한국에 부인 및 소아들을 치료하기 위한 병원의 필요성을 느끼고 부인병원을 개설하였고, 고종 25년(1889)에 여의사 커틀러(Hary M. Cutler)는 1908년에 현 이화여자대학교 부속 동대문 병원에 부인병원을 신축하고 부인전문 의료사업을 하였다.

개성에는 미국 남감리교회에서 파견한 레이드(M. T. Red) 의사가 남성병원을 설립하였으며, 원산은 맥길(Mcgill) 의사가 1896년에 구세병원을 설립하여 운영하였다. 전주는 미국 남장로교 마티 잉골드(Mattie Ingold) 의사가 1898년에 예수병원을 시작하였으며 목포는 애태원이라는 나병요양소를 설립하였다. 대구는 1897년에 미국 북 장로교회에서 존슨(W. O, Johnson) 의사가 진료소를 시작한 후 1906년에 병원을 신설하고 플레처(G. A. Fletcher)가 사업을 확장시켰다. 진주는 호주 장로회에서 1904년에 패톤기념 병원을 설립하였다.

천주교(Roman Catholic)는 순조, 철종 때부터 소규모의 의료사업을 실시하였으며, 1894년부터는 명동 천주교회당 내 성 바울(St. Paul) 수녀원의 사업으로 진료소를 시작하였는데, 이것이 현 가톨릭대학교 의학부의 전신이다. 그밖에 성당이 있는 여러 도시에서 범위는 작으나 빈곤한 환자들에게 무료진료사업을 착실히 실시하였다.

우리나라의 근대적인 간호 사업은 1891년 영국 성공회 **히트코트(Emily Heathcote)**가 부녀자를 대상으로 하는 작은 진료소를 경성 정동에 개설하였고 이 병원이 나중에 성 베드로병원으로 명명되었다.

제중원이 세브란스로 이관된 후 팀당 의사 에비슨은 환자간호를 담당하고, 조선의 여성을 간호사로 양성할 수 있도록 유능한 간호사를 파견해 달라고 미국의 선교협회에 요청하였다. 이에 1895년에 장로교 해외선교부에서 파송된 첫 간호사는 **제콥슨(Anna P. Jacobson)**이었다. 제콥슨의 후임으로 부임한 **쉴즈(Ester L. Shields)**는 미국 필라델피아 종합병원 간호학교 출신으로 나이팅게일 간호교육을 철저히 받은 사람이었다. 그녀는 36년 동안 고통에 시달린 수천 명의 사람들을 간호하며 '한국의 나이팅게일'이라고 불렸으며, 한국에 최초로 간호단체를 조직하도록 큰 영향을 주었다.

3 대한제국의 근대적 보건의료기구 설치와 간호

고종 32년(1895) 콜레라가 대유행하여 북쪽 국경지대에서만 6만여 명이 사망하였다. 이때 경성을 비롯한 각 지방에서 콜레라가 크게 유행하였으므로 우리나라는 처음으로 감염병에 대한 법령이 반포되었다. 내부(內部)에서는「내부령 제4호, 호열자병소독규칙(虎列刺病消毒規則)」13조를 공포하고, 같은 해「재부령 제5호, 호열자예방과 소독집행규칙」이 공포되었다. 이 규칙에 입각하여 위생국의 지휘 아래 검역소와 피병원 등의 기구가 만들어졌고, 각 지방 관아의 협조를 받아 전파 차단, 콜레라 사망자와 이환자 파악과 그들에 대한 각종 조처가 이루어졌다. 아울러 방역사업과 관련하여 일반인에 대한 강제적인 통제가 행해지므로 소독 및 예방 규칙들은 서양 과학적 소독법이 처음으로 채택되어 실시되었다.

내부(內部)에는 방역국을 설치하였으며 방역국장으로서 에비슨이 임명되었다. 방역국은 예방법의 작성과 배포, 피병원 환자의 구료, 환자와 사망자의 보고와 의학적 조사, 환자의 집 소독, 전파 차탄, 물자와 정비의 보급 등의 업무를 맡았다.

내부병원은 고종 36년(1899) 제14호로 내무직할병원(內部直轄病院) 설립관제를 반포하고 명칭을 '**내부병원**'으로 명하였다. 직원은 병원장 1명, 기사 1명, 대방의 2명, 종두의 10명, 외과의 1명, 소아과의 1명, 침의 1명 등 의사 15명 이하, 약제사 4명, 서기 1명으로 하였다.

내부병원은 외래 중심이었으므로 따로 입원실을 마련하지 않은 대신 감염병 환자를 위한 피병원(격리수용소)을 세우도록 하였다. 피병원은 인가에서 50보 떨어진 곳에 산수(山水)가 가려져 악질이 전염되지 않도록 하였다. 환자에게 지급되는 음식은 의사의 지시에 따라 피병원에서 공급하였으며 외부음식은 일체 금지하였다. 또한 의사가 하루에 한 번 왕진하여 진찰하도록 하였으며 내왕인의 의복과 가마와 수레 등은 모두 소독하도록 하였다. 음식에 대한 이러한 규정은 제중원과는 달리 내부병원은 환자의 친족이 오래 머무르며 간호할 수 있었다는 것을 반영하는 것이다.

내부병원은 1899년 진료를 개시하였고 규정에 따라 병원에 찾아온 환자와 감옥소의 환자를 치료하였다. 약은 한약과 양약을 병용하였으며 중병환자는 없었고, 모두 외래환자로서 약만 제공하거나 침을 놓아 치료하였다.

따라서 내부병원의 설립운영은 빈민 구료, 감옥소 구료 등을 담당하는 대민의료체제의 구료병원으로 활동한 것을 볼 수 있었다.

광제원은 처음에는 임시 방역위원을 활용하였으나, 나중에는 광제원 사무위원을 다수 임명하고 각 지방으로 파견하여 병자를 구료하였으며, 세 군데에 광제원 피병원을 설치하였다. 1902년 콜레라 유행 시 세워진 광제원 피병원과 1903년에 설치된 각처 병원에서의 간호는 「병원세칙」에 따라 환자의 친족 등이 담당하였다.

이듬해부터 광제원은 서양 근대의술을 시술하는 곳으로 점차로 변화하였으며 일본 간호부 3명이 근무하였다. 간호부는 전문지식과 기술이 필요한 간호업무를 담당하였고 일반조선인과 일본인들을 지도 · 감독하였다. 이후 광제원은 1907년 대한의원이 설립되면서 통합되었다.

4 적십자사 병원의 창설과 간호

1905년 고종 칙령으로 「대한적십자사 규칙」을 제정하여 반포하였다. **대한적십자사**의 규칙에 의하면 "대한적십자사의 설립자는 '황제폐하'이고 빈곤한 상병자(傷兵者) · 천재 혹은 사변에 제하는 상병자를 구호함이 설립목적이다."라고 기록되어 있다. 그리고 대한적십자사의 총재는 왕족 중에서 임명하도록 하였으며, 부총재 1인과 사무관 1인이 총재를 보좌하도록 하였다.

구호환자는 대한적십자사에서 발행하는 치료 표를 가진 경우에만 진료를 받을 수 있고, 일반 환자의 경우는 정해진 진찰료와 약값, 병실 이용료 등을 선 지급해야만 하였다. 특히 대한적십자사는 황실 직속이라는 점과 황실에서 직접 구료표를 내려 환자를 구료한다는 점이 특이할 사항이였다. 게다가 간호부는 정부병원에서 최초 정규직원으로 규정되었으며 일반 간호부를 간호부장이 통솔하도록 하는 간호위계를 갖춘 점이 두드러졌다.

「대한적십자사 규칙」은 얼마 뒤 「대한적십자사 관계 급 규칙」으로 개정되었으며 개정 내용은 '전시와 평화 시에 부상자와 병자를 구호 치료하기에 전력을 다하여 그 고통과 병환을 경감하도록 하는 것'으로 재규정되었다. 임직원의 조직도 총재 1인, 사장 1인, 부사장 2인, 교육장 1인, 사무장 1인, 교관 3인, 사무관 3인 교원 3인, 간호졸감원(看護卒監院) 1인, 간호부감원(看護婦監院) 1인으로 규정되었다. 반면 환자와 관련된 내용은 삭제되었고, 유지자금에 적십자사원의 정액수입금이 추가되었다.

그러나 1907년에는 대한의원이 창설되면서 대한적십자사는 합병되었고 대한제국의 적십자사가 창설된 지 한 달 후에 일본은 을사보호조약 체결로 대한제국의 외교권마저 박탈해 버렸다. 이로 인하여 1909년 대한적십자사 관제가 폐지되고, 일본적십자사와 병합됨으로써 대한적십자사의 명칭이 없어졌다. 그러나 일본적십자사 조선본부의 소속으로 본원은 있었는데, 이것이 현재의 대한적십자사 병원이다.

5 통감부의 보건의료제도 장악과 간호

1906년 의정부는 '대한의원 관제'를 심의하였으며 **대한의원**을 의정부 직속기관으로 규정하였다. 직원은 총재 1인, 원장 1인, 고문 1인, 의관 17인, 교관 7 인, 약제사 9인 통역관 3인, 동역보관 5인, 사무원 10인, 기사와 기수 3인 등으로 하였다.

운영은 위생부, 치료부, 교육부 등 3부서로 나누었다. 위생부는 의사, 약제사와 산파의 업무에 관한 사항, 매약(買藥) 단속에 관한 사항, 감염병과 지방병의 예방, 종두 및 기타 모든 공중위생에 관한 사항, 성병검사, 검역과 정선에 관한 사항, 위생회의 지방병원에 관한 사항을 맡도록 하였다. 치료부는 질병구료와 빈민구료 등의 업무, 교육부는 의사, 약제사와 산파의 양성, 교과서 편찬 등의 업무를 맡도록 하였다.

1907년 반포된 칙령 제9호를 통하여 '대한의원 관제'는 치료부, 교육부, 위생부등 3부를 두어 업무를 담당하도록 하는 것은 변화가 없었다. 그러나 총재직을 삭제하고 원장은 내부대신이 겸임하도록 하였으며, 12조에는 병원직원으로 외국인을 초빙하여 사무를 보게 하는 조항이 추가되어 일본인을 대한의원에 기용하도록 하였다.

1909년 반포된 칙령 '대한의원 관제 개정'에 따라 대한의원 교육부에서 담당하였던 교육기능의 분리가 이루어졌다. 즉, 의사, 약제사, 산파 및 간호부의 양성을 위해 따로 부속학교를 두도록 함으로써 의료인력 양성 기능을 강화하였다. 부속학교에 관한 제도는 1910년 내부령(內部令) 제5호에 '대한의원 부속학교 규칙'이 제정되어 교육에 관한 제반사항을 명확하게 규정하였다.

그리고 '대한의원 관제'에는 정규직으로서 간호 인력이 규정되어 있지 않지만, 대한의원을 개원할 당시부터 산파와 간호부를 두고 있었다. 당시 간호부는 대부분 일본인이었고 산파는 모두 일본인이었다.

6 간호교육의 시작

1903년 우리나라 최초의 간호부 훈련과정이 정동의 부인병원(**보구여관**)에 설치되었다. 이후 1906년에는 최초의 가관식(加冠式)이 있었다. 1906년 세브란스에 간호부 양성소가 설치되었으며 점차적으로 함흥, 평양, 원사, 송도, 대구, 광주, 진주 등 여러 선교병원 간호부 양성소가 뒤따라 개설 · 운영되었다.

한국정부에 의한 간호부는 1907년 의정부 산하기관인 대한의원 안에 '산파 및 간호부 양성과'의 규칙이 생겨나면서부터 양성되기 시작하였고, 1910년 한일합병 조약으로 조선총독부에서는 1913년에 각 도의 자혜의원 조산부 및 간호부 양성규정이 발표됨에 따라서 수원, 청주, 공주, 전주, 광주, 대구, 진주, 해주, 평양, 의주, 춘천, 함흥, 경성 등에 간호부 양성소가 설치 · 운영되었다.

1. 정동 보구여관(保救女館)의 간호교육

1903년 정동 보구여관은 간호사 교육을 위한 정규과정이 개설되었으며, 선교간호사 **에드먼드(Margaret Jane Edmunds)**의 노력과 결실로 한국 간호교육에 효시가 되어 중국보다 먼저 교육과정이 개설되었다. 이때 정규과정은 6년이었고, 단기 3년 과정도 있었다. 입학자격은 기독교인으로서 읽고, 쓰고, 시계를 볼 수 있어야 하였으며, 그 외에도 입학연령은 21~31세, 부모동의서, 의사진단서, 교회증서, 소정의 입학금, 병원의 일로 공부에 방해되지 않고 낮번과 밤번을 해야 한다는 규정이 있었다.

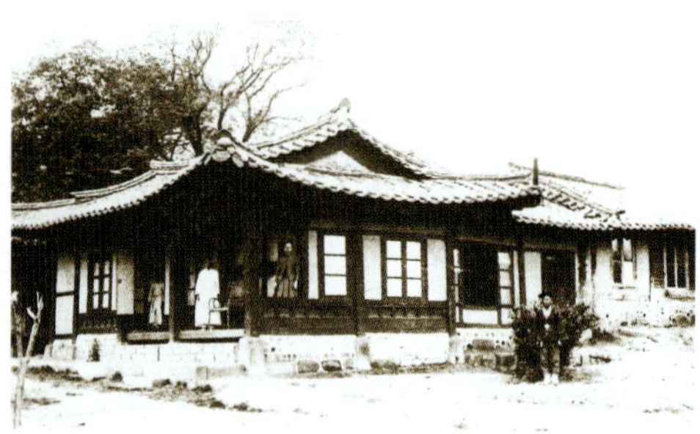

출처: 대한간호협회.

그림 4-3 보구여관

교육에 대한 열의는 높았지만 현실적으로 교사의 수가 적고 교재가 부족하며, 의사소통도 원활하지 않아 주로 임상지도(bedside instruction)로 교육하였고 동료선교사들의 도움을 받았다.

1905년 에드먼드의 보고 자료에 의하면 간호사의 자격, 인체 골격, 순환과 혈액검사, 병원 규칙, 찜질, 침상, 침상 만들기, 환기, 수술 준비, 저명인사의 일생 회고 등이 교과 과목이며, 실습은 초기에는 12시간 근무제로 하여 강의와 실습을 병행하였다. 임상실습 내용은 붕대법, 침상 만들기, 목욕법, 투약, 간단한 식이 준비, 활력증상 측정, 증상기록, 특수약물 투여, 세척, 찜질, 드레싱, 약 도포, 마사지 원리, 사후처리 등을 실습하였다.

1907년에 교과목은 위생, 이비인후과, 발열, 외과, 외과드레싱 준비, 해부, 생리, 식이요법 약물, 지리, 나이팅게일 생애, 예수생애 등 총 61시간을 이수하였다. 당시 간호학생들도 아침 7시부터 간호사들과 똑같이 일을 하였으며, 강의가 있는 날은 말쑥하게 차려 입고 수업 준비를 하였다. 강의는 환자간호 이외의 시간에 실시되었으므로 소등시간이 가까운 오후 10시경에 끝났다. 이상의 교과목 이외에도 교육 담당자가 전문직 간호사에게 필요한 간호윤리를 강의하였고 성경, 음악, 산수, 국어, 한문, 영어 등은 이화학당 선생님들에게서 배웠다. 그 당시의 학생들은 한복을 입고 있어 유니폼이 필요하였고 'Nurse'에 해당하는 우리말이 없어 한문 용어를 빌려 간호원(看護員)으로 명명하였다고 기록되어 있다.

2개월 수습 기간을 거쳐 입학이 허가되면, 계약을 하고 근무 중에는 학교 유니폼을 착용했다. 초기 간호교육의 장애 요인은 한국 여성들의 은둔 생활, 조혼 풍습, 현대식 병원에 익숙하지 못한 점과 당시 사회가 전문직에 대해 몰이해하고 있었던 점이었다. 이외에도 시간 개념, 청결, 순종 등에 대한 인식이 달라서 어려웠고, 관습의 차이, 입학한 사람들의 신분이 낮았던 점 등이었다. 또한 교육하는 간호사들은 환자 간호 · 간호학생의 교육과 관리 · 성경공부 · 유니폼 제작에 이르기까지 너무 많은 일을 해야 하기에 어려움이 많았다.

그러나 에드먼드를 도와 세브란스병원의 쉴즈는 강의, 수술실 실습, 침상간호 지도 등을 협조하였다. 1906년 간호교육이 개설된 이래 최초의 첫 가관식이 있었고 가관은 간호사로서 준비되는 교육과정에서 간호직을 상징하는 Cap을 수여받는다는 큰 의의를 가졌다.

2. 세브란스병원의 간호교육

1906년 세브란스 간호부 양성소가 세브란스병원 내에 창설되었다. 초대 교장으로는 선교간호사 쉴즈가 임명되었고 양성소의 창립정신과 교육이념은 기독교 정신에 입각하여 인간애에 두었다. 개교 당시에는 입학자격은 기독교인만 입학이 가능하였으며 한글 및 기초 산수를 해득한 자로서 학교의 규칙을 지키도록 서약한 자에게만 주어졌다.

1906~1909년의 교과과정은 기본 간호술 및 실습, 해부와 생리, 증후 관찰과 식이 공급, 안과질환, 약물학, 미생물학 등의 과목이었고, 병원실습은 내 · 외과 병실에서 실시하였으며 수술산부인과 진료실, 외래진찰실 및 산부인과와 공중보건 간호실 등 분야에서 임상실습을 함으로써 실습의 능력개발에 매우 좋은 결과를 가져왔다.

학생들의 기숙사 생활은 교과과정 중에서 중요한 부분을 차지하였으며 학생 전원 기숙사에 입사하는 것이 의무화되어 있었다. 학생들은 기숙사 생활에서 서구식 문명생활 및 공동생활 양식과 신여성으로서의 예의범절 여성교양 및 공동생활 도덕을 익혔으며, 교양인에게 필요한 모든 수업이 엄격한 규율 밑에서 철저히 실시되었다.

3. 대한의원의 간호교육

1907년 반포된 칙령 제9호 「대한의원 관제」는 치료부, 교육부, 위생부 등 3부를 두어 위생, 의육, 치병의 일을 담당하도록 하는 것이었다. 그러나 1909년 반포된 칙령 「대한의원 관제」 개정에 따라 대한의원 교육부에서 담당하였던 교육기능을 분리시키면서 의사, 약제사, 산파 및 간호부의 양성을 위해 따로 부속학교를 두어 의료인력 양성기능을 강화하였다. 1909년 부속의학교 건물의 낙성식이 거행되었는데 15개의 교실이 구비된 2층 양옥과 해부실 1동이 준공되면서 부속학교에 관한 제도는 이듬해인 1910년 내부령(內部令) 제5호 「대한의원 부속의학교 규칙」으로 제정되었다.

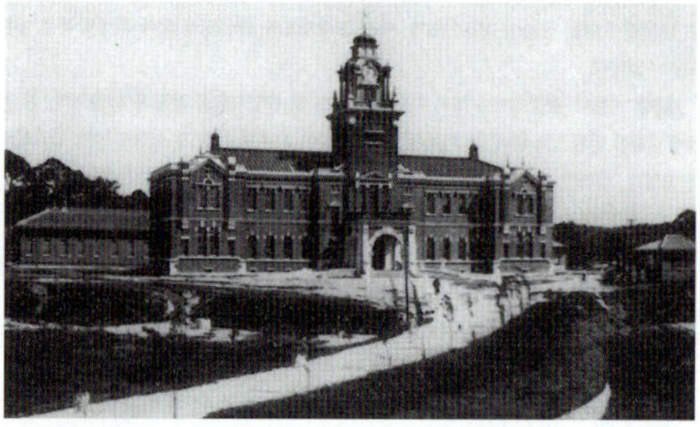

출처: 서울대학교병원 의학역사문화원.

그림 4-4 대한의원 전경

이 규칙은 교육에 관한 제반사항을 명확하게 규정하였으며 다음과 같다.

제6조에 의하면 의학과와 약학과의 교수는 일어로 한다는 규정이 있었고, 산파과나 간호과에 대한 관련 규정은 없었다. 한 학년을 두 학기로 정하여 각각 선 학기(4월 1일부터 10월 20일까지)와 후 학기(10월 21일부터 다음 해 3월 31일까지)로 구분하였고 수업일수는 매 학년에 200일 이상으로 하였다.

제2장의 입학 · 퇴학 · 징계 · 출학(출학)에서는 입학자격은 18~25세 미만으로 품행방정한 자로 신체검사 및 입학시험에 합격한 자이며, 입학시험 과목은 의학과와 약학과의 경우는 국한문(사서강독, 작문) · 산술(사칙, 분수) · 일어에 물리학과 화학을 추가로 할 수 있었다. 또한 응시자의 학력에 대한 규정은 없었으나, 징계에 대해서는 자세한 규정을 두었다.

제3장 '시험과 졸업'에서 시험의 경우는 학기시험, 학년시험 및 졸업시험을 치르도록 하였다. 각 과목을 100점 만점으로 모든 과목은 40점 이상으로 하여 총 평균 60점 이상이어야 시험에 통과하는 것으로 하였다.

제4장 '학비 · 의무'에서는 수업료를 무료로 한 것 외에 관비로 식비, 피복비와 잡비를 지급하기로 규정하였다. 기숙사에 기숙하는 경우는 식비를 지급하지 않았다. 그러나 이렇게 관비로 수업 식비, 피복비와 잡비 일체를 지급받아 졸업을 하면 일정기간 의무적으로 일하도록 하였다.

그 기간은 의학과는 3년, 약학과는 2년, 산파과와 간호과는 각각 1년씩이었다. 정당한 사유 없이 이 의무를 이행하지 못하면 재학 중에 지급받은 학비를 상환해야 하였다.

제5장 '원외학생(員外學生)'에서는 사비(私費)로 교육을 받기를 원하는 학생은 정원 외 입학이 가능하도록 하였다. 그러나 그 대상은 의학과 20명, 약학과 10명, 산파과 10명으로 제한하였으며, 간호과에는 사비생을 허용하지 않았다. 사비생의 경우는 의무복무에 관한 규정이 적용되지 않았다. 또한 이 규칙에서는 각과의 학과목도 규정하였다. 간호과의 경우는 모든 학기에 걸쳐 수신(修身)과 일본어를 배워야 하였다.

제 3 장 일제 강점기의 간호(1910~1945년의 간호)

학습목표

1. 일제 강점기의 간호와 면허 제도를 설명할 수 있다.
2. 간호교육의 특징을 설명할 수 있다.
3. 간호실무의 특징을 설명할 수 있다.
4. 간호사의 단체활동을 이해할 수 있다.

일제 강점기는 일본의 식민통치로 인한 어려움에도 불구하고 초기 개척기 간호사들이 시대적, 선구자적 사명감과 의지로 간호가 전문직으로 발돋움할 수 있는 토대를 마련하였다. 간호교육의 교육과정이 전국적으로 자리잡고 체계적으로 정비되며, 법적으로 면허가 제도화되고, 다양한 조직들이 만들어지는 등 간호가 전문직을 향해 주요한 발전을 이룬 시기이다. 보건의료제도와 의료기관의 확대로 간호에 대한 인식이 높아지고 간호는 전문직으로 토대를 잡기 시작하였다.

가끔 수준 높은 교육을 받은 조선 여성의 경우 사회적 책임감과 경제적 자립의 필요성을 느끼면서 여성에게 적합한 직업이 간호직이라는 것을 인식하게 되었고, 교육받는 동안 학비 감면, 기숙사 시설 등으로 경제적인 부담이 적어 간호직을 선택하는 경우가 많았다.

그러나 일제는 조선의 간호제도를 자신들의 필요에 따라 운영하였다. 간호 면허제도에 대해서는 조선총독부의 통제하에 있었으며, 교육내용도 환자를 위한 포괄적인 간호보다는 개별적인 간호법 중심의 수기(manual technic), 치료보조를 위한 인력 양성을 중시하였으며, 간호 교육 수준이 낮았고 실무 면에서는 환자를 위한 간호보다는 의사를 보조하는 일에 머물러 있었고 다양한 인력의 혼용을 중시하였다.

일본식 간호는 강압적인 행정계통을 해왔으므로 질적인 성장보다는 양적이고 형식적인 면으로 흘렀고 민족적인 감정문제, 차별 등으로 인하여 순수하게 뻗어나갈 수 없었던 장벽이 많았다.

이와 같이 일제 강점기는 지배적이고 침략적인 관계에서 일제의 필요에 의한 법률의 개악, 사회의 권위적이고 수직적인 분위기, 여성 교육의 제한 등으로 자율적인 간호전문직의 발전에는 어려움이 있었다. 그러나 한국 여성은 교육을 받고 간호사로 일함으로써 독립적인 직업인으로 살아가면서 자아실현을 추구하였고, 간호의 조직과 단체를 설립하여 사회적 활동에 기여하면서 전문직업인으로의 성장을 위한 헌신을 하였다.

1 간호면허제도

1. 면허제도의 시작

1914년 최초로 간호사와 조산사의 면허 등에 관한 법률이 만들어져서 세부사항을 규정하였다. 1914년 7월에 조선총독부령 제108호「산파규칙」을 공포하여 조산사 양성 제도와 시험을 통한 면허제도를 규정하였다. 규정된 조산사 면허 발급의 자격은 나이 20세 이상의 여자로서, 조산학교를 졸업하거나 면허시험에 합격한 자여야 했다. 조산학교는 조선총독부의원, 지방의 도 자혜의원, 조선총독부가 지정한 사립학교에 국한하였다. 특히 지방에서 조산사가 부족하여 일본인의 정착에 어려움이 되는 점을 반영하여도 자혜의원에 속성조산부과를 두고 여기를 졸업하면 일정 지역에서 조산을 할 수 있도록 하였다. 그리고 면허시험으로「산파시험규칙」을 제정하고, 면허 시험은 5개월 이상 교육을 받은 경우로 정하고 도별로 시행하도록 규정하였다. 1914년 10월에는 조선총독부령 제154호「간호부규칙」을 발표하여 간호사의 업무와 양성제도를 법적으로 제정하였다.

우리나라에서 시행된 간호사에 관한 첫 법률은 1914년의「간호부규칙」에서 간호전문직의 명칭을 '간호부'라고 정하고 간호사의 조건은 만 18세 이상의 여자로서, 정부가 인정하는 간호학교를 졸업하거나 간호사 면허시험에 합격해야 했다. 즉, 조선에서는 조선총독부의원이나 도 자혜의원 같은 관공립 간호학교를 졸업하거나 조선총독부에서 인정하는 간호학교 졸업자는 무시험으로 간호사 면허를 취득할 수 있었다. 무시험 간호학교 졸업자가 아닌 경우에는 시험을 거쳐야 했는데, 시험은 이론과 실기로 구분하였고 이론은 간호법, 해부생리, 소독법의 세 가지 과목이었다.

2. 면허제도의 개정

1914년 이후 간호 관련법규는 조선총독부의 정책에 따라 수차례 개정되었다. 1922년에는 「간호부규칙」이 개정되었으며 간호사 면허자격을 강화하고 간호업무규정을 추가하였다. 즉, 간호학교 입학자격이 소학교 졸업 후 2년 이상의 중등교육 이수로 상향조정되었고, 정규 간호학교에서 1년 이상 교과과정을 이수해야 면허시험에 응시할 수 있도록 하였다. 또한 응급상황에서는 의사의 지시가 없어도 치료기계와 의약품을 제공하거나 처방할 수 있도록 하여 간호사에게 자율적 결정권을 부여하였다. 또한 간호사 면허시험 과목은 신체구조 및 주요기관의 기능, 간호방법, 위생 및 감염병, 소독방법, 붕대술 및 치료기계 취급법, 구급처치 등으로 세분화하였고 실기시험은 삭제하였다. 결국 조선의 간호사 면허취득 자격요건이 강화되어 일본과 같게 되었고, 취득한 간호사 면허는 일본, 대만, 관동주 등 일본 본토와 여타 식민지에서 통용되게 되었다.

1931년에는 간호부규칙과 산파규칙의 명칭이 각각 「조선산파규칙」과 「조선간호부규칙」으로 변경되었는데, 이전에 조선에서 활동하는 조선인과 일본인 간호사 · 조산사를 대상으로 하던 것이 대만 및 중국 본토의 일본 식민지에서 자격을 인정받은 경우도 포함하도록 하였다.

1940년대에는 일본제국주의 전쟁수행을 위하여 많은 수의 간호사가 필요로 하는 법을 개정하였으며, 1942년에는 간호사의 연령을 만 18세에서 17세로 낮추었고 1944년에는 16세로 조정하였다. 조산사의 연령은 만 20세에서 19세로 조정하였다. 1944년 조선총독부는 기존 의료의 법규를 포괄하는 「조선의료령」과 「조선의료령시행규칙」을 제정 · 공포하였으나 일본은 전쟁으로 조선의료령은 제대로 시행되지 못했다. 또한 해방 이후 미군정과 대한민국 정부가 일제 강점기에 제정된 법을 대부분 인정했기 때문에 1951년 「국민의료령」이 시행될 때까지 「조선간호부규칙」과 「조선산파규칙」이 간호법규로 유효하였다.

2 간호교육

일제 강점기는 관공립 간호학교와 사립 간호학교가 생겨나 간호인력을 배출하였다. 국립기관인 대한의원은 한일합방 이후 조선총독부의원으로 명칭이 변경되었고 이곳에 부속의학 강습소가 있었다. 관립의원인 서울의 조선총독부의원과 각 도 자혜의원을 중심으로 간호사와 조산사 교육기준을 결정하고, 정책이 시행되면서 간호교육 과정이 체계화되었고, 간호교육의 수준이 향상되었다. 이때부터 사립학교가 인가되기 시작하였다.

1. 관립 간호교육

조선 총독부는 1911년 8월 제1차 조선교육령을 공포하면서 식민지 조선의 교육제도를 결정하기 시작하였다. 1911년에 「조선총독부의원 부속의학강습소 규칙」을 공포함으로써 일제 강점기 최초로 정부가 규정한 간호교육에 관한 제도로서 조선총독부의원에만 한정된 간호교육 방침이었다. 이 규칙의 내용으로 조산부과와 간호부과의 입학 조건은 나이 17세 이상 25세 이하의 신체 건전하고 품행이 방정한 조선인 여자였다. 보통학교 4학년 수료자는 조산부과에, 보통학교 3학년 수료자는 간호부과에 무시험 입학이 가능했고, 그 외에는 일본어 강독과 회화 시험을 보아야 했다. 수업 연한은 조산부과 2년, 간호부과 1년 반이었으며, 학생 정원은 조산부과 각 학년 20명, 간호부과 각 학기 20명이었다. 학년과 학기, 수업일수와 수업시간 수, 휴업일 등이 정해졌으며, 학기별 학과표가 제시되었고 수업료는 무료였다. 조선총독부의원 부속의학강습소 규칙에 따른 최초의 간호부과 졸업생은 1912년에, 조산부과 졸업생은 1913년에 배출되었다.

지방의 관립 간호교육은 1913년에 제정된 「조선총독부 도 자혜의원 조산부 및 간호부 양성 규정」으로 제도화되었으며, 각 도 자혜의원에 간호부과, 조산부과 및 속성 조산부과를 두었다. 속성 조산부과는 지방의 여건을 반영하여 시급히 조산인력을 양성하기 위한 제도였다.

학생 정원은 원장이 정하도록 하였고, 수업기간은 조산부과 1년, 간호부과 1년 반, 속성 조산부과 5개월 이상이었다. 조산부과와 간호부과의 입학조건은 조선인이나 일본인의 제한 없이 나이 만 17세 이상 30세 이하의 신체 건전하고 품행이 방정한 여성이었다. 간호부과의 시험과목은 일어와 산술이었고, 조산부과는 일어, 산술, 해부 및 생리, 간호법이었다. 속성 조산부과의 입학조건은 원장이 정하도록 하였다. 이에 따라 수원, 청주, 공주, 전주, 광주, 대구, 해주, 진주, 평양, 의주, 춘천, 함흥, 경성의 13개소 자혜의원에서 간호사와 조산사를 양성하게 되었다.

1916년 4월 25일「조선총독부의원 및 도 자혜의원 조산부와 간호부 양성규정」이 반포되어 조선총독부의원과 도 자혜의원의 간호교육을 포괄하면서 전국의 관립 간호교육 기준이 통일되었다. 조선총독부의원에 조산부과와 간호부과를, 도 자혜의원에 조산부과와 간호부과 및 속성조산부과를 둔 것과 학생 정원에서 조선총독부의원은 각과 40명, 도 자혜의원은 도장관의 인가를 받아 도 자혜의원장이 정하도록 하여 큰 변함이 없었다. 학자 급여는 일본인 학생이 조선인 학생보다 더 많이 받도록 차등을 두었다. 특히 교과목의 경우 이전까지는 일본어만을 배우다가 일본어와 조선어 중 선택하도록 하였는데, 이는 대부분의 의사가 일본인이었고, 환자는 조선인의 병원에서 간호사가 의사와 환자 사이의 의사소통을 담당하도록 하기 위한 것이었다.

2. 사립 간호교육

1920년대에는 간호인력의 부족으로 간호사 양성이 시급하였으며, 사립 간호학교에서는 조선총독부의 인가를 받고자 노력하였다.

1920년 5월 조산부과 입학연령을 만 15세 이상으로, 간호부과 입학연령은 만 14세 이상으로 낮추고, 학자 급여를 1인당 20원 이내로 상향조정하여 많은 여성에게 간호교육을 권장하였다. 또한 서울의 조선총독부의원 및 대구, 평양, 함흥, 광주 자혜의원에 간호부 양성소를 창설하여 간호교육을 실시하도록 하였다. 또한 간호교육의 목표를 "좋은 간호부이자 동시에 장래에는 좋은 가정부인을 길러내는 것"으로 결정하여 교과과정에 가사, 재봉, 작법, 음악, 꽃꽂이, 다탕 등을 추가하였다.

1922년 5월 총독부령 제77호로 개정된「조선총독부의원 및 도 자혜의원 조산부 간호부 양성규정」이 반포되었다. 새로운 개정은 조선총독부의원과 대구, 평양, 함흥, 광주 자혜의원 간호부조산부양성소의 존재, 간호부과와 조산부과의 입학수준 향상, 간호교육기간 연장, 속성조산부과 폐지가 주 내용이었다. 즉, 입학자격을 조산부과와 간호부과 모두 고등여학교나 여자고등보통학교 2학년 수료 정도 또는 보통학교 고등과 졸업 정도로 상향조정하여 통일하면서 이에 준한 일본어, 산술 시험 합격자도 입학할 수 있도록 하였다. 입학연령은 만 16세

이상 30세 이하로 상향조정하였으며, 조산부과는 수업연한 1년을 유지하였으나 간호부과는 수업연한을 2년으로 연장하였다. 따라서 입학 전 교육까지 포함하여 조산부과 졸업생은 총 9년, 간호부과 졸업생은 10년의 교육기간이었다. 대부분의 조선 여성이 정규 교육을 받지 못하던 시절, 이런 정규 교육을 통하여 배출되는 조산부와 간호부의 교육수준은 매우 높았다.

1920년대 중반부터 관립 자혜의원이 공립 도의원으로 이관되면서 1925년 각 도별 「간호부 조산부 양성규정」이 만들어졌으며, 각 도별로 조산부와 간호부 양성에 관한 제도가 규정되었고, 사립 간호학교의 조선총독부 인가가 이루어졌다. 1924년 세브란스연합의학전문학교 부속의원 간호부조산부양성소가 최초로 조선총독부로부터 지정을 받았다.

기타 간호학교로는 1914년 인가받은 용산 철도병원 부속 간호부양성소를 비롯한 철도병원 계열, 1920년 인가받은 삼릉 겸이포제철소병원 부속 간호부양성소를 비롯한 기업 병원 계열, 1923년 인가받은 재단법인 진해 해군치료소 부속 간호부양성소를 비롯한 군 치료소 계열, 1927년 인가 받은 일본적십자사 조선본부병원 간호부양성소 등의 적십자사 계열 등이었다. 조산사 교육에 있어서는 1931년 「조선산파학교 및 산파양성소 지정규칙」으로 조산교육의 기준을 구체화하였다.

그리고 선교계 간호학교 중에 1931년 평양연합기독병원 간호부양성소, 1942년 원산구세병원 부속간호부양성소 등 3개의 선교계 간호학교가 조선총독부의 인가를 받았다. 그러나 일본의 제국주의 전쟁이 확장되고 서양과의 관계가 악화되면서 1930년대 말에는 서양인 선교사를 모두 귀국시키는 정책을 폈고, 이에 따라 선교계 간호교육은 크게 축소되었다.

전국 선교계병원에서는 간호사 교육을 꾸준히 발전시켜 많은 인재를 길러냈다(그림 4–5). 세브란스 간호부 양성소에서 1910년에 1명의 졸업생을 낸 후 20년 동안에 지망자가 많아져서 1930년대부터는 평균 2:1 이상의 입학경쟁이 있었다.

여성들이 간호사를 지망하는 이유로는 당시 교육받은 여성이 그리 많지 않았으며 사회봉사에 대한 책임감과 민족을 위하여 떳떳하게 일할 수 있는 직업이었기 때문이다. 또한 여성으로서 경제적 독립의 시급함을 가졌으며 여성이 선택할 수 있는 직종이 많지 않았고 더욱이 특수 직업의 하나로서 학비의 면제, 기숙사 시설 등으로 경제적인 면과 안전성 면에서 큰 도움이 되었기 때문에 간호학을 선호하였음을 알 수 있었다.

한반도 내에서의 간호교육과 달리 국외에서는 조선의 독립을 위하여 간호사 양성이 매우 시급한 과제라고 판단하여 간호교육을 실시하였는데, 바로 상해 임시정부 대한적십자회의 간호원양성소이다. 상해 임시정부에서는 1919년 대한적십자회 설립을 공포하였고, 주요 사업으로 독립군 부상자 치료를 위하여 간호사를 양성하는 일을 꼽았다. 이에 따라 1920년 1월 상해 프랑스 조계 안의 대한적십자회 총사무소에 '적십자 간호원 양성소'를 설치하여 개학식을 가졌다. 대한적십자회 간호원 양성소의 제1기 입학생은 남자 3명, 여자 10명으로 총 13명이었다. 수업기간은 3개월로 매주 18시간의 수업을 받도록 하였고, 상해 시내 각 병원에서 실습을 하였다. 그러나 재정 및 교육 여건 등의 어려움으로 대한적십자회의 간호교육은 지속되지 못하였다.

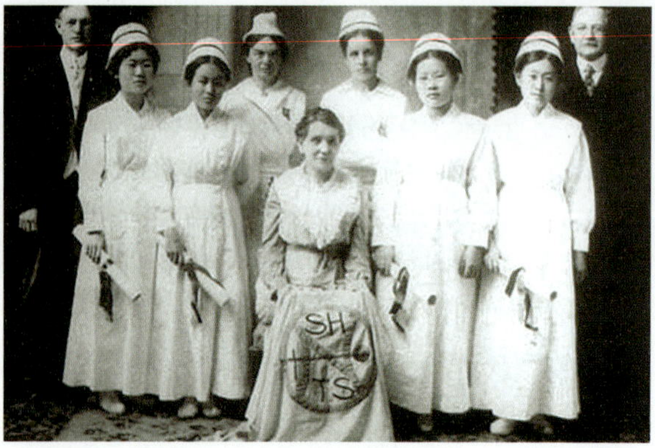

출처: 옥성득 (2012). 한국근대간호역사화보집. 대한간호협회. p.167.

그림 4-5 세브란스연합병원 간호부양성소 졸업반(1918)

가운데 앉아 있는 사람은 캠벨, 캠벨 뒤의 두 사람 중 왼쪽은 쉴즈, 오른쪽은 쉐핑이다. 왼쪽 남성은 허스트 의사, 오른쪽 남성은 병원장 에이비슨이다.

3. 간호교육의 확대

1931년 만주사변, 1937년 중일전쟁, 1941년 태평양전쟁 등 일본의 제국주의 침략전쟁이 확대되면서 일본은 조선의 모든 인적 · 물적 자원을 전쟁에 동원하는 총동원체제를 강화해 나갔다. 보건의료는 전투력과 노동력 확보라는 측면에서 더욱 중시되었고, 조선총독부는 전쟁 확대에 따라 증가되는 간호인력을 충당할 수 있도록 간호교육을 확대하였다. 1939년에는 각 도립의원의 간호학교를 인가함으로써 지방의 공립 간호교육을 활성화시켰고, 1940년부터 5년간 약 10개의 사립 간호학교가 인가를 받을 수 있었다.

간호학교의 교과과정은 실습을 강화하여 부족한 간호인력을 학생으로 대체하도록 하였고, 간호학생은 모두 일본어만 배우도록 하는 등 일제의 강경정책을 반영하기도 하였다.

간호학교 확충은 1944년 12월 조선간호부규칙 개정으로 극에 달하였다. 종전 독립된 간호학교에서만 간호사를 배출할 수 있도록 했던 규정 이외에 '이에 준하는 학교'에서도 간호부를 배출할 수 있다는 조항을 첨가시킴으로써 일반 여자고등학교 학생도 간호과정을 이수하면 졸업하면서 간호부 면허를 받을 수 있도록 하였다. 이 규정에 의하여 1944년 12월부터 1945년 6월까지 6개월 사이에 전국의 68개 여자고등학교가 간호과정 인가를 받았다.

3 간호실무

1. 병원간호

병원은 일제 강점기 간호사의 가장 중요한 실무의 장이었다. 일제 강점기의 병원은 설립 운영 주체에 따라 조선총독부에서 직접 운영한 관립병원, 지방기관에서 운영한 공립병원, 그리고 사립병원으로 나눌 수 있다.

관립병원은 조선총독부의원(1928년 경성제국대학 의학부 부속병원으로 명칭변경), 경성의학전문학교 부속병원, 용산철도병원, 전남 소록도 자혜의원 등 네 개가 있었고, 공립병원은 도립병원(관립 도 자혜의원에서 도립병원으로 명칭변경)과 부 · 면립병원이 있었다. 이 중 관립병원과 도립병원이 규모와 시설 등의 면에서 일제 강점기 병원의 주축을 이루었다. 1914년부터 조선총독부 의원과 각 도 자혜의원 간호부과를 졸업하면 무시험으로 간호사 면허를 받을 수 있게 되었고 그중 관비생의 경우 졸업 후 2년의 의무연한이 있었기 때문에 관립의원에서는 상대적으로 면허 소지자 확보가 용이했다. 하지만 간호실무를 모두 담당할 수 있을 정도는 아니었다.

관립 도 자혜의원은 1925년부터 도립병원으로 명칭이 변경되었다. 전국 주요도시에 설립되어 1910년 13개, 1925년 23개, 1937년 41개, 1942년에는 46개에 달하였다. 일제 강점기 규모가 큰 병원은 간호사가 수십 명에서 수백 명에 달하였고 큰 병원에서는 간호부장을 중심으로 간호사의 조직을 갖추고 있었다.

관공립 의원은 조선총독부의 지원으로 급격히 성장할 수 있었지만 사립의원은 1919년 「사립병원 취체규칙」과 「사립병원 구조설비 표준」이 제정되면서 기준 설비에 달하지 못하는 경우 허가가 취소되었기 때문에 그 수가 급격히 줄어들었다. 특히 한국인이 경영하는 사립병원은 큰 타격을 받아 1919년 111개소에서 1920년에 18개소로 줄었으며, 일제 강점기 말까지 영세하였다.

병원의 간호 인력은 병원의 규모와 간호학교 유무에 따라 면허 간호사, 무면허 졸업 간호사, 학생간호사, 견습생, 환자가 고용한 독간호사, 간병인 등 다양한 인력이 혼재하였다. 관공립 병원에는 부설 간호학교 졸업생이 취업하거나 주변 관공립병원 간호학교 졸업생이 우선적으로 배치되었기 때문에 가장 충분한 수의 면허 간호사를 확보할 수 있었다. 그러나 면허 간호사의 수가 절대적으로 부족했기 때문에 이들은 주로 외래와 병실에서 투약, 일반 처치와 주사, 의사의 보조업무 등을 하였다. 환자에게 직접 간호를 제공한 인력은 주로 학생 간호사, 부첨간호사라고 불리웠던 독간호사, 부첨인이라고 불리웠던 간병인 그리고 환자 보호자 등이었다. 1928년 경성대학 의학부 부속의원으로 이관된 조선총독부의원의 경우 이관하면서 '간호장'이라는 명칭과 그 역할을 공식화하였다.

1925년 관립 자혜의원이 공립 도의원으로 이관하면서 반포된 '조선도립의원' 관제에서는 간호부장 3인을 두는 것과 간호부장의 역할을 밝혔다. 간호부장의 업무는 "상관의 지휘를 받아 의원에서 간호에 관한 것에 종사"하는 것이었다. 임명된 간호부장은 일본인이었으며 규모가 큰 도립 의원에 배치되었다. 일제 강점기 시대의 병원 간호사들의 근무 조건은 대부분 열악하였고 급여도 낮았으며 적령기에 결혼해야 하는 전반적인 사회 분위기여서 간호사의 근속연수는 길지 않았고 여성들의 교육과 취업의 기회가 극히 제한되어 있었기 때문에 간호직이 전문직으로 성장하기에는 역부족이었다. 또한 남녀를 구분 짓는 유교사상에서 여성이 간호사로서 간호대상자의 성별 구별 없이 직업적으로 일한다는 것 자체가 사회적으로 긍정적인 평가를 얻어내지 못했다. 병원에서 근무하는 간호사들은 열악한 근무 조건, 민족 차별 등을 극복하기 위하여 때로는 집단 행동을 일으켰는데 특히 1920년대에 많이 발생하였다. 그 배경에는 식민지 상황에서 간호사의 근무 조건이나 대우가 매우 좋지 않았다는 점, 외국인 간호관리자와 한국인 간호사 또는 간호학생 사이에 갈등이 컸다는 점, 한국인 간호사나 간호학생 사이에 동지의식이 컸으리라는 점 등을 들 수 있다.

민족 구성비를 살펴보면, 1915년에는 한국인 간호사가 전체 간호사의 약 10%, 한국인 조산사는 전체 조산사의 약 1%에 불과했으며, 1940년에는 한국인 간호사가 전체의 약 40%, 한국인 조산사가 전체 조산사의 약 70%를 차지하였다. 한국인과 일본인 외에는 서양인이었는데 일제 강점기 내내 서양인 간호사는 20명 이내였으며, 조산사는 1명 정도에 불과하였다. 일제 강점기 말까지 간호직의 다수는 일본인이 차지하였다.

2. 독(獨)간호

일제 강점기에는 간호사가 환자와 직접 계약하여 환자의 가정이나 병 · 의원에서 환자 간호를 전담하는 독(獨)간호(private nursing)가 활발하였다. 간호부와 환자 사이의 직접적 간호 계약은 법적으로도 인정을 받았다. 1911년 조선총독부의원에서는 환자가 간호사를 따로 채용할 경우 그 비용을 환자가 지불하도록 하는 규정을 정하였다. 간호수가는 장소가 환자의 가정인가 병원인가, 간호사가 일본인인가 한국인인가에 따라 차이가 있었다. 즉, 환자의 가정으로 가는 경우가 병원보다, 그리고 간호사가 일본인인 경우가 한국인인 경우보다 수가가 높게 책정되었다. 독간호사의 모임인 경성 간호부회에서는 환자와 간호사 사이를 중개했는데 1921년 당국에 간호요금 개정 허가를 신청하여 8월부터 시행되었다. 특히 감염병의 경우 감염병원의 시설이 그다지 좋지 못하고 요금도 비싸서 환자와 가족이 입원을 꺼리고 중개소를 통해 독간호사를 소개 받는 경우가 많았다.

3. 보건간호

1) 보건간호의 시작

일제 강점기의 보건간호 활동은 선교계에서 앞선 모습으로 시작하였으며, 일제에 의한 공공보건간호와 선교사들에 의해 시도된 민간 보건간호로 구별되었다.

1920년대 초 보건간호를 담당할 선교간호사가 여러 선교회에서 파견되어 1924년경 서울, 공주, 개성, 인천, 마산 등에서 활동을 시작했다. 초창기의 보건간호는 간호선교사 **엘리자베스 쉐핑(Elizabeth J. Shepping)**에 의해 시작되었다. 간호선교사 쉐핑은 미국 남장로교 선교회에서 1912년에 파견되어 광주 제중원과 군산 구암예수병원에서 병원간호에 종사하면서 동시에 보건간호활동으로 구역간호활동을 하였다. 즉 무의탁자 간호, 극빈자와 노인간호, 모자보건 간호, 취약자에 대한 긴급구조 활동을 수행하였으며, 1920년 10월 선교보고지에 '조선에서의 공중위생사역'이라는 제목으로 4가지 보건간호활동을 보고하였다.

첫째, 병원에서 퇴원한 환자 중 질병의 후유증으로 쇠약하나 도와줄 사람도 집이나 직장도 없는 사람을 찾아 돕는 것이었는데 구체적으로는 집을 찾아주거나, 옷을 주고, 일자리를 찾을 때까지 도와주었다. 둘째, 극빈한 병자와 노인을 돕는 것으로, 그들을 위한 적합한 숙소를 찾아주거나 혹은 치료될 때까지 병원에 입원시켜주거나, 매일 그들의 집에서 돌보아주는 것이다. 셋째, 모자보건간호로 매일 가정을 방문하여 환자를 진료하고 가정에서 교육하고 치료하며, 건강을 회복하는 법을 가르치고, 산모에게 출생 시부터 육아방법, 위생 교육 등이다. 넷째, 긴급 구조사업으로 노예상태에서 학대받는 소녀를 구출하여 폭력과 인신매매, 억압과 착취로부터 보호하고, 몸의 상처를 정성껏 치료해 주는 것이다. 또한 기독교적 훈련을 통해 신실한 그리스도인으로 변화시키고, 건강한 가정을 이룰 수 있도록 도와주는 일이다. 쉐핑은 광주 변두리 시골에서 가정방문을 하면서 수백명의 환자를 돌보았고 공중보건위생 실천을 위한 교육과 복음전도를 통한 영적간호를 수행하였다. 또한 조선에서의 환자들은 3가지로 분류할 수 있는데, 첫째는 극빈자 계층, 둘째는 하루벌이로 살아가는 빈곤층, 셋째는 지불능력이 있는 상위계층이라고 했다. 그렇지만 보통 환자들은 마지막 극한 상황에 가서야 의료진을 찾아오기 때문에 예방간호가 무엇보다 중요하며, 이를 위해서는 조선인을 위한 계몽이 시급히 필요함을 보고하였다. 쉐핑에 이어 보건간호활동은 1917년 미국 북감리교회로부터 한국에서 구역간호(district nursing)와 사회사업을 하도록 임명받은 선교 간호사 엘리자베스 로버츠(Elizabeth S Roberts)에 의해 이루어졌다. 그녀는 세브란스병원의 방 하나에 의자, 이유식 만들기 시범을 위한 조리 기구, 목욕시설, 육아 교육을 위한 벽걸이 등을 갖추어 놓고 영아보건사업에 중점을 두었다. 사업을 시작한 후 9개월 동안 2,446명의 어머니와 아기가 이곳을 방문하였고 324회 가정방문을 하였다. 그러나 로버츠가 1차 세계대전에 있는 시베리아 지역의 적십자 구호활동을 위해 조선을 떠나는 바람에 기존의 활동은 한국인 졸업간호사가 맡아서 수행하였지만 사업의 규모는 축소되었다.

2) 보건간호의 발달

그 후 보건간호는 1924년 1월 기독교 공중보건회관인 **태화여자관**에서 간호선교사인 **로젠버거(E. T. Rosenberger)**와 동대문부인병원 간호학교 졸업생인 **한신광** 간호사가 시작하였다(그림 4-6). 이들은 영유아가 있는 가정을 방문하여 환자들을 간호하고 육아법을 교육하였고, 오후에는 진료소 내소자에게 의료활동을 제공하였다. 이후 이 사업은 거의 모든 간호부양성소들이 참여하고 조선 간호부회가 지원하는 가운데 지방까지 보급되어 육아건강관리, 산전간호, 방문간호, 건강진단, 학교 건강교육, 가난한 어린이들을 위한 무료 목욕, 두유 급식, 자모회 조직, 예방접종을 위한 어린이 주간 설치 등 다양한 사업을 하였다. 1926년 5월 태화여자관에서 공중위생 강습회가 열렸고 1927년에는 공주 공제의원 중앙 영아부에서 의사 5명, 서양인 간호부장 4명, 한국인 간호사 12명이 모여 일주일간 보건간호 연구 강의와 실습을 하기도 하였다(그림 4-7).

한편 덴마크 간호사이며 조산사인 보딩(Maren P. Bording)이 보건간호사업을 했는데, 1924년 공주에 한국 최초의 탁아소를 개설하였다. 보딩은 1926년 한국에서 처음으로 우유보급소

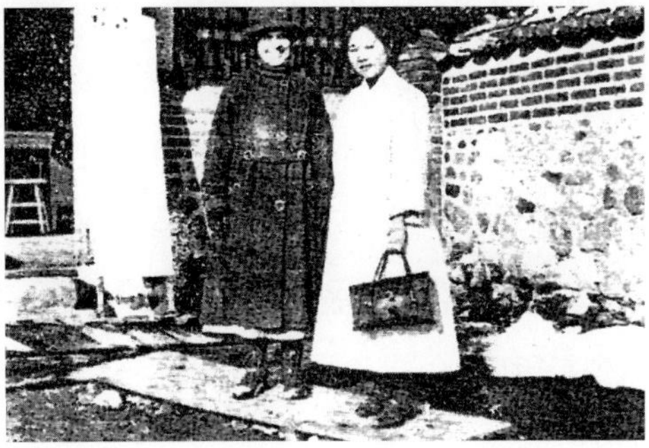

출처: 옥성득 (2012). 한국근대간호역사화보집. 대한간호협회. p.229.

그림 4-6 가정방문에 나선 로젠버거와 한신광(1924)

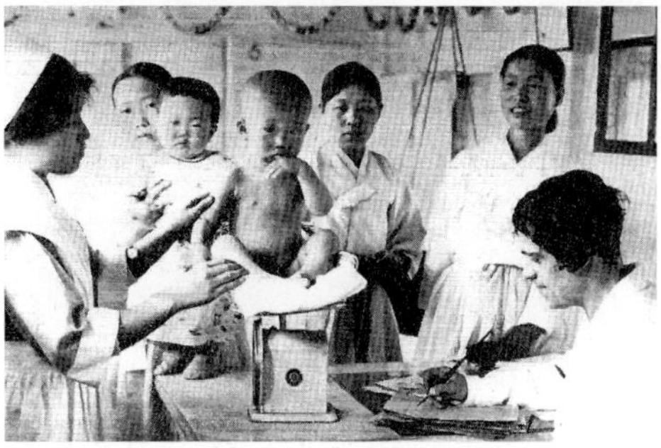

출처: 옥성득 (2012). 한국근대간호역사화보집. 대한간호협회. p.231.

그림 4-7 아동의 체중을 기록하는 로젠버거(1927)

를 설치하여 죽어가는 아이들을 살려내는 등 탁아사업에 힘썼다. 또한 산전간호와 가정 분만 등 모자보건사업을 활발히 수행했으며, 1930년에는 어린이집(day nursery school)과 졸업 간호부 대상의 보건간호교육을 수행하였다(그림 4-8).

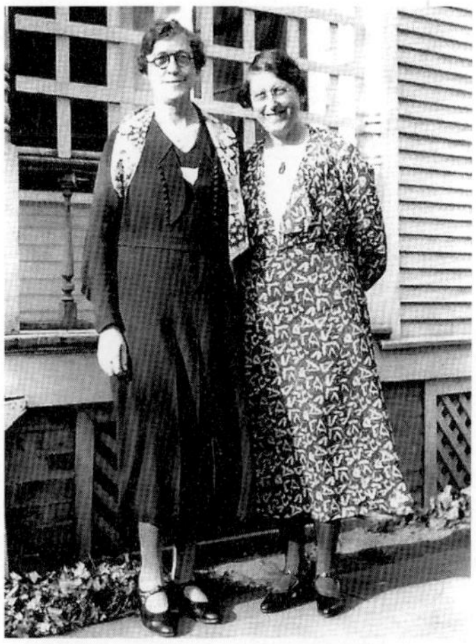

출처: 옥성득 (2012). 한국근대간호역사화보집. 대한간호협회. p.229.

그림 4-8 보딩과 코스트럽(1937)

1929년에는 세브란스병원, 동대문부인병원이 연합하여 '경성연합 아동건강회'를 조직하고 진료소 내소자에게 보건상담, 출산 강좌, 가정방문을 통한 이유식 교육, 아기 목욕시키기 시범 등을 실시하였다. 또한 각 학교를 방문하여 보건교육, 건강진단, 건강상담 등의 활동을 하였다. 이금전은 세브란스 양성소에서 수업하고 1929년 국제간호협의회 참석차 캐나다에 갔다가 토론토 대학에서 공중위생학 학사학위를 받고 온 후 로젠버거와 함께 보건간호사업을 펼쳤다. 보건위생 관련 저서를 집필하였으며 1932년에는 사업 부문의 확대로 감염병 예방, 외래 산부인과, 치과 등이 추가되었다. 관 주도의 보건간호 활동은 1930년대에 모자보건사업을 중심으로 전개되었다.

학교보건간호의 경우, 1910년대부터 간호사 박해라가 학생의 건강관리를 담당하던 이화여고의 경우가 있었지만 전임 인력의 채용이 일반화되지는 못하였다. 그러나 1920년대 선교계에서 보건간호사업을 하면서 일부 학교방문으로 학생을 위한 보건교육 활동이 이루어졌다.

간호사의 배치는 1924년 평양의 일본인 소학교에 간호사 1명을 배치한 것을 시작으로 1927년 부산 · 마산 · 인천 · 평양 등의 일부 학교에서 간호사를 채용하는 것으로 확대되었다.

선교계의 보건간호사업은 사회 전반의 관심과 지지를 받으며 활발하게 전개되었지만, 1930년대 말 선교계의 지원이 끊어지고 전시 총동원체제로 돌입하면서 더 이상 지속되기 어려운 상황에 처하였다. 그러나 태화여자관에서 일하던 보건간호사 김정선은 모든 지원이 끊긴 후에도 자비로 일제 강점기 말까지 보건간호사업을 지속하였다.

4 간호사의 사회활동

1. 간호전문직 단체조직

1) 조선간호부회

우리나라에서 결성된 간호사의 첫 모임은 1908년에 한국에서 활동하는 서양인 졸업간호사의 모임인 '재조선졸업간호부회(Graduate Nurses' Association in Korea, 1908년에는 서양에서도 대부분 간호사 면허제도가 시작되기 전이었기 때문에 정규 간호교육을 받은 간호사의 모임이라는 의미에서 '졸업간호부'라는 표현을 사용하였다.)'로 창립되었다. 이는 서양인 간호사 수가 점차로 증가되면서 조직체 구성의 필요를 느낀 간호선교사들에 의한 것이다. 서양인 간호사 5명으로 조직된 재선졸업간호부회는 일본인 졸업 간호부와의 구별을 위해, 그리고 조선인 간호사가 배출됨에 따라 1911년 '재선서양인졸업간호부회'로 명칭을 변경하였다. 한국인 간호사들의 첫 모임은 1910년 6월 결성된 '세브란스병원간호부회'로 보구여관과 세브란스병원 출신 한국인 간호사들의 모임이었다. 이 모임은 1922년 4월 총회에서 '재선서양인졸업간호부회'와 별도로 조선인과 서양인이 참여하는 졸업간호부회를 조직하기로 결정한 뒤 1923년 4월 '**조선간호부회(The Korean Nurses' Association)**'를 결성하여, 전문직단체의 격식을 갖추고 본격적인 활동을 시작하였다. 조선간호부회는 서양인 간호사와 선교계 간호학교를 졸업한 한국인 간호사의 연합체로서, 17명의 선교계 간호학교 졸업생인 한국인 간호사와 30여 명의 서양인 간호사를 창립회원으로 세브란스 연합의원에서 이루어졌다. 임원 구성의 원칙은 회장 1명, 서기 1명, 회계 1명은 서양인이 하고, 부회장 1명, 서기 1명, 회계 1명은 한국인이 하는 것으로 초대 회장은 쉐핑이 추대되었다(그림 4-9).

1926년 4월 조선간호부회 제4회 정기총회를 계기로 별도로 있었던 재선서양인졸업간호부회는 조선간호부회에 흡수 통합되었는데, 이유는 일국 일단체의 가입을 원칙으로 하는 ICN 가입을 위한 것이었고, 또한 "조선인 간호사들이 조선간호부회에 더 많은 관심을 가지게 하겠다"는 의도도 있었다. 조선간호부회는 선교계 간호학교의 간호교육 수준 향상을 중심으로 활동하였으며, 1925년부터 조선간호부회보를 발간하여 일반 민중의 질병과 병고를 없애는 한편, 간호 수준을 향상시키고, 간호사업의 이상을 실천해 나가려고 노력하였다. 쉐핑은 1933년까지 10년간 회장직을 역임하며 다양한 사업을 시행, 한국 간호의 기틀을 마련했으며, 한국 간호가 세계무대로 진출하는 데 기여하였다.

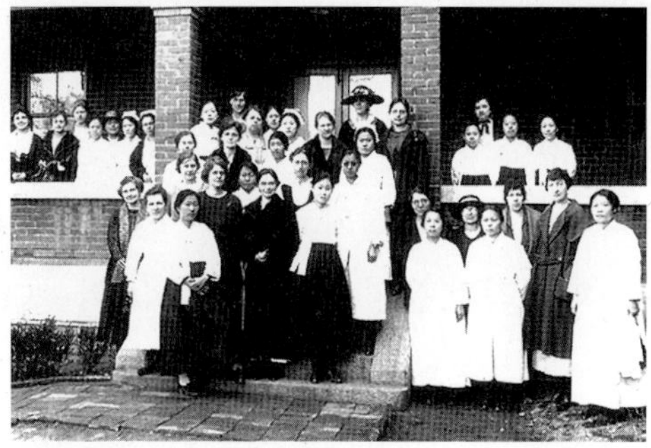

출처: 옥성득 (2012). 한국근대간호역사화보집. 대한간호협회. p.251.

그림 4-9 조선간호부회 창립총회(1923. 4.)

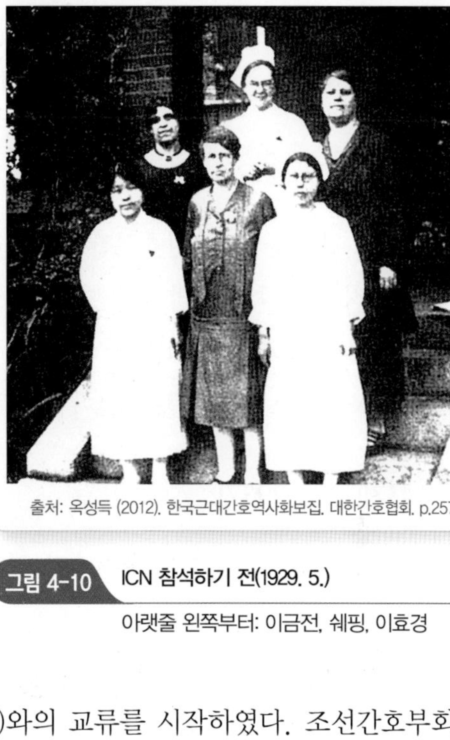

출처: 옥성득 (2012). 한국근대간호역사화보집. 대한간호협회. p.257.

그림 4-10 ICN 참석하기 전(1929. 5.)

아랫줄 왼쪽부터: 이금전, 쉐핑, 이효경

조선간호부회는 초기 사업의 중점을 간호교육의 표준화, 교과서 출판, 방문간호, 사회사업 등 간호교육을 확립하는 데 두었다. 또한 보건간호사업, 사회사업에도 많은 지원을 아끼지 않았다. 이 시기의 간호사들은 기독교인들이었고, 비위생적인 주거환경에서 감염병이 만연하고 극도로 빈곤한 국민을 대상으로 헌신적인 간호를 제공하였다.

조선간호부회는 일찍부터 국제간호협의회(ICN)와의 교류를 시작하였다. 조선간호부회의 최종 목적은 국제간호협의회(ICN)에 가입하여 한국 간호를 국제적으로 인정받으며, 일본에게 빼앗긴 조선의 독립을 앞당기는 것이었다. 1929년 캐나다 몬트리올에서 열린 ICN 총회에 회장 쉐핑, 부회장 이효경, 회원 이금전을 파견하여 가입을 신청하였다. 이것이 한국 간호사 자격으로는 역사상 처음으로 국제회의에 참석한 것이다(그림 4-10). 그러나 우리가 일본에 주권을 빼앗긴 국가로서 일국 일 회원권 원칙에 따라 결국 무산되고 말았으며, 주권을 빼앗긴 우리의 대표들을 당황하게 하였고 우리 전 회원을 실망하게 했다. 결국, 조선간호부회는 일본제국간호부협회의 산하단체가 되었다. 조선간호부회는 지속적으로 조선간호부회보를 연 4차 발간하고 간호학 교재를 편찬하는 등 교육사업을 중심으로 활동하였지만 ICN 독자 가입이라는 목표가 좌절되고 그 후 선교간호사들이 고국으로 돌아가면서 약화되었다. 조선간호부회의 조직과 운영을 세 시기로 요약하면 다음과 같다.

① 제1기(1923~1926)

이 시기는 조선간호부회가 아직 뚜렷하게 '조선'을 대표하는 유일한 '간호사' 단체로서의 정체성을 갖지는 못하고 결성 당시 '면허를 가진 회원' 뿐만 아니라 누구든지 간호학교를 졸업하면 가입할 수 있는 '간호학교 졸업생들로 이루어진 모임'이었다. 또한 조직 정비가 제대로 되어 있지 않아 구체적인 업무가 있지 않아 회원들 간의 소규모 친목위주의 모임이었음을 알 수 있다. 이 시기에 가장 두드러지는 활동은 '조선간호부회보' 발간을 들 수 있다.

② 제2기(1926~1932)

1926년 4월 '재선서양인졸업간호부회'가 조선간호부회에 흡수 통합됨으로써 조선간호부회의 조직과 활동이 비약적인 발전을 이루었고 '조선' 내의 유일한 전국적 간호조직체의 면모를 갖추게 되었다. 각 도에 산재된 선교 의료기관의 간호기구들이 조선간호부회에 소속되어 조선간호부회 활동에 참여함으로써 각 도를 대표하는 지부로서의 역할을 하였다.

③ 제3기(1933~1937)

이 시기는 쉐핑이 협회의 회장으로 있으면서 국제간호협의회와 본격적인 연락을 취하였고 회원자격, 간호학교의 졸업수준 향상, 표준교과서 마련 등 내부적인 조건을 개선하였다. 하지만 조선총독부와 일본 간호계가 조선의 독자적인 국제간호협의회 가입을 제재하였고 1937년도 이후부터 심화된 일본 군국주의적인 탄압으로 일제의 방패가 되어 주던 서양 선교사들은 이 땅으로부터 철수 당했고 한국인 간호사들끼리 조선간호부회를 지속하기가 힘들었다.

일제 강점기는 관공립 간호학교와 사립 간호학교가 있어 간호인력을 배출하였다. 국립기관인 대한의원은 한일합방 이후 조선총독부의원으로 명칭이 변경되었고 이곳에 부속의학강습소가 있었다. 관립의원인 서울의 조선총독부의원과 각 도 자혜의원을 중심으로 간호사와 조산사 교육기준을 결정하고, 정책이 시행되면서 간호교육 과정이 체계화되었고, 간호교육의 수준이 향상되었다. 이때부터 사립학교 인가가 되기 시작하였다.

알고 넘어가기

한국 간호에 몸 바친 간호선교사 서서평(E. J. Shepping, R. N. 1880~1934)

전라 · 제주 · 세브란스 간호활동 – 보리밥에 된장국을 먹고 고무신 끌고 다니며
과로 · 영양실조로 숨졌을 때 담요 반 장 · 동전 7전 · 강냉이가루 2홉만 남기고 시신까지 기증

서서평은 독일에서 한살 때 자신을 할머니에게 맡기고 어머니가 미국으로 떠났는데, 서서평이 아홉 살 되던 해 할머니가 세상을 떠나게 되자 홀로 미국 땅을 건너가서 8년 만에 어머니를 만나게 되었다. 간호학교를 졸업하고 간호사로 근무하던 때 동료간호사의 권유로 개신교회 예배에 참석하여 복음주의적 확신을 갖게 되었고 로마교회를 떠나 기독교로 개종하였다. 서서평의 개종은 가톨릭신자였던 어머니와의 의절을 갖게 되었다. 미국에 온지 14년 만에 어머니로부터 버림을 당하게 되었다. 그 후 서서평은 결핵요양소, 이민자 수용소 등에서 봉사활동을 하였고 야간 수간호사로 병원근무와 성서학, 교육학을 공부하는 동안 조선의 선교사가 되기로 결심하고 자원하였다. 곧 독일 출신 미국인인 서서평은 1912년 32살의 나이에 조선에 온 처녀 간호 선교사였다. 당시 조선은 일제에 나라를 잃은 가난, 그리고 심한 남존여비사상에 의한 여성의 인권은 말살되었으며, 질병으로 수없이 죽어가는 때였다. 조선의 간호는 일본에 의해 움직이는 식민지의 불운한 시대에 있었다. 그가 활동했던 전라도에 간호사 양성학교 설치를 희망하고 제안하였으나 미 선교부의 통보에 의해 세브란스 병원에서 일하며 간호사를 교육하였다. 서서평은 스프루(Sprue: 만성흡수부전증)라는 풍토병이 발병되어 시달리는 몸으로 광주 제중원 등을 중심으로 전라도 일대와 제주도를 끊임없이 순회하며 아픈 사람들을 돌보고 가난한 여인들을 자신의 침실에서 가르쳤다.

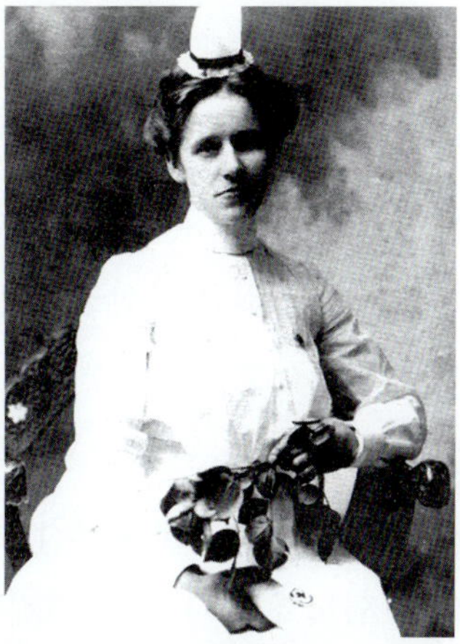

출처: 양국주 (2012). 바보야 성공이 아니라 섬김이야! Serving the People. p.26.

그림 4-11 쉐핑(한국명: 서서평)
간호학교 졸업사진

조선간호부회(현 대한간호협회) 회장으로 10년간 봉사하면서 한국 간호의 수준을 향상시키고, 국제간호협의회에 정회원국으로 가입시키고자 헌신하였다. 1929년 국제간호협의회 참석 차 생애 처음으로 안식년을 갖게 되었다. 하지만 고된 선교사 생활로 가난이 몸에 밴 딸의 모습을 본 어머니는 "네 몰골이 부끄러우니 썩 꺼지라."고 내치었다. 평생 어머니의 사랑에 굶주렸으면서도 서서평은 수양딸 13명과 나환자 아들 1명 등 조선의 가난한 아이 14명을 입양해 훌륭하게 키워냈다. 1933년 서서평은 총독부의 나환자 정관수술 정책에 반대하기 위해 나환자들을 모아서 서울로 행진을 벌였다. 총독부 앞에 갔을 때 참여한 나환자들의 수는 530여 명이었는데 결국 총독부는 정관수술 정책을 폐기하고 소록도에 갱생원을 지어주기로 약속하였다. '나환자들의 어머니'로 불린 서서평은 피고름으로 엉켜진 누더기 옷에 손과 발이 짓무른 나환자의 상처를 정성껏 간호하였다. 길에서 여자 나병환자나 거지들을 만나면 집에까지 데리고 와서 목욕을 시키고 밥을 먹여 자기의 옷을 나누어 입혔다. "1934년 6월 서서평 선교사는 만성풍토병과 과로, 영양실조로 별세

〈계속〉

알고 넘어가기

하여 이 땅에 묻혔다. 그녀가 남긴 것은 담요 반 장, 동전 7전, 강냉이가루 2홉뿐이었다. 한 장 남았던 담요는 이미 반으로 잘라 다리 밑 거지들과 나눴다. 시신도 유언에 따라 의학연구용으로 기증됐다. 일제의 침략하에 찢어지게 가난한 나라 조선에서 22년간 보리밥에 된장국을 먹고 고무신을 끌고 다니며 '조선인'으로 살아가면서 가난하고 병든 이웃, 나환자들을 죽을 때까지 섬겼던 서서평의 숭고한 생애는 현대의 한국 간호, 그리고 미래의 간호가 본받아야 할 전인간호의 효시이다.

출처 : 양창삼의 '조선을 섬긴 행복', 윤매옥의 쉐핑 관련 논문에서 발췌함

2) 조선간호부협회

조선간호부협회는 1924년 1월 26일 한신광, 정종명 등 8명의 한국인 간호사의 발기로 서울시 인사동 중앙예배당에서 창립 총회를 개최하였다. 초기 조선간호부협회의 회원은 약 30여 명이었고, 초대 회장은 동대문부인병원 간호부양성소를 졸업하고 태화여자관에서 보건간호사업을 하고 있던 한신광이었다. 그는 조선간호부협회 창립 취지를 다음과 같이 밝혔다.

"우리 조선간호부는 이때까지 병원의 고용살이를 하는 외에는 아무 것도 사회를 위하여 일한 일이 없습니다. 우리도 우리의 천직을 하기 위해서는 우리끼리 상당한 기관을 만들어 가지고 사회적으로 활동할 필요가 있다하여 이번에 간호부협회를 발기한 것이올시다. 우리는 비록 아무 힘도 없으나 다만 크리미아의 여신 나이팅게일의 정신을 본받아 조금이라도 사회를 위하여 일하고자 합니다."(동아일보 1924년 1월 22일 자)

조선간호부협회는 간호사의 사회적 역할을 모색하고 추구하는 단체로서 한국인 간호사들이 독자적으로 발기한 최초의 간호전문직 단체라는 점에서 의의가 있으며, 보건교육, 보육사업, 간호사 구직알선 등의 사업을 기획하였다. 조선간호부협회는 1925년 1월 제1회 창립기념식을 개최하고 7월에는 유료 위생강연을 개최하는 등 대중을 상대로 보건교육을 하였고, 홍수로 한강에 이재민 발생 시 여성단체들과 함께 구호활동을 펼쳤다. 또한 1926년 세브란스병원 간호사들의 파업이 장기화되고 사회적 이슈가 되자 중재역할을 하였다. 그렇지만 일제 강점이라는 상황에서 주요 회원들이 민족운동, 사회운동 등으로 행보를 옮기면서 조직의 명맥을 이어나가지 못했다.

2. 여성운동, 민족운동 참여

일제 강점기 간호사와 조산사는 간호전문직의 안정과 발전을 위하여 노력하는 외에도 여성운동, 민족운동, 해방운동에 참여하여 개인, 민족, 계급의 억압을 극복하고자 하였다. 1919년 삼일운동은 간호사의 민족해방에 대한 열망이 분출되는 계기가 되었다. 세브란스병원 간호학생 약 15명은 부상당한 사람을 치료하기 위하여 붕대를 가지고 만세시위를 하는 군중 속에 섞여서 활동하다가 일본 군경에게 검속을 받고 취조를 당하였다. 또한 삼일운동 이후 투옥된 애국지사에게 물품과 음식물을 차입하고 가족 구호를 위하여 모금 활동을 전개한 혈성단애국부인회를 주도한 인물 중에 세브란스병원 간호사였던 이정숙, 이성완 등이 있었다. 이정숙은 혈성단애국부인회가 대한조선독립애국부인회와 통합하여 구성한 대한민국애국부인회에 편의장으로서 참여하였으며, 간호사인 장선희와 함께 지부 설치 운동을 전개하였다. 그 외에 1919년 만세운동에 여러 간호사가 시위에 참여하였고 이 중 노순경과 김효순은 징역 6개월에 처해지기도 하였다.

일제 강점기 조선총독부의원에서도 간호사의 민족의식과 독립에 대한 열망은 강하게 분출되었다. 조선총독부의원 부속 간호부과와 조산부과를 연이어 졸업한 박자혜(1893~1944)는 조선총독부의원에 근무하던 중에 삼일운동을 맞이하여 간호사들을 규합하여 3월 10일 만세 시위를 주도하였다. 박자혜는 서울의 병원들을 방문하여 간호사들을 조직하고 반일행동을 규합하다가 일제경찰을 피하여 중국으로 갔다. 박자혜는 중국에서 독립운동가 신채호를 만나 결혼하고 뒷바라지하다가 자녀의 양육을 위하여 서울로 돌아와 자신의 조산원을 열고 자금 모집과 연락 등을 담당하며 독립운동을 계속하였다. 그러나 남편 신채호와 자녀를 모두 앞세운 후 1944년 해방을 보지 못한 채 사망하였다(그림 4-12).

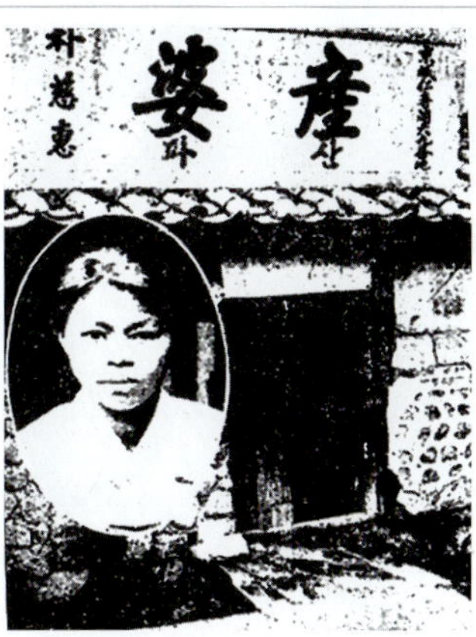

출처: 옥성득(2012). 한국근대간호역사화보집. 대한간호협회. p.247.

그림 4-12 박자혜 산파소(1928)

한신광(1902~1982)은 태화여자관 보건간호사업을 시작하고 조선간호협회를 결성하여 회장을 지냈고 삼일운동을 겪으며 성장하였다. 한신광은 열여섯살 때 만세시위에 참여하여 옥고를 겪고 1923년 동대문부인병원간호부양성소를 졸업하였다. 뛰어난 연설 능력으로 지방 순회강연을 하기도 하였으며, 1924년에는 태화여자관에서 보건간호사업을 하면서 정종명 등과 함께 조선간호부협회를 창립하여 활동하였다. 1920년대 말에는 근우회 상무를 담당하고 경성여자소비조합에 참여하는 등 여성운동단체에서 활약하다가 1930년 여학생 시위에 관련하여 검거되어 징역 1년에 집행유예 6월을 언도받았다. 그녀는 일제 말 마산에서 조산원을 개원하였으며 해방 이후에도 여성운동가로 활동하면서 대한간호협회와 대한조산협회의 활동에 참여하였다.

일제 강점기 가장 유명한 간호사는 **정종명**(1896~?)이었다. 정종명은 17세에 대한의원 통역과 결혼하여 아들을 낳았지만 19세에 남편이 사망하였다. 그녀는 아들을 데리고 친정으로 돌아온 후 경제적 자립을 위하여 세브란스병원 간호부양성소에 입학하였다. 재학 중 삼일운동을 겪으며 병원에서 민족대표의 연락책으로 활동하였고, 어머니 박정선의 만세시위 참여 및 옥살이를 경험하였다. 정종명은 졸업 후 조선총독부의원 조산부과에 입학하여 산파 면허를 취득 후 조산원을 개원하여 경제적 기반을 마련하고 적극적으로 사회활동을 시작하였다. 1922년에는 여자 고학생상조회를 창립하고 이후 10년간 회장으로 이끌면서 여성 교육과 자립을 위하여 헌신하였다. 1924년에는 한신광과 함께 조선간호부협회를 창립하였으며, 여성동우회 창립, 1926년 정우회 상무집행위원 등 당대 여러 여성운동과 사회운동 조직의 지도자로 활동하였다.

이정애는 1930년 하와이 퀸병원(Queen's Hsopital) 간호학교를 졸업한 후 귀국하여 세브란스병원 간호원장이 되었으며, 한국인으로는 처음 현대간호학 강의를 담당했다. 1937년 영국

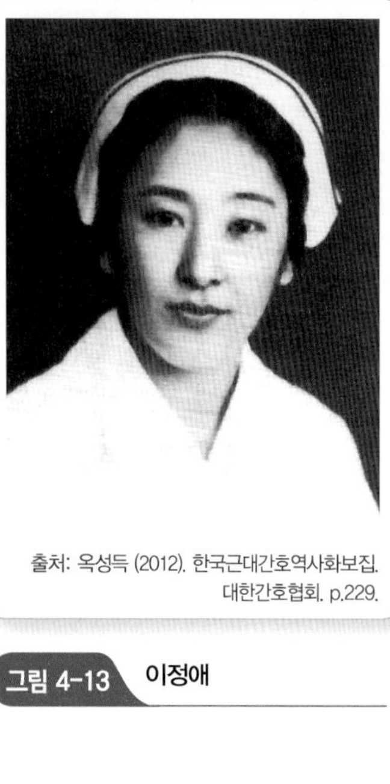

출처: 옥성득 (2012). 한국근대간호역사화보집. 대한간호협회. p.229.

그림 4-13 이정애

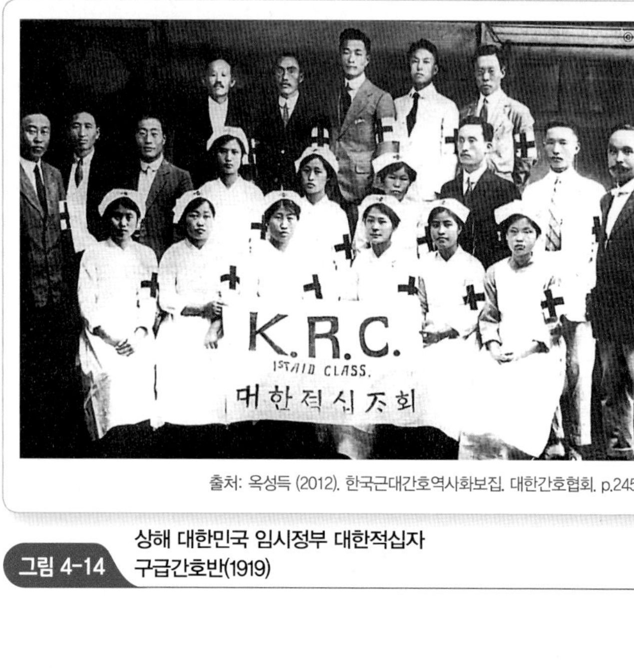

출처: 옥성득 (2012). 한국근대간호역사화보집. 대한간호협회. p.245.

그림 4-14 상해 대한민국 임시정부 대한적십자 구급간호반(1919)

런던에서 열린 제 8회 ICN 총회에 회장 자격으로 참가하여 '공중위생'이라는 제목으로 30분 간 강연을 하였고 그중 10분 정도는 조선을 소개하였다(그림 4-13).

이 밖에도 상해 임시정부 내무부령 제 62호에 의해 1919년 8월 상해 포석로에 대한적십자회 진료소를 설치하고 그곳에 간호사 양성소를 두어 졸업생 32명을 배출했다. 제2차 세계대전 중 적십자의 표식을 달고 중국 · 필리핀 등 전화 속에서 부상병을 간호한 적십자 간호사들이 있었다. 일본적십자 소속으로 종군했으나 많은 한국 청년들이 일본제국군에게 끌려갔었으며, 그들의 활동은 묵묵한 가운데서 헌신적인 봉사를 한 것이다(그림 4-14).

제 4 장 한국 간호의 성장기(1945~1960년의 간호)

학습목표

1. 한국 간호의 성장과정을 이해할 수 있다.
2. 미군정기의 간호에 대해 설명할 수 있다.
3. 대한민국 정부 수립기의 간호에 대해 설명할 수 있다.
4. 한국전쟁과 전후 복구기의 간호에 대해 설명할 수 있다.

1 미군정기의 간호(1945~1948년)

1945년 8월 15일 일본이 연합군에게 항복함에 따라 세계대전은 끝나고 우리나라는 36년간의 일본의 식민지에서 벗어났다. 하지만 38선을 경계로 남북이 갈리어 남한은 미국, 북한은 소련의 군정상황에 놓이게 되어 정치 · 사회적으로 많은 혼란을 겪게 되었다. 이로 인해 남북 간의 교류가 중단되어 간호교육과 간호사업의 맥이 단절되었고 모든 것을 새로 정비하고 창조해야 하는 어려움 속에 놓이게 되었다.

1. 간호행정조직의 변화

미군정은 일제 강점기의 경무청 위생과를 보건후생국으로 승격시켜 보건행정의 전문화와 확대를 도모하였으며 이후 1945년 9월 24일에 이를 다시 보건후생부로 개편하고 간호사업국, 의무국, 예방 의약국, 약무국, 후생국, 위생국 등을 신설하였다.

간호사업국은 우리나라 중앙행정조직내에 최초로 간호사업을 위한 독립적 직제가 마련된 것으로 한국 간호계에 역사적인 의미를 주는 것이었으며 간호사업의 중요성을 인식시킬 수 있는 계기가 되었다. 간호사업국은 의료계 및 교육계의 저명인사들과 자문위원회를 구성하여 간호 사업을 심의 · 의결하였으며 초대 간호사업국장으로 홍(손)옥순(과거기록 손옥순, 현재기록 홍옥순)이 임명되었다.

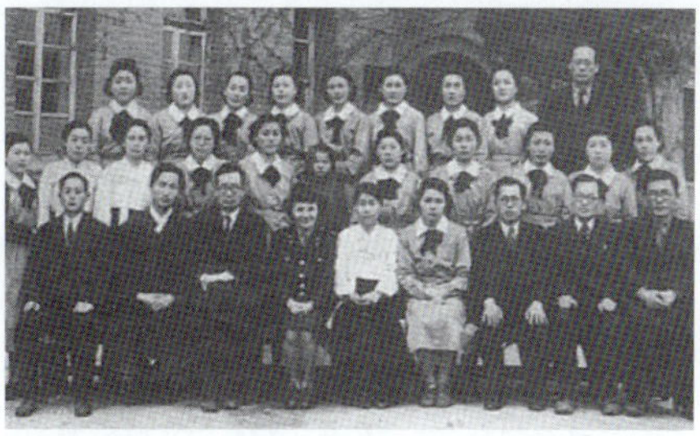

출처: 고명숙 외 (2015). 간호학개론. 수문사. p.309.

그림 4-15 보건후생부 간호사업국

1945년 12월에 간호사업국 산하에 보건 간호과, 기관 간호과, 조산 사업과의 체제를 구축하여 지방의 각 도를 간호 사업계 체제로 정비 · 활동하였고, 전국 각도 행정기구 내에 간호직제를 설치하고 보건 간호사 2명씩을 배치하였다. 이들은 도 보건소 설치와 도내 간호행정을 보살피고 중앙과의 연락을 취하여 유기적인 활동이 이루어졌다. 이러한 직제는 3년간 지속되어 간호교육, 간호사업, 간호행정 등의 체제 구축에 좋은 영향을 주었으며 간호사업국의 주요 활동은 다음과 같다.

- 보건간호사 강습 실시 및 지방행정 간호직 설치 운영
- 간호사업자문위원회를 통한 각종 간호 사업 심의, 의결기구 운영
- 간호교육제도 개선을 통한 입학자격 및 교육 연한 통일
- 현대 간호 강습회 운영 실시

2. 간호교육제도의 변화

1946년 7월 미군정하의 보건후생부는 도립병원 및 기타 병원에 설치되어 있던 입학 수준이나 수업연한이 일정하지 않은 기존의 간호부 양성소 및 제도를 폐지하였다. 군정기의 학제에 따라 기존 학교들을 '**고등간호학교**'로 개칭하여 개편 · 인가하며 최저 중학 4년 졸업자를 입학조건으로 하고 교육연한은 3년으로 통일하였다.

또한 간호사와 별도과정으로 양성했던 조산사 과정을 간호사 교육과정에 포함시켜 졸업 후 정해진 실습을 마치면 간호사와 조산사자격증을 동시에 취득하게 하였다.

해방 전에 단기양성을 받았거나 검정고시로 자격을 획득한 기존의 간호사 면허 소지자들을 대상으로 학력 및 경력에 상관없이 1~3개월간의 '**현대 간호 강습과정**'을 열어 새로운 지식과 최신환자간호법을 습득하게 하였다. 정부보조를 받아 기본간호학, 간호윤리, 실습 등의 교과목으로 서울과 부산에서 실시되었으며 약 500명이 강습을 받았다. 이를 통해 병원에서 주

로 사무와 의사보조를 했던 과거에서 벗어나 환자간호중심의 간호역할과 책임감을 인식하게 되었고, 새로운 방법으로 간호를 제공하는 등 양질의 간호를 제공할 수 있게 되었다. 이 강습회를 통해 일제 강점기에 입었던 간호복장을 현대 간호에 맞는 간호복장으로 변경하였으며, 이는 전문적 간호이미지의 부각과 양질의 현대적 간호제공이라는 의미를 내포하고 있다.

3. 보건간호강습 및 지방의 보건행정

해방 직후 보건간호교육을 받은 간호사가 부족하여 보건사업 실시를 위한 보건간호사 양성의 필요성이 대두되었고 이에 따라 보건간호강습이 실시되었다.

1945년 11월에 시작된 제1회 강습회를 시작으로 각 6주간의 강습이 실시되었으며, 이 강습회 수료생은 서울의 보건소, 각 시도의 보건기관에 배치되어 보건간호의 개척자로서 감염병 예방 및 관리사업, 아동복지사업, 가정방문사업 등에 선구자적 역할을 하였다.

4. 조선간호협회의 재발족

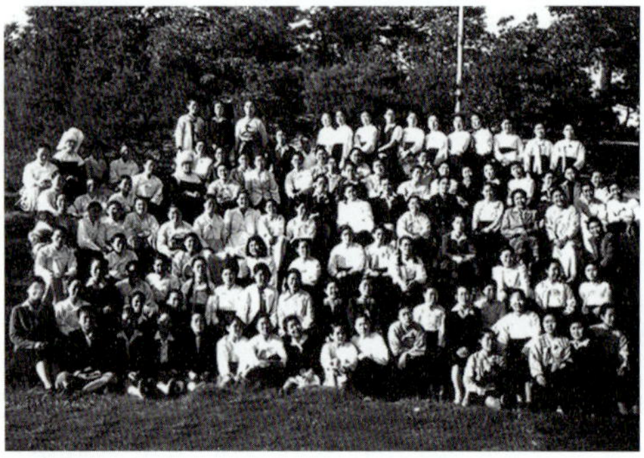

출처: 대한간호협회 웹진

그림 4-16 1948년 조선간호협회 제3회 총회

1946년 9월 간호사업국의 주선으로 서울 시내 종합병원과 간호교육기관 등 15개 단체 대표들이 새로운 조선간호협회의 발기를 결의하였고, 1946년 11월 200여 명의 한국인 간호사만으로 명동 천수교 구내 문화관에서 조선간호협회 제1회 정기총회가 개최되었으며 홍(손)옥순이 초대회장으로 선출되었다.

1923년 창립된 일제 강점기의 '조선간호부회'라는 명칭에서 '부' 자를 삭제하고 '조선간호협회'로 개정한 것은 사회 공익단체로서의 면모를 갖추려는 협회의 의도가 반영된 것이며, 간호조직의 궁극적 목적을 간호의 질적 향상과 사회봉사에 두면서 독립된 한국의 공공단체임을 공표한 것이다. 이와 같은 근거로 현 대한간호협회의 창립연도를 1923년으로 삼고 있다.

5. 대한조산사회

1946년 4월 창립총회를 가진 조산사들은 같은 해 7월 경기도 산파회로 설립인가를 받았다. 이후 3년간의 기반을 닦은 후 1949년 전국 개업산파들과 규합하여 대한산파회로 개편하였으며 1952년 의료법 개정 후에 현재의 대한조산사회로 개칭하였다.

2 대한민국 정부 수립기의 간호(1948~1950년)

UN총회에 의해 남북한 총선거 실시 및 미국, 소련 양국군이 철수하기로 결의되었으나 소련의 반대로 남한 단독 총선거가 실시되었고, 1948년 합법적인 주권을 가진 민주국가로서의 대한민국 정부가 수립되었다. 독립국가로서의 체계 정비 과정에서 보건의료계도 새로운 보건의료체제 수립의 필요성이 대두되었으며, 이는 간호계에도 새로운 법적 · 제도적 변화 및 체제와 명칭 또는 내용상의 변화를 가져왔다.

1. 간호행정조직의 변화

1948년 대한민국 정부가 공식적으로 출범함에 따라 정부기구가 재편성되면서 보건후생부 의정국 내에 있던 간호사업국이 간호사업과로 격하되고 인원이 대폭 감소되었다. 또한 38선을 장벽으로 한 남북한의 대치상황에서 국방예산의 증액 및 행정부를 위한 예산절감을 위해 보건후생부가 사회부로 들어가면서 보건국으로 개편되어 간호행정조직은 **'계' 단위조직으로 축소**되었다. 이로 인해 여러 간호 사업을 전개 · 발전시키기가 어려웠으며 미군정 시기에 기초를 닦아 놓은 일선 **간호업무**는 **후퇴**현상을 나타내게 되었고, 사실상 서울을 제외한 각도에는 간호사업계가 유지되지 못하였다. 이에 따라 대한간호협회, 산파회 등 당시 간호 관련 단체들은 다른 보건의료단체와 함께 '보건후생부 독립촉진 위원회'를 결성하여 축소된 보건후생부를 원상 복귀시키기 위해 단합하였다. 그 결과 1949년 7월 사회부 소속으로 있던 보건국은 보건부로 독립되어 의정국, 약정국, 방역국으로 그 체제를 갖추게 되었으며, 의정국에 조산 간호과를, 방역국에 보건과를 설치하였으나 실제적인 면에서는 미군정시와 다름없는 조직이 되었다.

2. 간호교육제도의 변화

예산상 병원과 독립되지 못한 여러 간호학교들은 병원장이 학교장을 겸직하는 등 학교와 병원이 분리되지 못했으며 병원의 의사나 간호과 소속 지도자들이 간호교육을 담당하였고, 간호학생들은 교육받기보다는 간호 인력으로 활용되는 경우가 많았다.

이 같은 간호 교육의 한계점이 지적되어 세브란스병원에서 1948년에 의사 출신이 아닌 간호사 출신인 이영복이 **최초의 간호사 교장**으로 임명되었고, 대구 동산병원, 안식교 병원, 전주 예수병원 간호학교 등에서도 간호사 교장제가 실시되었다. 인사행정 면으로 간호학 교사들을 별도로 임명하기 시작하고 교과 과정을 새롭게 개편하여 환자의 간호를 학과목별 실습교육의 형태로 점진적으로 변화시켰다.

간호학교의 수준 통일에 이어 여러 가지 행정적인 문제가 많았기에 간호학교의 인가권과 감독권 문제는 매우 심각하게 대두되었다. 간호학교의 정상적인 발전은 문교행정 테두리에 들어가야 한다는 주장이 있었으나 간호학교의 특수성에 의해 모든 의료보건 및 간호업무를 관할하는 보건후생부에 남아 있어야 된다는 현실론이 당시로는 우세하였다.

이에 따라 전국의 간호교육기관 17개교 중 6개교만 문교부 소속으로 이관되었고 나머지는 보건후생부 소속으로 남아 이는 간호 교육의 감독기관의 이원화를 야기해 간호교육 발전에 저해 요인이 되었으며, 1957년에 비로소 전국 간호교육기관이 문교부 소속으로 모두 이전되었다.

3. 간호사 자격 검정고시제도 폐지

간호사와 조산사의 자격 검정고시는 학교에서 정규양성을 받지 않고 독학과 견습만으로 간호법을 배운 사람에게 시험을 통해 면허를 주는 제도이다. 이는 간호업무의 중요성과 임상 실습을 해야 하는 특성에 비추어 모순이 많고 타당하지 않은 제도임이 지적되어 이를 폐지하기로 결의하였다. 의사 자격 검정시험제가 남아 있는데 왜 간호사와 조산사의 검정시험제도만 폐지하느냐에 대한 논란과 반대가 많았음에도 불구하고 1948년까지 3년 이상 된 간호경력자에게만 시험응시 기회를 주었으며 1949년 전면 폐지하였다. 이 **검정고시제도**는 한국전쟁 이후 일시적으로 복구되었으나 1962년 의료법 개정으로 **완전히 폐지**되었다.

4. 국군 간호 장교단 창설과 활동

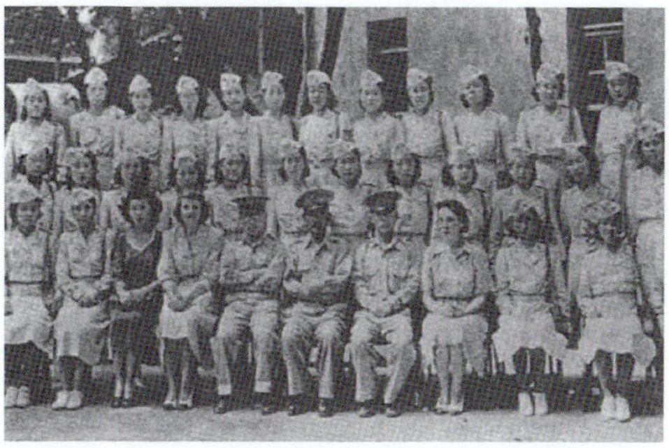

출처: 고명숙 외 (2015). 간호학개론. 수문사. p.310.

그림 4-17 1948년 간호장교 1기생 소위 임관식

1948년 5월 1일 최초의 육군병원인 제1 육군병원이 설립되었지만 군의관과 위생병으로 편성된 의무요원만으로 병원을 운영하기에는 많은 문제점이 발생되어 전문 간호 인력의 필요성이 제기되었다. 이에 간호 장교단 창설을 위해 국방부 의무감은 대한간호협회를 방문하여 간호장교 지원을 요청하였는데, 당시 여성이 군인이 된다는 것에 비호의적이던 사회적 인식에도 불구하고 150여 명의 간호사가 지원하였으며, 이 중 31명이 간호장교 후보생으로 최종 선발되어 1948년 8월 26일에 간호장교 1기생 소위로 임관되었다. 이후 한국전쟁 이전까지 1기에서 5기까지 총 120명의 간호장교가 임관되었다.

임관된 간호장교들은 군사훈련과 실무교육 후 제1 · 2 · 3 육군병원에 배치되었고, 1948년 10월 전남 여수와 순천에서 일어난 여순반란사건에 파견되어 경찰병원, 서울 적십자병원 간호사들과 함께 간호활동을 펼쳤으며, 지리산 공비 토벌작전에 참가하여 군경의 응급처치와 환자 간호를 통해 국가위난을 극복하는 데 기여하였다.

본격적인 국군간호활동이 이루어지고 군병원이 증설되어 간호업무와 간호 인력이 나날이 증가함에 따라 이에 대한 관리가 요구되었으며, 1949년 5월 1일 육군본부 의무감실 아래에 의무과, 행정과, 약사과를 두고 그중 의무과에는 간호계를 두어 간호업무를 전담하도록 하였다.

간호병과는 1948년 창설 이후 빠른 시일 내에 군 간호 사업을 정착시키기 위해 인력 보충 및 시설과 장비, 기구 및 위생재료 등을 확보하고 양질의 간호제공을 위한 노력을 기울였다.

5. 대한간호협회로의 명칭 변경 및 국제간호협의회(ICN) 가입

조선간호협회는 1948년 정부수립 이후 '대한간호협회'로 명칭을 변경하였고, 주권국인 대한민국의 유일한 전문직 간호사 단체로 인정받아 1949년 스웨덴의 스톡홀름에서 개최된 제9차 국제간호협의회(International Council of Nurses, ICN) 총회에서 **정회원으로 등록**되었다.

한국의 직업여성 단체가 국제기구에 가입한 것은 이것이 최초이기에 여성부문에서 획기적인 업적이며, 의료 보건 단체 중에서도 간호 협회가 최초로 국제적 일원이 되었기에 한국보건의료의 국제성을 대한간호협회를 통해 부각시키고 국내의 간호 사업이 국제적으로 공인받은 계기가 되었다는 점에서 의미가 깊다.

6. 간호사들의 해외 유학

미군정기간과 정부수립을 전후하여 여러 명의 민간 및 군 간호사들이 한미재단 지원, 록펠러제단 지원, 하와이 한인회 초청, 선교단체의 지원 등으로 미국, 캐나다, 영국, 뉴질랜드, 오스트레일리아 등 외국에서 새로운 학문과 경험을 쌓았으며, 이들을 통해 서구 사회에 한국간호계가 소개되었다.

3 한국전쟁과 전후 복구기의 간호(1950~1960년)

1950년 6월 25일 새벽, 북한 공산군이 남북군사분계선인 38선 전역에 걸쳐 불법 남침을 강행하여 발발한 한국전쟁은 1953년 7월 27일 휴전 협정 조인식을 가질 때까지 많은 피해를 가져왔다. 한국군의 인명 피해는 사망자 14만 명, 부상자 45만 명, 실종 · 포로 25만 명에 달하였으며 UN군의 인명 피해는 사망자 4만 명, 부상자 10만 명, 실종 · 포로 1만 명에 달하였다. 민간인의 인명피해는 사망자 24만 명, 학살자 12만 명, 부상자 23만 명, 실종 · 납치 38만 명에 달하였으며 간호계에서는 간호요직 지도층이었던 세브란스의 김세재, 서울대학교의 장기광 등 약 300명의 인명 피해가 있었다. 한국전쟁은 간호계에 많은 피해와 혼란을 가져왔으나 전쟁이라는 상황 속에서 사망, 부상, 질병, 빈곤, 피난, 이산가족 발생이 이어짐에 따라 의료기관과 간호학교는 부상병 간호와 난민 구호에 전념하였으며, 미국과 우방들의 원조하에 의학과 의료제도는 미국식으로 신속히 전환되었다. 이를 통해 간호사업의 중요성과 필요성에 대해 사회 인식을 고취시킬 수 있었으며 이 시기의 간호사의 단결된 활동은 전문 간호직업을 발전시키는 계기가 되었다.

1. 전시 간호활동

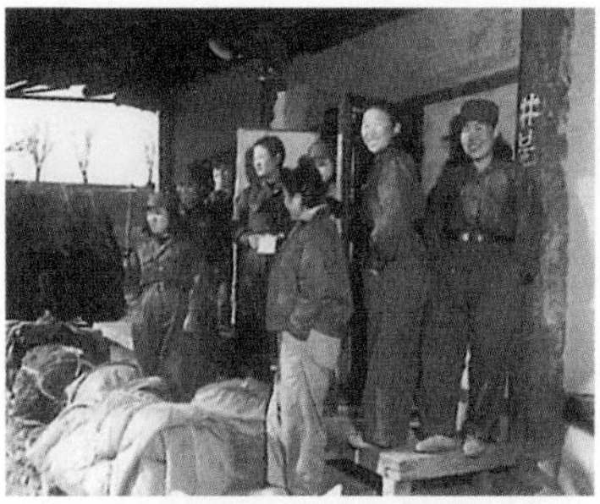

출처: 서울대학교병원 병원역사문화센터 (2009). 한국 근현대 의료문화사. 웅진지식하우스. p.307.

그림 4-18 민가에 야전병원을 차린 간호장병들(1950)

전쟁이 지속됨에 따라 늘어나는 부상자들을 수용하기 위해 5개뿐이던 육군병원은 10개, 1개뿐이던 정양병원은 2개 증설하여 전쟁 초기에 8,560병상에 불과했던 환자 수용능력은 1953년 휴전 당시 13,500병상까지 증가되었다. 하지만 1일 최고 52,500명, 평균 2,280명의 부상병이 입원하였고 1948년 8월 첫 간호장교 임관식을 가졌던 국군 간호병과는 군 간호 사업을 정착시키기 위해 인력 보충 및 시설과 장비, 기구 및 위생재료 등을 확보하고 양질의 간호 제공을 위한 노력을 기울이던 중 한국전쟁을 겪게 되었기에 대량 전상자의 발생으로 간호 업무가 크게 늘어나 간호 인력난이 심화될 수밖에 없었다. 전쟁 기간 동안 민간간호사의 현지 임관과 간호학생들의 간호 업무 참여에도 불구하고 간호 인력난은 심화되어 간호장교들은 숨 돌릴 틈 없이 무조건 전상환자의 병상을 지켜야만 하였다.

이처럼 절대적으로 부족한 간호 인력을 보충하기 위해 수복 이후 육군 제1 의무단을 해체하고 서울에 다시 개교한 군의학교 내에 2년제 간호교육과정을 신설하였다. 이 과정에서 약 1년간 간호학과 군사학을 이수하고 소위로 임관된 후 육군병원에서 약 1년간의 실무교육을 마치고 간호사 검정고시에 합격하면 육군병원에 배치하여 간호업무를 전담하게 하였다.

전쟁 동안 민간 간호사와 간호학생의 군 간호지원이 이어졌는데 그 과정에서 총살되거나 포로가 되어 북으로 끌려간 경우도 있었다. 특히 재학생 139명이 국군장병 부상자 간호에 참여했던 대한 적십자사 소속의 적십자 간호고등학교는 학교가 공산군에게 점령당해 공산군 부상병 간호와 사상교육을 강요받고 약 178명에 이르는 납치 · 실종자가 발생하였다.

이 기간 동안에 미 8군 소속 간호사들을 비롯한 미국, 영국, 일본, 유럽 등 참전한 나라에서 자국 군인의 부상병 간호 및 피난민 간호에 참여하여 한국 간호사들의 협조자로서 많은 후원을 해 주었다.

전쟁 중 민간보건과 구호사업을 목적으로 조직된 재한UN민사원조처(United Nations Civil Assistance in Korea, UNCACK)에는 보건국 간호과가 있어서 오스트레일리아 출신인 초대 간호과 책임자인 헤인즈(Haines)를 주축으로 간호 사업을 위한 여러 가지 계획을 추진하였다. 이후 그 활동 범위를 확장하여 5명의 덴마크 간호사, 2명의 네덜란드 간호사, 2명의 미군 소속 간호사 등을 각도에 배치하고 한국 간호사와 함께 병원, 간호학교, 피난민 구호소 및 육아원 등에서도 간호를 시행했으며, 16개국의 우방 간호사들의 활약과 선교 간호 사업이 다시 시작되었다.

2. 피난지에서의 간호교육 및 활동

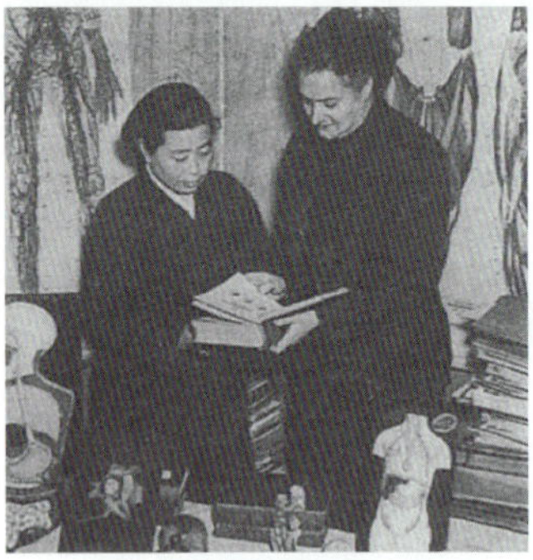
출처: 고명숙 외 (2015). 간호학개론. 수문사. p.314.

그림 4-19 간호사업과장 김온순과 재한UN민사원조처 보건국 간호과 책임자 헤인즈

서울은 물론 낙동강 북쪽 지역에 위치한 의료기관과 간호학교는 대부분 피난을 하는 한편, 부상병 간호와 난민구호에 힘을 기울였다. 당시 약 3,700명으로 추산되는 간호사와 조산사들은 적은 숫자였으나 최선을 다하였다.

정부수립 이후 재정비되었던 간호교육 및 간호사업은 3년간의 한국전쟁으로 인하여 많은 피해와 역경을 겪었으며 대부분의 간호교육 기관들은 문을 닫았다. 그러나 서울의대 부속 간호학교(현 서울대학교 간호대학)는 부산 송도, 세브란스 간호학교(현 연세대학교 간호대학)는 거제도 장승포, 적십자 간호학교는 제주도 서귀포, 위생 간호학교(현 삼육보건대학교 간호학과)는 제주도 성산으로 피난해 교육과 학업 및 피난민 구호를 계속 진행하였다.

전국 간호사 및 조산사의 등록사무, 간호학교의 보조금 전달과 감독, 간호사의 보수교육 등 일체의 행정사무를 담당했던 간호사업과는 정부의 피난에 따라 부산에서 업무를 보았다. 이 당시 취임한 2대 과장인 김온순은 1959년까지 어려운 시기의 간호행정을 이끌어나갔다.

3. 대한간호협회 활동

대한간호협회는 피난지인 부산에 임시 사무소를 설치하고 계속 운영되었다. 전쟁 발발 이후 1951년, 1952년 연 총회를 정상적으로 개최하지 못하였으나 1953년 5월에 250명의 대표들이 모여 부산시 광복동 중앙교회에서 대규모 총회를 개최하였고, 133회 나이팅게일 탄생 기념식도 가졌다. 이 총회에서 처음으로 20년 이상 간호 사업에 헌신하였던 유공회원들에게 대한간호협회 추천에 의하여 정부의 표창장과 협회의 기념메달을 증정하였다.

서울특별시 지부를 필두로 하여 10개 도 지부 회원의 총 수는 1,064명으로 그들의 대표로 참석한 대의원 22명과 이사들은 김온순 회장의 사회하에 토의를 하였으며, 그 안건을 발의하였는데 오늘날 간호교육의 발전과 간호사 자격 검정고시제도 폐지 및 간호학 전공자를 대상으로 하는 국가고시제도의 시행은 어려운 전시 상황에서도 안건을 발의하고 이루기 위해 노력한 간호사들에 의한 결과물임을 알 수 있다. 그 안건은 다음과 같다.

- 간호교육 수준 향상
- 간호사 대우 개선
- 간호사 자격 검정시험 폐지
- 강습회 개최
- ICN 대표 파견 및 대표 선출
- 회지 출판

대한간호협회장 김온순과 이영복은 이 회의의 결의에 의해 정회원권을 가지고 처음으로 참석한 1953년 6월 남미 브라질에서 열린 제10차 국제간호협의회(ICN) 4년차 대회에서 한국을 대표하여 전쟁 시 간호지원을 해준 16개 민주우방 대표들에게 공식적인 감사장을 전달하였다. 1953년 7월 '대한간호 속간 1호'가 발간되었는데 이는 1948년 '대한간호'라는 제보로 발간되었던 일제 강점기하에서도 10년간이나 발행을 유지한 보건의료계 유일의 매체였던 '조선간호부회보'를 이어 재창간한 것이었다.

대한간호협회는 1957년 사단법인체로 등록하였으며 1957년 이효정이 국제적십자사에서 나이팅게일의 위대한 업적을 기념하기 위해 전시 또는 평상시 환자나 부상자에 대한 헌신적 공로가 있는 자에게 수여하는 나이팅게일 기장을 한국인 최초로 수상하였다.

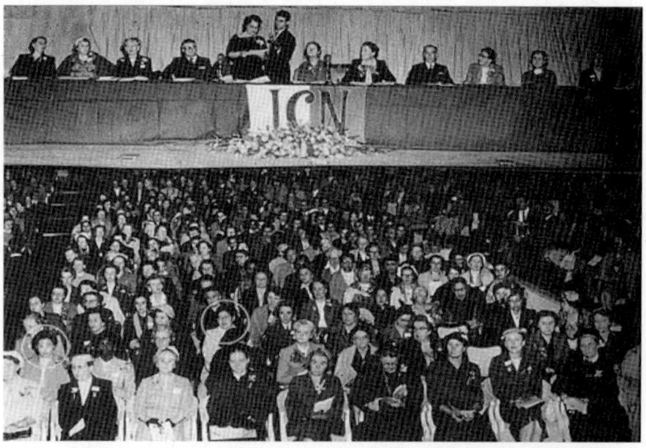

출처: 대한간호협회 웹진.

그림 4-20 브라질에서 열린 제10차 국제간호협의회(ICN) 총회에 참석한 김온순과 이영복

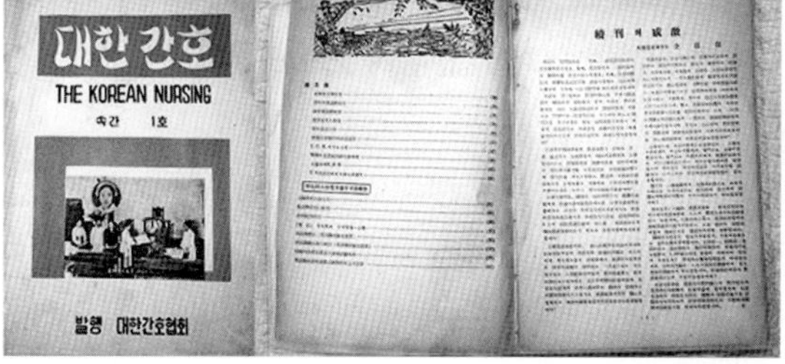

출처: 대한간호협회 웹진.

그림 4-21 대한간호 속간 1호

4. 국민의료법에 따른 간호계의 변화

1951년 9월 25일 피난지인 부산의 국회에서 법률 제 221호 국민의료법이란 이름으로 우리나라 의료법은 처음 제정, 공포되었다. 당시에는 의사, 치과의사, 한의사의 국가시험 응시에 있어서 해당 대학 졸업자가 아닌 대학 검정시험 합격자에게도 그 자격을 부여하는 등의 오점을 지니고 있었으며, 모든 의료기관의 개설은 신고제로 되어 있었다. 그 후, 1973년에 그 전문이 개정되었고, 그로부터 1994년에 이르기까지 모두 6차례의 개정작업이 있었다. 1951년 9월 통과된 국민의료법 중 간호부분과 관련 있는 내용은 다음과 같다.

1) 의료인에 대한 규정과 의료인 명칭의 개칭

일제 강점기부터 사용한 '간호부', '산파', '보건부' 라는 명칭을 '간호원', '조산원', '보건원'으로 개칭하여 간호사의 사회적 이미지를 새롭게 하고자 하였다.

2) 간호원 및 조산원의 무시험 면허제도와 검정고시제에 대한 규정

의사, 치과의사, 한의사에 대해서는 면허를 위한 국가시험을 부과하였으나 간호원, 조산원, 보건원에 대해서는 국가시험을 부과하지 않고 보건부장관이 지정한 학교 졸업 시에 면허를 주었다. 또한 전쟁으로 인해 간호교육기관과 간호사가 부족했기에 실제 업무에 종사하고 있는 무자격자를 간호사로 양성화하고 인력 수급을 원활하게 하기 위해 자격시험에 합격힌 자에게도 면허를 부여하도록 하여 1949년에 폐지되었던 간호사 검정고시제도가 부활되었다. 이로 인해 국제간호협의회 정회원국에게 요구하는 간호사의 정규 교육과정과 국가면허를 갖추어야 한다는 조건에 부합되지 않았으며, 간호의 전문직화에도 부정적인 요소로 작용하여 질적 저하를 초래하였다.

3) 의료기관의 간호사 정원에 대한 규정

간호사의 정원을 입원환자 5인에 1인씩, 진료과별로 외래환자 30인에 1인씩 두고 그 단수마다 1인을 증원하도록 하였다.

4) 간호원, 조산원, 보건원에 대한 임무규정

간호원은 상병자 혹은 산욕부에 대한 요양상의 간호 또는 진료보조에, **조산원**은 조산 또는 임산부, 욕부 및 신생아의 보건 및 요양지도에, **보건원**은 보건지도와 요양지도에 종사함을 임무로 규정하였고, 의사의 지시 없이는 위생상 위해를 가할 우려가 있는 행위 혹은 진료기계를 사용하거나 의료약품을 투여 또는 의약품에 대한 지시를 하지 못하도록 하였다. 간호사의 임무를 의사의 보조 업무로 국한시킨 것은 일제 강점기에 '응급처치를 요하는 사태일 때는 주치의사의 지시가 없어도 치료기계 및 의약품을 제공하거나 지시할 수 있다'는 규정과 비교할 때 간호사의 독자적 역할을 인정하지 않은 퇴보한 규정이었다.

5. 간호교육제도의 변화

1) 3년제 교육제도

해방 후 고등간호학교로 통일되었던 모든 간호 교육기관은 1957년을 전후하여 간호고등기술학교로 개칭하고 간호과와 조산과를 둘 수 있도록 하였다. 입학자격은 중학교 졸업자로 하며 3년 과정의 고등학교 수준으로 하였으며 오늘날의 실업계고 또는 특성화고와 같은 맥락이라 볼 수 있다.

2) 4년제(학사) 교육제도

1955년 **이화여자대학교 의과대학**에 **간호학과**가 설치된 것이 **4년제 학사과정의 시초**이며 1959년 15명의 첫 졸업생을 배출하였다. 두 번째로 1957년에 3년제였던 세브란스 간호학교는 연세대학교 의과대학 간호학과로 승격하여 1년 후인 1958년 16명의 국내 최초의 학사 간호사인 첫 졸업생을 배출하였다. 세 번째로 1959년에 서울대학교 의과대학 간호학과가 설치되어 1963년 36명의 첫 졸업생을 배출하였다.

3) 조산원 과정

호주 선교부가 경영하는 부산 소재 일신병원에서 1953년 최초로 조산교육과정을 설치하여 간호사 면허 소지자로 하여금 조산교육을 받도록 하였다. 교육 과정은 처음에는 6개월이었으나 이후 9개월로 변경되었고, 1962년 의료법 개정에 의해 조산원 수습 지정 병원에 한해 1년간의 조산학 이론과 실습 교육과정 수료시에 면허를 발급하였다.

4) 중앙간호연구원

종전 후 간호 인력을 양성할 수 있는 교육자의 확보가 시급했음에도 불구하고 당시 정규 교사의 자격이 대학 이상 졸업자에 한정되었기에 간호교육기관은 고등학교 수준인 고등기술학교밖에 없었으므로 간호학 교사가 될 수 있는 사람은 기존의 교원과 일부 유학생에 불과하였다. 이 같은 문제를 시급히 해결하기 위해 1954년 5월 UNKRA(United Nations Korean Reconstruction Agency)와 한미재단 및 록펠러재단 등의 원조하에 보건부 간호사업과의 주관으로 간호교사와 지도자를 양성하는 중앙간호연구원이 개원하였다. 1957년까지 3회에 걸쳐 51명의 졸업생을 배출하였으나 1957년 연구원에 대한 외부보조금 지원의 감소와 더불어 대학 과정의 학부 졸업생이 배출되기 시작함에 따라 1958년 12월 폐지되었다.

5) 국제교류

한국전쟁으로 인해 어려운 여건임에도 불구하고 간호사의 해외유학 및 각종 국제교류를 통해 국제적으로 한국을 알릴 수 있었으며 그로 인한 자극과 지원으로 간호발전에 더욱 매진할 수 있었다. 대한간호협회 대표자들은 국제간호협의회, 국제간호협의회 교육연구회, 세계보건기구의 간호 분과 학술대회 등 각종 국제회의에 참석하기 시작하였고, 각종 국제 원조단체와 국가에서 한국의 의료기관 및 간호교육기관의 재건을 위해 물자와 인력, 교육기자재 등을 지원하였다.

1953년 이후 한미재단과 UNKRA에서는 간호학교의 재건과 발전을 위한 간호교육용 교재 및 비품과 실습 재료를 17개 학교에 기증하였고, 교재 출판을 위한 기금을 조성하여 해부생리학 등의 교재를 출판하였으며 이후 출판 기금은 대한간호협회에 기증되어 사업이 지속되었다.

1957년 미국 미네소타 대학교 간호대학에서는 서울대학교에 간호고문을 파견하였으며 간호학과 건물과 간호사 기숙사의 건축을 도왔다.

덴마크, 스웨덴, 노르웨이는 사절단을 구성하고 한국 정부와 공동 사업으로 1차 5년, 2차 5년간의 협정을 체결하여 전 서울시립병원 자리에 현대식 시설을 갖춘 국립중앙의료원을 1958

년 준공 완료하고 의사, 간호사 등 의료 기술진을 파견하였으며, 1959년부터 국립의료원 간호학교의 설립과 운영을 지원하였다.

각종 교단에서도 많은 도움이 있었는데 신교에서 연세대 간호학과와 대구 동산간호학교, 가톨릭교에서 가톨릭의대 간호학과와 부산 메리놀간호학교, 안식교에서 위생병원 간호학교 등 여러 간호학교에 학과 건물과 기숙사 등 건물과 시설을 후원하고 복구와 재건을 도왔다.

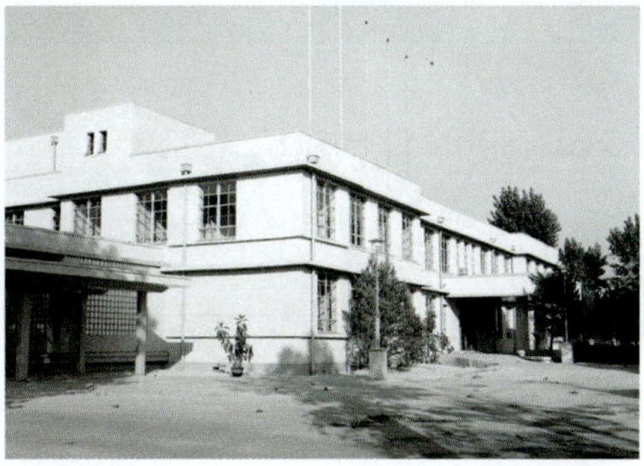

출처: 국가기록원.

그림 4-22 국립중앙의료원

표 4-1 한국 간호교육제도의 변천

연 도	교육기관	주요 내용
1909~1945	간호부 산파 양성소	• 보구여관 간호원 양성소(1903). • 세브란스 간호원 양성소(1906). • 대한의원(1907). • 1920년 사립간호교육기관 지정 인가 시작. • 1944년 12월 1일 조선간호부 규칙 개정에 따라 "이에 준하는 학교"에서도 간호부를 배출하도록 함. 전국 65개 고등학교에 소정의 간호과정 설치 후 이수한 자에게 1945년 이후 졸업생들에게 간호부 자격을 줌.
1946~1948	고등간호학교	• 1946년 7월 보건후생부 통첩에 따라 중학교 3년 졸업 이상을 입학자격으로 하는 3년제 교육제도로 통일함. • 이후 고등학교로 개칭 인가되고 전국에 18개교 인가 받음.
1949~1973	간호고등 기술학교	• 수업연한 3년, 중학교 3년 졸업 이상 입학자격. • 6, 3, 3, 4제의 학위개편에 따라 간호고등기술학교로 인가됨. • 1962년 폐지되고 1963년 일부 부활되었다가 1973년 완전 폐지됨.
1963~1966	종합고등학교 간호과	• 수업연한 3년, 중학교 3년 졸업 이상 입학자격. • 1963년 고등기술학교 제도의 부활로 일부 종합 고등학교에 간호과 학생을 입학시켰으나, 대한간호협의의 지지활동과 보건복지부장관의 지정을 받지 못해 간호사 면허를 받지 못함.
1962~1972	간호학교	• 수업연한 3년, 고등학교 3년 졸업 이상인 자로 입학자격 변경됨. • 1962년 1월 전국의 23개 간호고등기술학교를 문교부령 제676호에 의해 19개교를 고등학교 졸업 이상으로 하는 3년제 간호학교로 개편함.
1970~1978	간호전문학교	• 수업연한 3년, 고등학교 3년 졸업 이상 입학자격. • 1970년 1월 전문학교제도가 교육법에 정규학교로 신설(수업연한은 초급대학에 준하는 2년으로 1971년 수업을 3년으로 조정함.) • 교육법 제128조 9항에 의해 대학 편입학은 검정고시를 통해 동계대학을 편입학할 수 있었고 1977년 전국 38개 간호학교 중 국군간호학교를 제외한 37개교가 개편을 완료함.

〈계속〉

연 도	교육기관	주요 내용
1979~현재	간호전문대학	• 수업연한 3년, 고등학교 3년 졸업 이상 입학자격. • 1979년 간호전문학교가 간호전문대학으로 개편하고 1979년 1월 간호대학에 편입학할 수 있는 제도를 마련함. • 1980년 9월 4년제 대학편입 가능학과를 10개 학과에 편입 가능하게 확대함.
1955~현재	간호대학 간호학과	• 수업연한 4년, 고등학교 3년 졸업 이상 입학자격. • 1955년 이화여자대학교 의과대학 간호학과 인가. • 1957년 세브란스 간호학교가 연세대학교 의과대학 간호학과로 승격. • 1959년 서울대학교 의과대학 부속 간호고등기술학가 서울대학교 의과대학 간호학과로 승격. • 1968년 이화여자대학교, 연세대학교 간호학과가 간호대학으로 승격됨. • 1980년 12월 4일 국군간호사관학교가 3년제에서 4년제 대학과정으로 승격. • 1992년 서울대학교 간호대학으로 승격.
1960~현재	대학원 석사과정	• 수업연한은 2년, 학사학위 이상의 학위 소지자가 입학자격. • 1960년 6월 이화여자대학교에 최초의 대학원 간호학과 인가.
1973~현재	대학원 박사과정	• 수업연한은 3~7년, 석사학위 이상의 학위소지자가 입학자격. • 1973년 2월 연세대학에서 박사 과정을 처음으로 개설함.

제 5 장 한국 간호의 발전기(1961~1979년의 간호)

학습목표

1. 한국 간호의 발전과정을 이해할 수 있다.
2. 의료법 개정에 따른 간호의 변화에 대해 설명할 수 있다.
3. 간호교육제도의 개선 과정에 대해 설명할 수 있다.
4. 대한간호협회의 활동에 대해 설명할 수 있다.
5. 간호사의 해외진출과 활동에 대해 설명할 수 있다.

1960년대와 1970년대는 총 4차에 걸친 경제개발 5개년 계획을 통해 고도의 경제발전을 이룬 시기이다. 이 시기에 사회보장법, 산업재해보상법 간호사의 면허제도가 확립되고 간호교육제도가 현대적으로 재정비됨과 더불어 대한간호협회의 조직 확대와 다양한 사업 전개로 간호가 전문직으로서 입지를 굳히는 발전기를 가져왔다.

1 의료법 개정에 따른 간호의 변화

이 시기에 의료법은 1962년 3월 전문개정과 함께 명칭도 국민의료법에서 의료법으로 바뀌었고, 1973년 2월 다시 전문개정된 후 수차례의 부분 개정을 거쳐 오늘에 이르고 있다.

1. 1962년 3월 의료법 전문개정으로 인한 간호업무의 변화

1) 간호사 자격상의 변동

의료업자(현 의료인)를 의사, 치과의사, 한의사, 조산원, 간호원으로 규정하였다. 또한 종전의 면허자격을 부여받던 것에서 변화하여 문교부(현 교육부) 장관이 인가하고 보건사회부

(현 보건복지부) 장관이 지정한 간호학교에서 정규 교육과정을 마친 졸업자와 보건사회부 장관이 지정하는 외국의 간호학교를 졸업하거나 외국의 간호사 면허를 가진 자는 간호사 국가고시 응시자격을 받게 되었고, 보건사회부는 매년 간호사 면허 취득을 위한 간호사 국가고시를 실시하게 되었다.

2) 간호사 자격 검정고시제도 완전 폐지

1949년 전면 폐지되었다가 한국전쟁 이후 1951년 9월에 제정된 국민의료법에 의해 일시적으로 복구되었던 간호사 자격 검정고시제도가 간호사 국가고시를 시행함에 따라 1962년 완전히 폐지되었다.

3) 조산사의 면허

조산사의 면허는 간호사 면허 소지자로 보건사회부 장관이 인정한 조산사 수습 과정을 1년간 이수한 자와 보건사회부장관이 인정하는 외국의 조산사 면허를 가진 자에게 주도록 하였다.

4) 의료기관의 간호사 정원에 대한 규정

간호사의 정원을 입원환자 5인에 2인씩, 진료과별로 외래환자 30인에 1인씩 두고 그 단수마다 1인을 증원하도록 하였다.

5) 의료인의 연차 신고 제도화

의료인의 연차 신고가 제도화됨에 따라 간호사는 매년 그 실태와 취업상황을 보건사회부에 신고하도록 하고 정당한 사유 없이 신고하지 않았을 때는 면허 취소 등의 처분을 받을 수 있도록 하였다. 이는 간호사의 각종 통계와 현황을 파악하는 데 크게 이바지하였다.

6) 중앙회 설립과 회원 가입 의무화

각 의료업자는 중앙회를 설립하고 당연히 중앙회의 회원이 되어야 한다고 규정하여 간호사의 경우 중앙회인 대한간호협회에 의무적으로 회원가입을 하도록 하였다.

2. 1973년 2월 의료법 전문개정으로 인한 간호업무의 변화

1) 분야별 간호사 자격 인정

간호사에 대해 간호사 면허 외에 업무분야별 자격을 인정할 수 있도록 하고, 업무분야별 간호사를 **보건간호분야 간호원**, **마취간호분야 간호원**, **정신간호분야 간호원**으로 정하고 1년 이상의 과정을 이수한 자에 대해 별도의 자격증을 교부하도록 하였다. 이는 간호사 역할 확대의 초석이 되었다.

2) 간호고등기술학교 완전 폐지

의료업자를 의료인으로 개정하였으며 간호사의 면허는 간호학을 전공하는 대학, 전문학교 또는 간호학교를 졸업한 자, 보건사회부 장관이 인정하는 외국의 간호학교를 졸업하거나 외국의 간호사 면허를 가진 자로서 국가시험에 합격한 자에게 부여하도록 한다고 개정하였다. 따라서 당시에 존재하던 간호고등기술학교 졸업은 국가시험 응시자격을 인정하지 않게 되었으며, 1973년부터는 간호학교 입학자격을 고등학교 졸업자로 일원함으로써 중학교만을 졸업하고 진학할 수 있는 간호고등기술학교의 설립인가가 폐지되었다. 재학생들의 졸업이 끝나는 1976년에 이르러서는 간호고등기술학교가 완전 폐지되었고 대부분 간호전문학교로 승격인가를 받았다.

3) 간호기록의 분리

진료기록부에 포함되어 있던 간호기록을 별도의 간호기록부로 작성하여 보관하도록 하였다.

4) 간호보조원법의 의료법 반영

1967년 간호사 수급 대치의 명분 아래 간호업무를 보조하는 것으로 업무를 규정하고 그 자격을 고등학교를 졸업하고 9개월간 간호보조학원 또는 양성소에서 훈련을 받은 자로 하는 법안이 의료보조원법의 간호보조원(현 간호조무사) 관련조항이 제정되었다. 하지만 학원 운영자들의 영리목적의 과대 선전과 무분별한 학원증설과 함께 지방장관에 속한 교육위원회를 통한 학원 개발과 같은 모순된 제도 등으로 인해 4년 이내에 만여 명의 간호보조원이 배출되었고, 이는 간호사업의 사회적 인식에 좋지 않은 영향을 미쳤다. 이후 1973년 의료보조원법이 폐지되고 의료기사법이 제정되면서 의료보조원법에 있던 간호보조원 관련조항이 의료법에 반영되어 간호보조원은 도지사의 자격인정을 받도록 하고 간호보조 업무에 종사할 수 있도록 하였으며, 보건사회부에서 보조학원의 개설과 정원을 규제하였다.

2 간호교육제도의 개선

이 시기의 간호교육기관은 문교부와 보건사회부의 관할을 받는 구조 속에 있었기 때문에 고등학교 수준에 해당하는 간호고등기술학교와 전문대학 수준에 해당하는 2~3년제 간호학교 그리고 대학교의 4년제 간호학과가 혼재하였다. 이에 따른 혼란 속에서 간호사에게 전문성이 요구됨이 여론화되어 개정 교육법 및 정부 방침에 의해 간호교육 수업연한 및 입학자격을 정비하여 간호교육의 수준 향상이 이루어졌다. 하지만 간호교육제도를 학사과정 4년제로 통일하지 않고 3년제와 4년제로 이원화된 상태에서 교육을 하고 동일한 국가면허시험을 거쳐 간호사 면허를 취득하게 한 모순된 제도는 훗날 간호전문직 발전에 저해요인으로 작용하게 되었다.

1. 간호전문대학의 입학수준 승격

1962년 1월 개정된 교육법에 의해 간호고등기술학교 중 초급대학시설 기준령에 준한 인가를 받은 학교만 간호학교로 개편하였으며, 초급대학 또는 전문학교 수준으로 승격시키고 입학자격을 고등학교 졸업생으로 하였다. 이후 문교부는 기준에 미달하여 승격하지 못한 학교는 학생 모집의 정지 및 시한부 폐지를 지시하였고, 1976년 간호고등기술학교가 완전 폐지됨으로써 간호학교의 최저 입학수준을 고등학교 졸업자로 통일하는 학제상 발전을 이루었다.

한편 간호전문학교의 교육연한은 초기에 초급대학에 준하는 2년제였으나 간호교육은 전문직을 양성하는 과정이므로 최소 3년의 수업연한이 필요하다는 간호교육 지도자들의 종합된 의견과 대중의 여론이 반영되어 1971년 개정된 교육법에 의해 3년제로 변경되었다.

이후 1979년 정부 방침에 따라 전국 36개 간호전문학교가 간호전문대학으로 개편되었고 대학입학 예비고사 합격자만이 입학할 수 있게 제한하고 수업연한을 3년으로 하였다. 이것은 간호전문대학 기본 입학수준을 타 4년제 대학 신입생과 동등한 수준으로 향상시키는 결과를 가져왔다.

2. 대학교 간호학과 신설

대학교에서 4년제 간호교육과정이 처음 시작된 곳은 1955년 이화여자대학교이며 이후 1957년 연세대학교, 1959년 서울대학교, 1964년 가톨릭대학교, 1967년 우석대학교(현 고려대학교), 1968년 경희대학교에 4년제 간호학과가 개설되었다. 이후 한양대, 조선대, 충남대 등에 간호학과가 개설되었고 경북대, 부산대 등의 간호학교가 간호학과로 승격되었다.

3. 간호대학 승격

이화여자대학교와 연세대학교의 간호학과는 간호학과 최초로 1968년 의과대학 간호학과에서 간호대학으로 승격하여 단과대학 운영체제로 발전하였다.

4. 대학원 간호학 석사과정 신설

1960년 6월 이화여자대학교 대학원에서 간호학 석사과정을 최초로 개설하였고 이후 1963년 연세대학교, 1964년 서울대학교에 간호학 석사과정이 개설되었다. 이후 가톨릭대학교, 고려대학교, 경희대학교 간호학 대학원과 그 외에도 교육대학원, 행정대학원이 개설되어 많은 현직 간호사들이 석사학위 과정을 이수하였다.

5. 대학원 간호학 박사과정 신설

간호학의 발전과 교수의 자질향상을 위해 추진해오던 박사학위 과정이 1977년 1월 문교부로부터 인가를 받아 1978년 연세대학교에 최초로 개설되었고, 1979년 이화여자대학교에도 개설되어 간호전문직과 간호교육 수준의 향상을 이루어냈다.

③ 대한간호협회의 활동

1. 전문직 단체 활동

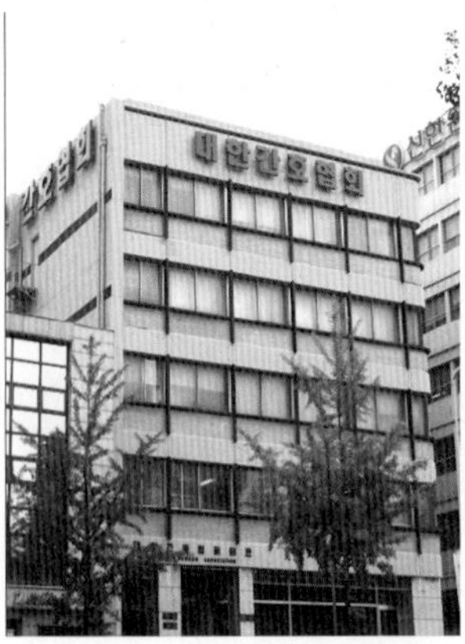

출처: 대한간호협회 웹진

그림 4-23 대한간호협회 사무실 (회관 신축 이전)

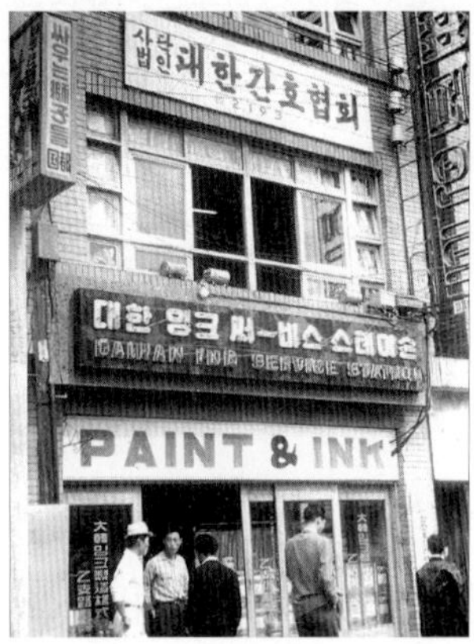

출처: 대한간호협회 웹진

그림 4-24 1970년 신축된 대한간호협회 회관

대한간호협회는 1962년 개정된 의료법에서 의료인의 중앙회 설립 및 면허 소지자의 회원 자격과 회원 가입 의무를 규정함에 따라 기존의 준회원 제도를 폐지하고 면허소지자에게만 회원자격을 부여하였고, 1970년에는 의료인 단체 중 최초로 협회 회관을 신축하였다. 이러한 법적 뒷받침과 회원들의 단결은 한국의 정치적인 격동과 사회적인 혼란을 극복하고 발전할 수 있도록 하였다. 1962년 군진지부가 협회지부로 가입하고 1972년 보건간호사회가 대한간호협회의 최초 산하단체로 가입함에 이어 1976년 임상간호사회가 가입하였다. 특히 간호학회가 산하조직으로 결성됨에 따라 조직과 운영이 확대되어 간호사의 권익을 위한 조직 활동을 활발히 행할 수 있게 되었다. 간호사의 대우개선과 근무조건 향상을 위한 활동 및 회원의 자질향상을 위한 활동을 활발히 전개하였으며, 행징부를 필두로 각 보건의료단체 및 여성단체와 상호협조하고 국제기구들과의 교류를 넓혀감에 따라 협회의 사업이 확장되면서 조직과 운영이 확대되었다.

1979년부터 국민건강 증진과 건강사회 구현에 간호사업이 보다 적극적으로 참여하기 위해 제1차 10개년(1979~1988) 장기사업계획을 수립하고 추진하였다. 주요정책과제는 본회 지부 및 산하단체 조직 · 운영 강화, 간호교육 향상 및 제도 개선, 간호사업 전달체계 및 행정제도 개선, 간호인력 개발 및 질적 향상, 권익옹호 및 복지사업 강화, 대 지역사회 사업, 국내 및 국제교류 강화, 홍보체계 확립, 신문사 체제 및 재정 확립, 출판사 체제 및 재정 확립 등이었다.

2. 한국간호사 윤리강령 제정

전문직으로서의 간호직이 사회로부터 전문적 권위를 인정받기 위해서는 전문적 지식과 기술, 전문직 단체 이외에 고도의 윤리성이 필요하다. 이에 대한간호협회 윤리위원회는 1965년 국제간호윤리 규약을 바탕으로 하여 '한국간호사의 윤리강령(안)'을 작성하였고, 1972년 4월 제39회 대한간호협회 총회에서 통과시킴으로써 처음으로 윤리강령을 발표하였다(제6부 간호윤리 참조).

3. 대한간호학회의 창설

간호교육이 제도적으로 정착 · 발전하고 석사 · 박사 과정이 개설됨에 따라 간호학의 학문적 발전을 촉진할 수 있는 조직이 요구되었다. 이에 1970년 4월 대한간호학회(현 한국간호과학회)가 대한간호협회의 산하단체로 창설되었다.

창설 목적은 간호교육의 개선을 위한 연구, 간호업무 분석, 조직적인 간호 기술의 훈련, 이에 따른 통계적 활동과 조사, 교육평가 등이었으며, 학술지를 발간하고 각 전공별 분과학회를 조직하는 등 독자적 능력을 갖추게 된 1974년 대한간호협회로부터 독립하였다.

4 간호사의 해외진출과 활동

1960년대부터 유학, 교환간호사, 취업, 이민 등의 다양한 목적으로 간호사의 해외진출이 활발해졌다. 특히 1963년부터 1970년대까지 집중적으로 해외 취업이 활발했으며 캐나다로의 이민, 독일과 베트남을 중심으로 한 취업 등 국제 교류가 확대되었다. 이로 인해 간호사는 국내외에 여러 가지 영향을 미치게 되었다.

1. 해외 취업 및 파견

당시 국가 경제 정책은 간호사의 해외취업을 장려하였으며, 1960년대 이후 1975년까지 총 9,311명의 간호 인력이 한국정부의 정책에 힘입어 한국해외개발공사, 교회기관 혹은 개인적 경로 등 다양한 경로로 서독에 파견되었고, 이 중 간호사가 5,346명, 간호조무사가 3,965명이었다.

1970년대 중반 이후에는 사우디아라비아와 이란 등 중동지역의 취업과 미국으로의 취업이민이 크게 증가하였으며, 호주, 뉴질랜드, 캐나다 등 여러 지역으로 진출하여 한인간호의 기반을 조성하였다.

2. 베트남 전쟁 파견

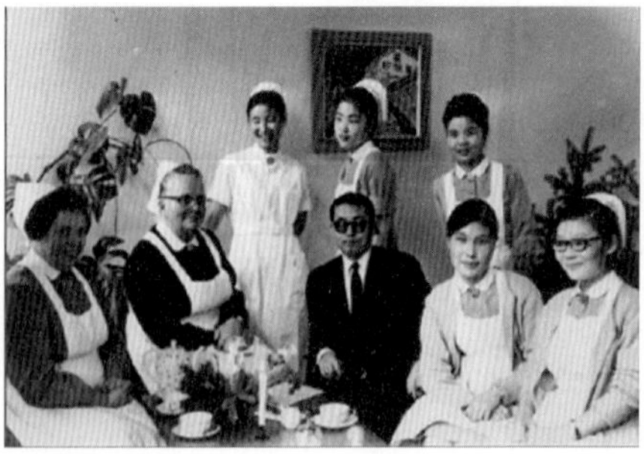

출처: 대한간호협회 웹진

그림 4-25 파독간호사

1964년 베트남 전쟁에 파병된 국군 장병의 치료를 위해 간호장교가 파견되었고 간호장교의 파견과 부상 장병들의 귀국으로 국내 군 간호 인력이 부족하게 되었다. 이를 해결하기 위해 1966년 군 의료요원 모집계획의 일환으로 '을종위탁생제도'를 도입하여 간호장교를 양성하였으나 단기복무 후 전역하는 간호 인력이 많아 간호장교의 교체가 빈번하여 환자 간호의 질적 문제가 제기되었다. 장기적으로 군 간호업무를 수행할 수 있는 간호 인력 확보의 필요성이 대두되어 1967년 육군간호학교를 창설하였으며, 1971년 국군간호학교(현 국군간호사관학교)로 개칭하였고, 1975년 국군간호학교 설치령에 따라 대학과정인 간호전문학교로 승격되었다.

3. 간호사의 해외진출로 국내외에 미친 영향

간호사 해외 취업은 1960년대 실업상태에 있는 유휴 간호사에게 일자리를 창출함으로써 실업 감소에 이바지하였다. 특히 외화 획득을 가능하게 하여 당시 우리나라 국가경제발전에 크게 기여하였으며 세계 선진간호를 경험함으로써 국내 간호전문직 발전을 촉진시켰다. 또한 엄격한 간호사 추천기준을 통한 파견으로 인해 한국 간호사는 탁월한 간호기술과 성실한 근무태도를 유지하여 세계가 한국을 새롭게 바라보게 만들었고, 국내 및 해외 취업의 보장으로 간호직을 사회적으로 인정받는 전문직업으로 인식하게 하였다.

그러나 간호 인력의 대량 해외진출은 국내 간호인력 수급에 악영향을 미치게 되어 수급을 맞추기 위해 간호교육의 질적 증대를 배제한 급격한 양적 증대를 가져왔고, 교육시설 확보 및 교수 양성이 뒤따르지 못해 간호교육의 질적 저하 문제가 발생하였다. 병원 등의 실무현장에서는 해외 취업에 따른 높은 이직률로 간호업무 수행 차질 및 간호 인력난에 어려움을 겪게 되었고, 경력간호사의 부족으로 비활동 간호사들을 재교육 없이 고용함으로써 간호의 질적 저하를 초래하였다. 또한 국내 간호 인력 부족에 대한 대치 명분으로 1967년 의료보조원법에 간호보조원 관련 조항이 공포되어 많은 수의 간호조무사가 단기간에 양성되는 결과를 초래하여 간호의 **질적 저하** 및 사회적 인식에 좋지 않은 영향을 가져왔다.

이와 같은 간호의 질적 저하 체험 이후 경력간호사의 중요성이 인식되어 간호직에 대한 처우가 개선되기 시작하였고, 간호계 내부적으로도 발전을 위한 전문단체 활동을 활발히 하며 국제교류도 증진하는 등 전문직 발전과 국제화를 향해 발돋움하는 계기가 되었다.

제6장 한국 간호의 성숙기(1980~1990년의 간호)

학습목표

1. 한국 간호의 성숙과정을 이해할 수 있다.
2. 의료법 개정에 따른 간호의 변화에 대해 설명할 수 있다.
3. 간호영역의 확대 및 발전 과정에 대해 설명할 수 있다.
4. 간호교육제도의 발전 과정에 대해 설명할 수 있다.
5. 대한간호협회 조직의 발전 및 활동에 대해 설명할 수 있다.

1980년대 이후 간호교육의 양적, 질적 발전과 간호실무 영역의 확대 등으로 학문적, 실무적, 사회적으로 빠르게 변화하며 발전하였다. 병원 중심의 간호에서 지역사회로 그 영역을 확장시켰으며 해외 취업 위주였던 국제교류에서 벗어나 활발한 학문적 교류와 간호단체의 국제적 교류를 통해 간호의 학문적 발전과 더불어 한국 간호의 성숙기를 가져왔다.

1 의료법 개정에 따른 간호의 변화

1. 의료인의 보수교육 의무화

1980년 12월 '**의료인은 보수교육을 받아야 한다**'라는 조항이 신설되어 의료기관에 종사하는 모든 의료인은 이를 의무적으로 이수하게 되었다. 대한간호협회를 포함한 각 의료인 전문단체인 중앙회는 과거의 매년 10시간 이상의 보수교육을 받아야 한다는 규정을 변경하여 2016년 현재 매년 8시간 이상 보수교육을 의무적으로 이수하도록 하고 있다.

2. 간호사, 조산사의 명칭 변경

1987년 11월 의료법 개정으로 간호원, 조산원의 명칭이 간호사, 조산사로 변경되었으며 조산사의 **국가고시 제도**가 시행되었다. 이에 따라 간호사의 사기가 향상되었고 국제간호협의회에서 호평을 받았으며, 간호전문직의 직업적 성장과 사회적 가치 신장, 여성의 지위 향상을 사회적으로 인식시키게 되었다.

3. 의료인 자격의 변경

1987년 11월 장애인도 정상인과 동등하게 대해야 한다는 사회 분위기의 확산으로 의료인의 결격사유 중 농자, 아자, 맹자 및 정신 지체인(현 지적 장애인)이 삭제되었다.

4. 가정간호사 제도 신설

1990년 1월 의료법 중 업무분야별 간호사에 **가정간호사** 제도가 신설되면서 간호전문분야가 확대되었다. 이는 인구구조의 노령화로 고혈압, 당뇨병, 심장질환, 암 등 만성 퇴행성질환이 증가하고, 만성질환 이환자들의 병상점유기간이 길어지는 문제점이 제기되면서 재가 간호의 요구가 높아짐에 따른 사회적 필요에 의한 것이었다.

2 간호영역의 확대 및 발전

1. 보건진료원 제도

정부는 1980년 12월 의료자원에서 소외되어 있는 농어촌 등 보건의료 취약 주민에게 효율적인 보건의료서비스를 제공하기 위해 「농어촌 보건의료를 위한 특별조치법」을 제정 · 공포하였으며, 24주의 교육을 받은 간호사 및 조산사가 **보건진료원**(현 보건진료 전담공무원)으로서 지역주민에게 법이 정하는 범위 내의 의료행위를 할 수 있게 하였다.

2. 산업간호사 배치

1982년 7월 「산업안전보건법」이 시행되었으며 수차례 개정이 이루어짐에 따라 보건관리자의 독자적인 보건관리 업무를 법적으로 인정받게 되었다. 이 보건관리자에 **산업간호사**들이 채용됨에 따라 산업장에 배치된 산업간호사는 안전보건관리 규정에 관한 업무, 건강상담 및 보건교육, 순회지도 및 조치, 직업병 원인조사 및 대책수립, 보건사항 위반에 대한 조치, 건의, 의료행위 등의 독자적 업무를 수행하게 되었다.

3. 간호직 공무원의 직급 조정

1979년부터 대한간호협회의 적극적인 활동으로 임시직에서 정규직 공무원으로 승격되기 시작하였으며, 1985년 간호직 공무원의 직급 개선도 이루어져 내무부 지방 간호직(보건소, 보건지소 간호사) 9급은 8급으로, 7급은 6급으로 상향조정되었다. 1989년 간호직 공무원의 직제가 직급제로 바뀌면서 2급~8급으로 조정되었으며 간호직렬이 보건직에서 의무직군으로 조정되었다.

4. 병원 내 간호부서의 직제 변화와 간호부서장의 직위 승격

1980년대 이전에 이미 '간호부'로 조직화된 서울적십자병원, 예수병원, 이화여자대학교 동대문병원이 있었으나 병원의 간호조직은 대개 '간호과' 단위로 조직화되어 '간호과장'이라는 부서장의 명칭이 보편적이었다.

1979년 한양대학교 병원의 간호과가 간호부로 승격된 이후 강남성모병원, 한강성심병원 등 여타 다른 병원들도 간호과의 간호부로의 승격 · 개편이 잇따랐으며 이에 따라 간호부서장의 권한도 강화되었다.

5. 간호수가제도 도입

1977년 7월 의료보험제도가 시행되었는데 간호관리료 수가를 책정하는 방안이 논의되었음에도 불구하고 당시 수가 항목에서 제외되었다. 간호행위에 대한 보상을 의료수가에 반영함으로써 적정 간호 인력을 산정 및 확보하고 생산인력으로서 인정을 받기 위해 노력한 결과 1988년 2월 환자관리료 항목에 **간호관리료**가 명시되어 보험수가에 반영되었다. 하지만 당시 책정된 간호관리료 수가는 비현실적으로 낮은 수준에 불과하였다.

3 간호교육제도의 발전

1. 간호학술의 연구 발전

간호학 석 · 박사과정은 1980년대 이후 일반대학원, 보건대학원, 행정대학원, 교육대학원 등 다양한 형태로 과정이 확대 설치되면서 대학원에 진학하는 간호사의 수가 대폭 증가하였다. 특히 간호교육자 혹은 간호교육계의 지도자를 희망하는 사람에만 국한되지 않고 임상실무 분야의 지도자와 일반 간호사들의 대학원 진학이 두드러지게 증가하였는데, 이와 같은 추세는 간호이론과 실무 그리고 연구를 연계하려는 노력 및 간호 실무에 근거한 연구의 활성화와 함께 학문적 발전을 가져왔다.

2. 간호교육 일원화 작업 착수

대한간호협회는 1970년대 말부터 간호교육제도의 일원화를 정부에 요구하기 시작하였으며, 1980년대에 이르러 간호교육기관을 4년제로 일원화하여야 한다는 주장을 본격적으로 펴나갔다.

이에 맞추어 1980년대부터 많은 간호전문대학이 대학에 흡수 · 승격되는 등 3년제 교육과정이 4년제로 전환되는 추세가 시작되었고, 1980년 국군간호학교 설치령이 제정되어 국군간호사관학교로 명칭이 개편되고 수업연한을 4년으로 하는 대학으로 승격되었다. 1983년 국립 전남의대 부속 간호전문대학이 전남의대 간호학과로, 전북의대 부속 간호전문대학이 전북의대 간호학과로, 경남간호전문대학이 경상의대 간호학과로 흡수 · 승격 또는 신설 · 개편되었다. 1988년 복음간호전문대학이 고신의대 간호학과로, 1989년 동산간호전문대학이 계명대 간호학과로 흡수 · 승격되었다.

대한간호협회는 1985년 정부와 간호전문대학장의 공조를 토대로 공청회를 열어 간호교육 제도를 4년제로 일원화한다는 대원칙에 합의하고 세부 추진계획을 마련하였다. 1989년 간호교육 일원화를 위한 특별사업위원회를 구성하고 적극적인 대정부 건의활동을 펼치면서 사회적 공감대를 확산시키는 활동을 전개하였다. 의료시장개방과 고령화 사회 등 사회의 변화와 건강관리체계의 변화 등 환경변화에 효율적으로 대응하며, 국민 요구에 부응하는 전문직으로 발돋움하고, 국제 경쟁력 강화와 간호의 질을 보장하기 위해 교육제도가 일원화되어야 한다는 것의 그 이유였다.

4 대한간호협회 조직의 발전 및 활동

1. 전국대회 개최

대한간호협회는 1983년 7월 창립 60주년을 맞이하여 회원 1,500여 명이 참석한 가운데 창립 60주년 기념 및 제1회 전국대회를 개최하였다. 이후 전국대회는 간호사의 전문직 활동을 증진시키고 사회적, 경제적 지위 향상을 위한다는 취지하에 매 4년마다 개최하고 있다.

2. 제19차 국제간호협의회(ICN) 서울 총회 및 각국 대표자 회의(CNR) 개최

1989년 5월 89개국의 정대표 163명이 참석한 가운데 '간호로 밝은 미래를'이라는 주제로 제19차 국제간호협의회 서울 총회를 개최하였으며, 총회 기간 동안 각국 대표자 회의, 학술대회, 학생대회 등이 개최되었다. 4년마다 개최되는 국제간호협의회 총회와 2년마다 개최되는 각국 대표자 회의를 서울에서 유치함으로써 역대 총회 중 조직, 재정, 학술면에서 매우 우수하게 운영되었던 총회 중 하나로 평가받으며 세계 간호계에 한국 간호의 우수성을 널리 알렸다.

또한 당시 김모임 대한간호협회장이 각국 대표자 회의에서 서태평양 지역 이사로 선출됨과 동시에 동양인으로서는 최초로 제21대 국제간호협의회 회장으로 당선되는 쾌거를 이루었다.

3. 신문, 출판사업의 확충

1976년 창간된 간협신보(현 간호사신문)는 1980년대 이후 간호문학상, 간호사진전 등의 사업과 함께 책을 발간하는 등 꾸준히 성장하였고 폭넓고 다양한 소식과 정보를 제공하였다. 이후 보수교육 교재를 출판하였으며 간호수첩 발간을 통해 모든 회원에게 필요한 정보를 제공하였고 일체감과 소속감을 주기 위해 협회 중앙회에서 관장하여 1989년 이후부터는 전 회원에게 무료로 배부하였다.

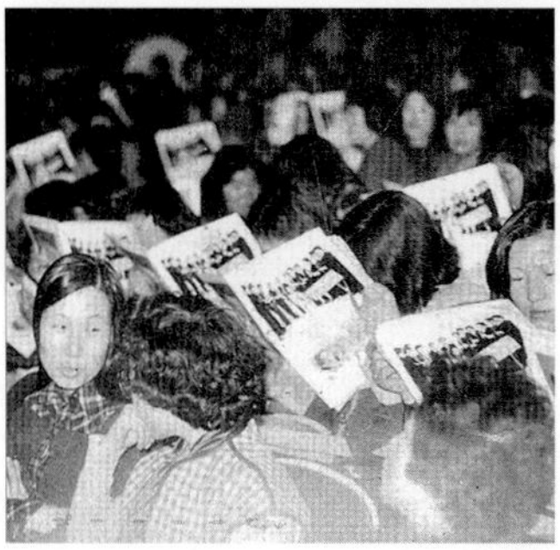

출처: 대한간호협회 웹진

그림 4-26 간협신보 창간

1992년 2월 개원한 간호학 전문도서관인 대한간호협회 자료실에 각종 간호학 관련 학위논문 및 연구 보고서, 단행본, 국내외 각종 간행물, 비디오 등의 자료를 비치하였고 오늘날 인터넷을 통해 손쉽게 원하는 정보를 검색할 수 있게 되었다.

또한 대한간호협회 출판부는 간호사 국가고시 대비 문제집과 참고서 발간, 간호학 교과서 신간 및 개정판 출판에 노력을 기울이는 한편 대한간호협회의 기관지인 대한간호를 격월로 발행하여 주요 정책사업, 보건의료계 최신 동향 등을 회원에게 전함으로써 계속교육과 자질 향상에 기여하고 있다.

4. 국제 한인간호 학술대회

국제 한인간호 학술대회는 미국, 서독 등 해외로 진출한 한인간호사들과 국내 간호사들이 간호에 관한 지식과 경험을 발표하고 교류함으로써 간호사업 발전에 기여할 수 있도록 하는 대회이다.

1978년 개최된 제1차 국제 한인간호 학술대회를 시작으로 현재까지 2년마다 열리고 있으며 1980년대의 학술대회는 협회 회원과 해외 회원 간의 학술교류가 주였으나, 1990년대부터는 해외 회원에게 우리나라 간호를 알리고 주제 강연과 대회진행을 지원하여 해외 회원의 학술적인 향상이 한국적 문화와 가치 속에서 이루어질 수 있도록 이끌고 있다.

제 7 장 현대 간호(1990년 이후의 간호)

학습목표

1. 현대 간호의 변화를 설명한다.
2. 간호교육의 일원화와 다양화를 설명한다.
3. 간호의 변화와 실무에 대해 설명한다.

현대사회는 다원화, 기술화, 정보화의 사회로 빠른 속도로 변화하고 있다. 이러한 변화에 적응하고 적절하게 대처하기 위한 노력이 현대 간호에도 요구된다. 2000년 이후 간호는 분야별 간호사가 전문간호사가 되는 것을 시작으로 간호 제도, 교육 부문, 국민건강관리, 지식체계 개발 등에서 질적 발전을 지속적으로 거듭하고 있다. 또한 보건의료환경과 건강관리체계의 변화로 간호사가 다양한 전문적 역할을 제공하고 있다.

1 의료법 개정에 따른 간호의 변화

1. 농어촌 특별조치법

1980년 제정되었던「농어촌 등 보건의료를 위한 특별조치법」이 2012년 9월에 개정되어 보건진료원의 명칭이 '**보건진료전담공무원**'으로 개정되었다.

2. 간호사 보수교육

1981년 12월 보수교육에 대한 조항이 신설되어 의료인은 중앙회에 의해 보수교육을 매년 10시간 받았다. 2004년 「의료법 시행규칙」 제20조(보수교육)이 변경되면서 중앙회는 법 제30조 제2항에 따른 보수교육을 매년 실시하여야 하며, 의료인은 제1항에 따른 보수교육을 **연간 8시간 이상** 이수하여야 한다. 이에 따라 의료기관에 근무하는 의료인은 보수교육을 의무적으로 이수하고 있다.

3. 면허신고제

2011년 개정된 「의료법」 제25조 제1항은 의료인이 3년마다 보건복지부장관에게 면허상황을 신고하도록 의무하고 제25조 제2항에 신고요건으로 연간 8시간의 보수교육 이수를 규정하고 보수교육 미이수 시 면허신고를 반려할 수 있도록 규정한다. 제66조 제4항에서는 미신고 시 신고할 때까지 면허의 효력을 정지할 수 있도록 규정하고 있다. **면허신고제**는 의료인의 자격 관리 및 보수교육의 내실화를 통한 의료서비스의 향상과 의료인에 대한 국민의 신뢰도를 향상시키기 위해 시행되고 있다. 2013년 보건의료인 보수교육 현황에 따르면 직종별 보수교육 미이수 비율은 치과의사가 17.52%로 가장 높고 간호사 16.96%, 한의사 15.62%, 의사 12.51% 순이었다. 2015년 2차 면허신고가 이루어졌으며 이에 간호협회는 보수교육 장기 미이수자가 발생하지 않도록 홍보와 더불어 다양한 보수교육 프로그램을 운영하고 있다.

4. 간호사의 업무

2015년 12월 29일 법률 제13658호로 개정된 「의료법」에서는 간호사의 업무를 보다 상세하게 규정하고 있다. 개정된 법 제2조 제2항 제5호(2017. 1. 1. 시행)는 ① 환자의 간호요구에 대한 관찰, 자료수집, 간호판단 및 요양을 위한 간호, ② 의사, 치과의사, 한의사의 지도하에 시행하는 진료의 보조, ③ 간호요구자에 대한 교육, 상담 및 건강증진을 위한 활동의 기획과 수행, 그 밖의 대통령령으로 정하는 보건활동, ④ 간호조무사가 수행하는 업무보조에 대한 지도 등을 간호사의 업무로 규정하는 것으로 개정되었다. 이로 인해 간호사가 환자에 대한 관찰 및 자료수집을 하거나 간호를 위한 판단까지 할 수 있는 권한이 있다는 사실이 확인되었으며, 간호조무사에 대한 업무지도를 할 수 있는 법적 지위를 보장받았다.

5. 전문간호사 제도

2000년 1월 12일「의료법」 개정에서 '분야별 간호사'의 명칭이 변경되어 '**전문간호사**'가 정식 법적용어로 사용되었다. 2003년「의료법 시행규칙」 개정에서는 전문간호사가 **보건, 마취, 정신, 가정, 감염관리, 산업, 응급, 노인, 중환자, 호스피스** 10개 분야로 확대되었으며, 2006년 제도의 효과적 운영을 위하여「전문간호사 자격인정 등에 관한 규칙」이 제정되었다. 이와 동시에 **종양, 아동, 임상** 분야가 추가되어 13개의 전문간호사 분야로 확대되었다.

2012년에는 전문간호사 표준 교육과정을 개발하여 전문간호사 교육과정 이수자가 전문간호사로서의 역할을 위해 반드시 학습해야 할 내용을 제시하였다. 2017년 1월 현재 전국 38개 교육기관에서 분야별 전문간호사 85개 교육과정을 운영하고 있다. 입학 정원은 680명이며, 입학 자격은 최근 10년 이내에 해당분야에서 3년이상의 실무경력이 있는 간호사이다. 시험은 1차, 2차에 나누어 13개 분야에서 시행되고 있다.

2 간호 교육제도의 확대

1. 지속적 교육 확대와 간호교육의 일원화

1990년대까지 간호교육 체제는 4년제 학사학위과정과 3년제의 간호전문학사 과정의 이원화가 지속되면서 간호교육기관의 수가 증가하였고, 1991년 한국방송통신대학교에 간호학과 과정이 신설되었으며, 지속적인 교육의 확대를 위해 1992년부터 전문대학을 졸업한 간호사를 대상으로 3학년 편입과정을 모집하였다.

또한 1992년 독학학위 과정에 간호학 전공 분야가 개설되었고, 1996년 간호학 학사학위 과정(RN–BSN)이 1994년 초당대학교에 처음 개설되어 1996년 연세대학교 간호학에 이어 여러 대학에 개설되었다.

2006년에는 학점은행제를 통해 간호학 학사학위를 취득할 수 있는 제도가 시행되었고, 2008년 3월부터는 고등교육법에 의거하여 전문대학에서 운영하는 전공심화 과정을 통해 간호학 학사학위를 취득할 수 있게 되었다.

간호교육에 대해 1980년대부터 대한간호협회는 건강 중심의 환경과 사회 변화에 효율적으로 대응하고 간호교육의 경쟁력 강화와 질을 보장하기 위해 4년제로 일원화하여야 한다고 주장해 왔다. 하지만 1990년대 후반에 이르러 전문대학 증설 억제 정책이 시행되어 4년제 간호학과 증설에 비해 3년제 간호과 증설이 완만해지게 되었다.

2005년 보건복지부와 교육인적자원부장관 및 실무자에게 간호교육제도 일원화를 위한 정책 방향을 설명하여 전문대학 간호과 신설 및 증원 억제를 합의하였다.

2011년 4월 29일 고등교육법의 개정으로 전문대학에서도 '수업연한 4년제 간호학과'를 설치할 수 있도록 법제화되면서 간호교육제도의 일원화가 이루어지게 되었다. 2012년을 시작으로 32개교가 '전문대학 수업연한 4년제 간호학과'로 지정되었고, 2017년 1월 현재 84개 전문대학 간호과 중 81개 대학이 수업연한 4년제 간호학과로 지정받았다. 이에 따라 우리나라 간호교육은 빠른 미래에 **간호교육 일원화**를 이룰 것이다.

표 4-2 연도별 간호대학 현황

연 도	1990	2000	2006	2010	2017년 1월
4년제 간호학과	18	49	64	102	119*
3년제 간호과	43	62	63	71	85⁺

* 인증대학 ⁺ 지정대학

출처 : 한국간호교육평가원.

2. 간호학사 학위 취득 경로의 다양화

1991년 11월 한국방송통신대학의 간호학과 편입과정이 설치되면서 간호학사 학위의 취득의 기회가 마련되었고, 1992년부터 전문대학 졸업자가 학사학위를 취득할 수 있는 독학사 제도가 마련되었다. 또한 1996년 간호전문대학 졸업 간호사들이 학사학위를 받을 수 있는 간호사 학사학위특별(RN–BSN) 과정이 여러 대학에 신설되었다.

2000년대에 들어서면서 변화는 학사학위 취득과정에 2006년 학점은행제 과정, 2008년 전공심화 과정으로 학위취득 과정이 좀 더 다양화되었고, 전문대 졸업 간호사들의 선택의 기회가 넓어졌다는 점이다. 학점은행제 과정은 전문대 졸업 간호사들이 학점인정제 교육기관에서 필요한 학점을 이수할 경우 간호학사 학위를 취득할 수 있는 과정이며, 전공심화과정은 고등교육법에 의거하여 전문대학 내에 전공심화과정을 개설하여 학사학위를 취득할 수 있는 방법이다. 전공심화 과정은 전문대학 졸업자 중 산업체 경력이 있는 간호사에게 학사학위를 취득할 수 있도록 하는 제도이며, 수업연한은 1년 이상이고 해당 전문대학의 총장 명의의 학사학위의 수여가 법적으로 제정 · 시행되었다.

3 대한간호협회의 활동 확대

대한간호협회는 1923년 조선간호부회 결성 이후로 현대에 이르기까지 거듭되는 발전을 이루어 왔으며 간호 전문직 활동의 증진을 위해 노력해 왔다. 2000년대에 와서는 급속하게 변화하는 의료환경과 국민의 요구 변화에 맞춰 변화하였고, 2001년에는 간호의 사회적 책무를 다할 수 있는 수준 높은 간호사 배출을 위한 간호교육 표준을 제시하였다.

같은 해 5월에는 사회가 요구하는 능력 있는 간호사 양성과 간호교육의 발전을 목적으로 간호교육인증평가 사업과 전문간호사 자격시험 관리, 간호교육 관련 연구 개발 사업 등을 효과적이고 공정하며, 중립적으로 수행하기 위하여 간호교육평가원을 개원하였다. 이후 2003년 10월 **한국간호교육평가원**으로 명칭을 변경하면서 간호교육의 질적 수준 확보 및 향상을 위한 역할과 공신력 있는 기관으로 자리매김하고 있다.

2003년 5월 29일 대한간호협회 창립 80주년 기념행사 및 제 6회 전국간호사대회를 개최하였고 대한간호협회 비전을 선포하고 간호사 '휘장'이 인증되었다.

2006년 대한간호협회는 국민의 건강과 안녕에 이바지하는 전문인으로서 간호사의 위상과 긍지를 높이고, 윤리의식의 제고와 사회적 책무를 다하기 위하여 3차 윤리강령 개정과 함께 윤리선언문을 공포하였다. 2007년에는 간호사 윤리강령을 기반으로 바람직한 윤리적 자세와 실천 가능한 윤리적 행동들을 구체화하기 위하여 한국 간호사 윤리지침을 제정 및 공포하였다. 간호실무현장에서의 윤리를 규정한 한국간호사 윤리지침(안)은 2007년 공포되었으며, 한국간호사 윤리선언과 윤리지침을 2014년 2월 개정하였다. 한국간호사 윤리강령은 2013년 7월 4차 개정되어 지금까지 이어져 오고 있다.

대한간호협회에서는 간호사 경력 단절 방지 및 재취업 활성화 방안으로 2008년 9월을 시작으로 유휴간호사 재취업 교육을 실시하여 간호사 면허증을 가지고 있으면서 현장에서 간호활동을 하지 않고 있는 간호사들이 재취업할 수 있도록 기회를 마련하였고, 현장실무 훈련기관 확대를 위해 강사 표준화교육과 간호관리자 교육을 실시해오고 있으며, 2016년 6개 권역센터를 중심으로 360개 기관에서 운영되고 있다.

2010년 7월 5일 대한간호협회는 2015년 국제간호협의회 대표자회의 및 컨퍼런스(ICN Conference and CNR 2015) 서울 유치를 확정하였고, 2015년 6월 19일에서 23일까지 5일간 2015 서울 세계간호사대회(ICN Conference and CNR 2015 Seoul)를 성공리에 개최하였다.

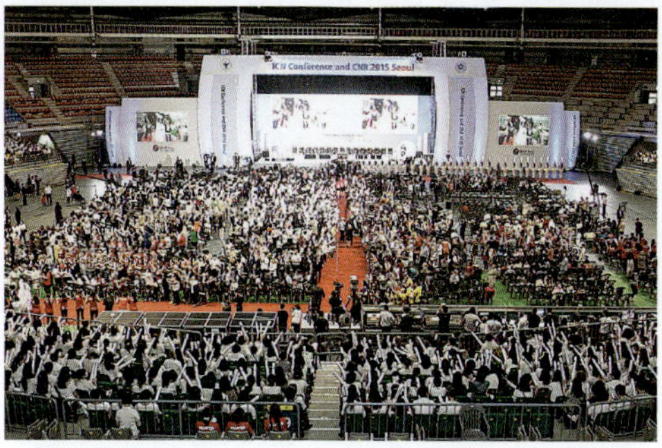

출처: 대한간호협회 웹진.

그림 4-27 2015 서울 세계간호사대회

2015년 12월 9일 간호 관련 의료법 일부 개정안이 64년 만에 국회를 통과하였고, 그 내용은 간호사 업무 규정 개정, 간호사와 간호조무사 간의 업무 정립, 간호보조인력에 대한 간호사의 지도권 부여, 간호조무사 양성기관 명확화 및 간호조무사 질 관리 체계 마련, 간호 · 간병통합서비스 법적 근거 마련, 간호인력 취업교육센터 설치 및 의료인 수급계획 수립 의무 신설 등이다.

4 현대 간호의 변화와 전망

1. 간호학의 학문적 발전

대한간호학회는 간호학술 단체로서 간호학 연구와 간호 학문의 발전을 기하여 왔고, 2005년 1월 제34회 정기 총회에서 **간호과학회(Korean Society of Nursing Science)**로 변경하여 간호학을 대표하는 학술단체로서 간호학연구와 국내외적 학술활동을 통해 간호학술발전을 도모하고 있다. 2006년 10월에는 간호과학회 윤리헌장 및 학술 연구윤리 규정을 제정 · 공포하여 간호 학문의 윤리성을 확인하였다.

2007년에는 영문학회지 『Asian Nursing Research』를 창간하여 아시아 국가간 간호학술교류를 위한 활동을 시작하였으며, 이러한 노력으로 2008년에는 대한간호학회지가 SCI-expanded

와 SSCI에 등재되었고, 2009년 5월 World Academy of Nursing Science에 가입하여 국제적 학술지로 인정받았으며, 2013년 10월 제3회 World Academy of Nursing Science 학술대회를 개최하였다.

2010년에는 창립 40주년을 맞이하여 미래 간호를 전망하는 학술대회를 개최하였으며 『대한간호학회 40년사』를 발간하였다.

간호과학회는 3,400여 명의 간호학자들이 활동하고 있는 학술단체로 간호학의 연구와 국내외적 학술활동을 통하여 간호학문의 발전을 기하고, 이를 통해 국민건강증진을 위한 간호 신기술 개발과 주요정책 수립에 기여하며, 산하 8개 회원학회와 지원 및 간호실무 발전을 위한 이론 및 기술 개발, 간호학자 연구활동 지원, 간호교육 발전을 위한 활동 등을 하고 있다.

2. 간호수가제

간호수가란 전문 간호사가 대상자인 환자와 가족에게 제공된 간호서비스에 대한 보상으로 지불되는 **간호관리료** 또는 간호료를 말한다. 즉, 간호사가 제공한 간호행위의 제공 대가로 지불을 청구할 수 있는 금액이다.

1988년 2월 간호활동에 대해 보험수가에 간호관리료가 처음 신설되었고, 1995년 일부 간호행위에 대해 보험수가가 인정되었으며, 1999년 11월에 간호관리료 차등지급제가 시행되어 한국 간호발전에 전환점이 되었다. 간호관리료 차등 지급제의 시행은 적정수준의 간호사가 확보에 대한 국민과 정부가 인식 변화를 같이 했다는 것에 의미를 두고 병원 내의 간호부서기 생산부서로 위치를 자리잡을 수 있는 계기가 되었다. 2003년 9월부터 당뇨, 고혈압, 암환자 등을 위한 환자교육이 수가에 반영되었다.

입원한 환자의 간병 부담으로 인해 2013년 '보호자 없는 병동'으로 13개 병원에서 시범사업을 시작하였고, 본격적으로 2014년 포괄간호서비스를 시범사업으로 실시하였다. 포괄간호서비스는 2015년부터 **간호간병통합서비스**로 명칭을 변경하여 2015년부터 건강보험방식의 포괄간호수가를 적용하였다. 또한 2016년 9월부터 400개 의료기관으로 확대 시행하고 2017년에는 1천 개 의료기관으로, 2018년에는 전체 의료기관으로 적용을 확대한다는 계획이 있다.

3. 실무현장의 간호 변화

1990년대까지 우리나라 병원 간호부서의 조직 편제는 대부분 3단계 또는 4단계의 조직 편제로 되어 있었다. 현재에도 대다수 간호부의 조직 유형이 완전 독립형이 아닌 진료부 예속형이나 진료지원부 예속형, 심지어 행정관리부 예속형으로 되어 있어 독립적이고 자율적인 기능을 하지 못하는 사례가 있는 현실이다.

2003년 국내 최초로 연세대학교 세브란스병원에서 간호부원장 제도를 도입하여 병원 경영과 정책결정과정에 간호부서가 참여할 수 있는 기회를 가지게 되었다. 이후 서울성모병원, 이화여대부속목동병원, 서울아산병원 등에서도 부원장 제도가 도입되어 간호부서의 역할 확대가 이루어지고 있다.

또한 간호부서장의 직위에 대한 명칭도 간호부원장, 간호본부장, 간호국장, 간호이사, 간호부장 등으로 다양하게 변화하였다. 이에 따른 변화에 간호 조직 직제의 명칭도 간호부서장, 간호과장/간호팀장, 파트장, 수간호사/유닛 매니저(Unit Manager, UM), 책임간호사, 주임간호사, 일반간호사의 명칭으로 사용되고 있다.

지역사회에서도 보건소를 중심으로 한 방문간호사업과 2008년부터 시행되는 장기요양서비스와 연계된 보건복지서비스를 제공하고 있다. 인구구조의 변화와 지역사회 간호대상자의 노령화와 더불어 노인 복지의 요구가 증대되고 있으며 이에 따라 가정간호사, 호스피스 간호사, 치매전문간호사의 수요가 증가되고 있다.

2000년대에 들어서면서 다양한 사회적 요구에 따라 간호사가 시설장으로서 독자적인 간호업무를 수행할 수 있는 간호사 창업도 늘어나고 있다. 보건의료관련법에 근거하면 간호사가 창업할 수 있는 분야로는 「노인복지법」에 따른 노인요양시설, 정신보건법에 의한 정신질환자 사회복귀시설, 알코올 상담센터 등이 있으며, 이외에도 영유아보육법, 아동복지법에 따라 보육시설, 아동복지시설의 개설과 각종 건강교육 및 상담센터, 산후조리원, 요양보호사 교육원 등을 개설할 수 있다.

21세기는 4차 혁명이 진행되는 사회이므로 이에 대비하여 간호 고유의 지식체 개발과 간호의 특성을 살릴 수 있는 사례관리 등 전인적 간호의 수행이 절대적으로 필요하며 다양한 곳에서 확대된 간호제공자의 역할을 담당해야 할 것이다.

제 5 부

나이팅게일과 간호의 흐름 변화

제 1 장 나이팅게일의 간호활동과 업적

학습목표

1. 나이팅게일이 활동하던 시대와 사회적 배경을 이해할 수 있다.
2. 나이팅게일의 간호활동을 시대적 흐름에 따라 열거할 수 있다.
3. 나이팅게일의 간호업적이 현대간호에 미치는 영향을 설명할 수 있다.

1 나이팅게일의 출생과 준비

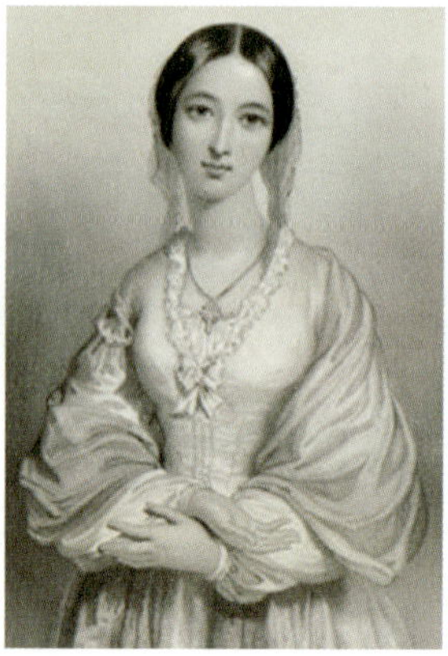

그림 5-1 젊은 시절의 나이팅게일

영국은 17세기 후반기부터 19세기 후반기까지 산업혁명이 일어나서 대규모 공장이 시설되고 상업의 발달로 세계시장이 확대되어 수요가 증가됨에 따라 자본주의가 발달하게 되었다. 한편, 정신적 세력의 부흥과 새로운 지식의 전개로 일상생활에도 변혁을 가져왔다. 1839년에는 선법이 개정되고, 그 다음 해에는 노예폐지법에 의해 영국 식민지하에 있던 80만 노예가 해방되었다. 여성계의 선봉들이 법률, 교육, 의학 등 사회로 진출하려 하였으며 여성 참정권을 위한 운동을 벌였다. 1848년 런던의 퀸 여자대학(Queen's Colege)이 설립되고, 여류문필가들이 사회악의 배격과 여성계몽을 위한 책을 썼다. 그러나 아직도 강한 보수적 세력은 여자들을 위하기는 하였으나, 나약한 자로 대해서 사업의 새 기회를 주지 않았다. **나이팅게일(Florence Nightingale, 1820~1910)**은 이러한 영국사회를 배경으로 출생하였다. 영국의 명문으로 재력과 사회적 지위를 가진 윌리엄 나이팅게일(William Nightingale)은 그의 젊은 부인 패니(Fanny)와의 사이에서 경치와 기후가 좋은 이탈리아의 플로렌스(Florence)에서 둘째 딸을 낳아서 그 지명을 따라 플로렌스라고 지었다. 플로렌스가 한 돌이 지난 후에 나이팅게일 일가는 영국으로 돌아와서 더비셔(Derbyshire) 지방에서 호화스러운 생활을 하였다. 어려서부터 고전학, 어학, 역사 등을 공부하였으며, 플로렌스는 소녀시절부터 병든 사람을 잘 돌봐 주었으며, 인근의 가난한 환자를 방문하기도 하고 동물까지 간호해 주는 성품을 지니고 있었다. 그녀는 화려한 생활을 하면서도 늘 생의 의의를 심각하게 생각하며 신이 자기에게 맡긴 어떤 사명이 있음을 깨달았다. 플로렌스는 유럽각국을 여행하였으며, 명성이 높은 많은 인물들을 만났다. 그가 20세가 되자 간호사가 되고 싶다는 말을 처음으로 부모에게 알렸다. 그러나 부모는 당시의 간호사의 생활이 어떻다는 것을 잘 알고 있었으므로 딸의 말에 찬성하지 않았다.

마침내 그녀가 간호사업을 자기의 평생사업으로 정한 것은 그녀가 24세 때였다. 1851년 그녀가 31세 되던 해 가족들의 양해를 받고 독일의 카이세르스베르트(Kaiserswerth)에 프리드너 목사 내외가 경영하는 여집사간호단에서 처음 2주간 훈련을 받았으며, 그후 다시 3개월간 실습하였다. 그 후 유럽 여러 곳의 병원을 돌아보고 간호제도를 정밀히 시찰하기도 하며, 프랑스, 오스트리아, 이탈리아 및 독일의 간호제도들에 대한 해석과 비교표를 저술하기도 하였다. 1853년 9월 런던에 있는 부인병원의 원장 겸 간호부장으로 부임하여 간호행정력을 발휘하였다.

2 전쟁터로 나아감

1. 선견지명의 준비자로

서른한 살 되던 1851년 나이팅게일은 독일의 프리드너 문스터(Fliedner Muster) 목사 부부에 의해 설립된 카이세르베르트(Kaiserwerth)에 있는 여집사단에서 3개월간 훈련과 실습을 받았다. 항상 철저하고 분명한 자세로 어떠한 불완전한 것에 대해서도 만족하지 않고 자주적으로 학습하면서 간호전문가로서의 자질을 확립해갔다. 이듬해 1852년에는 아일랜드의 더블린 병원을 방문하고 당시 유명한 유럽의 여러 병원들과 간호 훈련기관을 정밀히 시찰하였으며 이후 프랑스, 오스트리아, 이탈리아 및 독일의 간호제도에 대한 해석과 비교표를 저술하였다.

같은 해 9월 런던에 있는 부인병원(Establishment for Gentlewomen during illness)의 원장 겸 간호부장으로 부임하여 기존의 문제들을 개선하고 새로운 것들을 도입하면서 간호에 대한 뜨거운 열정과 천재적인 지도력, 천부적인 간호행정력을 발휘하였다. 나이팅게일은 자신에게 주어진 환경과 위치에서 자기의 역량을 최대한 발휘하였고, 그것을 크고 작은 성과들로 이루어내면서 새롭고 넓은 활동영역으로 나아갈 준비를 하고 있었다.

2. 간호사들의 현명한 리더로

1854년 3월 크림 전쟁이 시작되었고 그해 9월에 영국과 프랑스 연합군은 크림 반도에 상륙하였다. 연합군의 전세는 유리했으나, 러시아와 프랑스에 자선간호단들이 있던 것과 달리 영국에는 이에 대응할 만한 간호사들이 부재했다. 전쟁 중에 감염병에 걸리거나 부상당한 영국군 병사들의 비참한 상황이 타임스를 통해 계속 보도되자 국민들은 경악을 금치 못하며 프랑스 자선수녀처럼 간호사로 봉사해야 한다는 소리를 높였다. 이에 영국 육군 대신 허버트(Sydney Herbert) 경은 나이팅게일에게 간곡한 편지로 간호파견대 차출을 요청하였다. 사실 영국군은 여자 간호사를 군대에서 쓰는 것이 처음이었고 이들이 군의 의료부서와 관계를 잘 이끌어 갈 것이라는 보장은 없었다. 그런데 나이팅게일은 이미 국민모금을 통해 기금을 모은 뒤 3일 안에 콘스탄티노플을 향해 떠날 것을 자원한 상태였다. 이것은 영국의 부인들이 사회에 진출하는 계기였고, 새로운 일의 분야를 개척하는 최초의 기회가 되었다.

1854년 10월 21일 나이팅게일은 가톨릭 간호사, 영국 국교 간호사, 성 요한 간호사들과 대부분 숙련되지 못한 자들로 구성된 38명의 간호파견대를 이끌고 영국을 출발하여 11월 5일 터키 스쿠타리(위스퀴다르)에 있는 야전병원에 도착하였다. 영국 군대로부터 야전병원의 간호 책임자로 공식적 교섭을 받고 왔음에도 불구하고 간호파견대에 대한 지원은 미흡했다. 심지어 그들이 묵는 숙소에도 쥐와 벼룩이 들끓었고, 한 사람이 하루에 사용할 수 있는 물조차 약 0.57ℓ에 지나지 않았다. 이에 나이팅게일은 자신이 가지고 온 식량을 사용하는 등 독자적으로 문제를 해결해야만 했다. 또한 부상병들의 간호를 위해 차출된 간호사들임에도 불구하고 의사들의 반감으로 인해 처음에는 간호사들이 병동에 들어갈 수조차 없었다. 나이팅게일은 열악한 병원 환경 속에서도 어린 간호사들이 중심을 잃지 않고, 환자를 돌볼 수 있도록 스스로 본을 보였으며 지원과 격려를 아끼지 않았다. 또한 위생학 개념이 부족했던 당시 야전 병원에서는 소독하지 않은 집기들을 사용했고, 나이팅게일은 이러한 행동들이 감염을 일으킨 것이라고 여겨 간호체계를 만들고 전문적인 전시병동을 만들었다.

간호사들에게는 엄한 규칙을 적용하여 간호기술뿐만 아니라 지도에 잘 따르지 않거나 부도덕한 행실과 태도를 보이는 간호사는 용납하지 않고 영국으로 돌려보내기도 했다. 저녁 8시 이후에는 그녀 자신 외에는 어떤 여자도 병동 출입을 못하게 하였으며, 야간 간호는 회복기에 있는 부상병이 임시 위생병의 역할을 맡도록 하였다. 반면 업무 성적이 우수하고 성실한 간호사들에 대해서는 아낌없는 칭찬과 격려로 이들의 리더이자 삶에 영향을 끼치는 롤 모델이 되었다.

3. 병자들에게는 따뜻한 위로자로

나이팅게일은 진정한 사랑으로 부상병을 간호하는 데 온 정력을 기울이며 하루에 불과 네 시간의 휴식을 제외하고 나머지 이십 시간을 환자를 돌보는 데 썼다. 하루도 빠짐없이 밤마다 등불을 들고 환자의 침대 사이를 다니면서 환자들을 돌보고 조언도 해주어 병사들뿐만 아니라 많은 사람들을 감동시켰다. 이와 같은 봉사에 대해서 당시 런던 타임스는 “모든 군의들이 다 물러간 뒤 어두움과 적막 그리고 부상자의 신음소리만 간간히 들리는 병원 안에 홀로 손에 등잔을 들고 병자를 살피며 돌아다니는 여성을 볼 수 있으니 이 섬기는 천사는 플로렌스 나이팅게일이었다.”라고 보도하였다. 부상병들은 정다운 나이팅게일의 모습을 감사의 눈으로 바라보았고 나이팅게일의 말소리를 들으면 어쩐지 아픔조차 사라지는 느낌이 든다고 말했다. 심지어 그녀를 천사라고 여기며 그녀의 그림자에라도 입맞추려고 하였다.

1855년 5월부터는 영국군 병사들의 복지에도 관심을 기울여 군인들의 휴게소 설치 및 군인 가족 돕기 운동을 벌이기도 하였다. 그리고 군인의 우편제도와 저금제도를 실시함으로써 병사들의 신체건강뿐만 아니라 정서와 사회 · 경제적 문제에도 세심하게 배려하였다.

4. 개혁과 변화의 선구자로

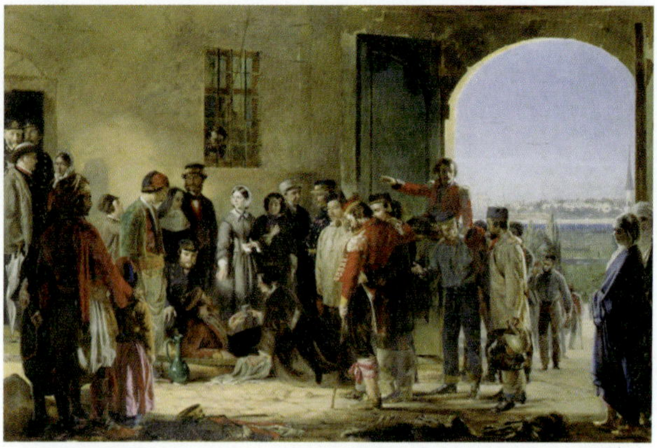

출처: 제리 배럿 作(1857). 런던 국립초상화미술관.

그림 5-2 스쿠타리의 야전병원에서 부상병을 맞이하는 나이팅게일

크림 전쟁에 참전한 영국군 장교들은 노동자 계급 출신의 병사들을 가리켜 '술을 위해 입대한 땅의 쓰레기'라고 비하했으며 자신들과는 동등한 인간이라고 생각하지 않았다. 당시 일했던 군의의 증언에 따르면 '장군으로서 병원을 방문한 자는 하나도 없었다.' 그리고 나이팅게일은 의무대의 협력은 전혀 받지 못했고, 오히려 언제라도 날아갈 새들이라고 조롱만 받았다고 했다. 이러한 인식은 병사들이 부상을 당해 치료를 필요로 하는 상황에서도 개인위생, 영양, 환경개선에 대한 무관심으로 나타났고 결국 회복의 지연과 감염병 확산, 높은 사망률이라는 결과를 낳았다.

1,800여 명이나 수용할 수 있는 스쿠타리 야전병원에는 부상병들로 붐볐지만 위생시설이나 간호를 제공하기 위한 공급제도는 전혀 마련되어 있지 않았다. 각종 의료기구와, 의복, 침대 등 모든 것이 부족했고, 심지어 부상병들은 오물이 흘러넘치는 복도에서 짚을 깔고 눕거나 피 묻은 군복을 그대로 입은 채 누워 있었다. 쥐와 벼룩이 들끓었으며, 하수도 시설조차 없어서 세탁도 불가능한 상태였다. 이러한 상태에서 나이팅게일은 먼저 야전병원 내의 환경문제를 구체적으로 분석한 후, 200개의 청소용 솔을 요구하였고 이어서 기본적인 간호문제를 해결하기 위해 환자들의 더러운 옷을 밖에서 세탁하도록 하였다. 군대에서 제공하는 보급품은 열악한 환경을 개선하는 데 턱없이 부족했고, 군부에 지원을 요청했지만 묵살당하기 일쑤였다. 병원 의사들로부터도 협조를 거부당하기가 다반사였다. 이에 나이팅게일은 자비로 물자를 공급하거나 자신의 인맥을 이용하여 조국의 친지들로부터 원조를 받아 야전병원의 조달 업무를 총괄하였다. 당시 영국 측 부상자 수는 3,000~4,000명이었고 사망률도 42%에 이르렀다. 관료적인 군 조직의 행정관들과 군의관들의 비협조적 행동이나 저항에도 굴하지 않고 강인한 의지와 인내력으로 남자들을 지도하고 대항했으며, 꾸준히 제안서를 제출함으로써 점진적인 군병원의 환경과 체계의 개혁을 시도하였다. 간호사 직제의 확립과 의료 보

급의 집중관리, 오수 처리와 군대 위생제도의 혁신 등으로 의료의 효율성을 일신하여 42%에 이르는 영국군 사망률을 2.2%까지 낮추는 놀라운 성과를 이루었다. 나이팅게일은 전쟁 후에도 자신이 전쟁터에서 경험했던 영국 군대의 의무행정과 위생행정의 모순을 의회에 제안하며 해결하는 데 기여했다. 스쿠타리뿐만 아니라 크림 반도의 전 병원을 개혁하고 200여 명의 간호사들을 재훈련시켰다.

이러한 개혁은 부상당한 병사들을 지위와 계급의 잣대로 보지 않고 하나의 귀중한 생명으로 본 데서 시작되었으며 그러한 환자를 위해 봉사하는 일이 진정으로 소중하다고 여겼다. 환자에 대한 태도와 자세는 놀라운 변혁을 이루었고, 이로 인한 간호의 변화를 통해서 나이팅게일은 현대 간호의 창시자라고 인식되고 있다. 뿐만 아니라 뒤낭(Jean Henri Dunant)의 적십자 창설의 동기가 되기도 했다.

19세기 당시에는 환자 간호를 어렵고 더러운 일로 여겨 창녀나 종교단체의 수녀, 그리고 하층 계급의 여성들이 아니면 아무도 간호사의 길을 택하지 않았다. 하지만 전쟁터에서의 나이팅게일의 헌신적인 활동과 업적은 전 세계적으로 간호사에 대한 편견을 타파하고 여성의 힘과 지위에 대한 새로운 관념을 형성시키며 중요성을 인식시키는 계기가 되었다. 또한 인간의 생명에 대한 존엄성과 인류애를 바탕으로 간호하는 것이 숭고한 일이자 전문직업으로서 자리를 잡는 데 영향을 미쳤다.

③ 간호교육자

1. 간호학교 설립자로

나이팅게일은 1849년 이집트 여행 도중에 알렉산드리아 병원을 참관하고, 정규 간호 교육의 중요성을 절실히 느끼게 되면서 간호교육을 위한 독립기금과 제도가 필요하다고 주장하였다. 전쟁이 끝나고 마지막 환자가 야전병원을 떠나자 나이팅게일도 곧 영국으로 귀국하였다.

1860년 나이팅게일은 드디어 국가로부터 받은 표창금과 크림 전쟁에서의 업적을 기념하기 위해서 국민들(특히 군인과 가족들)이 기부한 기금 4만 5,000파운드를 가지고 성 토마스 병원에 세계 최초의 '플로렌스 나이팅게일 간호학교(Florence Nightingale School of Nursing and

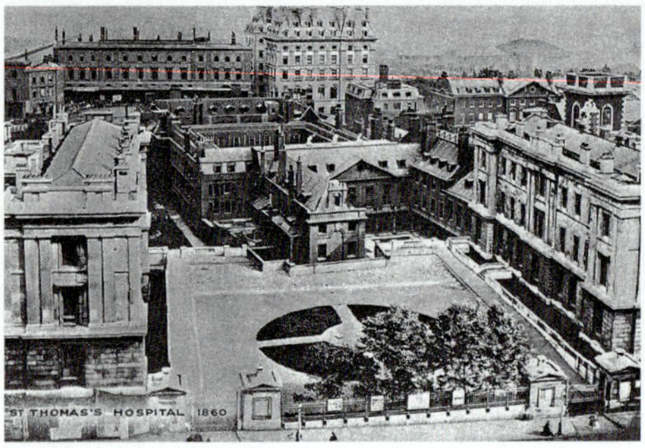

출처: http://wellcomeimages.org.

그림 5-3 성 토마스 병원 1860, 조감도

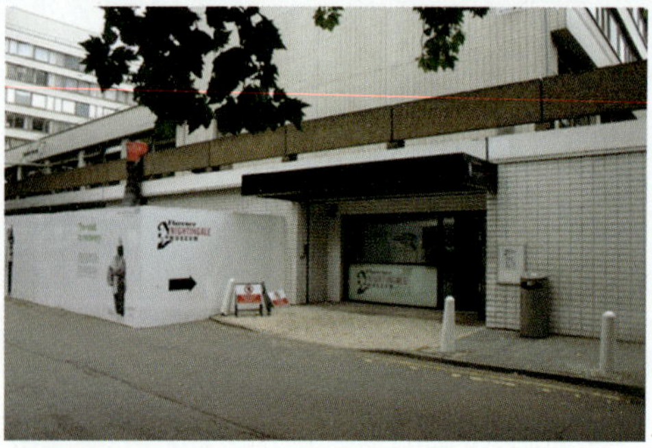
출처: http://himetop.wikidot.com.

그림 5-4 나이팅게일 박물관

Midwifery)'를 설립하였다. 세심, 절제, 공평, 인내를 좌우명으로 삼아 간호교육을 체계화하였으며 교육은 간호사가 직접 맡아 지도하도록 하였다. 이 학교는 간호교육을 비종교적인 배경에서 설립하여 종교로부터 교육을 독립시켰다는 점과 세계 최초의 국민기금으로 세워진 학교라는 점에서 간호교육의 새로운 전환점이 되었다. 1860년 나이팅게일 간호학교에는 15명이 1회로 입학하여 새로운 간호교육 제도에서 공부하였다.

또한 나이팅게일의 간호교육에 대한 이념과 방침은 확고했으며, 그녀는 사회개혁자인 동시에 교육개혁자로 평가받았다. 그녀의 'Health reform'은 그녀의 'Educational reform'을 통해서 이루어졌다. 간호교육을 하는 데는 독립된 기금과 제도가 필요하다고 주장하였으며 이러한 제도의 첫 시범으로 나이팅게일 간호학교(1860)를 세웠다. 나이팅게일 간호학교는 다음과 같은 교육목표를 설정하고 이에 따라 졸업생을 배출했다.

To train hospital nurses	임상간호사 훈련
To train nurses to train other nurses	다른 간호사를 교육할 수 있는 간호지도자 훈련
To train district nurses for the sick and poor	병자와 가난한 자들을 돌보는 지역간호사 훈련

성 토마스 병원 안에 있는 의사들도 처음엔 이와 같은 간호교육제도의 시도를 반대했고, 100명 중 4명만이 찬성했다는 기록이 있다. 그러나 나이팅게일 학교에서 교육 받은 간호사들이 총명하고 환자들에게 친절함과 인내로 간호하는 모습에 의사들은 물론 대중들도 환영했다. 그들은 각국으로 진출하여 어렵고 힘든 역경을 견디면서 간호개혁을 시도하였고 결국

교육받은 간호사들의 가치를 알게 됨으로써 학교의 명성은 전 유럽과 아메리카 및 아프리카에까지 퍼졌다.

1968년에는 영국 최초의 여자 의사인 엘리자베스 블랙웰과 함께 '여성 의과대학'을 설립했다. 이후 미국에서도 새로운 간호학교를 세울 때 나이팅게일의 자문을 받으러 왔으며 학교 구조와 설비, 교육과 실습제도 등 실질적인 조언을 해 주었다.

나이팅게일은 직접 간호전문서적을 쓰고 해부학 실습 교육에 박차를 가하면서 그동안 천대받던 직업인 간호사를 전문직업으로 성숙시키는데 커다란 업적을 이루었다. 나이팅게일의 간호교육 제도는 영국은 물론 독일, 북유럽, 미국, 캐나다, 오스트레일리아 등 세계 각국으로 퍼져 나갔으며, 현대 간호교육의 기초가 되었다.

4 간호사 이면(裏面)의 업적

1. 공중보건전문가

나이팅게일은 전쟁 전부터 주위의 권유로 의회 보고서를 연구한 경험이 있으며, 이후 영향력 있는 주위 사람들로부터 공중위생과 공중병원에 관한 전문가로 간주될 정도의 수준을 갖추고 있었다. 크림 전쟁 중에 드러난 나이팅게일의 활약이 타임스의 특파원 보고서나 병사들의 편지 등을 통해 알려지면서 나이팅게일은 귀국하자마자 국민적 영웅으로 추앙받았고, 당시 34살로서 살아 있는 전설적 인물이 되었다. 하지만 유명인사가 되어버린 자신의 이미지를 깨고 영국군의 보건과 생활환경 및 식사개선을 위한 활동을 하기로 결심하였다.

이와 같은 계획이 처음에는 잘 진행되는 듯 보였으나 곧 어려움에 부딪혔다. 당국자들은 그녀의 계획을 아량있게 검토하였으나 일을 추진할 열의는 없었다. 1856년 10월 나이팅게일은 빅토리아 여왕과 그 부군 및 허버트의 후임인 팬뮤어 경 등과 오랫동안 면담을 나누었으며, 그 뒤 여왕과의 사적인 자리에서 군대보건에 관한 왕립위원회의 설립을 약속받았다. 1857년 5월, 마침내 군대보건에 관한 왕립위원회가 결성되었다.

나이팅게일은 군진의학과 병원행정의 전 분야에 걸쳐 많은 양의 자료를 제출하였고 수많은 보고서를 작성하였다. 그리고 이 자료들은 모아서 『영국군의 보건과 능률 및 병원관리에 영향을 미치는 문제점에 관한 보고(Notes on Matters Affecting the Health, Efficiency and Hospital Administration of the British Army)』(1858)라는 제목으로 출판하였다. 위원회의 활동으로 1857년에 군의학교(軍醫學校)가 세워졌다. 같은 해 인도에서 폭동이 일어나자 그녀는 인도에 파견된 영국군의 보건에 관심을 기울였다. 이후 1859년에는 이 문제를 위한 새로운 왕립위원회가 구성되었고 1868년에는 인도 총독부 산하에 최고 권위의 위생국이 설치되었다.

2. 통계학자

크림 전쟁 후 나이팅게일은 영국 정부로부터 전쟁시 병사들의 사망요인에 대한 보고서 작성을 의뢰받고 의료통계의 선구자인 윌리엄 파(William Farr, 1807～1883)와 공동으로 작업에 착수하였다. 파는 '간결할수록 좋다'라는 접근 방식으로 보고서에 차트와 같은 시각적 요소들을 넣고 싶지 않아 했다. 하지만 나이팅게일은 "도표는 인구 동태 통계를 눈으로 보여주기 때문에 매우 유용합니다. 이러한 통계를 숫자로 표시하면 이해하기 어렵습니다."라는 의견을 제시하여 시각적 분석 차트들을 삽입하게 되었다. 이후 나이팅게일은 40여 년간 조사된 통계자료들을 분석함으로써 간호사 양성교육을 비롯한 군대 위생 관례체계의 개혁, 미합중국의 남북정쟁에 대한 조언, 인도의 공중위생 문제와 간호법, 병원의 건설과 관리 연구, 구빈원의 개척 등에 실질적 자문과 영향을 주었다.

또한 능숙한 통계 활용으로 도표식의 병원보고 방법과 질병 및 사망의 합리적 분류나 현황을 한눈에 알아볼 수 있는 방식의 그래프 작성법을 최초로 시도하여 찬사를 얻었다. 그 결과 당시 빅토리아 여왕을 설득하여 군병원의 병실을 혁신적으로 개선하고 간호사 양성소를 세울 수 있었다. 1859년에는 여성 최초로 왕립 통계학회 회원으로 등록되기도 했다.

알고 넘어가기

통계의 설명

크림전쟁의 사망원인에 따른 월별 사망자를 표현하기 위해 원을 12개의 쐐기로 나눴다. 원의 중심에서부터 세 개가 겹쳐진 모양으로 그려진 쐐기의 넓이는 월별 사망자 수를 나타내고, 각각의 색이 다른 쐐기는 서로 다른 사망원인을 표현한다. 오른쪽 도표가 1854년 4월부터 1855년 3월까지의 사망자 수이고, 왼쪽의 도표가 1855년 4월부터 1856년 3월까지의 사망자 수이다. 파란색 쐐기는 질병으로 죽은 사람이고, 빨간색 쐐기는 부상으로 죽은 사람이다. 검은색 쐐기는 기타 이유로 죽은 사람을 뜻한다.

〈계속〉

알고 넘어가기

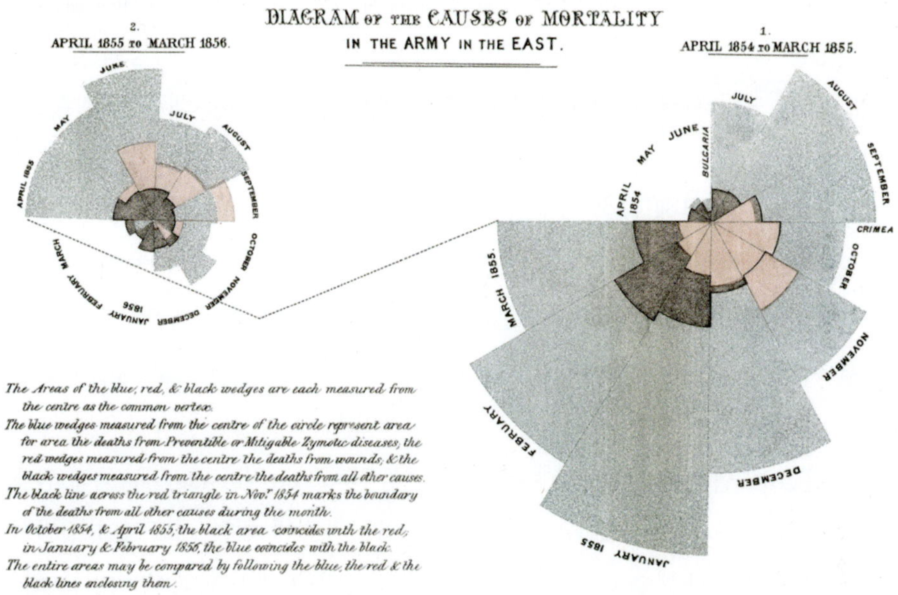

출처: http://www.historyofinformation.com.

그림 5-5 나이팅게일 로즈 다이어그램

3. 행정가이자 사회개혁가

나이팅게일은 스쿠타리 야전병원에서 부상병들의 간호 이외에도 군인들의 회복과 편의를 위한 시설을 마련하고 제도를 개선하는 데 주력하였다. 심지어 전쟁으로 인해 가족을 돌보지 못하고 참전하게 된 병사들의 상황을 이해하여 군인가족 돕기 운동을 벌였으며 군인의 우편제도와 저금제도까지 실시했다. 나이팅게일과 그녀가 지휘하는 간호사들로 인해 야전병원의 분위기는 밝아지고 부상병들도 나이팅게일을 존경하게 되자 관료적이고 비난적인 자세로 비협조적이었던 군행정관들도 그녀의 투지와 행정력에 감탄했다. 그녀는 병원뿐만 아니라 군대 내 다른 부서의 조직 관리에도 자문했으며 의학실험실의 비치와 군의학교 설치에도 큰 역할을 했다. 나이팅게일의 탁월한 능력은 간호사로서의 자상함과 더불어 행정가로서의 철저함이었다. 그녀의 단호하고 엄격한 규율, 세세한 것에 대한 정밀한 관심, 끊임없는 노력, 불굴의 의지와 확고한 결의는 군대의 권력 앞에서도 흔들림이 없었다. 전쟁 이후에도 나이팅게일은 군대의 의무행정을 위한 개선안을 만들어 의회에 제출했고, 이를 실천에 옮기기 위해 지속적으로 실행을 촉구하였다. 필요하다면 개인적 명성에 호소하거나 영향력 있는 인맥을 총동원하기도 했고, 크림 전쟁 중 야전병원에서의 경악할 만한 실태를 대중 앞에 폭로하겠다며 군부 고위층을 협박하는 일까지도 불사했다.

당시 영국의 식민정책하에 있던 인도의 위생문제 해결을 위해서는 40여 년간 그 민족의 보건향상을 위한 토지문제, 수리와 보수문제, 세제 및 고리대금업 등에 관한 연구를 통해 구체적인 제안을 인도 총독에게 전달하기도 했다. 이처럼 나이팅게일은 계급사회의 통념을 넘어서 사회문제를 과학적으로 인식하여 병사나 가난한 사람들을 인간적으로 대접하고 행동한 사회개혁가이기도 했다.

나이팅게일은 1859년에 출판한 『**간호에 관한 일들(Notes on Nursing)**』을 통해 간호에서 환자를 둘러싸고 있는 환경을 강조하며 가정과 지역사회간호에 대한 적극적인 생각과 태도를 보여 주었다. 특히 지역사회 간호사의 역할로 치료와 예방에 대한 명확한 의견을 제시하였으며 병원간호사보다 철저한 교육을 받아 환자의 가족을 교육시키고 전문 의료인의 지시를 수행하도록 만들어야 한다고 했다. 당시 많은 의사들이 나이팅게일의 이론에 비판적이었으나 노동자 거주 지역에서 일하는 의사들은 나이팅게일의 편을 들었고, 여론 또한 압도적으로 지지하였다. 나이팅게일은 제자들을 파견하고 그들과 협조하여 지역사회간호 제도를 도입하거나 정책을 개혁하는 등의 업적을 이루었다.

1858년에 출판된 『**병원에 관한 일들(Notes on Hospital)**』에서는 당시의 그녀를 '백의의 천사'라고 불렀다. 하지만 실제로 그녀가 입었던 옷은 백의가 아니었고, 또한 '친절하고 헌신적이며 봉사하고 순종하는 간호사'라는 이미지와 달리 자립적인 전문직 간호사 양성을 목표로 다각적인 분야에서 개혁을 추진하였다. 나이팅게일은 극빈자 구호소의 개혁에 대한 관심을 가지고 대중의 복지와 후생사업이 정치적 권력과 밀접하게 연관되어 있음을 역설하였다. "정치는 행복한 인간생활을 위해 매우 큰 세력을 가졌다. 그러나 여자도 정계에서 활동하지 않으면 불행을 원만히 해결하지 못할 것으로 믿는다"라며 여성의 참정권을 주장했다.

제 2 장 나이팅게일의 간호이념

학습목표

1. 나이팅게일 간호이론의 배경을 이해하고 설명할 수 있다.
2. 나이팅게일의 간호정신과 이념을 이해하고 설명할 수 있다.
3. 나이팅게일의 간호교육과 영향을 사례를 들어 설명할 수 있다.

1 간호이론의 배경

1837년 마을에 유행병이 돌아 사람들이 죽어가기 시작하는 것을 본 나이팅게일은 담요와 영양분이 충분한 음식 등을 가지고 하루에도 몇 차례씩 마을을 순회하면서 환자들에 대한 진정한 마음을 표현하였다.

1847년 3월 로마 여행 중에도 틈을 내어 병원을 돌아보았고, 간호사들의 행위를 보면서 젊은 간호사들이 정성스럽게 간호하여 병원의 분위기를 개선한다면 환자들에게 매우 유용할 것이라고 생각하게 된다. 간호사가 되기 이전부터 가난하고 병든 사람들에 대하여 안타까운 마음을 가지고, 몸소 환자를 만나 간호하면서 품었던 생각과 경험들은 훗날 간호이론을 개발하는 데 배경이자 중요한 디딤돌이 되었다.

그리고 1859년『간호에 관한 일들(Notes on Nursing)』을 통해 위생적인 환경과 개인위생, 정신건강의 중요성, 환자 증상 관찰에 민감해야 한다는 점, 간호원장의 감독책임과 윤리적인 지도법 등을 제시하였다. 또한 대상자를 위한 환기와 보온, 채광과 소음관리, 침구류 관리, 영양관리, 병실의 청결, 대상자에 대한 위로와 조언, 환자에 대한 관찰, 환자 주변의 사소한 일들에 대한 관리 등을 언급하였다.

2 간호이념

1. 간호사는 직업이 아니라 사명이다

직업이 아니라 사명이라는 말의 뜻은 무엇일까? 생계를 유지하고 자기의 이익을 추구하는데 목적을 두지 않는다는 의미가 아닐까? 즉 자기의 선택에 앞서 신으로부터 부여받은 명령으로 반드시 본인이 해야만 하는 것이 아닐까?

나이팅게일은 간호를 직업이 아니라 사명이라는 점을 강조하며 "간호란 질병을 간호하는 것이 아니고 병든 사람을 간호한다."라는 타협할 수 없는 교훈(uncompromising docteine)을 주장했다. 이것은 간호의 대상을 인간으로 보며 간호의 본질적 의미를 숙고하도록 하여 오늘날 전인간호(holistic care), 즉 신체적, 정신적, 사회적, 영적 측면의 일체의 간호를 이루게 하였다.

2. 간호사업은 비종교적이어야 하나 간호사는 신앙인이어야 한다

간호사의 개인적 신앙이 필요 없다는 것이 아니라 종교적 세력이 교육보다 앞서면 안 되므로 간호교육에서 교육목적을 종교적 목적과 분리한다는 것이다. 즉 간호는 비종교적이어야 하며 동시에 간호사는 인류애를 바탕으로 간호대상자에 대하여 차별 없는 대상임을 인식해야 한다. 또한 이것은 당대 종교지도자들의 간호대상자에 대한 그릇된 관념을 없애려는 뜻이기도 했다. 간호사가 신앙을 가진 사람이어야 한다는 점은 인간의 생명을 존귀하게 여기고 그들에 대한 간호 행위를 숭고하게 여겨야 함을 강조한다. 당시 나이팅게일은 신앙으로 인해 간호를 하게 되었지만 크림 전쟁에서 보았듯이, 자신이 돌봐야 하는 환자들에게는 종교와 상관없이 그들을 배척하지 않고 차별 없는 간호를 하였다. 이처럼 나이팅게일은 종교인이었으나 간호사업은 비종교적으로 실천해야 함을 몸소 보여주었다.

3. 간호사는 어디까지나 간호사이지 의사가 아니다

그녀는 "간호사는 어디까지나 간호사이지 의사는 아니다"라며 간호의 일체는 간호사의 손으로 해야 한다는 것을 주장했다.

그녀의 저서 『Notes on Nursing : What it is, and what it is not』(1859)를 통하여 의술과 간호의

성격을 "의술과 간호의 근본 목적은 자연적인 치유과정이 바람직하게 되도록 돕는 것"이라고 정의하였다. 의술은 자연적인 생명과정에서 발생한 장애요소(obstruction)의 제거를 돕는 것이고, 간호는 자연적인 생명과정이 장애요소를 극복할 수 있도록 돕는 것이라고 하여 의술과 간호의 역할을 명확하게 구분하였다. 그녀는 교육 · 감독 · 지도, 그리고 생활의 보장까지도 간호사의 손으로 해야 한다는 것을 주장했으며 간호사들 간의 연락과 단결을 호소했다. 또한 졸업 후 모교의 지시에 따를 것을 주장했는데, 이것은 오늘날 독립된 직업으로서의 자유 · 경제적 독립 · 정신적 자유를 의미하는 것이다.

4. 간호사 면허 등록제도는 반대하였다

그녀는 간호사의 면허 등록 제도를 반대하였다. 그 이유는 형식적인 자격 제도가 사명감을 흐리게 하여, 자격을 얻은 후에 계속적인 노력과 헌신적 태도가 철저하지 못하게 된다는 것이 그녀의 주장이다. 이에 영국에서는 1919년 등록 제도를 일부 시작했으며, 오늘의 우리들은 시대적 · 사회적 여건을 달리하기에 면허 제도를 반대할 형편은 못되나 그녀의 견해에는 공감하는 바 없지 않다. 그녀가 생각하는 간호의 철학과 본질은 그 당시로서는 매우 거시적인 것이었고 오늘날 현대 간호의 지도자들과 특히 진보주의자들이 말하는 간호의 이념과 동일한 것이 많다. 물론 표현은 다르지만 나이팅게일의 정신과 방향을 대체할 만한 새롭고 설득력 있는 이념도 찾기 어렵다.

5. 간호는 더 좋은 상태를 원하는 것이다

그녀는 간호가 더 좋은 상태를 원하는 것(want of a batter)이라는 말을 즐겨 썼으며 'Well Being'을 강조했다. 다음은 그녀가 강조한 간호사의 역할이다.

"우리가 참간호를 하려면 감염예방을 위해 최선을 다해야 하는데 환자에 대한 지속적인 관심과 더불어 청결과 신선한 공기는 참된 간호사가 필요로 하는 유일한 예방법이다"라고 하였다. 이처럼 그녀가 간호사의 역할로서 예방간호를 얼마나 중요시하였는지 짐작할 수 있다.

6. 간호사는 자신을 희생하는 것이 아니라 자신의 긍지와 가치관에 따른 간호 활동을 하는 것이다

그녀는 "간호사는 자신을 희생하는 것이다"라는 말을 쓰지 않았고 제자들에게도 그렇게 가르치지 않았다. 이는 간호의 결과보다는 동기를 더욱 중시한 것으로 간호대상자를 정성껏 돌보는 태도나 정신, 그리고 간호과정은 자신의 긍지와 가치관에 대한 문제이지 누구를 위한 희생은 아니라는 견해이다.

3 주요개념

나이팅게일은 질병이 항상 고통의 원인이 되는 것은 아니며 일련의 회복과정이라고 정의하였고, 간호사는 그 과정의 촉진을 위해 환경을 개선할 수 있어야 한다고 언급하였다. 『간호에 관한 일들(Notes on Nursing: What it is, and what it is not)』의 일부를 13가지 간호로 정리하면 다음과 같다.

1. 환기와 보온

환기는 환자에게 우선적인 필수 조건으로 간호사가 가장 관심을 가져야할 첫 번째 원칙이다. 간호사들이 세심한 주의를 기울여 다음과 같이 환기와 보온을 유지하도록 당부한다.

(1) 환자가 추위를 느끼지 않게 하면서 외부공기만큼 맑게 유지되도록 한다.

(2) 가능하면 가장 신선한 외부공기가 들어올 수 있도록 창문을 통해 환기시킨다. 환자들은 "창문을 여닫을 수 있는 방에서 22시간을 보낼 때, 환기하지 않은 방에서 2시간을 보내는 것보다 훨씬 상쾌하다."라고 말한다.

(3) 환기 중에 침대에 누워 있는 환자가 한기를 느끼지 않도록 하기 위해서는 적절한 난방과 침대보, 더운 물주머니로 보온을 유지한다.

(4) 보온을 유지하려고 환기를 하지 않는 것은 오히려 환자가 부패한 실내공기 속에서 호흡함으로 회복을 지연시키거나 사망에 이르게 할 수 있다.

(5) 건강한 사람이라도 잠자는 동안은 깨어 있을 때보다 불결한 공기의 영향을 훨씬 더 받는다. 불순한 공기가 빠져나갈 수 있는 출구와 외부에서 맑은 공기가 들어올 수 있는 입구를 충분히 마련해야 한다.

(6) 세심하게 보온을 유지해야 할 경우 간호사는 손으로 환자의 발과 다리를 만져 수시로 검사해야 한다. 간호사가 식사나 약물복용에만 관심을 기울이고 있는 사이 환자는 단순한 경고 단계에서 심각한 단계의 질병으로 갈 수 있다.

(7) 배설물은 분비물보다 위험하기 때문에 즉시 병실에서 치워야 한다. 건강한 사람이나 환자 모두 뚜껑 없는 변기를 사용하는 것은 안 된다.

(8) 공기정화를 위하여 소독약, 훈증소독에 의존하지 않는다. 환기는 냄새만 제거하는 것이 아니라 본질적인 악취를 제거하는 것이 급선무이다.

2. 주택위생

주택 위생의 다섯 가지 필수 요소는 깨끗한 공기(Pure air), 깨끗한 물(Pure water), 효과적인 배수(Efficient drainage), 청결(Cleanliness), 채광(Light)으로 구체적인 내용은 다음과 같다.

(1) 깨끗한 공기(Pure air) : 깨끗한 바깥 공기가 집안 구석구석 소통될 수 있어야 한다.

(2) 깨끗한 물(Pure water) : 오염된 물로 감염병이 생긴다.

(3) 배수(Efficient drainage) : 방취관(S자형 관)이 없는 배수관이 직접 하수도에 연결된 집은 비위생적이며 이는 열병이나 농혈증을 전파시킬 가능성이 있다.

(4) 개수대(Sinks) : 하수구로부터 악취가 올라오고 배수로가 집의 지하로 지나가는 것은 안전하지 않으며, 하수도는 담 밖에 있어야 한다.

(5) 청결(Cleanliness) : 벽지를 바른 지 여러 해가 지난 벽, 더러운 카펫트, 닦지 않은 가구들은 지하실에 퇴비더미가 있는 것만큼이나 쉽게 공기를 불결하게 만든다.

(6) 채광(Light) : 어두운 집은 항상 비위생적이고 건강을 해치게 되며, 햇빛 부족은 어린이의 성장을 저해한다.

(7) 주택위생에서 책임자는 직접적인 일뿐만 아니라 돌아보지 않을 때에도 행해져야 할 일이 항상 지켜지는지 살펴야 한다.

(8) 감염(Infection) : '감염'에 대한 사람들의 일반적 생각은 환자보다 자신이 좀 더 조심해야겠다는 태도인데, 참 간호를 하려면 감염예방에 최선을 다해야 한다.

(9) '소아 감염병'은 어쩔 수 없이 앓아야 하는 질병이 아니라 청결, 환기, 주택위생 유지를 위한 법칙을 믿고 지킨다면 예방 가능성이 있다.

3. 사소한 일들의 관리

사소한 일들에 대한 관리를 소홀히 하는 것은 간호사가 현장에서나 부재중일 때 해야 할 바를 정확히 모르기 때문이다. 간호업무는 동시에 여러 가지를 해야 하므로 환자에게 효과적인 간호를 제공하기 위하여 사소한 일들에 대한 관리가 필요하며 간호사가 스스로 사고할 수 있게 만드는 것이 중요하다.

(1) 낯선 사람이 병실에 들어와 환자들이 놀라는 일이 없도록 사전에 교육한다.

(2) 환자의 방이 건물 전체의 환기를 위한 통로가 되지 않도록 주의한다.

(3) 한 시간이든 혹은 십여분이든 당신이 언제 나가고 언제 돌아온다는 것을 환자에게 항상 미리 말해 주어라.

(4) 병원에서 발생되는 사고는 주로 '의사'나 '간호사'가 '그곳에 없었다'는 것 때문에 발생된다."어떻게 하면 부재중에 생기는 불상사에 대비할 수 있을까?"를 생각해야만 한다.

(5) '책임을 진다'는 것은 본인이 적절한 조치를 수행할 뿐만 아니라 다른 사람들도 그렇게 하고 있음을 확인하는 것이다.

4. 소음

(1) 불필요한 소음이나 마음에 불안을 불러일으키는 소음은 환자에게 상처를 준다.

(2) 환자가 무리하게 깨어나지 않도록 하는 것은 훌륭한 간호의 필수요건이다.
환자를 갑자기 잠에서 깨어나게 하는 것은 크나큰 흥분상태를 야기시키는 것이며, 장시간의 어떤 소음보다도 더 심각하고 영구적인 해를 준다.

(3) 환자의 방이나 근처에서 그의 지인들과 의료인들이 오랫동안 이야기할 때 환자는 자기에 대한 얘기임을 알고 그 대화 내용을 듣기 위해 무의식적으로 긴장하게 되므로 상태가 악화될 수 있다.

(4) 같은 방에서 속삭이거나 느린 몸짓으로 일하는 것은 환자에게 불안을 주는 매우 잔인한 일이다. 간호사에게는 가볍고 빠른 발걸음, 안정감 있고 재빠른 손놀림이 절실이 필요하다.

(5) 바스락거리는 소리를 내는 간호사는 환자에게 공포의 대상이 된다. 항상 병실의 문이나 창문에서 덜컹거리거나 삐걱거리는 소리가 나지 않도록 하고, 창문 틈으로 들어오는 바람에 커튼이 펄럭거리지 않도록 유의한다.

(6) 항상 환자의 시야 안쪽에 앉음으로써 이야기할 때 그가 당신을 보기 위해 머리를 힘겹게 돌리지 않아도 되게 하라.

(7) 어떤 메시지를 전달하기 위해 환자를 쫓아가거나 갑자기 불러 세우지 말아야 한다. 환자가 간호사의 말에 귀 기울이기 위해서는 단 15초라도 서 있는 것이 힘들다.

(8) 모든 환자들은 우유부단함을 가장 두려워한다. 간호사의 마음속에 있는 의심과 망설임이 환자에게 전달되지 않도록 간결하고 단호해야 한다.

(9) 소리 내어 글을 읽을 때는 천천히, 분명하게 그리고 지속적으로 읽어 주어야 한다.

5. 다양한 변화

(1) 오랜 기간 단조로운 병실에서 지내는 환자는 상상할 수 없는 괴로움과 우울함을 겪는다.

(2) 회복의 중요한 수단 중의 하나는 다양한 변화이며 다채로운 색깔과 형태 그리고 빛은 실제로 신체에 영향을 미친다.

(3) 매우 혼잡한 방에서는 식물이 탄산가스를 흡수하고 산소를 방출하며, 화병의 꽃들도 물을 분해하여 산소를 방출한다.

"내가 열병에 걸렸을 때 방안에 갇힌 환자들의 가장 큰 고통은 창밖을 내다볼 수도 없고 유일하게 보이는 것이 창문의 나무마디뿐이라는 것을 알았다. 그리고 작은 야생화 꽃다발을 받았던 일과 그 순간부터 빠른 속도로 회복되었던 것을 잊지 못한다."

(4) 거리를 산책하거나 다른 방의 사람들과 더불어 식사를 하는 것으로도 걱정들이 훨씬 가벼워질 수 있다.

(5) 환자들이 스스로의 생각을 바꿀 수 있도록 도와 주어라.

"거의 모든 환자가 매일, 매순간마다 자제력을 발휘하여 투병생활을 한다. 방을 지나는 모든 발걸음 소리들은 환자에게 고통을 주며, 즉 환자의 뇌리를 스치는 대부분의 생각들이 그에게 고통을 주는 것들이다."

(6) 환자에게 손으로 할 수 있는 간단한 뜨개질, 글쓰기, 청소 등은 최대의 기분전환거리가 될 수 있다. 환자들이 즐길 수 있는 모든 다양한 변화들을 제공해야 한다.

6. 음식물 섭취

(1) 환자들에게 매시간 소량씩 필요한 영양을 섭취하게 하는 것은 회복과 체력 유지를 위해 중요하다. 딱딱한 것을 먹지 못할 때는 매 시간마다 한 숟가락 또는 15분마다 차 숟가락으로 양을 조절한다.

(2) 매우 쇠약한 환자는 10분간의 공복이나 만복상태로도 삼키는 것을 심리적으로 힘들어하게 되어 다음 휴식기까지 아무것도 섭취하지 못할 수 있다.

(3) 만성질환자에 대해서는 특히, 환자의 음식 섭취 가능한 시간과 불규칙적으로 허약해지는 때를 관찰하여 음식의 종류와 섭취시간을 조정하는 것이 중요하다. 이에 간호사에게는 관찰력, 세심함, 인내심 등이 필요하다.

(4) 환자 곁에 음식을 절대로 남겨두지 말고, 환자가 먹을 수 있는 것보다 더 많은 음식을 보게 하지 말아야 한다. 그래야 환자는 음식 섭취 능력이 생기고 편한 마음으로 영양공급을 받을 수 있다.

(5) 간호사는 환자의 섭취량과 필요량에 주의를 기울여, 환자의 식사로 무엇을 줄지 원칙을 세워야 하고, 부족한 것을 공급함으로써 사고 발생에 대처 가능하도록 창의력을 발휘해야 한다.

7. 음식

(1) 음식이 환자에게 영향을 주는 것은 함유된 성분의 문제가 아니라 환자 곁에서 주의 깊게 관찰하여 환자의 식이를 결정해야 하는 것이다.

(2) 서로 다른 음식들 간의 상호작용에 대한 이해가 있어야만 보다 유익한 음식을 제공할 수 있고, 회복과 치료를 도울 수 있다.

(3) 환자의 회복을 위한 유일한 방법이 고기라고 생각하지만 오랫동안 채소류를 곁들이지 않고 쇠고기에만 의존할 경우 괴혈병이 발생한다고 알려져 있다.

(4) 버터는 가장 가벼운 동물성 지방이며 환자에게 빵을 더 먹게 해 주어 유용하다.

(5) 치즈는 아플 때는 잘 소화되지 않지만 체력 소모 시에는 체력소모를 회복하는 데 도움이 되는 순수 영양식이다. 신선한 우유가 이롭다 하더라도 상하게 된다면 가장 해로운 음식이 되어 설사를 유발한다.

(6) 식이 처방을 할 때는 핵심 영양소의 양에 따라 무엇을 필요로 하며, 먹을 수 있는 것과 없는 것은 무엇인지 알아야 한다. 이에 간호사의 관찰력이 실제적으로 도움이 된다.

(7) 젤리는 부피만 크고 영양분은 별로 함유하고 있지 않으며 설사를 일으키는 경향이 있다고 알려져 있다. 그럼에도 불구하고 젤라틴은 영양소 중에 가장 강력한 요소인 질소를 영양가 높은 쇠고기보다 다량 함유하고 있다.

(8) 소량의 차나 커피는 환자의 기운을 회복시키지만, 다량의 차나 커피는 환자의 소화력을 손상시킨다. 코코아는 차나 커피와 전혀 다른 효과를 내는 견고한 유성 녹말로써 지방질을 증가시키므로 코코아를 차의 대용물로 주지 않는다.

(9) 환자가 삼킬 수 있는 양 이상을 주지 않도록 정확한 관찰과 주의가 요구된다.

8. 침대와 침구류

(1) 발열은 환자에게서 나온 발산물들이 환기되지 않은 침구류에 수일 또는 수주간 배어 있다가 다시 그의 몸속으로 들어가기 때문에 침구류에서 비롯된 증상이다.

(2) 습기나 악취는 침구류 속에 스며들어 그대로 남아있게 되므로 침대는 항상 건조해야 하며 반드시 환기가 필요하다.

(3) 공기가 매트리스에까지 침투될 수 있는 철제 스프링 침대가 가장 좋고, 침대 아래쪽에 커튼이 드리우지 않아야 한다.

(4) 환자 침대의 측면이 벽에 닿지 않아 간호사가 침대의 양쪽으로 쉽게 접근할 수 있어야 하며, 환자의 모든 부분에 쉽게 닿을 수 있도록 너무 넓지 않아야 한다.

(5) 어린이들에게 흔히 발병하는 선병(scrofula)은 대부분 이불을 머리 위까지 덮어 호흡시 배출된 공기를 다시 흡입할 때 피부에서 발산된 유기물질을 포함하여 더욱 오염된 공기를 흡입한 이유가 크다. 말하자면 환기가 중요하다는 것이다.

(6) 욕창의 위험이 있는 환자에게는 습기를 방지하기 위해 담요를 깔지 않도록 해야 한다.

(7) 환자의 침상보가 무겁고 통기성이 없는 면직 침상보일 경우 환자에게서 발산되는 유기물질을 외부로 통과시킬 수 없기 때문에 숙면을 방해한다. 그러므로 환자의 침상보는 가볍고 통기성이 좋은 것을 사용하도록 해야 한다.

9. 햇빛

(1) 신선한 공기 다음으로 환자들이 원하는 것은 빛이며, 그냥 빛이 아닌 직사광선이다. 햇빛은 인간의 몸에 실제적이고 명확한 영향력을 끼치며, 실내의 공기를 맑게 한다.

(2) 환자의 경우 긴 시간 동안 침대 위에 있어야 하므로 침상에 누워서도 창밖을 내다볼 수 있도록 환자의 침대 위치에 유의하며, 한 개 보다는 두 개의 창문이 좋다.

(3) 환자가 일어나서부터 잠자리에 누울 때까지 직접 햇빛을 받을 수 있게 하는 것이 원칙이다.

(4) 안과 질환을 포함한 급성의 경우 은은한 조명이 필요하며 오히려, 어두운 북향은 피하고 커튼이나 블라인드로 햇빛을 조절하는 것이 바람직하다.

(5) 햇빛이 없으면 우리의 신체와 정신은 쇠퇴한다.

(6) 식물과 마찬가지로 대부분의 환자들은 빛을 향해 누워있다. 병실을 둘러보고 얼마나 많은 환자들이 벽을 향해 누워있는지 생각해 보라.

10. 방과 벽의 청결

(1) 만약 먼지를 멀리 보낼 수 없다면 그냥 두는 것이 더 낫다.

(2) 먼지를 제거하는 방법은 축축한 천으로 닦는 것밖에 없다.

(3) 병실에서 카펫은 가장 해로우며 더러운 카펫은 방을 감염시킨다.
만약 카펫을 사용해야 한다면, 일년에 두세번 청소를 해야 한다.

(4) 가장 해로운 벽은 종이 벽이고 그 다음은 플라스터이다. 플라스터는 자주 회칠을 해 주고, 종이 벽은 자주 바꾸이 주어야 한다.

(5) 환자들의 방은 순수한 백색의 비흡수성 시멘트, 유리, 광택 타일의 벽이 가장 좋다.

(6) 방과 병실의 청결함을 위해 3가지를 경계해야 한다.
- 하수관 발산물, 담배연기, 타지 않은 연료, 더러운 공기가 안으로 들어오지 않게 한다.
- 더러운 공기는 정리정돈 후에 남아있는 먼지에서 발생한다.
  그러므로 가능한 선반을 줄이고, 선반은 먼지가 쌓여도 잘 닦을 수 있도록 눈에 잘 띄는 곳에 두어야 한다.
- 더러운 공기가 카펫으로부터 온다는 것을 명심한다.

(7) 사소한 문제들이 환자에게 치명적 영향을 주지는 않을지라도 회복을 지연시킨다는 점에 주목해야 한다.

11. 개인위생

(1) 모든 질병은 대체로 피부 기능의 이상으로 생긴다. 환자 피부의 분비물(땀, 배설물)을 제거하지 않은 채 두는 것은 간호사가 환자에게 효과가 느리게 나타나는 독을 먹이는 것과 같이 회복을 방해하는 것이다.

(2) 피부를 깨끗이 씻고 잘 말린 후 환자는 안식과 편안함을 느낀다. 그러므로 환자의 개인적 청결을 절대 나중으로 미루면 안 된다.

(3) 환기와 피부 청결의 목표는 가능한 빨리 유독물질을 제거하는 것이다.

(4) 피부 청결 유지 시 한 번에 많은 부위가 노출되지 않게 하여 다른 형태의 유해물이 생겼는지 확인한다.

(5) 환자를 씻길 때 미지근한 물에 스폰지로 문지르고 이어서 미온수로 헹군 후 따뜻한 수건으로 수건으로 말린다.

(6) 모든 간호사들은 낮 동안에 자주 손을 씻도록 주의하며, 얼굴도 자주 씻는 게 좋다.

12. 수다스러운 위로와 충고

(1) 모든 환자에게 같은 말을 하고 회복가능성을 과장하며, 격려하는 습관들을 버려야 한다. 진심으로 듣고자 하는 환자에게 병세에 관한 진실을 얘기해줘야 한다.
환자는 자기와 관련된 이야기를 원치 않는다.

(2) 충고하는 사람들은 예나 지금이나 거의 똑같은 말을 수없이 충고해 왔고 환자의 입장이나 실제보다 일방적으로 자기 의견만 제시한다. 사실을 전혀 모르면서 환자에게 충고하는 것은 무례하다.

(3) 환자는 자신과 간단하고 솔직하게 대화할 수 있는 사람을 원한다.

(4) 환자에게 기쁨을 주는 이야기를 하는 것이 좋다. 환자들은 좋은 소식 듣기를 매우 좋아하며 자신들이 경험하지 못하는 실제의 선행에 대해서 듣고 싶어 한다.

(5) 환자가 원하는 것을 하도록 도와주고, 환자들이 균형 잡힌 생각을 할 수 있도록 도와줘야 한다.

(6) 환자에게 세상의 헛소문 따위를 전해서는 안 되고 진심으로 관심 두는 일에 대해서 얘기 해 줄 수 있어야 한다.

13. 환자에 대한 고찰

(1) 간호사 교육을 통해 환자를 관찰하는 방법, 호전과 악화를 나타내는 증상, 우선순위, 방치의 증거와 종류 등을 가르쳐야 한다.

(2) 관찰 부족으로 불완전한 정보를 제공하는 것보다 관찰한 것에 자기의 생각을 덧붙여 확신하거나 부분적으로 알면서 모두 아는 것처럼 이야기 하는 것이 더욱 위험하다.

(3) 질문(유도질문)

- 불필요하거나 또는 오해를 낳을 수 있다. 예를 들면 '잘 잤습니까?'가 아니라 '몇 시간을 잤습니까?'로 정확히 질문해야 한다.
- 문제가 한 가지 원인에 의해서 기인된다고 여기는 오류로 예를 들면, 소음 때문에 잠을 못 잤다고 할 경우 소음이 없었다고 답하면 잘 잔 것으로 여길 수 있다.
- 유도질문들은 항상 부정확한 정보만을 모으게 된다.

(4) 재빠르고 정확한 관찰력은 간호사들에 필수적이며, 그것은 연습을 통해서 향상될 수 있다.

(5) 환자의 특성을 파악하고 구분한다. 잘 흥분하는 성향은 예측 가능하며 감정의 폭발상태가 끝이지만 참는 성향은 어떤 상태인지 알 수가 없다.

(6) 간호사는 환자의 쇠약해지는 경과를 직접 관찰해야만 한다. 간호사의 관찰 부족으로 인해 치명적인 사고가 많이 발생한다. 환자들에게 특별한 변화나 정확히 파악된 것이 없었다고 단언할 것이 아니라 재발, 발작, 혹은 사망으로 진전되었던 특징적인 모습들을 되돌아보면서 관찰력을 키워가야 한다.

제 3 장 나이팅게일 이론의 발전과 제자들의 활동

학습목표

1. 나이팅게일 이론을 계승 발전시킨 제자들의 활동을 설명할 수 있다.
2. 나이팅게일 이론이 적용되고 있는 학문 분야를 설명할 수 있다.
3. 한국 나이팅게일 기장 수상자들의 간호이념과 활동을 설명할 수 있다.

1 나이팅게일 제자들의 활약

나이팅게일식 간호학교 졸업생은 졸업 후에 독일, 북유럽의 여러나라, 미국, 캐나다, 오스트레일리아 등으로 가서 '간호의 사자'로서의 책임감을 가지고 나이팅게일식 간호교육을 전파하였다.

나이팅게일식 간호교육은 훈련된 간호사들을 배출하였고 그들은 '나이팅게일의 간호사'로 불리었으며 현대 간호의 모체가 되었다. 이렇게 훈련받은 간호사들이 자격과 권한을 가지고 일함으로써 '나이팅게일 간호사'라는 말은 어디를 가든 높임을 받았다. 이들은 중세의 종교 단체에 속한 간호사들과는 다른 의미에서 직업적인 사명감을 가졌으며, 간호관을 가지고 환자를 대하면서 활동하였다. 이들의 활동은 훗날 세계 각지에서 현대 간호교육의 기초가 되었다.

존스(Agnes joans)는 북아일랜드 출신의 재기 넘치고 용감한 성격에 깊은 신앙심을 지닌 여성이었다. 카이세르베르트에서 간호학을 배우고 1862년에 나이팅게일 트레이닝 스쿨에 입학하였으며 윌리엄 래스본이 주최한 리버풀 구빈원 병원의 간호 개혁에 전력을 다했다.

1864년 존스는 12명의 나이팅게일 간호학교 출신 간호사들과 리버풀 노무병원(Liverpool Workhouse Infirmary)에 간호학교를 개설하여 병들고 가난한 지역주민을 위한 간호를 혁신적으로 변화시켰다. 당시 노무병원은 현대의 보건소(Public Health Center)와 같은 기능으로 존스와 봉사자들의 헌신적 봉사활동으로 지역사회 간호학의 기초를 다지는 계기가 되었다.

윌리엄 라스본(William Rathbone)은 리버풀 간호학교를 설립하는 일련의 과정에서 나이팅게일의 조언과 지원을 받았고 특히 초대 교장을 통해 나이팅게일 간호학교를 졸업한 4명의 자격(정규) 간호사들을 데려와 당시 간호계에 대해서 무지했던 학교위원회에 많은 영향력을 행사하게 하였다. 또한 리버풀의 간호학교와 지역사회간호로 행해지는 모든 일을 나이팅게일에게 보고하며 세심한 지도를 받았다.

플로렌스 리스(Florence Lees, 1840~1922, 후일 Dacre Craven 부인)는 나이팅게일 간호학교에서 훈련받았으며 전쟁터에서의 간호 경험이 풍부했다. 이에 나이팅게일은 1874년 성요한 구호소 기사단 런던 지부의 에드워드 리치미어(Edward Lechmere)가 지역사회간호제도의 도입을 위한 도움을 요청하였을 때 리스를 추천하였다. 같은 해 라스본을 위시한 일부 사회적 명사들은 '런던 지역사회간호협회(Merropolitan Nursing and National Association for Providing Trained Nurses For the Sick Poor)'라는 조직을 만들어 라스본을 회장, 그리고 리스를 서기로 세웠다. 리스는 나이팅게일의 제안에 따라 런던 내 지역사회간호의 요구도와 실태조사를 실시하여 1875년에 공식적으로 출판하였고 이것은 빅토리아 시대의 가장 중요한 사회조사로 인정될 만큼 정확하고 큰 의미를 담고 있었다. 이 보고서에서 리스는 지역사회 간호가 전적으로 간호전문인에 의해서 이루어지고 감독되어야 한다는 입장을 제기하여 스승인 나이팅게일의 주장과 일치됨을 보였다. 즉 당시 간호학교와 지역사회간호의 운영비 마련을 위한 모금 운동의 일환으로 지역 부유층 출신의 부인을 '감독부인(Lady Superintendent)'으로 세운 시도를 대하여 강력히 비판하였다. 그리고 리스는 런던에 지역사회간호를 정착시키기 위해서 간호사의 훈련이 무엇보다 우선되어야 함을 제안하고, 새로 정비된 협회에서 간호총감독직을 맡았으며 나이팅게일학교에서는 지역사회간호사 양성과 훈련의 책임을 감당하였다.

루시 오스번(Lucy Osburn, 1836~1891)은 런던의 성 토마스 병원과 독일 뒤셀도르프(Dussledorf) 근처의 카이세르베르트 병원과 나이팅게일 간호학교에서 훈련 받은 간호사였다. 1868년 당시 정치가이자 사회개혁가인 헨리 파크스(Henry Parkes)가 나이팅게일에게 뉴사우스웨일스(New South Wales)의 간호개혁을 요청했던 것을 기회로 호주에 가게 되었다. 오스번은 성 토마스 병원에서 훈련받은 5명의 간호사들과 함께 시드니병원과 진료실을 기반으로 호주 전역에 나이팅게일식 간호시스템을 구축하고자 간호사 훈련 시설을 설립하여 간호사를 양성했다.

1881년 시드니 병원법은 진료소(Infirmary)의 옛 명칭을 폐지하고 새로운 관리조건을 수립했다. 그녀는 많은 어려움과 역경에도 불구하고 시드니에서 총 16년간을 일하며 나이팅게일 간호시스템을 전파하고 검증하였으며, 간호사에게 단순한 경험이 아니라 훈련을 통한 교육이 필요함을 입증했다. 1886년에는 런던에 살면서 가난한 사람들을 위해 메트로폴리탄 국립 간호협회(MNNA; Metroplitan and National Nursing Association)와 연계하여 자신의 집에서 직접 간호교육을 제공했고 2년 후에는 MNNA의 Newington과 Wallworth지부의 교육감으로 임명되었다.

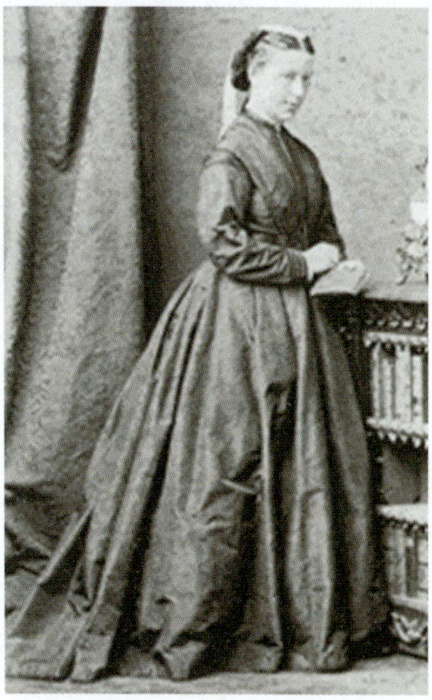

출처: www.eoas.info.

그림 5-6 루시 오스번(Lucy Osburn)

1871년에는 버클레이(M. Barclay)가 스코틀랜드(Scotland)에 있는 에든버러(Edinburgh) 왕립병원에 간호학교를 세웠다. 1879년 프랑크(M. Franks)가 아일랜드 더블린(Dublin)의 마담 스티븐슨(Madam Stevenson) 병원에서 일했고, 레프(E. Rappe)는 1871년 스웨덴(Sweden) 스톡홀름(Stockholm) 적십자사에서 활약했다. 1873년 머니(Money)가 두 명의 영국 간호사를 데리고 캐나다에 간호학교를 세워 활동했고, 1882년 나이팅게일 간호사 피셔(Fisher)는 미국 필라델피아 블록클레이(Blockley) 병원 내에 간호학교를 세운 것으로 알려져 있다. 그 밖에 1899년 덴마크에서는 체르닝(Henry Tscherning)이 덴마크 간호협회를 조직하였으며, 프랑스에서는 1901년 하밀톤(Anna Hamlton)의사가 본격적으로 나이팅게일식 교육을 시작하였고, 이탈리아에서는 1900년경에 투르톤(Amy Turton)이, 벨기에에서는 1907년에 간호학교를 세웠다.

나이팅게일 간호학교 졸업생들은 20세기 초 미국 간호가 발전하는 데 정신적 지주가 되었고 간호를 세계화하여 현대 간호의 모체가 될 수 있도록 하였다. 이처럼 나이팅게일 간호학교를 졸업한 간호사들은 간호학교와 지역사회에서 환자나 건강인의 육제, 정신, 정서에 대한 전인간호를 수행하여, 오늘날 간호전문직의 바탕이 되었다고 볼 수 있다.

2 나이팅게일 이론이 타학문에 미친 영향

나이팅게일은 건강을 위한 필수요소로 깨끗한 공기, 깨끗한 물, 효과적인 배수, 청결, 빛, 보온, 조용함, 식이개념, 사소한 관리요소 등을 중요하게 다루었다. 나이팅게일의 **환경이론**

은 간호학과 보건학은 물론 주거환경을 연구하는 건축학 분야에서도 이론적 근거로 활용되고 있다. 구체적으로는 바람직한 환경을 보충해줌으로써 치료와 회복과정을 도울 수 있다는 가설에서 출발한 연구로 물리적 환경을 세분화하여 대상자들의 요구도를 살펴보았다.

그리고 환경의 정의를 건강영역과 접목하여 안녕(wellness)과 질병(illness) 사이를 오가는 역동적인 상태를 주거공간을 통해 체계적 요구를 충족시킴으로써 안녕상태를 높이고자 하였다. 이것은 1800년대에 건강을 위한 환경의 중요성을 강조했던 나이팅게일의 간호학적 이론이 21세기 정보화 사회에서 '보건 정보 기술(Health Information Technology)'을 주거환경에 접목한 스마트홈의 기획에 활용될 수 있음을 보여 주었다.

인간을 둘러싼 사회, 문화, 경제 전반의 현상과 그 관계들을 연구하고 분석한 후에는 결과를 어떻게 보다 쉽고 효율적으로 사람들에게 전달할지에 대해서 고민하였다. 인간의 감각기관 중에서 전체의 70%를 차지하며 가장 빠르게 정보를 처리하는 시각적 방법을 주로 활용하였다. 전문통계학자도 아니었던 나이팅게일은 이미 150여 년 전부터 데이터를 시각화하여 사람들을 설득하고 정책을 개혁했던 것이다.

오늘날 데이터와 정보의 시각화는 생활 곳곳에 스며들어 정보, 자료, 지식을 구체적이고 실용적으로 전달하기 위한 인포그래픽스(Infographics)로 특정사회 현상이나 사건 등을 과학적이고 심층적인 방법으로 기사화 하고 있다. 이것은 간호사였던 나이팅게일이 인간의 건강과 생명 연장을 위한 데이터 시각화에 등불을 지폈다고 볼 수 있다.

3 나이팅게일의 후예

나이팅게일의 간호에 대한 열정과 정신은 오늘날 간호학에 입문하는 학생들에게는 '나이팅게일 선서식'을 통해서 이어지며, 간호사에게는 나이팅게일 기장(the Florence Nightingale Medal) 수상으로 그 업적과 공로를 세계적으로 인정받게 된다.

나이팅게일 선서(Nightingale Pledge)는 1893년 미국 미시간 주 디트로이트 시 파라나(Farrana) 간호학교의 위원회에서 나이팅게일 선서문을 작성하고 이를 졸업식에서 사용한 것으로부터 유래를 찾을 수 있다. 간호사로서의 윤리와 간호원칙을 담은 내용으로 간호학생들이 맹세하는 의식이다. 학생들은 선서문을 낭독하면서 나이팅게일의 간호정신을 이어 받아 의로운 성품을 갖추고 인간 생명을 우선적으로 하며 간호의 발전을 위해서 전력을 다하겠다고 다짐한다. 나이팅게일 선서의 전문 중 개인의 사생활과 비밀의 보장, 환자의 권리보호 및 옹호자로서의 간호사 역할은 오늘날 미국간호협회를 비롯하여 대한간호협회의 윤리강령에도 반영되어 간호전문직의 직업정체성과 직업윤리 등의 지침이 되고 있다.

나이팅게일 기장은 스위스의 적십자국제위원회(International Committee of Red Cross, ICRC)로부터 간호 분야에서 공적이 큰 간호사에게 주어지는 기장으로 세계 최고의 영예이다. 나이팅게일 탄생 100년을 기념하여 1920년부터 2년마다 나이팅게일 탄생 기념일인 5월 12일에 수상자가 발표되고 있다. 선정 기준은 부상자, 병자, 장애인 또는 공중보건, 간호교육 분야에서 모범적인 활동과 창조적, 개척적인 정신을 함양한 사람이다. 2015년에는 전세계 16개국에서 36명이 수상자로 선정되었으며, 그간 수상자의 총 수는 1,447명이다. 우리나라에서는 1957년 이효정 씨로부터 시작하여 2015년까지 55명에게 수여되었다. 이들 중 1991년에 나이팅게일 기장을 수상한 박명자는 1949년 서울대학교 의과대학 부속 고등간호학교에 입학하여 간호학생에서 간호장교로 한국전쟁을 겪었고, 1956년 육군 중위로 전역해서는 서울대학교 의과대학 부속병원 수술장에서 근무하면서 무균술의 준수와 수술 후 회복실 운영등 적극적인 시도를 하였다. 그리고 1958년 1월 서울대학교 의과대학 부속병원의 가톨릭간호사 10명과 함께 가톨릭노동청년회에 대한 소개책자를 연구하다가 가톨릭노동청년회의를 시작하였다. 또한 전쟁 후 극도로 피폐한 경제상황에서 집단으로 모여 사는 '개미마을'을 비롯한 서해안 무의 도서 지역과 산청 나환자 수용소 등을 찾아가는 봉사활동은 평생을 두고 계속하였다. 박명자는 간호교육자로서 후학 양성에 헌신했을 뿐만 아니라 중등학교 교련교육 내용을 개발하였고, 간호교육자로서 장학사와 학교교장으로 신설병원의 최고 간호관리자로서 간호행정 체계화를 위해 힘썼다.

이처럼 우리나라에서도 간호사라는 이름만으로 다양한 간호학생과 간호사들이 각자 다른 시기와 환경에서 진정한 주인의식을 가지고 창의성을 발휘하여 간호과정을 수행한다면 결국 오늘날 나이팅게일의 제자라고 말할 수 있을 것이다.

제 6 부

간호윤리

제 1 장 간호윤리학의 개요

학습목표

1. 간호윤리학의 의의와 중요성에 대하여 이해할 수 있다.
2. 윤리학과 간호윤리학의 주요개념에 대하여 설명할 수 있다.
3. 윤리이론으로 공리주의와 의무론을 비교 설명할 수 있다.
4. 간호의 윤리적 원칙과 규칙에 대하여 설명할 수 있다.
5. 윤리적 의사결정방법에 대하여 설명할 수 있다.

1 간호윤리학의 이해

1. 간호윤리학의 의의

19세기 나이팅게일의 독자적인 전문 간호학교의 성립과 더불어 간호사들은 높은 수준의 교육과 훈련을 받게 되었고, 간호현장에서는 전문직으로써 합리적, 효과적으로 판단하는 동시에 자신의 행위에 책임을 질 것을 요구받았다. 따라서 현대의 간호사들도 나날이 발전하는 과학적, 기술적 진보와 함께 빠르게 변화하는 사회적 가치 속에서 대상자들의 요구와 이익을 위해 책임 있는 행동을 할 의무가 있다.

현대 간호사들은 정신적, 신체적으로 힘들고 복잡한 업무를 매일같이 수행함에도 자신의 역할과 직무를 사랑하고 자부심도 갖고 있다. 간호사들은 고되고 힘든 간호업무를 지속적으로 수행하는 이유를 '자신들이 선한 일을 행하기 때문'이라고 대답한다. 왜 간호는 선한 것일까? 이는 일반적으로 사람들이 선하다고 생각하는 행위를 목적으로 하기 때문이다. 그렇다면, '간호사들이 업무를 할 때 선한 일을 행하려는 의도를 가지고 행동하고 있다면 왜 우리는 간호윤리가 필요한 것인가?'라는 질문을 던지지 않을 수 없다. 그 이유는 선한 의도만으로는 간호의 윤리와 도덕에 충분하지 않기 때문이다. 왜냐하면, 실제로 간호사들은 자신들이 '선한 일'을 행하는지의 여부에 대해서 종종 혼란스러워하기 때문이다. 예를 들면, "내가 대상자에게 한 간호가 옳은 것인가?", "내가 한 간호가 정말로 대상자에게 더 좋은 것인가?", "나는 대상자들의 선택과 그 결과를 진심으로 이해해 주고 그들이 올바르게 선택할 수 있도록 도와주고 있는가?", "안락사는 개인 또는 사회를 위해 이로울 수도 있지 않을까?", "산모의 생명을 살리기 위한 낙태는 허용될 수 있지 않을까?"와 같은 선한 의도를 가진 질문들을 끊임없이 하면서 조심스럽게 대상자들의 삶과 건강에 영향을 미치는 의사결정을 한다. 그러나 윤리적인 기준이 없이 선한 일에만 기준을 두고 내린 혼란스러운 의사결정은 간호사와 대상자에게 모두 도움이 되지 않을 수 있다. 윤리학적인 지식이 없는 선함은 오히려 자칫 잘못하다가 악함의 원인으로까지 작용할 수 있기 때문이다. 그러므로 다른 방법들을 대신하여 어떤 한 가지 방법을 선택한다는 것은 다른 여러 가지 가능성에 대해 면밀히 검토할 수 있는 능력을 요구하는 것이다. 또한 다른 방법들을 대신하여 한 가지 방법을 선택할 때 그 이유와 근거를 충분히 가지고 있는 것은 간호사가 자신의 업무에 확신을 갖고 이를 충실히 수행하는 데 필수적으로 요구되는 사항이다.

현대의 간호는 시대의 흐름과 과학기술의 발전에 따라 윤리적, 혹은 도덕적으로 불확실한 요소를 지닌 이슈와 상황들을 점점 더 많이 다루게 되었다. 점점 더해지는 기술 의존과 이로 인해 평균수명의 연장, 그리고 늘어나는 보건 의료비용과 전문가적 자율성의 증가는 간호사들이 더욱 복잡해지는 윤리적 문제들을 마주해야 하는 환경을 만들었다. 간호사는 자신이 속한 상황이 윤리적이거나 도덕적인 문제가 있는지를 알아챌 수 있는 능력이 있어야 하고, 정해진 윤리원칙과 이론에 따라 적절하고 논리적인 윤리적 결정을 내려야만 한다. 중요한 쟁점들을 다루는 윤리적인 문제는 손쉽고 명확한 해법이 없다. 그렇기 때문에 간호사는 윤리적인 요소가 있는 상황을 인식할 수 있는 확고한 윤리지식을 갖추어야 하며, 감정적으로 힘겨운 윤리적 판단에 참여하려는 의지와 용기를 가져야 한다.

간호사가 윤리적으로 의사결정하고 행동하기 위해서는 환자의 개인적 특성이나 가치관, 문화, 법률 및 정치적 풍토 등을 개별적으로 고려할 줄 알아야 한다. 또한 간호사에게는 개인적 가치와 문화적 규범, 도덕성 발달, 윤리이론에 대한 지식과 이해가 있어야 하며, 예민하고, 끈기와 통찰력이 있어야 한다. 더하여, 논리적이고 공정하며 일관성이 있는 결정을 내릴 수 있도록 풍부한 지식과 능력을 갖추어야 한다. 이러한 의미에서 툴민(Toulmin)은 간호윤리학에는 사례, 현재의 법과 관습, 그리고 의사결정에 영향을 미치는 윤리적 철학이론들이 모두 포함되어야 한다고 하였다.

2. 간호윤리학의 중요성

대상자와 가족, 사회적 안녕을 위해 기여하는 건강 전문직으로서의 권위와 그에 적합한 전문적인 판단과 행동으로 자신의 행위에 책임질 것을 간호사에게 요구하는 사회적 변화로 인해 간호윤리학은 그 중요성이 점점 더 강조되고 있다. 또한, 간호사와 대상자 간의 관계는 '인간의 존엄성과 대상자 유일성을 존중'하는 도덕적 원칙에 의해 이루어지는 상호관계로 간호사는 대상자가 건강관리를 받는 동안 가장 많이 접촉하고 가장 긴밀한 관계를 맺는 사람이다. 따라서 그 어떤 다른 전문직보다 간호사로 하여금 대상자 및 가족에게 특별한 윤리적 책임을 갖게 된다.

윤리에 대한 일차적인 정의는 '선한 일을 행하고 해로움을 피하게 하는 것'이다. 간호사의 의사결정은 대상자와 가족에 영향을 미치기 때문에 간호사는 대상자와 가족에게 선을 행하고 해로움을 피하게 할 책임이 있다. 물론, 간호 그 자체는 대상자와 가족들의 기본적인 욕구를 충족시켜 주려하고, 그들의 의견을 존중하려는 좋은 의도를 갖기에 간호사의 의도와 행위는 그 자체로 도덕적으로 훌륭하고 윤리적이라고 할 수 있다.

하지만 최근 들어 간호윤리가 강조되고 있는 이유는 무엇일까? 이는 간호사들이 자신이 당연히 해야 할 의무를 제대로 수행하고 있는지에 대해 예전만큼 확신할 수 없게 되었기 때문이다. 간호윤리가 강조되는 세 가지 이유는 다음과 같다.

첫째, 새로운 지식과 기술의 발전으로 의료의 범위가 광범위하게 확대되어 간호사가 무엇을 어떻게 하는 것이 환자를 위하는 것인지에 대해 확신할 수 없게 되었다. 최첨단 기계와 의료기술의 발달로 정신적, 신체적 능력이 현저히 감소된 환자에게 장기간 기계에 의존하여 생명을 유지하는 경우 간호사는 어떻게 하는 것이 환자와 가족을 진정으로 돕는 것인지 확실한 답을 할 수 없다. 그 외에도 장기이식, 시험관 아기, 뇌사, 유전자 조작 등 새로운 의료지식과 기술이 개발됨에 따라 생각하지 못하였던 새로운 가치관이 출현되고 있으며, 윤리적 갈등을 일으키고 있다.

둘째, 간호의 전문성이 인정됨에 따라 간호사는 의료팀의 일원으로서 의사 및 의료기관의 견해를 무조건 따르는 것이 아니라, 환자의 편에 서서 환자를 옹호해 줄 것이 요구되고 있다.

의사 및 의료기관의 견해와 환자의 선택이 충돌할 때 간호사는 전문지식과 합리적 판단으로 진정으로 환자에게 이익 되는 방안이 무엇인지에 대하여 생각하고 선택해야 할 것이다.

셋째, 사회 인구학적 변화와 함께 사람들의 가치관이 빠르게 변화함으로써 이제까지의 전통적 도덕률이나 정책, 법률만으로는 문제를 해결할 수 없게 되었다. 특히, 여성의 사회참여 활동과 노인인구의 급증, 출산율 감소, 인간의 자율성 존중과 함께 환자의 권리의식의 신장은 새로운 문제를 발생시켰다. 이러한 문제들은 관행처럼 행해졌던 간호행위들이 변화하는 사회적 요구에 적합한 행위인지에 대해서도 새롭게 비판적으로 판단할 필요성을 제기하였다.

이와 같이 간호직 내외의 변화는 간호사로서의 책임과 의무, 윤리의식 등에 영향을 미친다.

따라서 현대 전문 간호사는 간호윤리학을 중심에 두고 변화하는 시대의 요구를 반영한 윤리적 가치관을 형성한 후 간호를 수행해야 할 것이다.

3. 생명윤리학

생명윤리학은 1970년대 이후 미국을 중심으로 시작된 학문으로 생의 윤리학으로도 불리며, 생명에 관련된 윤리와 도덕의 문제를 다루는 철학이라고 할 수 있다. 사무엘 고르비츠(Samuel Gorovitz)는 생명윤리학을 '건강과 관련된 맥락 및 생물학과 관련된 맥락에서 일어나는 의사결정 과정의 도덕적 차원을 비판적으로 검토하는 학문'이라 정의하였고, 포터(Van Rensselear Potter)는 '생물학적 지식과 인간의 가치체계에 관한 지식을 융합하는 새로운 학문으로 인간의 생존을 돕는 학문'이라 정의하였다. 생명윤리학은 말 그대로 '생명'에 대한 '윤리학'인데, '생명'이란 생명공학, 심리학, 유전학 등을 다룬다는 의미이며, '윤리학'이란 우리가 따라야 하는 근본적인 가치들은 무엇인가를 결정하는 시도에 대한 학문이다. 따라서 생명윤리학은 의료행위와 직접적, 간접적으로 관련되어 발생하는 도덕적 딜레마를 해결하려는 목적이 있다. 또한 인간의 생명이 존재해야 하는 당위성과 상충되는 요인들을 윤리학적으로 조명해 보려는 의도가 있다.

생명윤리학은 방법론이라기보다는 그것이 다루는 주제에 의해 분류되는 학문이다. 이 분야에서 다루는 주제는 매우 다양한데 다음 표 6-1과 같이 요약할 수 있다.

표 6-1 생명윤리학에서 다루는 주제

생명윤리학에서 다루는 주제	내용
죽음과 관련된 주제	뇌사, 심폐소생술 금지(DNR: Do Not Resuscitate), 치료의 중단, 조력자살
생명의 시작과 관련된 주제	시험관 아기, 인공임심중절, 기형을 가진 신생아의 치료, 태아치료
장기이식과 관련된 주제	수혜자 선정, 장기 확보, 공여자 권리보장, 장기의 공급체계
생명공학 분야와 관련된 주제	배아 연구, 유전자 조작연구, 유전자 복제
의료자원의 분배와 관련된 주제	최첨단 치료나 시설의 사용, 자연의 분배

이러한 주제를 다룰 때 생명윤리학에서는 '무엇이 정상이고, 무엇이 자연스러운가?', '책임의 범위와 한계는 어디까지인가?' 등의 질문을 해야 한다. 생명의료의 윤리적인 문제가 발생하는 간호 상황에서 간호사는 '어떻게 간호를 해야 하는가?', '기존의 생명의료 윤리원칙에 따른 의사결정이 과연 간호사가 행하는 간호에 대한 당위성을 설명해 줄 수 있는가?' 등과 같은 질문도 필요하다. 생명의료 문제가 발생하는 상황에서 오늘날의 간호는 인간 개개인을 대상으로 하는 전인격적 간호이므로 생명윤리에 대한 확립이 무엇보다 중요하다. 더하여, 간호사 개인도 윤리적 가치체계를 확립하고 전문적이고 윤리적인 의사결정을 실행해야 할 것이다.

2 윤리학과 간호윤리학의 주요개념

1. 윤리학의 주요개념

윤리란 사람으로서 마땅히 행해야 할 도리나 규범을 의미한다. 또한 인간행동에서 도덕적 차원을 이해할 수 있도록 도와주는 철학적 탐구의 형태를 말한다. 윤리학은 인간행위에서 무엇이 옳고 그른지, 무엇이 좋고 나쁜지에 대한 도덕성 원칙의 탐구이다. 그러므로 전문직 업무에 관한 집단의 규약으로 집단의 구성원에게 기대되는 행동이나 기준이라 할 수 있다. 따라서 윤리는 종교윤리, 의사윤리, 간호윤리와 같은 특정한 집단의 신념과 관습이며, 윤리학은 **윤리적 의사결정**에 대해 이론적으로 접근하는 방법을 제시해주는 학문이라고 볼 수 있다.

윤리학에 대한 다섯 가지 주요개념은 다음과 같다.

1) 도덕, 도덕과 무관함

도덕적이란 말은 관습에서 유래된 것으로 인간으로서 마땅히 지켜야 하는 도리 및 그에 준하는 행위를 의미한다. 도덕(moral)은 2가지 의미로 나눌 수 있는데, 도덕이란 말이 평가적 의미로 쓰일 때에는 그 반대어가 '부도덕 또는 비도덕'이라는 의미의 'immoral'이고, 분류적 의미로 쓰일 때에는 그 반대어가 '도덕과 무관하다'는 의미인 'amoral' 또는 'nonmoral'이 된다.

2) 옳음, 그름, 착함

옳음(right)은 의무나 마땅함이 도덕적으로 쓰이는 경우를 의미하는 것으로 어떠한 행위가 옳다는 것은 곧 그 행위를 수행하여야 할 의무가 있다는 의미이자 그 행위나 결정이 도덕적 원칙과 규칙에 합당하다는 것을 의미한다. 그러나 그르다(wrong)는 옳다와 반대되는 말로 하지 말아야 할 것 혹은 도덕적 원칙이나 규칙에 위배되는 것을 의미한다. 더하여, 착함이란 인격이 포함된 좋음(moral good)을 의미하는 것으로, 착하다는 말은 도덕적으로 선하다는 것을 의미한다. 즉, 착한 사람이란 좋은 동기를 많이 가진 사람이라는 의미이자 착한 심정, 착한 행동이란 좋은 동기에서 일어난 심정 내지는 행동을 일컫는 말이다.

3) 권리, 의무

권리(right)의 법률상 의미는 특정한 이익을 주장하고 누릴 수 있는 능력을 의미하지만 윤리적으로는 남에게 바라고 기대할 수 있는 정의를 의미한다. 의무(duty)는 권리의 반대어로 어떤 사람이 맡은 직분을 뜻하거나 당연히 또는 강제로 하거나 하지 말아야 하는 것을 의미한다.

4) 좋음, 나쁨

좋다(good)는 것의 윤리적 의미는 인간행위의 목적이 될 수 있는 궁극적인 가치로서의 선을 의미하며 그 반대는 나쁨(bad)이다. 궁극적 가치로서의 좋음은 도덕성이 있는 의향이나 행동, 쾌락, 행복, 건강, 올바른 의견 등을 의미한다.

5) 도덕적 딜레마

딜레마(dilemma)란 '만족스럽지 않은 양자 혹은 두 가지 이상에서 한 가지를 선택해야 하는 상황' 또는 '진퇴양난'이란 말로 표현되며, 표면상 만족스러운 해결을 할 수 없는 문제 또는 상황을 일컫는다. 도덕적 딜레마란 도덕적인 이유와 갈등이 내재해 있는 상황에서 어느 한 쪽을 선택해도 만족스럽지 않은 상황임에도 불구하고 반드시 선택을 해야 하는 경우를 의미한다.

2. 간호윤리학의 주요개념

간호윤리는 간호행위를 하는 데에 요구되는 도덕적 규범과 제반 의무사항이다. 간호사는 환자를 간호할 때 공정한 태도와 지혜로운 판단으로 환자가 진실로 원하는 의사결정을 하도록 도와주어야 한다. 따라서 오늘날의 간호사 개인의 윤리적인 가치는 과학적 지식이나 기술에 대한 요구보다 훨씬 더 크고 중요하다. 간호윤리에서의 여섯 가지 주요개념은 다음과 같다.

1) 삶의 질 vs 삶의 양

삶의 질이란 삶에 대한 객관적인 정도뿐만 아니라 주관적인 인식과 평가에 의한 만족의 정도이며, 삶의 양이란 사람이 살 수 있는 기간을 의미한다.

다음은 간호사가 경험할 수 있는 삶의 질과 양에 대한 문제이다.

※ 의식이 없는 아들의 인공호흡기를 제거해 달라는 부모의 요청을 받았을 때, 간호사는 삶의 질과 양에 대한 질문을 할 수 있다.

- 사람이 살고 죽을 때 누가 이것을 결정하는가? 이는 안락사와 살인의 경계로 이와 같은 결정은 오용될 수 있기 때문에 쉽지 않은 문제이다.
- 환자는 자신의 의사와 상관없이 죽는 시기가 연장될 수도 있다는 공포 없이 편안하게 죽음을 맞이할 수 있어야 한다.
- 안락사가 의사에 의해 결정되어야 한다고 생각하지 않으며, 그보다는 가족, 사회 사업가, 의사, 간호사가 한 팀을 이루어 함께 결정하는 것이 좋은 것이다.

삶의 질 vs 삶의 양의 문제점은 환자가 죽을 수 있는 권리가 명확하지 않다는 것이다. 또한, 안락사나 조력자살을 하려는 환자에게 이를 보조하거나 지지할 것을 거부할 수 있는 간호사의 권리가 명확하지 않다는 점이다.

2) 선택 우선론 vs 생명 우선론

임신중절은 지금까지 많은 논쟁을 불러 일으켰는데, 논쟁의 중요요소는 태아의 인격성에 관한 문제이다. '태아는 사람인가?', '언제부터 사람이라고 할 수 있는가?'라는 물음을 제시할 수 있다. 또한 나의 생명과 마찬가지로 타인의 생명도 존중되어야 한다는 생명 존중성에 대한 문제도 거론되고 있다. 이에 대하여 간호사는 '원치 않는 임신으로 임신중절을 선택한 경우, 중절에 관한 일을 인정하느냐' 아니면 '태아의 생명은 어떤 상황에서든 지켜야 하는가'라는 두 질문에 관하여 답을 해야 한다면 과연 어떤 것을 우선해야 하는지 판단해야 할 것이다.

3) 자유 vs 통제

자유와 통제는 해로움을 방지하기 위한 문제이다. 예를 들면, '공공의 이로움을 위해 강제로 AIDS나 감염병 환자들을 일정한 장소에 있도록 해야 하는가?' 아니면 '자신의 의지대로 자유롭게 다닐 수 있도록 하여야 하는가?' 또는 의식은 있으나 회복불능의 사지마비 환자의 경우 '환자의 의사를 존중해야 하는가?' 아니면 '강제로 먹여야 하는가?'하는 문제가 있다. 간호사 업무의 경우, '간호사들 자신의 근무환경과 질적인 간호를 제공하기 위해 파업에 동참해야 하는가?' 아니면 '말아야 하는가?' 하는 문제를 들 수 있다.

4) 진실을 말하기 vs 기만하기

진실을 말하기와 기만하기는 비판적 사고를 해야 하는 부분으로 기만하기에는 거짓말하기도 포함된다. 간호사가 환자에게 기만이나 거짓말을 하는 이유는 그것이 그 사람에게 유익하다고 생각하기 때문이며 간호사는 이러한 행위를 함으로써 예상되는 해로움을 피하거나 줄이려고 한다. 그러나 살 수 있는 기간이 3달밖에 되지 않는 백혈병 환자에게 진실을 말하지 않고, 열심히 치료받으면 희망적이라고 말한다면 결과적으로 환자를 기만하게 되는 것이다. 과연 이것이 윤리적으로 정당화될 수 있는지에 대한 의문이 제기된다.

5) 제한된 자원의 분배

제한된 자원의 분배는 환자의 건강이나 생명을 유지하기 위해서 필수적이다. 그러나 환자의 지불능력을 벗어나는 고가의 의약품 또는 의료장비이거나 약품 또는 장비 자체가 부족하여 수요에 맞게 공급될 수 없는 문제가 발생할 수 있다. 이 경우 '어떤 사람에게 어떻게 사용하고 분배하여야 하는가?'에 대한 의사결정은 윤리적 딜레마가 될 수 있다.

6) 경험적 지식 vs 개인적 신념

경험적 지식과 개인적 신념은 사회적으로 인정되는 경험적, 과학적 지식 대 관념적, 종교적, 문화적, 경제적 신념이 상충하는 문제이다. 예를 들어, 수술을 받지 않으면 얼마 살지 못하는 유방암 환자가 수혈을 절대 받으면 안 된다는 자신의 종교적인 믿음과 신념 때문에 수술을 받지 않는 경우가 있다. 이때 간호사는 수술을 하면 살 수 있는 이 환자에게 경험적, 과학적 지식을 알려주어도 환자가 종교적인 신념을 포기하지 않는 이상 환자의 의사결정을 변경하도록 강요하지는 못한다. 즉, 간호사와 환자의 종교적인 신념이나 문화적 관습이 명백하게 경험적, 과학적 지식과 대치되기도 하며, 교육, 문화, 종교, 인생경험 등에 의해 영향을 받아 서로 다르게 의사결정을 내릴 수도 있다.

3 윤리이론

현대사회에서 전문 간호사 및 간호집단의 가치와 도덕, 신념에 가장 많이 영향을 미치는 대표적인 윤리이론은 공리주의와 의무론이다.

1. 공리주의

공리주의(utilitarianism)는 결과주의 혹은 목적이론이라 불리는 윤리이론으로 옳고 그름이 행위의 결과에 달려 있다고 본다. 공리주의가 유일하게 추구하는 보편적 원리는 오직 '최대 다수의 최대 행복'이기 때문에 경우에 따라서는 수단이 목적을 정당화시킬 수 있다고 생각한다. 즉, 이 이론에서는 원인이나 의도보다 결과적으로 나타난 선의 유무가 윤리적 행동의 척도가 되므로 그 어떠한 행동도 그 자체로 옳거나 그른 것은 없다고 보는 것이다.

공리주의는 데이비드 흄(David Hume)의 생각을 영국의 철학자이자 법학자인 제레미 벤담(Jeremy Bentham)과 제임스 밀(James Mill)이 함께 발전시킨 도덕이론으로 자연주의 철학에 그 기반을 두고 있다.

스코틀랜드 태생인 데이비드 흄은 윤리란 사람들의 욕망에 의해서 영향을 받는다고 생각했으며, 욕망이 좋은 것과 나쁜 것을 결정하며 우리가 행동할 때 이성이 하는 일이란 오직 두 가지 역할밖에 없다고 주장했다. 하나는 진실 혹은 거짓의 여부만을 알려주고, 둘째는 우리의 목적을 달성할 수 있는 방법에 대해서 알려준다고 하였다. 그리고 목적은 우리의 욕망에 의해 영향을 받기 때문에 흄에 의하면 우리는 욕망에 의해 행동하며, 욕망은 즐거움을 선호하고, 우리는 유용성과 행위의 결과에 의해 판단하는 것을 배우게 된다는 것이다.

알고 넘어가기

3가지 공리주의 종류와 특징

1. 선호 공리주의(Preference utilitarianism)

선호 공리주의란 사람들이 가장 많이 선호하는 것을 선택하는 것이 효용을 높이는 방법이라고 주장하는 것이다. 즉, 사람들이 무엇을 더 원하는가와 같은 개인적 혹은 사회적 선호도가 행위의 옳고 그름을 판단하는 기준이 된다. 이러한 선호도는 어떤 사람들이 무엇을 원하고 어떤 욕구를 가졌는지, 무엇을 더 선호하는지는 개별적인 면담을 통해서만 객관적으로 알 수 있다.

선호도를 고려하는 공리주의는 고전적 공리주의에 비해 더 명확한 분석방법과 결정을 위한 규칙들을 지닌 장점이 있는 반면 일반적으로 받아들일 수 없는 것을 선호하는 주관적인 선호도를 객관적인 선호도와 동등하게 다루지 못한다는 단점이 있다.

2. 행위 공리주의(Act utilitarianism)

행위 공리주의는 같은 행위라도 주어진 조건이나 상황에 의해 결과가 달라질 수 있으므로, 행위를 선택할 때마다 선택된 행위에 의해 영향을 받는 사람들에게 가장 높은 효용을 안겨주는 행위를 선택해야 한다는 이론이다. 즉, 어떤 행위가 최고의 효용성을 생산할 수 있는 경우에 옳다고 보는 것이다. 행위 공리주의의 장점은 각각의 경우를 독특한 경우로 인정해주고, 각 상황이 서로 다를 경우 각각의 경우에 적절하게 다른 선택을 할 수도 있다는 것이다. 하지만 그 선택이 쉬운 것만은 아니다. 왜냐하면 그 선택이 옳은 것이라는 확신을 해 줄 수 있는 방법이 없으며 또한 행위의 결과가 예상한대로 나타날 것인지 확인할 방법도 없기 때문이다.

• 행위공리주의의 예

앞으로 몇 주밖에 살 수 없는 선천성 심장질환 신생아가 합병증으로 폐렴까지 걸린 상황이다. 주치의는 부모와 의논하여 항생제를 사용하여 생명을 연장할 것인지의 여부를 결정해야 한다. 항생제 사용 이외의 유일한 대안은 환아를 죽게 내버려 두는 것이다. 이때 행위 공리주의자들은 폐렴을 치료하지 않기로 결정하는 것이 부모의 이익을 극대화하는 방

〈계속〉

3가지 공리주의 종류와 특징

법으로 볼 것이며, 지금 상황에서 생명연장도 신생아에게는 이로울 것이 없다고 볼 것이다. 부모가 괴롭더라고 자식의 고통이 끝나는 것을 알게 되면 어느 정도 위안을 얻을 것이라 추론하는 것이 행위 공리주의자들의 예이다.

3. 규칙 공리주의(Rule utilitarianism)

규칙 공리주의에서 옳은 행위란 어떤 상황에 처했을 때 더 많은 효용을 산출할 수 있다고 이미 인정된 보편타당한 규칙들을 따라서 하는 행위를 의미한다. 그러나 이미 정해진 규칙들이 대부분의 경우에는 최대 효율성을 산출하지만, 어떤 특정 상황에서는 그렇지 못할 수도 있기에 효율의 극대화가 달성될 수 없게 된다. 이 점은 규칙 공리주의의 모순이라고 볼 수 있다. 또한 수많은 상황을 모두 포함시키기 위해 엄청난 규칙들이 만들어져야 하는데, 이 규칙들 중 적절한 규칙을 찾아서 적용한다는 것이 불가능하다는 문제가 있다.

• 규칙 공리주의의 예

말기 백혈병 환자가 전신통증으로 극심한 고통에 시달려 의사에게 안락사를 요청하는 상황을 우리는 '자발적 적극적 안락사'라고 한다. 규칙 공리주의자들은 안락사를 비롯한 자살, 낙태 등의 문제를 '살인하지 말라'는 규칙의 정당화된 예외로 인정할 수 있는지에 대한 문제로 파악한다. 그러나 여기서 중요한 것은 규칙 공리주의자들은 '정당방위 살인은 정당화 된다'라고 생각한다는 것이다. 즉, '살인하지 말라'는 규칙보다 '정당방위 이외에는 살인하지 말라'는 규칙을 채택하는 것이 더 좋은 결과를 가져온다고 볼 것이다. 그리고 규칙 공리주의자들은 고통 속에서 그저 죽음만을 기다리는 환자들이 안락사를 통해 괴로움을 종식시킬 수 있다는 이득을 강조할 것이다.

흄의 영향을 받은 벤담과 밀은 이 세상의 본래적 가치는 행복과 쾌락으로, 행복을 증진시키는 것은 옳은 것이 되고 행복과 반대되는 것은 옳지 못한 것이라고 주장하였다. 그래서 그들은 공리주의를 쾌락 공리주의 이론으로 분류시켰으며, 쾌락 공리주의는 또 선호 공리주의, 행위 공리주의, 규칙 공리주의로 분류되었다. 이 세 가지 공리주의에 대한 특징은 다음과 같다.

그 외에 공리주의 이론이 간호에 영향을 미치는 사례는 다음과 같다.

❶ 임신중절 문제에서 공리주의자들은 태아의 계속적인 생존이 임산부와 가족, 관련된 사람들, 태아 자신에 대해서 가져올 결과를 평가한 후 그 옳고 그름을 결정한다.

❷ 의료자원의 분배 문제에서 공리주의자들은 어떤 생명을 구조했을 경우 발생하는 이득과 다른 생명을 구조했을 경우의 이득을 검토하고, 그 비중을 비교하여 전적으로 무엇이 최선의 결과를 가져올 것인가에 관심을 두고 결정한다.

❸ 환각 상태에서 저항하는 환자에게 억제대를 사용한다거나 또는 여호와의 증인이 갖는 종교적 주장을 침해하면서까지 생명을 구조하는 의료행위를 수행해야 받아들여야 한다는 요구를 지지한다.

공리주의 입장을 간호윤리에 적용한다면 다수의 행복을 위해서는 소수의 사람이 고통 받거나 희생되어도 좋다는 논리를 합리화시키기 때문에 오류를 범할 수 있다. 공리주의는 무엇이 최선의 결과를 가져올 것인가 하는 문제에만 관심이 있고, 누가 의사결정을 할 것인가에는 관심이 없기에 공리주의를 사용할 경우 세심한 주의가 필요하다.

2. 의무주의

의무에 기반을 둔 윤리이론인 **의무주의(deontology)**는 비결과주의(nonconse−quentialism) 혹은 형식주의(formalism)라고도 불리운다. 의무주의에서 행위의 옳고 그름은 행위의 결과와는 상관없이 단지 의무에 근거한 법칙과 규칙에 의하여 판단된다. 의무주의에서 가장 전형적이고 전통적인 것은 칸트(Immanuel Kant)의 윤리이론인 칸트주의(kantism)이며, 칸트주의가 가지는 문제점을 현실적으로 해결하려고 노력한 로스(William David Ross)의 의무주의에 대해서도 알아보려고 한다.

1) 칸트주의

칸트는 도덕원리의 옳고 그름이 이성에 의해서 입증될 수 있다고 생각하였다. 칸트에게 거짓말이나 살인과 같은 행위는 상황과 무관하게 누구에게나 옳지 않으며, 도덕규범은 절대적인 것으로 모든 사람이 모든 상황에서 지켜야 한다고 주장했다. 그는 시대 또는 상황과는 무관하게 모든 사람에게 옳은 도덕이 존재한다는 것에 대해 이성적인 근거를 제시하고자 하였다. 칸트가 제시한 이성적 근거는 정언명령과 실천명령이다. 정언명령은 모든 사람들이 언제 어디서나 적용할 수 있는 절대적인 도덕규칙이 존재한다는 것이다. 합리적인 사람이면 어떤 상황에서든 무엇이 옳은 행동인지 알 수 있다는 일종의 격률(Maxim, 행위의 원칙)이다.

예를 들면, 의사가 환자에게 거짓말을 하는 것이 과연 정당화될 수 있는가 하는 문제와 관련된다. 의무론자들은 모든 사람은 타인에게 거짓말해서는 안 된다는 의무를 지니고 있기 때문에 의사도 환자에게 결코 거짓말해서는 안 된다는 것이다. 불치병 진단을 받은 환자가 의사에게 자신의 병에 대해 물어볼 때 의사는 환자가 받을 충격을 염려하여 거짓말 하고 싶은 충동을 느낄 수 있으나 아무리 좋은 의도에서 나온 행동이라도 '거짓말하지 말라'는 의무보다 앞설 수 없다는 것이 의무론자의 입장이다. 또한, 의사의 플라세보(placebo, 위약)가 특정 약에 의존하는 환자의 건강을 선한 의도로 증진시킬 수 있다는 사실에도 불구하고, 환자에게 거짓말을 하는 것이 되기 때문에 플라세보를 사용하는 것을 도덕적으로 허용하지 않는다는 입장을 보인다.

마지막으로 의무론자는 여성의 임신중절 행위에 대해 태아의 생명권을 침해하는 행위이며, 반면 태아는 어머니의 생명을 위협하는 어떤 행위도 하지 않았고 그러한 신념이나 의도 또한 갖고 있지 않기 때문에 도덕적으로 허용될 수 없다고 본다.

실천명령은 '사람을 대할 때는 그 사람을 수단이 아닌 목적으로 대하라'는 의미이다. 예를 들면, 환자의 목적이 건강 회복에 있다면 간호사의 목적도 환자의 건강 회복이 되어야 한다. 간호사는 이 환자를 단순히 월급을 받기 위한 도구로 사용해서는 안 된다는 것이다. 더하여, 실천명령은 가능하다면 도움이 필요한 사람은 당연히 도와야 한다는 뜻이며, 우리가 다른 사람에 대해서 가진 의무를 수행하는 것을 요구한다.

그러나 칸트식 윤리를 실무에 적용하려고 할 때 발생되는 문제점들이 있다. 칸트주의는 예외를 인정하지 않고 엄격하기 때문에 상충하는 대안이나 원칙 사이에서 선택을 해야 할 때에는 도움이 안 된다. 실제로 두 가지 설득력 있는 의무 사이에서 갈등을 만들어 내기도 한다. 또한 어떤 행위의 결과를 자동적으로 무시한다면, 때에 따라 참담한 결과를 초래할 수도 있다는 것이 문제점이다.

2) 로스의 의무주의

로스는 칸트의 이론체계가 안고 있는 문제점을 해결하기 위하여 칸트의 이론체계와 공리주의를 결합시킨 이론을 전개하였다. 로스는 조건부 의무라는 표현을 사용하였는데, 조건부 의무에는 신의의 의무, 배상의 의무, 보은의 의무, 정의의 의무, 선행의 의무, 자기계발의 의무, 악행금지의 의무 등이 포함된다. 조건부 의무들끼리 서로 충돌하는 경우에는 그 상황에서 우선적으로 수행하여야 할 의무라고 판단되는 의무가 그 상황의 실제적인 의무가 되고 그 의무를 수행하면 된다고 하였다.

예를 들면, 환자를 치료할 때 의사의 처방을 따르는 것은 간호사의 의무이다. 간호사는 의사의 처방을 수행하는 조건부 의무를 지니게 되는데 만약 어떤 상황에서 간호사가 의사의 처방을 따르면 환자에게 해가 될 것이 명백하다고 판단한 경우, 간호사는 심각한 도덕적 딜레마에 빠지게 된다. 이를 로스의 용어로 표현한다면 의사의 처방에 따라야 한다는 한 가지 조건부 의무는 다른 두 가지 조건부 의무와 상충된다. 첫째, 악행금지의 의무와 상충한다. 간호사는 타인에게 결과적으로 해가 될 행동을 해서는 안 되기 때문이다. 둘째, 신의의 의무와 상충한다. 간호사는 환자의 의료적 이익에 최선이 되도록 행동한다는 암묵적 계약 또는 동의가 되어 있기 때문이다. 이때 로스의 이론에 의하면 직관적으로 악행 금지의 의무가 다른 조건부 의무보다 엄격하기 때문에 간호사는 의사의 지시를 따르는 것이 도덕적으로 그르다고 결론지어야 한다.

로스 이론의 한계점은 조건부 의무들이 서로 충돌할 경우 그 중 어느 것이 실제적 의무가 되는지에 대해서는 보통 직관으로 알 수 있다고 말한 점이다. 그러나 우리 모두가 동일한 직관을 가지고 있지 않기 때문에 이는 명확한 답이 될 수 없다.

4 간호의 윤리적 원칙과 규칙

1. 생명윤리의 기본원칙

윤리이론들은 한 가지 이상의 윤리원칙과 규칙을 가진다. 윤리원칙과 규칙이란 도덕적 의사결정을 내리고 도덕적 행동을 유도하는 것으로 전문적 영역에서 도덕적 판단을 내리는 데 중심이 된다. **윤리원칙**은 보통 어떤 종류의 행동을 하거나 하지 말아야 한다고 표현되며, 생명윤리에서 의료인의 행동지침이 된다. 원칙과 규칙에는 자율성 존중의 원칙, 악행 금지의 원칙, 선행의 원칙, 정의의 원칙 네 가지가 있다. 이에 대해서 구체적으로 알아보도록 하겠다.

1) 자율성 존중의 원칙

자율성 존중의 원칙(The principle of respect for autonomy)이란 사람이 자신의 생각을 가지고 선택을 하며, 개인적 가치와 신념으로 행동할 권리를 가지는 것을 인식한다는 의미이다. 여기에서 존중은 단순히 태도만이 아니라 행동까지 포함하며, 타인의 행동이나 선택을 방해하지 않으면서 더 나아가서는 타인으로 하여금 자율적으로 선택할 수 있도록 그들의 능력을 배양하고 촉진하는 행위가 포함된다. 예를 들면, 의사가 일방적으로 환자의 진료를 결정하는 것이 아니라, 어디까지나 환자의 자율적 의사에 따라 진료해야 한다는 것이다.

자율성의 원칙에는 적극적 의무(positive obligation)와 소극적 의무(negative obligation)가 있는데, 적극적 의무는 정보를 제공하거나 상대방이 자율적으로 의사결정을 하도록 하는 것을 의미한다. 반면, 소극적 의무는 자율적인 행위가 타인에 의해 억압되어서는 안 된다는 의무이다.

의료진이 환자의 자율성을 존중하려면 우선 개인의 자율적 의사가 무엇인지 알아야 한다. 예를 들면, 의사는 진료행위를 하기 전 환자의 동의를 얻어야 하는데 여기서 문제가 발생할 수 있다. 의료행위는 고도의 전문성이 요구되는데, 의사는 전문지식을 갖고 있지만 대부분의환자는 전문지식을 모르기 때문이다. 따라서 이러한 경우 환자의 동의가 진정한 동의인가 하는 문제가 제기될 수 있다. 이를 생명의료윤리에서는 이를 '충분한 정보에 근거한 동의(informed consent)' 문제라고 한다. 즉, 전문가로서 환자에게 충분한 정보를 제공하고 그 내용을 확실하게 이해할 수 있도록 하며 그 뒤 적절한 의사결정을 촉진시키는 의미한다. 자율적 기능을 존중하는 적극적, 소극적 방법들은 다양하게 있으나 일반적으로 지지되는 **자율성 존중 원칙의 주요 내용**은 다음과 같다.

- 진실을 말해야 한다.
- 사적인 정보를 보호해야 한다.
- 타인의 사생활을 존중해야 한다.
- 환자치료에 대한 동의를 구해야 한다.
- 요청될 경우에는 타인이 중요한 결정을 하는 데 도움을 주어야 한다.

그러나 자율성 존중의 원칙은 단순히 적용하는 데 제한을 받기도 하고, 때로는 도덕적인 고려에 의해 제한을 받기도 한다. 예를 들면, 개인의 자율적인 결정이 공공의 건강을 해치거나 타인에게 위해를 가할 가능성이 있거나 혹은 부족한 자원을 요구할 경우에는 자율성을 제한하는 것이 정당화된다. 또한, 미성년자, 무능력자, 무지한자, 강요된 자, 착취당한 자, 약물중독자, 비합리적으로 자살하려는 자, 신생아와 같이 자율성을 발휘할 수 없는 자에게는 자율성 존중의 원칙이 적용되지 않는다.

2) 악행금지의 원칙

악행금지의 원칙(The principle of nonmaleficence)은 우리가 타인에게 의도적으로 해를 입거나 해를 입힐 위험을 초래하는 행위를 하지 말아야 할 의무를 의미한다. 여기에서 '해(harm)'라는 의미를 어떻게 해석하느냐의 문제가 있다. '해'라는 개념은 단순히 '선'과 이분법적으로 분류되는 개념이 아니라 한쪽 끝은 선이고 다른 한쪽 끝은 해라는 연속선상 위에서 문제의 행위가 어디쯤에 위치하느냐에 따라 선이나 해로 분류될 수 있는 일종의 연속적인 개념이라 할 수 있다.

'해'의 의미는 좁게는 신체적, 심리적 이해관계의 훼손만을 의미하며, 넓게는 명예, 재산, 사생활, 자유 등의 훼손까지 의미한다. 생명윤리에서는 좁은 의미에서만 사용하고 있는데 고통, 무능력, 죽음, 신체적 상해 등에 초점을 맞춘 피해로 볼 수 있다.

이 원칙에 따르면 모든 의료인은 환자에게 '해'가 되는 행위를 해서는 안 된다. 즉, 치료과정에서 환자에게 신체적, 정신적으로 상해를 주어서는 안 된다는 의미이다. 하지만 우리는 치료과정상 환자에게 일부 신체적 상해나 고통을 줄 수밖에 없는 경우(예: 정맥주사 잡기, 혈당검사를 위한 바늘사용)에 부딪히곤 한다. 그러나 이 경우 환자들이 겪는 고통이나 불편함은 도덕적 평가와는 관계가 없는 해로, 이러한 고통이나 불편함은 환자들의 더 큰 복지를 위해 어쩔 수 없이 가해지는 것으로 보아야 한다. 또 다른 예를 들면, 아동에게 고통을 주기 위해 바늘로 찌르는 것은 나쁘지만, 예방접종을 위해 바늘로 찌르는 것은 유사한 고통이 따르더라도 아동을 심각한 질병에서 보호하려는 것으로 해가 되는 행위가 아니라고 보는 것이다. 그러므로 악행금지의 원칙은 환자에게 무조건적으로 상해나 고통을 주어서는 안 된다는 의미가 아니라 환자에게 가해지는 위험과 고통을 최소화하여야 한다는 의미로 받아들여야 한다.

한국간호사 윤리강령의 '간호사는 대상자가 타인에 의해 안전과 건강이 위협받을 가능성이 있을 때 대상자를 보호하기 위해 적절한 조치를 취한다'는 조항과 나이팅게일 선언문의 '나는 인간의 생명에 해로운 일은 어떠한 상황에서나 하지 않겠습니다'라는 것도 이 원칙에 속한다. 즉, 간호사는 실질적으로 가능한 최고 수준의 간호를 제공하고 대상자가 타인에 의해 안전을 위협받을 가능성이 있을 시에 보호하기 위한 적절한 조치를 취해야 한다.

3) 선행의 원칙

선행의 원칙(The principle of beneficience)은 인간의 건강과 복지에 기여하는 것을 의미한다.

선행이란 일반적으로 인정, 친절, 자비 등을 의미하며, 이타주의, 사랑, 인본주의 등을 포함하는 개념으로 넓게는 타인에게 이득을 주려는 의도의 모든 행동이 여기에 속한다. 하지만 선행을 자비(benevolence)와는 구별하여야 한다. 자비는 불교의 자비나 기독교의 사랑과 같이 타인에게 선을 베풀고자 하는 마음의 성향으로 일종의 덕목을 지칭하는 말이다. 그에 반해 선행이란 그 성향의 결과이든 아니든 다른 사람을 돕는 행위 자체를 의미하는 것으로, 생명윤리에서 중요한 위치를 차지하는 말이다. 즉, 선행의 원칙에 따르면 의료인은 보통의 도덕을 넘어서 타인을 적극적으로 도와주어야 할 의무가 있다.

선행의 원칙에는 크게 두 가지의 중요한 개념이 있다. 하나는 적극적 선행(positive beneficient)이고 다른 하나는 효용(utility)의 원칙이다. 적극적 선행은 대상자에게 이득을 제공하는 것을 의미하고, 효용의 원칙은 행위결과로 나타나는 이득과 손실 간의 균형을 요구하는 것을 의미한다. 그러나 선행의 원칙은 이 두 가지 개념 중에서도 효용의 원칙보다는 적극적 선행을 그 기반으로 하고 있음을 알고 있어야 한다.

4) 정의의 원칙

정의의 원칙(The principle of justice)은 공평한 분배의 문제에 대한 것이다. 의료자원이 한정되어 있는 경우 환자를 치료하는 데 있어 해악을 피하고 선행을 제공하는 것이 항상 가능한 것은 아니다. 해악과 선행이 공존하는 상황이 발생하였을 때 윤리적 관심사는 어떻게 해악과 이득을 공평하게 분배하는가에 있다. 여기에서의 분배는 누가 어느 정도의 피해를 입고, 누가 얼만큼의 이득을 보아야 하는 건지, 궁극적으로 이들 간의 분배가 얼마나 공정한가 하는 문제이다.

공평한 분배 문제에 대한 예를 들면, 장기이식에 있어서 인공심장의 수량이 한정적일 경우 어떤 환자에게 이식을 할 것인가?, 병실은 만원인데 더 이상의 진료가 무의미한 환자가 계속 입원을 고집하는 경우 의료진은 어떻게 해야 하는가? 등이 여기에 속한다.

이렇게 의료자원이 한정되어 있을 경우 환자를 선택하는 기준이 문제시될 것이다. 이것은 분배적 정의(distributive justice)에 관한 문제이다. 분배적 정의는 재화나 서비스의 분배에 대한 것으로, 이 경우에는 의료 및 간호서비스를 공정하게 분배하는 것을 의미한다. 인간은 누구나 신분이나 경제적 능력과 상관없이 인간의 존엄성을 유지하기 위해 최소한의 의료권을 지닌다면 그것은 어느 정도인가에 대한 물음이다.

분배적 정의에 대한 예를 들어보자.

분배적 정의의 예

가정방문 간호사가 매일 6명의 환자를 돌보아야 하고 하루에 150km를 이동해야 한다면 환자와 가족에게 기울이는 시간뿐만 아니라 이동시간도 고려되어야 한다. 6명의 환자들은 모두 주의가 필요한 환자들이긴 하지만 그중에서 3명은 훨씬 더 높은 간호요구도를 가지고 있다. 3명 중 1명은 뇌종양으로 죽어가는 환자로 심한 통증이 있어 약에 대한 재 처방이 필요하다. 또 다른 환자 1명은 최근 기관절개관 수술을 받아 그의 아내는 그의 분비물을 흡인해 내는 것을 배워야 한다. 나머지 1명의 환자는 당뇨병인데 혈당을 통제할 수 없고 발에는 심한 상처가 감염되어 있다. 각각의 환자들이 방문간호사에게 자신을 더 간호해 달라는 요구가 있을 때 방문간호사는 어떻게 자신의 시간을 공정하게 분배할 수 있을까?

위와 같이 이용 가능한 자원보다 더 많은 양의 요구가 있을 경우, 자원 배정을 위해 추가적인 기준을 확인하는 것이 필요하다. 어떤 간호사는 누가 최대의 혜택을 받는 것인지 검토할 수 있고, 다른 간호사는 어떤 환자가 가장 돌봄을 많이 받아야 하는지 검토할 수 있다. 그리고 간호사는 개인에게 의료자원을 배정할 때 다음과 같은 질문을 스스로에게 제기해야 한다.

- 이것은 공정한 행위인가?
- 이 사람에게 당연히 제공해야 하는 의무는 무엇인가?
- 이 사람을 다른 사람과 동등하게 대하는 것으로 그를 차별하는 것은 아닌가?

2. 생명윤리의 규칙

윤리규칙은 윤리원칙의 하위개념으로 간호윤리와 관련된 규칙으로는 정직의 규칙, 신의의 규칙, 성실의 규칙이 있다.

1) 정직의 규칙

정직의 규칙(veracity rule)은 진실을 말해야 하는 의무이다. 정직의 규칙에 포함되는 것은 다른 사람을 존중하고 선을 위해 진실된 것만을 말하고, 거짓말이나 속임수를 쓰지 말아야 하는 것이다. 이는 보건 의료인에게 매우 중요하다. 정직하기 위해서는 선한 것과 무해한 것의 정의와 같은 독립적인 원리가 함께 적용되어야 하며 또 이 원리는 인간존중의 원리와 성실의 규칙에도 부합되어야 한다.

2) 신의의 규칙

신의의 규칙(confidentiality rule)에서 '신의'는 보건의료 분야에서 '비밀보장'이라는 의미로 많이 사용되는 말이다. 나이팅게일 서약문에도 "간호하면서 알게 된 개인이나 가족의 사정은 비밀로 한다."는 내용이 명시되어 있다. 보건의료인들은 환자의 개인차를 존중하고, 그들의 독자적 인격을 성실하게 돌보면서 그들의 사생활이나 의료 중에 알게 된 정보나 비밀을 보장해야 할 의무가 있다는 의미이다.

3) 성실의 규칙

성실의 규칙(fidelity rule)은 약속을 지켜야 하는 의무이다. 이 규칙은 자율성의 원리와 독자성의 개념에서 나온 것으로 규칙 중에서 가장 강한 특성을 지닌다. 특히, 계약적인 관계에서 더욱 기본적인 윤리규칙으로 약속 이행과 동일하게 사용된다. 현대사회에서 간호사와 대상자와의 관계가 계약관계로 설명되는 점을 고려할 때 간호사에게 성실의 규칙은 특히 중요하다.

5 윤리적 의사결정

윤리적 의사결정은 간호전문직 분야에서 중요한 관심사이다. 간호사는 복합적이며 다차원적인 윤리적 책임 상황에 직면하게 되기 때문에 환자 간호와 치료에서 윤리적 의사결정이 간호사의 중요한 역할 중 하나라고 할 수 있다. 간호사는 전문적인 능력으로 간호실무능력뿐만 아니라 윤리적 의사결정능력도 요구된다. 따라서 수준 높은 간호를 제공하기 위해서는 먼저 간호사의 윤리적인 가치관과 간호철학이 확립되어야 한다.

1) 정의

샤벨슨(Shavelson)은 윤리적 의사결정을 '주어진 정보의 복합적인 인지과정을 거친 후 양심과 사회의 도덕적 가치에 의거하여 하나의 안을 선택하는 것'이라고 정의하였다. 부모나 다른 성인이 아동의 이익을 위해서 의사결정을 하는 것과 같은 유형을 간접적 의사결정이라고 하며, 성인이 자신을 위해서 의사결정을 하는 것을 자율적 의사결정이라고 한다.

2) 윤리적 의사결정의 준거틀

윤리적 의사결정을 하기 위한 준거틀은 다음과 같다.

- 개인적 신념과 가치
- 윤리적 접근방법
- 간호실무를 위한 윤리적 개념
- 윤리적 행위의 기준

이 준거틀 중 어떤 틀을 선택할 것인가는 틀에 함축된 가치와 의사결정자의 가치가 일치하는지의 여부에 따라 달라진다. 그렇기에 윤리적 의사결정을 할 때 한 가지 틀만이 모든 상황에 최선이라고 생각해서는 안 된다. 우리가 의료와 간호를 제공하는 상황이 매번 다르고, 관련된 사람들의 도덕적 가치와 신념들도 매번 다르기 때문이다. 따라서 환자나 의료인, 그 밖에 다른 관계자들의 가치에 따라 윤리적 문제를 접근하는 방식도 달라져야 한다.

3) 윤리적 의사결정 시 고려해야 할 사항

간호사들은 자신이 윤리적 의사결정을 내릴 때 다음과 같은 사항들을 고려해야 한다.

❶ 가치갈등의 구체적인 전후 내용

발생하는 윤리적 문제의 전후 관계를 이해함으로써 문제의 본질이 무엇인지를 파악하게 해 주며, 당사자들이 문제를 어떻게 규정하는지 알게 된다. 문제의 전후 내용을 파악함으로써 문제의 전모가 밝혀지고 문제에 대한 다양한 해석과 각자의 가치가 명백해짐으로써 가치 갈등이 명료하게 된다.

❷ 관련된 가치의 의미

문제의 중심이 되는 가치의 중요성을 탐구하는 것으로 어떤 상황에서 개인이 가지고 있는 가치의 의미를 밝혀내는 것이다. 간호사와 환자, 그 밖의 다른 관계자들이 가지고 있는 가치의 의미를 파악함으로써 그 가치가 도덕적, 비도덕적 특성을 파악하게 한다. 또한 가치의 근원이 종교적, 문화적, 의료적, 정치적 특성 등 그 근원이 어디에 있는지를 인식하게 한다. 이때 개입된 사람들의 상충되는 가치 중 그 상황에서 가장 보호되어야 하는 가치가 무엇이고, 비교적 덜 보호되어도 되는 가치가 무엇인지를 결정하는 것이 필요하다.

❸ 개입된 당사자들 간의 갈등의 의미

개입된 당사자들 간의 윤리적 문제의 의미를 모든 측면에서 평가할 수 있게 한다. 간호사들은 환자 및 개입된 관계자들의 정서적, 정신적 스트레스에 많은 영향을 미치는 갈등의 의미 를 면밀히 파악하여 의료정책을 세우거나 정책적 진보가 발생하도록 노력해야 한다.

❹ 무엇을 해야 하나?

이 질문을 통하여 간호사들은 가치갈등을 해결할 수 있는 모든 방법들을 찾아내어 대상자들이 무엇을 해야 할지를 결정하게 해 준다. 하나의 상황에 하나의 윤리적 해결방법이 적용되는 경우는 매우 드물며, 대부분 시기에 따라, 또는 이용 가능한 정보의 양과 가치의 중요도에 따라, 집단의 윤리적 태도나 의사결정자의 판단에 따라 당사자들이 선택을 하게 된다.

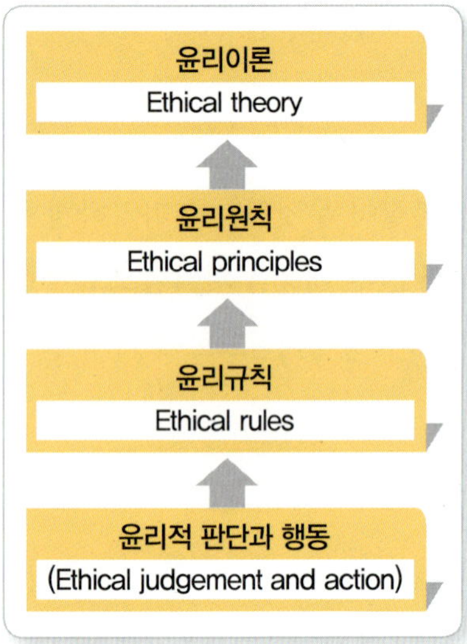

그림 6-1 윤리적 사고단계

4) 윤리적 사고단계

간호사는 윤리적 딜레마 상황에서 여러 단계의 윤리적 사고를 거치면서 윤리적 의사결정을 내리게 된다. 이 과정을 윤리적 사고라고 한다. 뷔챔(T. L. Beauchamp)과 칠드레스(J. F. Childress)는 우리가 실제 상황에서 윤리적 의사결정을 하거나 행동하는 데 이용할 수 있는 윤리적 사고단계를 4단계로 제시하였다(그림 6-1).

간호사가 윤리적 의사결정을 하는 데 판단의 근거로 삼을 수 있는 가치나 지식은 다양하나 기본적으로 윤리이론, 윤리원칙, 윤리규칙을 근거로 판단할 수 있다. 앞서 배운바와 같이 윤리이론은 생명의료 윤리에서 흔히 적용하게 되는 공리이론과 의무이론이 있으며, 윤리원칙은 자율성 존중, 악행금지, 선행, 정의의 원칙이 있으며, 윤리규칙은 정직, 신의, 성실의 규칙을 적용할 수 있다.

5) 윤리적 의사결정 시 간호과정 적용

간호사가 내리는 윤리적 의사결정은 간호사들이 실무에서 익숙하게 사용하는 간호과정과 매우 유사한 문제해결 과정이라고 볼 수 있다. 간호과정이 환자의 신체적, 정신적, 사회적, 영적 문제를 해결하기 위한 문제해결 과정이라면, 윤리적 의사결정은 간호사가 직면하는 윤리적 갈등 또는 딜레마를 해결하기 위한 문제해결 과정이다.

윤리적 의사결정을 간호과정에 비교하여 적용하였을 경우 확인해야 할 사항은 다음과 같다.

❶ 사정 단계: 윤리적 문제의 규명과 자료수집

- 이 상황의 특별한 이슈는 무엇이며 가장 중요한 사실은 무엇인가?
- 주어진 상황에서 윤리적 문제는 무엇이며, 윤리적 문제와 관련된 신념, 가치, 권리, 의무 등은 무엇인가?

❷ 분석 단계: 핵심 참여자 확인 및 선택사항 확인

- 이 결정에 대한 합법적 권한은 누구에게 있으며, 가장 크게 영향을 미치는 사람은 누구인가?
- 이 딜레마에 누가 가장 영향을 많이 받으며 어떻게 받는가?
- 의사결정 참여자의 권리, 의무, 권위, 능력은 무엇인가?
- 사정과정에서 어떤 선택 가능한 사항들이 제시되었으며, 모든 사람에게 수용될 수 있는 대안은 무엇인가?

❸ 계획 단계: 기대되는 결과 확인

- 기대되는 결과는 무엇인가?
- 기대되는 결과에 대한 각 분야의 의견은 어떠한가?

❹ 수행 단계: 행동

- 힘든 결정을 수용하고 행동할 수 있도록 격려한다.

❺ 평가 단계: 평가

- 그 행위가 목적을 달성하였다면 윤리적 딜레마는 해결된 것으로 평가한다. 그러나 딜레마가 해결되지 않고 계속 남아 있다면 해결하기 위해 다른 선택을 할 수 있는 여지는 없는지에 대해 알아보는 추가적인 과정이 요구된다.

제 2 장 전문직 윤리강령

학습목표

1. 전문직 윤리강령의 의미에 대하여 이해할 수 있다.
2. 전문직 윤리강령의 발전과정을 설명할 수 있다.
3. 전문직과 윤리강령 간의 관계에 대하여 설명할 수 있다.
4. 전문직 윤리강령의 한계점을 이해할 수 있다.

1 전문직 윤리강령의 개요

전문직에 종사하는 사람들은 구성원을 위하여 그 직업에 맞는 행동 규범을 개발하기 위해 노력해 왔다. 전문화된 직종을 형성할 때 만들어지는 전문직 윤리강령은 그 직업에 종사하는 사람들의 행위를 규제한다. 전문직은 그 직업이 봉사의 대상으로 여기는 사람들을 보호하고, 구성원의 품위와 수준을 유지하며, 전문직의 위상과 신뢰성을 유지해야 한다. 따라서 구성원의 행동에 지속적으로 관심을 기울인다. 대부분의 전문직 윤리강령은 구성원들이 스스로 공정하고, 정직하며, 능숙하고, 선하게 행동하도록 명시하고 있으며, 도덕적으로 모호한 상황에서 윤리적으로 행동할 수 있는 지침을 제시한다.

간호사 윤리강령은 논리적인 철학적 기초와 확립된 **윤리이론**을 기반으로 하여 만들어졌다. 국제간호협회(ICN), 미국간호협회(ANA)에서 만든 간호사를 위한 특정한 윤리강령은 간호사의 간호실무를 위한 윤리 지침을 제공하며, 간호사가 환자, 동료, 사회와 어떤 관계를 맺어야 하는지에 대한 지침을 제공한다.

2 전문직 윤리강령 발전과정

간호사의 전문직 윤리강령은 간호에 대한 그 시대의 일반적인 도덕적 가치관과 인식을 반영하기에 간호의 중요한 본질을 나타낸다고 볼 수 있다. 그러나 간호사를 위한 전문직 윤리강령은 간호의 출발과 동시에 만들어진 것이 아니다. 선대 간호사들의 끊임없는 노력으로 그 시대의 다른 사회운동과 서로 연관되면서 한 세기를 거쳐 발전해 왔다. 현재의 전문직 윤리강령에 대하여 언급하려면, 간호를 전문직으로 확립하려 했던 시대적 노력과 전문직 윤리강령의 발전과정에 대한 이해가 필요하다. 지금부터 전문직으로서의 간호를 정의하기 위한 간호학의 노력과 간호윤리의 역사적인 맥락, 현시대의 전문직 윤리강령에 대해 설명하고자 한다.

1. 전문직 윤리강령의 발생

역사적으로 의사, 법률가, 성직자는 전문직으로 존중받았다. 19세기 말, 간호사도 전문적 지위를 얻은 것처럼 보였으나 1910년 미국의 교육자 플렉스너(Abraham Flexner)가 의과대학의 전문적 지위를 평가한 후 발표한 플렉스너 보고서(Flexner Report)로 큰 타격을 입게 되었다. 플렉스너는 전문직에서 관찰되는 특성을 가지고 전문직이 충족시켜야 하는 기준들을 제시하였고, 간호학을 이 기준에 따라 평가한 후 간호학은 전문직이 아니라고 선언하였다.

플렉스너 보고서가 발표되고 난 후, 1959년에 빅슬러(Bixler)라는 교육자가 간호의 전문적 지위를 평가하는 논문을 발간하면서 7가지의 전문직 기준을 제시하였는데 이는 플렉스너와 매우 유사한 내용으로 간호를 전문직으로 인정하지 않았다. 교육자들의 보고서와 발표로 인하여, 당시 간호사들은 자신들이 전문가로서의 지위에 대한 의문과 함께 진정한 전문직이 아니라는 생각을 받아들이기도 하였다.

그러나 간호사들은 간호전문직 확립을 위하여 플렉스너와 빅슬러가 제시한 전문직 기준을 충족시키기 위해 변화하기 시작하였다. 간호학 고유의 지식체를 만들기 위해 연구를 수행하였고, 전문적인 간호교육을 대학에서 실시하도록 추진하였으며, 간호실무를 확장시켰으며, 정치에 참여하고, 간호 자율성을 향상시켰다. 그리고 마침내 간호사를 위한 전문직 윤리강령을 개발하기 시작하였다. 전문직으로서의 정체성을 찾기 위한 다양한 노력 중 전문직의 필수 요건인 윤리강령을 제정하기 위한 움직임은 이렇게 시작되었다.

참고 플렉스너가 제시한 전문직 기준(1915)

1. 전문직 활동은 필수적으로 지적이고 자율적이어야 한다.
2. 전문직은 과학과 학습으로부터 자신의 지식을 이끌어내야 한다.
3. 전문직 학습의 목적은 실무 적용에 있다.
4. 전문직 직업은 규율이 있는 고도의 전문화된 교과과정을 갖추어야 한다.
   전문직은 민주적이고 전문적인 단체를 자율적으로 결성하는 경향이 있다.
5. 전문직 직업은 다른 직업보다는 좀 더 공공의 이익에 민감하게 반응하는 경향이 있다.

참고 빅슬러가 제시한 전문직 기준(1959)

1. 전문직은 고등교육 지식수준의 잘 정의되고 조직화된 전문적 지식체를 그 분야의 실무에 활용한다.
2. 전문직은 그 분야의 전문 지식체를 지속적으로 확장시키고, 과학적 방법을 사용하여 교육과 서비스 기술을 향상시킨다.
3. 전문직은 그 분야의 실무교육을 고등교육기관에 위임한다.
4. 전문직은 인간과 사회복지분야에 필수적인 실무 서비스 부문에 그 분야의 전문지식체를 적용한다.
5. 전문직은 전문직에 대한 정책을 자율적으로 수립하고 전문직 활동을 통제한다.
6. 전문직은 개인적 이익보다 사회에 대한 봉사를 더 높이 여기고, 또한 자신이 선택한 직업을 평생직업으로 여기는, 그런 지적이고 개인적인 자질을 갖춘 사람이 선택한다.
7. 전문직은 활동의 자유를 보장받고, 지속적인 전문가적 발전 기회를 얻고, 경제적인 안정을 얻음으로써 자신의 노력을 보상받는다.

2. 전문직 윤리강령의 제정

간호사를 위한 **전문직 윤리강령** 제정은 타 분야 윤리강령 제정에 비해 상대적으로 근대에 와서야 이루어졌다. 나이팅게일은 『Notes on nursing: What it is and what it is not』(1859)에서 19세기 초기에 '공식적인 간호학교가 없었고, 간호사는 다른 사람들의 개인건강을 책임지고 있는 사람일 뿐이었다'라고 기록하였다. 수도회 소속 간호사들은 환자의 신체 치료보다 영적인 부분에 더욱 초점을 맞추는 간호를 하였다. 그래서 나이팅게일은 간호사들이 환자를 잘 돌보고, 환자에게 초점을 맞추고, 치료의 효과를 높여줄 수 있는 원칙을 따를 수 있도록 간호사들을 위한 윤리강령 개발을 위한 장을 마련하기 위해 노력을 기울이기도 하였다.

20세기 초에도 모든 사람이 간호사에게 전문직 윤리강령이 필요하다는 것에 동의한 것은 아니었다. 간호사들을 위한 윤리강령을 제정해야 한다는 최초의 요구는 1897년 현재의 **미국 간호협회(American Nurses Association, ANA)** 설립 시였다. 그러나 간호사의 전문직 윤리강령에 대한 토론이 이루어졌음에도 불구하고 윤리강령은 개발되지 못하였다. 이후 1912년 햄프턴(Isabel Hampton Robb)은 간호사들의 간호의 수준과 수행에 일관성이 부족함을 확인하고, 간호사들에게 윤리강령이 필요하다고 주장하였다. 또한, 숙련된 간호사들의 충분하고 풍부한 지식에서 도출되는 공식적인 간호사 윤리강령이 젊은 간호사들을 안내하는 데 도움이 될 것이라고 말하였다.

8년 후인 1921년이 되어서 미국에서 최초로 윤리강령을 기록하자는 움직임이 시작되었고, 1926년 '간호사는 믿을 수 있으며, 순종적이고, 충직하며, 숙련된 에티켓을 갖추고 있어야 한다'는 강령이 만들어졌으나 이는 채택되지 않았다. 이후 1940년 과거에 제안된 강령에 대한 수정본이 작성되었고, 이 강령에는 '행동'에 대한 규칙보다는 '윤리적' 원칙이 보다 많이 포함되었으나 '간호사들의 의사에 대한 충성'에 대한 문구가 기재되어 있어 승인되지 못하였다(Viens, 1988). 결국, 10년이 지난 1950년이 되어서야 비로소 간호사들을 위한 최초의 미국간호협회 윤리강령이 최종적으로 채택되었다. 채택된 윤리강령에서는 '간호사의 의사에 대한 충성' 문구는 제외되었다. 시대가 변하고 사람들의 인식이 변화하였기에 가능한 일이였다.

이후 1953년 **국제간호사협의회(International Council of Nurses, ICN)**에서 윤리강령을 제정하였고, 세계 각국에서 간호사를 위한 윤리강령을 개발하고 제정하기 시작하였다. 우리나라는 1965년 국제간호윤리규약을 기반으로 하여 **대한간호협회**에서 '한국간호사 윤리강령(안)'을 개발하기 시작하였고, 1972년 처음으로 한국간호사를 위한 윤리강령을 제정하고 선포하였다. 한국간호사 윤리강령은 제6부 간호윤리 제3장 간호사 윤리강령과 선언문을 참조한다.

간호학계는 국제윤리강령 및 세계 각국의 윤리강령들을 확립하고 제정하기 위해 19세기를 지나 20세기까지 한 세기에 걸쳐 끊임없는 노력을 하였다. 이러한 윤리강령들은 현 시대에도 간호전문직의 확고한 공식적인 윤리적 표준이 되고 있으며, 간호사들은 국가 및 병원의 고용정책이나 일반관습 같은 다른 규제와 상관없이 모든 간호 상황에서 간호사 윤리강령을 따르도록 하고 있다.

3. 전문직 윤리강령의 의미

간호사 윤리강령(code of nursing ethics)은 간호전문직의 판단기준으로서 간호의 주요한 목적과 가치관을 기록한 명시적이고 문서화된 표현이다. '간호사에게 어떠한 행위가 도덕적으로 정당하고 합당한가? 하는 기준을 제시하며, 이런 정당한 행위를 하도록 촉구하는 역할을 한다. 의사, 법률가 등의 다른 전문직처럼, 간호사의 전문직 윤리강령은 간호사들의 능력이 우수하며, 신뢰할 수 있음을 보장하기 위해 특별한 의무사항들을 개발하고 이를 실시하도록 해 주는 역할을 한다.

간호사가 되는 순간, 간호사들은 전문직 윤리강령에 명시되어 있는 도덕적 가치와 의무를 지키겠다는 무언의 도덕적 약속을 하기 때문에 간호사 윤리강령은 간호사로 하여금 전문적 판단이 필요할 때 다음을 고려하게 된다.

- 자율성
- 해악금지
- 비밀유지
- 선행
- 정직
- 결과에 대한 고려
- 인간존중의 보편적 도덕원칙에 대한 고려
- 신의와 정의에 근거한 판단인가

3 전문직과 윤리강령의 관계

전문직은 자신의 일에 대한 전문지식을 가져야 하고, 사회가 인정하는 중요한 가치를 지닌 일과 연관되어 있어야 하며, '자율성'을 지녀야 하기 때문에 전문직에 종사하는 실무자들의 결정과 행위의 지침이 되는 윤리강령이 있어야 한다.

간호전문직은 간호사라는 유리한 지위를 내세워 환자를 기만하지 않고, 대중을 책임지기 위해 행동적으로 높은 이상을 지지하고 공식화할 필요성이 있다. 따라서 계율로서의 윤리강령은 보다 구체적인 상황에서 행위를 조정하기 위한 것으로 두 가지 중요한 기능을 가진다. 첫째, 표준 이하에 속하는 자를 분명히 훈계하기 위해 전문직이 허용하는 최소한의 품위 있는 행동을 수행하도록 표준을 제공한다. 둘째, 행동 결정 시에 전문직이 참고해야 하는 윤리적 고려사항들의 일반적인 조건들을 암시하는 기능을 한다.

또한, 전문직 윤리강령은 사회가 전문직에 부여한 책임과 신뢰를 받아들여 이를 명백히 표명하는 것이고, 전문직에 속한 개인은 이에 따른 의무를 다할 것을 약속하는 것이다. 그리고 단순성, 모호성, 보편성, 불완전성으로 전문가가 직면하는 윤리적 문제에 대한 최소한의 지침을 제공한다. 또한, 전문직 성립의 한 조건으로 전문직 단체가 중심으로 하는 가치관을 명확히 한 것으로 스스로 나아가야 할 자아상이며 자기 책무, 최소한의 행동준칙을 뜻한다. 그러나 전문직 윤리강령은 전문직의 직업적 자율성을 행사하기 위한 하나의 수단일 뿐이므로 법과는 구분해야 한다.

특히, 의료인은 인간의 생명을 다루기 때문에 일반 직업종사들과 달리 전문직 권한, 책임감 등 항상 고도의 직업윤리가 강조되어 왔다. 의료인은 전문직으로서 직업적 도덕성을 지키기 위해 법은 아니지만, 전문직 단체에서 규정한 윤리강령을 받아들이고, 이를 실천하고자 노력해야 한다.

간호사도 국제간호사협의회(ICN)와 대한간호협회에서 자발적으로 전문직의 필수조건인 간호사 윤리강령을 제정하였고, 이를 통해 윤리적 간호 및 간호실무 표준을 정렬시켜 왔다. 그러므로 간호는 이미 오래전부터 간호사의 행동지침이 되는 윤리강령을 제정하여 활용해왔기에 윤리강령이 있어야 한다는 전문직 기준을 충족시키고 있다. 즉, 간호사는 전문직이기에 간호학적 기술뿐만 아니라, 윤리강령에 명시되어 있는 것을 기준으로 윤리적 판단능력 및 도덕적 성품을 갖춰야 한다. 앞으로 간호사가 전문가로서의 능력과 윤리적 판단 및 도덕적 책임감을 모두 감당할 만한 역량이 확장될수록 보다 나은 전문직으로 발전할 수 있을 것이다.

4 전문직 윤리강령의 한계

전문직 윤리강령은 간호사가 직면하는 윤리적 문제 상황에 대해 최소한의 지침은 제공해주지만 명쾌한 해결책은 제시할 수 없다는 한계를 지닌다. 즉, 윤리적 문제가 발생한 상황에서 체계적인 탐구를 시작하기 위한 좋은 출발점을 제공한다는 데 그 의의를 두는 것이다. 예를 들면, 간호현장에서 겪을 수 있는 윤리적 딜레마인 '임신중절 수행을 보조해야 하는가?', '환자에게 진실을 말해야 하는가?', '의사와의 의견 상충으로 윤리적 판단이 불일치되는 상황이 일어났을 때 어떻게 해야 하는가?' 등에 대해서 확실한 극복방안을 제시해 줄 수는 없다.

시대의 상황과 간호현장에 따라 간호사가 함양해야 할 품성이 변화한다. 특히, 간호환경의 변화에 따라 요구되는 품성이 달라지기 때문에 윤리강령은 절대적인 지침이 될 수 없으며, 시대적 변화와 함께 필요시 개정되어야 하는 한계를 지닌다. 그 외에 간호사의 전문직 윤리강령은 첫째, 의무와 금지사항에 대한 불명확성, 둘째, 자율적인 통제에 대한 불명확성이라는 문제를 안고 있다. 이처럼 윤리강령은 구체적인 윤리적 갈등상황에서 간호사에게 분명한 지침을 줄 수 없고, 시대적 상황에 따라 변화하는 한계가 있기에 보완 및 개정 시 한계점이 보완될 수 있도록 세밀한 분석과 고찰이 요구된다.

제 3 장 간호사 윤리강령과 선언문

학습목표

1. 한국간호사 윤리선언을 이해할 수 있다.
2. 한국간호사 윤리강령의 개정배경을 이해할 수 있다.
3. 한국간호사 윤리강령을 이해하고 진술할 수 있다.
4. 한국간호사 윤리지침을 이해하고 설명할 수 있다.
5. 국제간호사 윤리강령의 제정과정과 적용에 대하여 설명할 수 있다.

1 한국간호사 윤리강령

1952년 국제간호협의회에서 간호사 윤리강령(Code for Nurses)을 제정하여 공포한 이래 세계 각국에서 이를 기초로 한 윤리강령을 제정하여 지침으로 삼고 있다. 한국에서도 1966년 대한간호협회에서 윤리위원회를 발족하여 1972년 **한국간호사 윤리강령**을 제정하고 공포하였다.

전문직 간호사의 윤리강령은 각국의 문화와 전통을 반영하고, 사회 경제적 변화와 과학과 기술의 발달에 따른 개념을 포함하여 확장된 간호사의 역할과 책임을 재고해야 한다. 이에 따라 대한간호협회는 실무에 적합한 윤리원칙과 표준을 제시하기 위해 한국간호사 윤리강령을 1983년에 1차 개정, 1995년에 2차 개정하였으며 2006년 3차 개정, 2013년 4차 개정을 거쳐 현재에 이른다.

한국간호사 윤리강령은 ICN의 구성 체계를 따라 전문에 간호의 근본이념, 간호사의 책무, 간호사의 전문적 역할, 제정 목적 등의 내용을 담고 있으며, 간호사와 대상자, 전문가로서의 간호사의 의무, 간호사와 협동자로 영역을 구분하고, 15개의 항목을 분류하여 각 영역에 삽입하였다.

한국간호사 윤리강령 전문

제정 1972. 5. 12
개정 1983. 7. 21
1995. 5. 25
2006. 2. 23
2013. 7. 23

간호의 근본이념은 인간 생명의 존엄성과 기본권을 존중하고 옹호하는 것이다.

간호사의 책무는 인간 생명의 시작으로부터 끝에 이르기까지 건강을 증진하고, 질병을 예방하며, 건강을 회복하고, 고통을 경감하도록 돕는 것이다.

간호사는 간호대상자의 자기결정권을 존중하고, 간호대상자 스스로 건강을 증진하는 데 필요한 지식과 정보를 획득하여 최선의 선택을 할 수 있도록 돕는다.

이에 대한간호협회는 국민의 건강과 안녕에 이바지하는 전문인으로서 간호사의 위상과 긍지를 높이고, 윤리의식의 제고와 사회적 책무를 다하기 위하여 이 윤리강령을 제정한다.

I. 간호사와 대상자

1. 평등한 간호 제공

간호사는 간호대상자의 국적, 인종, 종교, 사상, 연령, 성별, 정치적 · 사회적 · 경제적 지위, 성적 지향, 질병과 장애의 종류와 정도, 문화적 차이를 불문하고 차별 없는 간호를 제공한다.

2. 개별적 요구 존중

간호사는 간호대상자의 관습, 신념 및 가치관에 근거한 개인적 요구를 존중하여 간호를 제공한다.

3. 사생활 보호 및 비밀유지

간호사는 간호대상자의 사생활을 보호하고, 비밀을 유지하며 간호에 필요한 정보 공유만을 원칙으로 한다.

4. 알 권리 및 자기결정권 존중

간호사는 간호대상자를 간호의 전 과정에 참여시키며, 충분한 정보 제공과 설명으로 간호대상자가 스스로 의사결정을 하도록 돕는다.

5. 취약한 대상자 보호

간호사는 취약한 환경에 처해 있는 간호대상자를 보호하고 돌본다.

〈계속〉

6. 건강 환경 구현

간호사는 건강을 위협하는 사회적 유해환경, 재해, 생태계의 오염으로부터 간호대상자를 보호하고, 건강한 환경을 보전 · 유지하는 데에 참여한다.

II. 전문가로서 간호사의 의무

7. 간호표준 준수

간호사는 모든 업무를 대한간호협회 업무 표준에 따라 수행하고 간호에 대한 판단과 행위에 책임을 진다.

8. 교육과 연구

간호사는 간호 수준의 향상과 근거기반 실무를 위한 교육과 훈련에 참여하고, 간호 표준 개발 및 연구에 기여한다.

9. 전문적 활동

간호사는 전문가로서의 활동을 통해 간호정책 및 관련제도의 개선과 발전에 참여한다.

10. 정의와 신뢰의 증진

간호사는 의료자원의 분배와 간호활동에 형평성과 공정성을 유지하여 사회의 공동선과 신뢰를 증진하는 데에 참여한다.

11. 안전한 간호 제공

간호사는 간호의 전 과정에서 인간의 존엄과 가치, 개인의 안전을 우선하여야 하며, 위험을 최소화하기 위한 조치를 취한다.

12. 건강 및 품위 유지

간호사는 자신의 건강을 보호하고 전문가로서의 긍지와 품위를 유지한다.

III. 간호사와 협력자

13. 관계윤리 준수

간호사는 의료와 관련된 전문직 · 산업체 종사자와 협력할 때, 간호대상자 및 사회에 대한 윤리적 의무를 준수한다.

14. 대상자 보호

간호사는 간호대상자의 건강과 안전이 위협받는 상황에서 적절한 조치를 취한다.

15. 생명과학기술과 존엄성 보호

간호사는 인간생명의 존엄성과 안전에 위배되는 생명과학기술을 이용한 시술로부터 간호대상자를 보호한다.

2 한국간호사 윤리선언

제정 2006. 2. 23.
개정 2014. 2. 19.

대한간호협회는 2006년 2월 23일에 다음과 같이 한국간호사 윤리선언을 제정하였다.

- 우리 간호사는 인간의 존엄성과 인권을 옹호함으로써 국가와 인류사회에 공헌하는 숭고한 사명을 부여받았다.
- 이에 우리는 간호를 통한 국민의 건강 증진 및 안녕 추구를 삶의 본분으로 삼고 이를 실천할 것을 다음과 같이 다짐한다.
- 우리는 어떤 상황에서도 간호전문직으로서의 명예와 품위를 유지하며, 최선의 간호로 국민건강 옹호자의 역할을 성실히 수행한다.
- 우리는 인간 존엄성에 영향을 줄 수 있는 생명과학기술을 포함한 첨단 과학시술의 적용에 대해 윤리적 판단을 견지하며, 부당하고 비윤리적인 의료행위에 참여하지 않는다.
- 우리는 간호의 질 향상을 위해 노력하고, 모든 보건의료종사자의 고유한 역할을 존중하며 국민 건강을 위해 상호 협력한다.
- 우리는 이 다짐을 성심으로 지켜 간호전문직으로서의 사회적 소명을 완수하기 위해 최선을 다할 것을 엄숙히 선언한다.

3 한국간호사 윤리지침

제정 2007. 2. 23.
개정 2014. 2. 19.

대한간호협회는 2007년 2월 23일에 한국간호사 윤리지침을 제정하였다.

1) 한국간호사 윤리지침의 주요내용

제1장 총칙 : 목적, 제반 법령 준수

제2장 일반적 윤리 : 간호사의 사명, 윤리적 간호 제공, 인권존중, 건강 및 품위 유지

〈계속〉

제3장 대상자에 대한 윤리 : 평등한 간호제공, 취약한 대상자 보호, 개별적 요구 존중, 사생활 보호, 비밀 유지, 의무기록 관리 책임, 자기결정권 존중, 알 권리 존중 가족참여 존중, 인간존엄성 보호와 생명과학 기술, 여명의료와 간호, 임종과정의 환자 간호

제4장 전문직으로서의 윤리 : 간호표준 준수, 개인적 책임, 간호업무의 위임, 옹호자 역할 수행 비윤리적 행위 거부, 비윤리적 행위 보고, 비공인 간호행위 금지, 간호사의 자기계발, 간호연구 활동, 전문직 단체 활동, 간호정책 참여, 정의와 신뢰의 증진

제5장 협력자에 대한 윤리 : 관계윤리 준수, 대외협력

제1장 총 칙

제1조(목적) 이 '한국간호사 윤리지침'(이하 '지침'이라 한다.)의 목적은 대한간호협회가 제정한 '한국간호사 윤리선언'과 '한국간호사 윤리강령'의 기본정신을 실천하기 위한 구체적 행동지침을 마련함으로써 국민의 건강 및 안녕을 증진하고 인권 신장에 기여하는 데 있다.

제2조(제반 법령 준수) 이 지침은 국제적으로 공인된 간호윤리에 관한 선언 · 강령 · 지침과 대한민국의 관련 제 법령, 대한민국 정부가 조인하거나 승인한 관련 조약과 국제협약 등을 준수한다.

제2장 일반적 윤리

제3조(간호사의 사명) 간호사는 인간의 존엄성과 인권을 존중하고 옹호하며, 간호대상자의 건강과 안녕을 증진하는 사명을 갖는다.(본 윤리지침에서 간호대상자는 개인, 가족, 지역사회를 포함한다.)

제4조(인권 존중)

① 간호사는 어떠한 이유에서도 인간을 수단으로 이용해서는 아니 되며, 목적 자체로 대우하여야 한다.

② 간호사는 인간의 윤리적 의무, 법적 권리에 대해 알고 있어야 하며, 그들의 권리를 존중하고 옹호하여야 한다. 특히 다음 각 호의 인권을 존중하여야 한다.

1. 인간은 온전한 인간으로서 존경받으며 태어날 권리를 가진다.
2. 인간은 품위 있는 죽음을 맞이할 권리를 가진다.
3. 인간은 자신의 신체에 대해 양도당하지 않을 권리를 가진다.
4. 인간은 건강한 생활을 누릴 권리를 가진다.

제5조(윤리적 간호 제공)

① 간호사는 선의를 가지고 성실하게 간호대상자를 간호하여야 한다.
② 간호사는 어떤 상황에서도 간호대상자에게 최선의 간호를 제공하기 위해 노력하여야 한다.
③ 간호사는 간호가 필요한 상황에서 어떠한 경우라도 간호대상자를 떠나거나 방치하여서는 아니 된다.
④ 간호사는 간호대상자를 간호할 때 소홀함, 부주의, 고의, 악의, 잘못된 정보제공 등으로 간호대상자에게 해를 끼쳐서는 아니 된다.

제6조(건강 및 품위유지)

① 간호사는 민주사회의 시민으로서 갖추어야 할 품위와 명예를 지키고, 법과 사회상규가 요구하는 사항을 준수하여야 한다.
② 간호사는 주류, 마약, 향정신성 의약품 복용 및 대마 사용의 상태에서 간호에 임해서는 아니 된다.
③ 간호사는 자신의 신체적 건강은 물론 정신적, 사회 심리적, 영적 건강을 위해 건전한 생활을 유지하여야 한다.
④ 간호사는 전문직에 부합하는 단정한 용모와 복장, 언행 등을 갖추어 간호사의 이미지를 향상시켜야 한다
⑤ 간호사는 교차 감염이나 의인성 질병이 발생하지 않도록 자기의 위생 관리를 철저히 하여야 한다.
⑥ 간호사는 자신의 직위를 이용하여 특혜나 정당하지 않은 이익을 취하여서는 아니 된다.
⑦ 간호사는 간호할 때 간호대상자가 성적 접촉으로 오인하거나 유도될 수 있는 행동과 사적 관계 형성을 피하여야 한다.
⑧ 간호사는 간호직의 품위를 손상시키는 동료의 행위를 개선하기 위하여 노력하여야 한다.

제3장 대상자에 대한 윤리

제7조(평등한 간호제공)

① 간호사는 간호대상자의 국적, 인종, 연령, 성별, 정치적 · 사회적 · 경제적 지위, 성적 지향을 불문하고 차별 없는 간호를 제공하여야 한다.
② 간호사는 간호대상자의 종교와 신념, 사상의 자유를 존중하여야 하며, 자신의 종교적 관점과 신앙 행위를 강요하여서는 아니 된다.
③ 간호사는 간호대상자의 관습과 문화의 다양성을 이해하고 존중하여야 한다.
④ 간호사는 간호대상자의 질병과 장애의 종류와 정도에 무관하게 동등한 간호를 제공하여야 한다.

제8조(취약한 대상자 보호)

① 간호사는 노인, 여성, 아동, 장애인, 시설수용자, 불법 체류자, 정신질환자, 극빈자 등 자신의 권익을 위한 주장과 의사결정이 어려운 취약한 대상자의 인권을 옹호하여야 한다.

② 간호사는 취약한 환경에 처해 있는 간호대상자들이 의료 자원의 분배나 진료 및 간호의 우선순위 결정 등에서 불이익을 받지 않도록 그들의 권익을 대변하여야 한다.

③ 간호사는 취약한 환경에 처해 있는 간호대상자가 신체적, 정신적, 성적 학대를 받지 않고 그들의 인권이 침해되지 않도록 감시하고 보호하여야 한다.

④ 간호사는 취약한 환경에 처해 있는 간호대상자의 약점을 이용하여 연구가 이루어질 경우, 간호대상자 보호를 위해 적극적으로 활동하여야 한다. 임상시험심의위원회(IRB : Institutional Review Board) 등 관련 기구의 승인을 받은 경우는 심의규정을 준수하는지 감시한다.

제9조(개별적 요구 존중)

간호사는 간호대상자의 신체적, 사회 심리적, 영적 요구 등 개인의 요구에 따라 차별화된 간호를 제공하여야 한다.

제10조(사생활 보호)

① 간호사는 간호대상자의 사적인 환경을 조성하고 이를 유지하도록 도와야 한다.

② 간호사는 간호대상자의 사적인 대화, 간호 처치 및 개인위생 시 사생활이 보호되도록 노력하여야 한다.

③ 간호사는 간호 관련 인력과 간호학생 등이 간호대상자의 사생활을 존중하도록 교육하고 지도하여야 한다.

제11조(비밀 유지)

① 간호사는 간호대상자의 비밀을 유지하며 간호에 필요한 정보 공유만을 원칙으로 한다. 이때의 비밀은 간호사가 간호대상자나 가족, 보건 의료인으로부터 전날받은 사항뿐 아니라 간호사가 관찰한 것, 들은 것, 이해한 것 등을 포함한다.

② 간호사는 인수인계와 보고 시 간호대상자의 정보가 관계자 외의 타인에게 노출되지 않도록 주의하여야 한다.

③ 간호사는 학술 집담회 등에서 사례발표 시 간호대상자의 신분이 노출될 수 있는 정보를 공개하여서는 아니 된다.

④ 간호사는 간호대상자가 타인과 자신에게 해를 가할 우려가 있다고 판단될 때는 법령이 허용하는 범위 안에서 관계자에게 필요한 정보를 제공할 수 있다.

⑤ 간호사는 간호대상자의 서명이나 동의 없이 간호나 치료 상황을 녹음 · 촬영하여 공개하는 행위를 하지 말아야 하고, 또한 그러한 상황을 묵인하여서도 아니 된다.

⑥ 간호사는 직원과 간호학생 등이 간호대상자의 비밀을 보장하도록 교육하고 지도하여야 한다.

제12조(의무기록 관리책임)

① 간호사는 의무기록, 전자의무기록 및 건강기록부 등 간호대상자에 대한 기록을 방치하거나 소홀하게 관리해서는 아니 된다.

② 간호사는 간호수행 직후 사실에 근거하여 진실하고 성실하게 의무기록을 작성하여야 하며 허위 기록 및 수정을 요구받을 경우 이를 거부하여야 한다.

③ 간호사는 모든 형태의 의무기록 규정을 준수하여야 한다.

제13조(자기결정권 존중)

간호사는 간호대상자가 제반 간호에 대하여 선택하거나 거부할 권리를 존중하여야 한다. 단, 그 결정이 간호대상자에게 위해를 초래하는 경우는 예외로 한다.

제14조(알권리 존중)

① 간호사는 간호대상자가 자신의 건강상태나 자신에게 수행되는 간호에 대해 정확한 정보를 가질 권리가 있음을 인정하고 이를 존중하여야 한다.

② 간호사는 간호대상자가 자신에게 수행되는 진료 및 간호에 대해 충분한 정보를 가지고 의사결정에 참여할 권리가 있음을 인정하고 이를 존중하여야 한다.

③ 간호사는 간호대상자가 간호전문직의 권한과 책임 이외의 정보를 요구할 때 관계자의 도움을 받을 수 있도록 주선한다.

④ 간호사는 간호대상자에게 간호를 제공할 때, 간호대상자의 요구와 관심, 교육 정도, 연령, 심신상태, 이해능력 등을 고려하여 간호의 목적, 방법, 기대되는 결과와 그에 따르는 위험성 등을 설명하여야 한다.

⑤ 간호사는 간호대상자가 의사결정 능력이 없거나 부족한 경우, 의사결정을 할 수 없는 경우, 미성년자인 경우, 기타 이에 상응하는 경우에는 법정 대리인 또는 성년 후견인의 동의를 구하여야 한다.

제15조(가족참여 존중)

간호사는 간호대상자의 가족을 간호의 동반자로 인정하고 그들의 참여를 존중하여야 한다.

제16조(건강환경 구현)

① 간호사는 간호대상자의 생명과 안전을 보전하는 건강환경이 위협받을 소지가 있을 때 이를 묵인하여서는 아니 되며, 건강환경 구현을 위해 노력하여야 한다.

② 간호사는 재해위협으로부터 간호대상자를 보호하고, 재난 발생 시 개인적 또는 집단적으로 구호활동을 수행하여야 한다.

제17조(인간존엄성 보호와 생명과학기술)

① 간호사는 과학기술의 발전에 따른 올바른 가치관을 정립 하고 인간중심의 간호에 관심을 두어야 한다.

② 간호사는 새로운 생명과학기술을 적용받는 간호대상자를 돌볼 때 해당 과학기술의 목적, 이득, 한계점을 인식할 수 있어야 한다.

③ 간호사는 다양한 과학기술에 관한 의료기관의 방침과 계획에 대해 알고 있어야 한다.

④ 간호사는 기증자에 의한 인공수정, 시험관 아기, 대리출산 등 보조생식술 사용에 대해 도덕적인 정당성을 확인할 수 있어야 한다.

⑤ 간호사는 간호대상자의 유전정보 노출에 따른 제반 문제점을 인식하고 유전정보 유출을 방지하여야 한다.

⑥ 간호사는 생명복제기술의 부작용과 이에 따른 인간의 존엄성 침해에 대해 인식하여야 한다.

⑦ 간호사는 장기 등을 매매하거나 이를 교사 또는 방조하여서는 아니 되며, 이를 알게 된 경우 관련 부서나 기관에 신고하여야 한다.

제18조(연명의료와 간호)

① 간호사는 연명의료와 간호를 받는 간호대상자의 생명에 관련된 문제 등을 간호사 자신의 가치 기준에 의해 판단하여서는 아니 된다.

② 간호사는 연명의료 결정으로 심폐소생술금지 처방이 내려진 간호대상자라도 기본적인 간호는 제공하여야 한다.

제19조(임종과정의 환자 간호)

① 간호사는 임종과정에 있는 간호대상자에게 안위를 제공하고 동반자 역할을 수행함으로써 간호대상자의 존엄성을 유지하도록 한다.

② 간호사는 임종과정에 있는 간호대상자에게도 수분과 영양공급 등 생명유지에 필요한 통상적인 간호는 제공하여야 한다.

③ 간호사는 연명의료를 결정한 간호대상자나 가족, 대리인이 호스피스 · 완화 간호를 요구할 때 이를 제공하여야 한다.

제4장 전문직으로서의 윤리

제20조(간호표준 준수)

간호사는 간호지식과 기술을 바탕으로 전문직 단체에서 개발한 간호실무표준에 따라 간호대상자에게 간호를 제공하여야 한다.

제21조(개인적 책임)

간호사는 자신의 전문적인 판단과 의사결정에 의해 수행한 간호에 대해 그 정당성을 설명하고 책임질 수 있어야 한다.

제22조(간호업무의 위임)

① 간호사는 간호행위를 위임할 경우에 위임받는 자의 자격과 업무능력의 범위를 고려하여야 하며, 그 위임하는 간호행위의 범위와 책임 소재 등을 명확히 정하여야 한다.

② 간호사는 무자격자에 의한 간호행위를 묵인 또는 방조하여서는 아니 된다.

③ 간호사는 교육에 필요한 제한된 범위 내에서 간호사의 지도 · 감독하에 간호학생에게 간호업무를 수행하게 할 수 있으며, 그 결과에 대한 책임을 받아들여야 한다.

제23조(옹호자 역할 수행)

간호사는 보건의료인, 가족 등의 의사결정이 윤리적으로 정당하지 못하거나 간호대상자에게 불이익을 초래한다고 판단될 경우 간호대상자의 편에 서서 권익을 옹호하여야 한다.

제24조(비윤리적 행위 거부)

간호사는 인공임신중절, 안락사, 뇌사와 장기이식, 임종과정의 환자 치료 및 간호 등과 관련하여 윤리적으로 정당하지 않은 행위에는 참여를 거부하여야 한다.

제25조(비윤리적 행위 보고)

① 간호사는 보건의료인으로부터 불법 행위 또는 비윤리적 행위에 대한 협조 요청이 있을 경우 이를 해당 부서에 보고하여야 한다.

② 간호사는 보건의료인의 부적절한 행위로 인하여 간호대상자의 안녕이 위협받거나 위협받을 우려가 있는 경우, 정해진 절차에 따라 관련 부서나 기관에 보고하여야 한다.

제26조(비공인 간호행위 금지)

간호사는 근거중심의 간호를 수행하여야 하며, 간호학계에서 공인하지 않은 새로운 간호요법과 기술을 환자에게 적용하여서는 아니 된다.

제27조(간호사의 자기계발)

① 간호사는 원만한 인간관계와 효과적인 의사소통기술을 향상시키기 위해 노력하여야 한다.

② 간호사는 건강교육자로서 건강행위의 실천과 모범을 보여야 한다.

③ 간호사는 계속 학습을 통해 직무능력을 유지하고 개발하도록 노력하여야 한다.

④ 간호사는 시 · 도간호사회, 의료기관, 분야별 학회, 연구회 등에서 주관하는 연수, 보수 교육에 참여하여 새로운 간호지식과 기술을 습득하고 연마하여야 한다.

제28조(간호연구 활동)

① 간호사는 간호지식체계 및 기술 개발을 위해 연구 활동에 참여할 경우, 연구 윤리를 준수해야 하며 연구결과를 실무에 활용하여 간호의 질을 향상시키도록 노력하여야 한다.
② 간호연구자는 연구 참여 대상자에게 연구목적을 충분히 설명한 후 자발적인 동의를 받아야 한다.
③ 간호연구자는 연구과정 및 결과와 관련해 연구대상자의 사생활과 익명성을 보장하여야 한다.
④ 간호연구자는 연구방법에 대한 지식을 갖추어 연구과정에서 연구대상자에게 위해를 가하지 않도록 노력하여야 한다.

제29조(전문직 단체 활동)

① 간호사는 전문성 향상 및 권익보장을 위하여 대한간호협회, 한국간호과학회 등 전문직 단체 활동에 적극 참여하여야 한다.
② 간호사는 전문직 단체를 통하여 바람직한 간호실무 환경을 조성하고, 사회 경제적으로 공정한 근무조건을 달성하고 유지하기 위한 활동에 참여하여야 한다.
③ 간호사가 전문직 단체행동에 참여할 때는 간호대상자의 안전과 이익을 우선적으로 고려하여야 한다.

제30조(간호정책 참여)

① 간호사는 간호 관련 정책의 형성과정과 입법 활동에 관심을 가지고 참여하여야 한다.
② 간호사는 국민건강을 위한 보건의료환경 조성에 필요한 제도나 정책을 국가와 사회에 요구하여야 한다.
③ 간호사는 국가의 보건의료환경에 관한 제도나 정책의 수행과정을 감시하여야 한다.

제31조(정의와 신뢰의 증진)

① 간호사는 간호대상자에게 필요한 의료자원과 사회 · 경제적 자원이 공정하게 배분되도록 그 과정을 감시해야 한다.
② 간호사는 사회의 요구에 대해 개방적인 태도로 임하며 윤리적인 행위로 반응하되, 간호전문직 가치와의 형평성을 유지하여 공동선을 지향하고 전문직 간호사로서 신뢰를 증진시키는 역할에 참여하여야 한다.

제5장 협력자에 대한 윤리

제32조(관계윤리 준수)

① 간호사는 보건의료인으로서의 고유한 역할과 직무가치를 이해하고 존중하며, 직무상 상호 협력적인 관계를 유지하여야 한다.

② 간호사가 다른 보건의료인으로부터 업무를 위임받을 때, 서로 협력하며 책임 한계를 명확히 하여야 한다.

③ 간호사는 다른 보건의료인들과 상호 비방, 모함, 사생활 공개, 폭력 등의 언행을 삼가고 갈등 해소를 위해 노력해야 한다.

④ 간호사는 보건의료인 등 협력자와 갈등이 있을 때 간호대상자의 안전을 최우선으로 여겨야 한다.

⑤ 간호사는 의사의 처방을 수행하기 전에 처방이 간호대상자에게 최선의 이익을 줄 수 있는 것인지를 확인해야 하며, 부적절하다고 판단되는 경우 이를 의사에게 확인하여야 한다.

제33조(대외협력)

① 간호사는 국민의 건강요구 충족을 위한 지역적 · 국가적 · 국제적 노력에 협력하여야 한다.

② 간호사는 사회 재난 및 국가 위급 상황에서 간호사의 협력을 필요로 할 경우 적극적으로 참여하여야 한다.

부칙

이 지침은 대의원총회에서 의결한 날로부터 효력을 발생한다.

④ 국제간호사 윤리강령

1. 국제간호사 윤리강령 제정과 개정의 배경

국제간호사 윤리강령 제정 및 개정 배경을 연도별로 살펴보면 다음과 같다.

1899년 – 국제간호사협의회 창립 당시 법적인 문제와 윤리적인 문제에 관심 제기.

1953년 – 제 10차 브라질 총회에서 국제간호사 윤리강령 제정, 채택.
– 전 세계 간호사들의 간호행위와 윤리적인 바탕 및 간호관계 법령의 윤리적 바탕 제공.

1965년 – 국제간호사 윤리강령 일부 문구 수정.

1969년 – 문구 수정 재요청 발생.

1972년 – 1969년 발생한 문구수정 재요청 안건에 대해 소위원회를 거쳐 잠정적 개정 실시.

1차 개정 내용 – 서문과 전문을 '간호사와 대상자' '간호사와 실무', '간호사와 전문직', '간호사와 사회', '간호사와 협동자' 등으로 구성.

1973년 – 멕시코에서 개최된 회원국 대표자 회의(Council of National Representatives, CNR)에서 채택.

1987년 – Professional Service Committee에 의해 윤리강령이 재검토되었으나, 현재의 윤리강령이 보편적이고 가능한 상황을 포함하고 있어 더 이상의 개정이 이루어지지는 않음.

2000년 – 급변하는 시대적 상황에서 윤리강령 개정의 필요성 제기.
– 간호사 자문그룹과 비간호사 그룹의 윤리학자 및 여러 나라 간호사 단체를 통해 긴호사 윤리강령을 수정 및 보완함.

2차 개정 내용 – '간호사와 대상자', '간호사와 사회'를 합쳐서 '간호사와 인간'으로 하여 전문을 4부분으로 수정함.

2012년 – 서문 일부 내용과 전문의 4부분인 '간호사와 인간', '간호사와 실무', '간호사와 전문직', '간호사와 협동자'에 대한 세부 내용을 수정 및 보완함.

2. 국제간호사 윤리강령

ICN code of Ethics for nurses

PREAMBLE

- Nurses have four fundamental responsibilities: to promote health, to prevent illness, to restore health and to alleviate suffering. The need for nursing is universal.
- Inherent in nursing is a respect for human rights, including cultural rights, the right to life and choice, to dignity and to be treated with respect. Nursing care is respectful of and unrestricted by considerations of age, colour, creed, culture, disability or illness, gender, sexual orientation, nationality, politics, race or social status.
- Nurses render health services to the individual, the family and the community and coordinate their services with those of related groups.

The ICN Code

The ICN Code of Ethics for Nurses has four principal elements that outline the standards of ethical conduct.

ELEMENTS OF THE CODE

1) Nurses and people

- The nurse's primary professional responsibility is to people requiring nursing care.
- In providing care, the nurse promotes an environment in which the human rights, values, customs and spiritual beliefs of the individual, family and community are respected.
- The nurse ensures that the individual receives accurate, sufficient and timely information in a culturally appropriate manner on which to base consent for care and related treatment.
- The nurse holds in confidence personal information and uses judgement in sharing this information.

〈계속〉

- The nurse shares with society the responsibility for initiating and supporting action to meet the health and social needs of the public, in particular those of vulnerable populations.
- The nurse advocates for equity and social justice in resource allocation, access to health care and other social and economic services.
- The nurse demonstrates professional values such as respectfulness, responsiveness, compassion, trustworthiness and integrity.

2. Nurses and practice

- The nurse carries personal responsibility and accountability for nursing practice, and for maintaining competence by continual learning.
- The nurse maintains a standard of personal health such that the ability to provide care is not compromised.
- The nurse uses judgement regarding individual competence when accepting and delegating responsibility.
- The nurse at all times maintains standards of personal conduct which reflect well on the profession and enhance its image and public confidence.
- The nurse, in providing care, ensures that use of technology and scientific advances are compatible with the safety, dignity and rights of people.
- The nurse strives to foster and maintain a practice culture promoting ethical behaviour and open dialogue.

3. Nurses and the profession

- The nurse assumes the major role in determining and implementing acceptable standards of clinical nursing practice, management, research and education.
- The nurse is active in developing a core of research-based professional knowledge that supports evidence-based practice.
- The nurse is active in developing and sustaining a core of professional values.
- The nurse, acting through the professional organization, participates in creating a positive practice environment and maintaining safe, equitable social and economic working conditions in nursing.
- The nurse practices to sustain and protect the natural environment and is aware of its consequences on health.

〈계속〉

- The nurse contributes to an ethical organizational environment and challenges unethical practices and settings.

4. Nurses and co-workers

- The nurse sustains a collaborative and respectful relationship with co-workers in nursing and other fields.
- The nurse takes appropriate action to safeguard individuals, families and communities when their health is endangered by a co-worker or any other person.
- The nurse takes appropriate action to support and guide co-workers to advance ethical conduct.

국제간호사 윤리강령

서 문

- 간호사에게는 건강 증진, 질병 예방, 건강 회복 및 고통 완화와 같은 4가지 근본적인 책임이 있습니다. 간호의 필요성은 보편적입니다.
- 간호 본연의 자세는 문화적 권리, 삶과 선택의 권리, 존엄성과 존중받은 권리를 포함한 인간의 권리를 존중하는 것입니다. 이러한 간호는 연령, 피부색, 신념, 문화, 장애와 질병, 성별, 성적 취향, 국적, 정치, 인종 또는 사회적 신분 등을 고려하여 존중되고 제한되지 않습니다.
- 간호사는 개인, 가족 및 지역사회와 그에 관련된 여러 단체들에게 보건사업을 제공합니다.

국제간호사 윤리강령

간호사를 위한 ICN 윤리 강령에는 윤리적 행동 기준을 설명하는 4가지 주요 요소가 있습니다.

윤리강령의 요소

1) 간호사와 인간

- 간호사의 일차적이고 전문적인 책임은 간호가 필요한 사람들에게 있습니다.
- 진료를 제공함에 있어 간호사는 개인, 가족 및 지역 사회의 인권, 가치, 관습 및 영적 신념을 존중하는 환경을 조성합니다.

〈계속〉

- 간호사는 개인이 간호 및 관련 치료에 대한 동의를 위하여 문화적으로 적절한 방식에 따라 정확하고 충분하며 시기적절한 정보를 제공 받도록 보장합니다.
- 간호사는 개인 정보를 신뢰하고, 이 정보를 공유함에 있어서는 판단력을 사용해야 합니다.
- 간호사는 일반인, 특히 취약 계층의 건강 및 사회적 요구를 충족시키기 위한 조치를 시작하고 지원하는 책임을 사회와 공유합니다.
- 간호사는 자원 배분, 건강관리 및 기타 사회 경제적인 서비스에 대한 접근성에서 평등과 사회 정의를 옹호합니다.
- 간호사는 존중, 반응, 연민, 신뢰 및 성실성과 같은 전문적인 가치를 보여줍니다.

2. 간호사와 실무

- 간호사는 간호 실무에 대한 개인적인 의무와 책임을 지며, 지속적인 학습을 통해 역량을 유지합니다.
- 간호사는 보살핌을 제공하는 능력이 손상되지 않도록 개인의 건강을 유지합니다.
- 간호사는 책임을 맡거나 위임할 때 개인 능력에 맞는 판단을 사용합니다.
- 간호사는 항상 전문직의 명예가 반영되고, 간호사의 이미지와 공공의 신뢰가 증진되도록 개인 행동 기준을 유지합니다.
- 간호사는 간호를 제공함에 있어 기술 및 과학적 진보의 사용이 사람들의 안전, 존엄성 및 권리와 양립할 수 있도록 보장합니다.
- 간호사는 윤리적 행동을 촉진하고 대화를 열 수 있는 실천 문화를 육성하고 유지하기 위해 노력해야 합니다.

3. 간호사와 전문직

- 간호사는 임상 간호 실무, 관리, 연구 및 교육에 대한 수용 가능한 기준을 결정하고 시행하는 데 중요한 역할을 담당합니다.
- 간호사는 증거 기반 실무를 지원하기 위해 연구를 기반으로 한 전문 지식의 핵심을 개발하는 데 적극적이어야 합니다.
- 간호사는 전문적인 가치의 핵심을 개발하고 유지하는 데 적극적이어야 합니다.
- 전문 조직을 통해 활동하는 간호사는 긍정적인 실무 환경을 조성하고 간호 분야에서 안전하고 평등한 사회적, 경제적 근로 조건을 유지하는 데 참여합니다.
- 간호사는 자연 환경을 유지하고 보호해야 하며, 건강에 미치는 영향에 대해 알고 있어야 합니다.
- 간호사는 윤리적 조직 환경에 기여하고 비윤리적 관행 및 환경 설정에 도전합니다.

〈계속〉

4. 간호사와 협동자

- 간호사는 간호 및 기타 분야의 동료들과 협업하고 존중하는 관계를 유지합니다.
- 간호사는 개인, 가족 및 지역 사회의 건강이 협동자나 다른 사람에 의해 위협받을 때 개인, 가족 및 지역사회를 보호하기 위해 적절한 조치를 취합니다.
- 간호사는 협동자가 윤리적인 행동을 하도록 지원하고 안내하는 적절한 역할을 합니다.

출처: http://www.icn.ch/

3. 국제간호사 윤리강령의 제안 및 적용

국제간호사 윤리강령(ICN code of Ethics for nurses)은 강령문과 함께 윤리강령에 대한 제안 및 윤리강령의 적용을 위한 간호사와 간호 학생들이 행해야 할 몇 가지 방법을 제시하였다. 그 내용은 다음과 같다.

SUGGESTIONS FOR USE of the ICN Code of Ethics for Nurses

The ICN Code of Ethics for Nurses is a guide for action based on social values and needs. It will have meaning only as a living document if applied to the realities of nursing and health care in a changing society.
To achieve its purpose the Code must be understood, internalised and used by nurses in all aspects of their work. It must be available to students and nurses throughout their study and work lives.

APPLYING THE ELEMENTS of the ICN Code of Ethics for Nurses

The four elements of the ICN Code of Ethics for Nurses: nurses and people, nurses and practice, nurses and the profession, and nurses and co-workers, give a framework for the standards of conduct. The following chart will assist nurses to translate the standards into action.

〈계속〉

Nurses and nursing students can therefore

- Study the standards under each element of the Code.
- Reflect on what each standard means to you.
- Think about how you can apply ethics in your nursing domain: practice, education, research or management.
- Discuss the Code with co-workers and others.
- Use a specific example from experience to identify ethical dilemmas and standards of conduct as outlined in the Code.
- Identify how you would resolve the dilemmas.
- Work in groups to clarify ethical decision making and reach a consensus on standards of ethical conduct.
- Collaborate with your National Nurses Association, co-workers, and others in the continuous application of ethical standards in nursing practice, education, management and research.

ICN 윤리 강령 사용 제안

간호사를 위한 ICN 윤리 강령은 사회적 가치와 필요에 근거한 행동 지침입니다. 윤리강령은 변화하는 사회에서 간호 및 건강 관리의 현실에 적용되었을 때 오직 살아있는 문서로 의미를 가질 수 있을 것입니다. 그 목적을 달성하기 위해 행동 강령은 간호의 모든 측면에서 간호사에 의해 이해되어야 하고, 내부화되어야 하며, 사용되어져야 합니다. 학생들이 공부하고 간호사가 일하는 동안 학생과 간호사는 윤리강령을 이용할 수 있어야 합니다.

ICN 윤리 규정 요소들의 적용

ICN 간호사 윤리 강령의 4가지 요소인 간호사와 인간, 간호사와 실무, 간호사와 전문직, 간호사와 협동자는 행동 기준을 위한 기본개념을 제공하였습니다. 다음은 간호사가 기준을 행동으로 옮기는 데 도움이 되는 내용입니다.

간호사 및 간호 학생은 다음과 같이 할 수 있습니다.

- 행동 강령의 각 요소에 대한 기준을 학습합니다.
- 각 기준이 의미하는 것을 스스로에게 반영합니다.

〈계속〉

- 당신의 간호 영역에서 윤리를 적용할 수 있는 방법(실습, 교육, 연구 또는 관리)을 생각합니다.
- 동료 및 다른 사람들과 함께 강령에 대해 토론합니다.
- 윤리적 딜레마와 윤리 강령에 명시된 행동 기준을 분별하기 위해 경험으로부터 나온 구체적인 예를 사용합니다.
- 딜레마를 해결할 방법을 확인합니다.
- 윤리적 의사 결정을 명확하게 하고 윤리적 행동 기준에 대한 합의에 도달하기 위해 그룹으로 활동합니다.
- 간호 실무, 교육, 관리 및 연구에서 윤리적 기준을 지속적으로 적용할 때 국가의 간호사협회, 동료 및 기타 사람들과 협동합니다.

출처: http://www.icn.ch/

5 나이팅게일 선서

이 선서문은 히포크라테스 서약문을 일부 따른 것이며 나이팅게일을 기념하기 위해 그의 이름으로 바쳐졌다. 1893년 미국 미시간 주 디트로이트 시 하퍼(Harper) 병원 파라나(Farrana) 간호학교 졸업식에서 처음으로 사용되었다. 대한간호협회에서는 1988년 1월 22일 대표자회의를 거쳐 제55회 정기대의원 총회에서 동일한 문안으로 확정하였고, 현재 간호학과에서 나이팅게일 선서식을 할 때 사용하고 있다.

Nightingale Pledge

"I solemnly pledge myself before God and in presence of this assembly to pass my life in purity and to practice profession faithfully."

"I will abstain from whatever is deleterious and mischievous, and will not take or knowingly administer any harmful drug."

"I will do all in my power to elevate standard of my profession, and will hold in confidence, all personal matters committed to my keeping, and all family affairs coming to my knowledge in the practice of my calling."

"With loyalty will I endeavor to aid physician in his work and devote myself to the welfare of these committed to my care."

〈계속〉

나이팅게일 선서

나는 일생을 의롭게 살며 전문 간호직에 최선을 다할 것을 하느님과 여러분 앞에 선서합니다.

나는 인간의 생명에 해로운 일은 어떤 상황에서나 하지 않겠습니다.

나는 간호의 수준을 높이기 위하여 전력을 다하겠으며 간호하면서 알게 된 개인이나 가족의 사정은 비밀로 하겠습니다.

나는 성심으로 보건의료인과 협조하겠으며 나의 간호를 받는 사람들의 안녕을 위하여 헌신하겠습니다.

제 4 장 간호실무의 윤리문제

학습목표

1. 환자안전과 환자안전관리활동에 대해 설명할 수 있다.
2. 간호윤리와 환자안전관리활동과의 관계에 대해 설명할 수 있다.
3. 생명윤리의 개념과 배경 및 간호에서의 생명윤리에 대해 설명할 수 있다.
4. 생명윤리위원회의 역할과 기능에 대해 설명할 수 있다.
5. 병원감염의 개념과 배경 및 예방대책에 대해 설명할 수 있다.

1 환자안전

1. 환자안전

사 례

국내 의료계에서는 빈크리스틴 투약오류로 백혈병 환자인 이 모 군(9세)이 사망에 이른 사건이 발생하고(2010. 5. 19.), 이후 동일한 오류로 림프암 2기였던 김 모 씨(41세)가 사망한 사건이 발생하였다(2012. 10. 16.). 급성림프모구성 백혈병 환자의 경우 빈크리스틴과 시타라빈이라는 항암제를 함께 투여하는 경우가 많은데, 정맥에 투여해야 하는 빈크리스틴과 척수강에 투여해야 하는 시타라빈을 혼동하여 투여함으로써 환자를 사망에 이르게 한 것이다.

인간에게 안전은 자신에게 주어진 환경을 조정하는 데 기본이 되고 생존을 위하여 필수 불가결한 것이다. 매슬로우는 인간의 욕구이론에서 생리적 욕구 충족 후 다음 단계인 안전의 욕구를 채우고자 하며, 이런 안전에 대한 욕구는 '위험, 손실, 위협으로부터의 보호'와 관련된 것으로 생리적 욕구와 더불어 하위욕구이면서 가장 기본적인 인간욕구라고 보았다.

의료기관을 찾는 환자나 보호자들은 안전한 환경에서 사고나 부작용 없이 치료받기를 기대하고 의료기관은 안전하고 질 높은 의료서비스를 제공해야 할 책임과 의무가 있으며 환자는 안전한 환경에서 안전한 처치를 받을 권리가 있다. 그러나 점점 복잡해지는 병원환경과 환자의 중증도 증가, 고도화된 의료기술의 복잡한 절차 등으로 매년 병원에서 안전사고로 사망하거나 손상받는 환자의 수는 점점 증가하고 있다.

환자안전은 의료서비스를 제공하는 모든 과정에서 반드시 지켜져야 하는 원칙임에도 불구하고, 병원 내에서의 환자안전사고에 대해 숨기고 덮어두는 일이 종종 발생하기도 한다. 도널드슨 등의 의료 사고에 관한 보고서 「To Err Is Human : Building a Safer Health System」(2000)에 따르면 입원 환자의 2.9~3.7%가 병원에서 위해사건을 경험하였으며 환자안전 부재로 인한 연간 사망자 수는 44,000~98,000명에 이른다. 그리고 이로 인한 경제적 손실은 최고 31.9조 원에 육박하며 투약오류로 인한 사망자 수는 해마다 늘어 연간 7,000명으로 추정된다.

환자안전에 대한 경각심과 관심은 의료인에게 매우 중요하나, 1990년대 이전에는 안전문화 발생에 대해 비난하고 처벌하는 문화로 인하여 두려움으로 회피하거나 보고하지 않는 등의 경향을 보였다. 1990년대 중반부터는 문책하지 않는 문화가 점차 자리 잡기 시작하였으나 이에 대한 책무성이 여전히 부족하였고, 2000년대 들어서 사회 전반적으로 공정문화 분위기가 형성되어 환자안전문제를 터놓고 함께 고민하며 해결하고자 노력하고 사전에 예방하고자 하는 변화가 생겼다.

환자안전사고란 보건의료인이 환자에게 보건의료서비스를 제공하는 과정에서 환자의 생명 신체정신에 대한 손상 또는 부작용이 발생하였거나 발생할 우려가 있는 사고이다. 「Achieving safe and reliable healthcare: Strategies and solutions」(2004)에 따르면 안전사고 중 20%는 사람에 의해 발생한다. 따라서 사고발생의 예방을 위해서 직원들이 제대로 훈련을 받아 환자안전 실천에 대한 동기가 적절하게 부여된다면 환자안전 발생을 예방할 수 있다. 그 외 80%의 안전사고는 시스템에 의한 오류 발생하며 작업하는 시스템, 작업 및 프로세스가 제대로 설계되지 않았기 때문으로 체계적인 시스템 구축과 운영이 안전사고를 예방하는 방안으로 제시된다.

2. 환자안전관리활동

모든 환자와 보호자들은 질병의 치료를 위한 의료기관 방문 시 안전한 환경에서 사고나 부작용 없이 호전되기를 기대하며 또한 그러할 권리를 가진다. 동시에 의료기관과 종사자는 안전하고 질 높은 의료서비스를 제공해야 할 책임과 의무를 가지고 있다.

병원이라는 조직 내에서 발생하는 각종 사고는 재정적 손실로 인한 비용이 발생되고 의료의 질을 저하시키는데 특히 환자안전은 환자의 건강과 생명에 직접적인 영향을 미치기 때문에 관리가 되어야 하는 중요한 영역이다.

환자안전관리활동은 의료기관을 방문하여 치료받는 환자의 회복 과정 중에 발생하거나 발생 가능한 문제를 사전에 찾아내어 개선하고 예방하는 활동을 말한다. 이는 환자안전문제를 예방하기 위한 개선안을 마련하여 적용하고 재발을 방지하며, 평가하는 일련의 체계적인 과정이다.

구체적으로 환자안전관리활동에서 환자안전을 위한 전략으로는 병원의 전반적인 프로세스 개선, 안전에 관한 정보시스템의 구축, 지침이나 가이드라인을 개발 후 보급, 그에 관한 교육을 포함할 뿐만 아니라, 안전한 환경시설 및 장비, 전담인력에 대한 적절한 지원 등이 있다.

1) 의료기관평가

미국국제의료평가위원회인 JCAHO(Joint Commission on Accreditation of Health Organizations)에서는 의료기관 환자안전관리활동의 질에 대한 평가를 약 처방 오류 사고, 환자안전이 보장되어 있는 시스템 구축유무, 의료진의 업무 수행절차 등을 토대하고 있다. 그 범위는 환자가 치료나 관리의 목적으로 의료기관인 병원에 들어서는 순간부터 퇴원 후 자택에 이르기까지 폭넓게 평가하고 있다.

우리나라는 2002년 3월 의료법 제47조 2에 의거하여 '의료기관평가'를 법제화하였고 2004년부터 시행하였다. 의료기관평가를 통해 간호업무의 질을 향상시키는 활동이 수행되고 있는데, 특히 '환자안전 및 질 향상 활동' 항목을 강화시킴으로써 환자안전에 깊은 관심을 보이고 있다. 이는 의사들의 진료영역에서 오류를 범하기 쉬운 사고를 예방하기 위한 안전관리활동과 환자 확인을 중요한 항목으로 평가하여 의료인의 환자안전관리활동을 통해 환자의 권리를 확인하고 의료사고를 예방할 수 있는 기회를 제공하고 있다.

의료기관평가인증원은 환자안전사고에 대한 내용을 보고학습시스템을 통해 관리하고 있으며 환자안전사고 보고자는 환자안전사고를 발생시켰거나 발생한 사실을 알게 된 보건의료인, 보건의료기관의 장, 전담인력, 환자, 환자보호자 등이다. 보고된 내용을 바탕으로 의료기관평가인증원은 주의경보에 해당하는 사유가 발생한 경우 보건의료기관에 주의경보 발령한다. 구체적으로는 환자안전을 해칠 우려가 높은 새로운 유형의 환자안전사고가 발생한 경우, 환자안전에 중대한 위해가 발생할 우려가 있는 환자안전사고가 발생한 경우, 자율보고 증가와 같이 평소에 비하여 보고 · 학습시스템에 같은 유형의 환자안전사고 보고 건수가 급증한 경우, 환자안전을 해칠 우려가 매우 크고 그 영향이 광범위할 것으로 예상되어 주의경보 발령이 필요하다고 인정되는 경우 보건복지부장관에 의해 주의경보가 발령된다.

또한 환자안전에 대한 지속적인 관찰을 위해 의료기관평가인증원은 의료기관에서 환자안전지표를 측정하도록 제시하고 있다. 환자안전지표는 환자안전 및 의료 질 향상 관련 수행 정도를 측정 · 점검하는 평가기준으로 국내 의료기관 환자안전 현황에 대해 비교분석이 가능하다.

2) 환자안전법

국내에서 의료기관에서의 환자안전에 대해 본격적으로 논의한 것은 2010년 5월 대학병원에서 백혈병 치료 중이던 9세 남자아이가 항암제 투약 오류로 사망한 사건이라고 할 수 있다. 이 사건을 계기로 2012년 환자안전법 제정을 위한 움직임이 시작되었고 2015년 1월 환자안전법이 제정 · 공포되었으며 2016년 7월 29일 시행되었다.

「환자안전법」은 "환자안전을 위하여 필요한 사항을 규정함으로써 환자의 보호 및 의료 질 향상에 이바지함"을 목적으로 하고 있다. 환자안전법과 하위 법령인 시행규칙에 따르면 법에서 규정하는 기준에 해당하는 의료기관은 환자안전과 관련해 환자안전 전담인력을 배치하고 환자안전위원회를 두어야 한다. 또한 전담인력에 대한 교육을 법적인 필수항목으로 제시하여 매년 교육을 이수할 수 있도록 권고하여 전담인력의 역량확보가 가능하도록 도모한다.

환자안전법에 따라 의료기관에서 환자안진사긴이 발생하면 이를 자율적으로 보건복지부장관에게 보고할 수 있으며, 보건복지부는 자율보고된 정보를 활용한 조사 · 연구와 그 결과의 공유를 위해 '환자안전사고 보고 · 학습시스템'을 구축해 운영해야 한다. 환자안전에 대한 체계적인 보고시스템이 없던 과거에는 전국적인 현황 파악 및 연구가 미흡하였을 뿐만 아니라 환자안전사고에 대한 개인적인 비난과 처벌, 의료사고에 대한 분쟁과 보상, 책임 문제 등으로 환자안전정보가 의료기관 내에 머무르는 수준이었다. 그러나 환자안전법 시행 후 보고학습시스템을 통해 환자안전사고 보고를 통한 학습기전이 마련되었고 이로써 국가차원에서 환자사고의 재발 방지 체계를 구축하는 발판을 마련하는 계기가 되었다.

표 6-2 의료기관 내 환자안전활동과 관련된 환자안전법 및 하위 법령의 내용

환자안전법	환자안전법 시행규칙	내용
제4조 (보건의료기관의 장과 보건의료인의 책무)	해당 없음	• 보건의료기관의 장과 보건의료인은 환자안전사고가 발생하지 아니하도록 시설 · 장비 및 인력을 갖추고, 필요한 의무를 다하여야 함. • 보건의료기관의 장과 보건의료인은 환자안전활동에 환자와 환자의 보호자가 참여할 수 있도록 노력하여야 함
제11조 (환자안전위원회)	제5조 (환자안전위원회의 설치 기관) 제6조 (환자안전위원회의 구성) 제7조 (환자안전위원회의 운영) 제8조 (환자안전위원회의 업무)	• 병상 수가 200병상 이상인 병원급 의료기관은 환자안전위원회 설치, 종합병원의 경우 100병상 이상인 경우 설치. • 환자안전활동에 필요한 사항에 대해 논의함(환자안전지표의 운영, 환자안전사고의 보고 활성화, 환자안전활동의 교육 등).
제12조 (전담인력)	제9조 (전담인력)	〈배치 기준〉 • 200병상 이상의 병원급 의료기관(종합병원 제외)은 1명 이상. • 100병상 이상 500병상 미만 종합병원은 1명 이상. • 500병상 이상 종합병원은 2명 이상. 〈자격 기준〉 • 의사, 치과의사 또는 한의사 면허를 취득한 후 5년 이상 보건의료기관에서 근무한 자. • 간호사 면허를 취득한 후 보건의료기관에서 5년 이상 근무한 자. 〈업무 범위〉 • 환자안전 및 의료의 질 향상 관련 업무 포괄.
제13조 (환자안전활동에 관한 교육)	제10조 (환자안전활동에 관한 교육)	• 전담인력은 환자안전에 대해 정기적인 교육을 받아야 함. • 매년 12시간 이상 교육 필수. • 신규 배치된 경우에는 6개월 이내에 대면교육으로 24시간 이상 교육 이수 필수.
제14조 (환자안전사고의 자율보고 등)	제12조 (환자안전사고의 자율보고)	• 환자안전사고를 발생시켰거나 발생한 사실을 알게 된 보건의료인이나 환자 등 보건복지부령으로 정하는 사람은 보건복지부 장관에게 그 사실을 보고할 수 있음.

3. 간호윤리와 환자안전관리활동과의 관계

간호사의 환자안전문화 인식과 안전간호활동은 급변하는 의료현장에서 매우 중요시되고 있다. 간호사의 환자안전관리활동은 의료인과 기관 중심에서 대상자를 바라보고 문제를 해결하는 방식이 아닌, 문제의 사전예방과 환자 중심의 간호를 제공하는 환자안전문화 형성의 새로운 개념이다.

간호사가 경험한 환자안전사고 내용은 투약오류가 가장 많고 그 다음으로 낙상, 주사, 수혈, 기타 순으로 보고되었는데, 특히 병원 내 환자를 대상으로 한 약물투여는 간호사의 주 업무로 수행되고 있으므로, 이러한 행동에 안전사고가 발생한다면 환자에게 매우 심각한 손상을 초래할 수 있다. 이러한 심각성에도 불구하고 임상에서 환자안전사고를 경험하는 간호사들은 관련 부서에 보고하거나 적극적인 대처를 하기보다 묵인 또는 동조 등의 소극적 형태로 행동을 나타내는 경우가 많다.

임상간호사의 윤리의식은 전문직종으로서 자부심을 가질 때 생명의료윤리의식이 높아지게 된다. 긍정적인 윤리적 가치관은 간호업무 수행에 도움을 주고 간호업무 성과도 증가시키므로 결과적으로 환자안전관리활동을 비롯한 간호업무수행에도 긍정적인 영향을 끼치게 된다. 바람직한 생명의료윤리의식과 효과적인 간호업무수행을 위해서는 간호사의 생명의료윤리의식에 대한 방향을 파악하고 분야별 혹은 경력별 맞춤교육 시스템이 구비되어야 한다. 또한 간호사들이 윤리적 의사결정을 할 경우를 대비하여 조직차원에서 원활한 의사소통 구조를 활성화하고 구체적 지침을 마련해야 한다.

간호사의 낙상예방활동은 근무부서와 병원규모뿐만 아니라 직원 상호존중과 협조, 간호사의 환자안전문화에 대한 개념과 인식의 변화와 밀접한 관련이 있다. 개방적이며 명확한 조직 내 의사소통, 환자안전에 대한 조직구성원의 지속적 교육과 훈련, 적절한 인력에 의료인을 배치하는 것, 그리고 부서 간의 협조적인 관계가 환자안전 인식수준을 향상시키고 결과적으로 간호사로 하여금 안전간호활동을 실천하도록 돕는다.

간호사는 환자에게 안전하고 질 높은 의료서비스를 제공해야 할 책임과 의무를 가지며 환자안전관리에 노력해야 한다. 인간생명과 정신을 다루는 전문직인 간호사는 인간 존엄성뿐만 아니라 도덕성과 명확한 직업윤리가 중요시되는 직업이다. 진정한 의료인의 역할은 단순히 질병이 없는 상태로 만들어 줄 뿐만 아니라 질병의 치유를 통해 사회정의와 윤리를 실현하는 것이다. 이러한 맥락에서 간호윤리는 환자의 권리와 측면에서 새롭게 강조되고 있다.

병원 환자안전관리활동은 진료의 과정 중에 발생하거나 발생 가능한 것들을 찾아내어 개선하고 예방하는 활동을 말한다. 이러한 환자안전관리활동은 전문직 간호사로서 당연히 해야 할 의무이자 환자의 권리이며, 간호사의 행위는 무엇이 대상자를 위한 것인지에 대한 윤리적 판단을 바탕으로 양질의 간호제공을 해야 할 것이다. 그러나 의료서비스는 인간이 제공하는 일이기 때문에 실수나 사고를 완전히 없애는 것이 현실적으로 불가능하므로 사전에 미리 예방 활동을 하고, 만약 사고가 일어났다면 신속하게 대처하는 등의 노력을 매일 해 나가는 것이 중요하다. 이러한 노력들과 상황 판단 및 행동은 개개인의 윤리의식에 영향을 받으며 이러한 점에서 볼 때 병원 내에서 이루어지는 환자안전관리활동은 간호사 개개인의 윤리의식을 바탕으로 한 간호 행위의 실천이라고 볼 수 있다.

환자안전문화란 조직의 모든 구성원들에 의해 조직과 공공의 안전을 위하여 우선시되는 절대적 가치이며 안전을 위한 개개인의 노력과 책임에 대한 약속들을 포함한다. 병원 내 안전사고 예방을 위해 의료진이 실수나 사고를 조금이라도 줄이고자 사전에 미리 예방하고, 만약 사고가 일어났다면 신속하게 대처하여 사소한 것이라도 간과하지 않으려는 노력을 매일 해나가는 것이 안전사고에 대한 의료진의 필수적인 자세라고 볼 수 있다. 지속적으로 환자안전관리활동의 중요성을 교육을 통해 전달하고 안전관리를 위한 시스템이나 보고 체계를 구축하고 실천하는 적극적인 인식변화와 행동의 정착이 무엇보다 중요하다.

2 생명윤리

1. 생명윤리 개념 및 배경

현대의학의 급진적인 발전으로 인해 생명과 관련된 많은 윤리적 문제가 대두되고 고도로 발달하는 의료과학 기술 이면에 인간생명에 대한 근본문제 즉, 삶과 죽음의 문제까지 생명윤리적 혼란이 발생하여 사회적 문제로 되고 있다. 특히 인간복제와 인간수정 등 인간생식과 관련된 새로운 차원에 관한 문제들은 주요 논쟁 주제로 종종 제시되고 있어 이에 대한 이해와 관심이 어느 때보다도 필요한 시점이다.

생명(bios)과 윤리학(ethic)의 합성어인 생명윤리학(bioethics)은 생명과 관련된 윤리, 도덕의 문제를 다루는 철학으로서 광범위한 학문을 포괄하는 분야로 1970년 종양학자 포터(V. R. Porter)가 인간 생존과 삶의 질에 대한 관련성 연구에서 처음 사용하였다. 생명윤리학은 학계의 이론적 관심보다는 의료와 간호현장에서 실천적 관심을 통해서 성장해 왔으며 초기에는 의료 행위나 의학에서 파생된 문제들을 다루는 의료 윤리의 형태로 제기되었다.

생명윤리는 연구에 참여하는 피험자의 보호와 관련된 윤리를 의미하고 연구 수행과정에서 인간의 존엄 확보, 정당한 연구대상자 모집, 연구대상자의 안전 보호, 개인정보 보호 등을 말한다. 또한 연구결과가 인간의 존엄을 보장하면서 안전하고 윤리적으로 상용화 및 상업화 될 수 있도록 적용하며 이는 사회통념에 위반되는 인간복제 금지, 지능, 비만, 외모 등과 관련한 유전자 검사 제한, 생식세포 매매 금지, 대리모 제한 등을 포함한다.

연구윤리는 연구결과 및 자료의 위조, 변조, 표절 등의 방지를 의미하는 것으로 연구대상자 보호를 의미하는 생명윤리와는 구별된다. 의과학, 자연과학뿐만 아니라 사회과학분야까지 인간을 대상으로 하는 연구는 생명윤리를 적용하는 것이 최근 세계적인 추세로 미국, EU 등은 생명윤리 준수 의무를 법제화하여 생명윤리 위반에 대해서는 연구비 지원 중단 등 제재 조치를 취하고 있다. 자연과학, 의과학 분야의 경우 대부분의 주요 학술지에서 인간대상연구와 인체유래물연구에 대해 **생명윤리위원회(Institutional Review Board, IRB)** 심의를 게재 요건으로 요구하고 있으며, SSCI(Social Sciences Citation Index)에 등재된 국제학술지 중 약 20% 정도가 인간대상 연구에 대한 사전심의를 요구하고 있다.

국외에서는 이미 생명윤리가 활발히 논의되면서 의학기술의 현저한 발달로 인한 부작용을 예방하기 위해 생명윤리 교육이 강화되고 있으며, 또한 생명윤리를 지키기 위한 법안들이 제정되었거나 제정 중에 있다. 우리나라의 경우 생명윤리 및 안전에 관한 법률이 2004년 제정되었고, 대통령 직속의 국가생명윤리심의위원회를 설치하고 생명윤리를 실천하고자 노력하고 있다.

2. 간호에서의 생명윤리

생명윤리는 간호윤리와 의료윤리를 포괄하는 확장된 관점에서 논의되며, 인간생명의 근본문제에 대한 철학적 성찰을 지닌다. 또한 오늘날 생명문제에 관한 논의는 직·간접적으로 접하는 생명과학자들과 의료인들이 생명윤리적 태도를 가지고 자신의 영역에서 비판적으로 직무를 수행하는 것이 필요하다.

간호사는 의료인으로서 환자의 생명과 관련된 모든 영역에 대하여 충분한 지식과 윤리적 의사결정 과정을 알아야 한다. 이러한 노력을 통해 환자의 건강과 생명을 보호하고 존중하는 결정은 어떤 것인가에 대해 결론을 내릴 수 있다.

간호사들은 임상현장에서 간호를 실천하면서 생명윤리 문제를 경험하고 있고 이는 낙태, 인공수정, 뇌사, 장기이식, 유전자 조작, 사전의료지시서와 같은 거시적 논의의 대상이 되는 문제들까지 포함한다. 구체적으로는 회복 불가능한 환자의 생명유지를 두고 의료진과 가족, 또는 가족들 간 의견의 차이나 경제적 문제 등 다양한 생명윤리 갈등을 경험하게 된다. 이러한 생명윤리적 주제가 논쟁되는 상황에서 간호사는 자신의 역할이 제한되거나 스스로 판단이 어렵고, 의료진 및 가족을 비롯한 인간관계의 어려움, 관행적 행동 등으로 인해 결과적으로 자기 방어적 태도를 취하는 등 윤리적 딜레마 상황에 빠지는 체험을 하기도 한다. 또한 윤리적 딜레마의 차원을 넘어서 어떤 가치판단을 해야 되는지 앎에도 불구하고 소속 기관의 제약이나, 동료와 부서 분위기, 직속상관의 명령 등으로 인해 최선의 윤리적 선택을 하기 어려운 도덕적 고뇌를 겪기도 한다.

생명윤리의 적용범위에 비해 **간호윤리**는 제한적일 수 있으나, 상당 부분 중복되며 다른 보건의료 전문직과 생명윤리학의 원칙을 공유한다. 간호학에서 생명윤리는 간호와 관련된 도덕적 가치들과 판단에 의의를 두며, 도덕적 지식과 관련이 되고 의무 또는 무엇을 해야만 하는가에 초점을 두고 있다. 간호지식 구축에 있어서 도덕적 요소는 규범적 지식 또는 간호윤리적인 면을 능가하는 것으로 경험적, 미적, 개인적 지식을 포함한 총제적인 경험의 과정이다. 또한 우리가 당연히 해야만 하는 것에 대한 순간순간의 판단력을 포함하며, 간호 직무의 과정과 결과 책임에 대해 판단하는 것을 말한다. 간호사로서 생명윤리적 판단을 하는 것은 논쟁이 되는 주제와 정의, 이해관계 혹은 원칙들에 관한 것으로, 도덕적 지식의 과정은 간호사가 자신은 물론 타인의 권리와 책임에 대한 옹호자로서 '어떤 결정이 가능한가?', '그 이유와 정당성은 무엇인가?'에 대한 통찰력을 제공한다.

안타깝게도 의료현장에서의 간호행위는 생명윤리와 관련하여 원칙주의적이고 도덕적인 의사결정 절차에 따라 이루어지기보다는 간호 대상자와 가족, 전문 의료인들과의 상호관계를 바탕으로 한 구체적이며 개별적인 상황 속에서 이루어지고 있다.

간호사는 환자를 일선에서 돌보는 의료인으로서 도덕적 성품은 물론이며 생명윤리 지식을 비롯한 판단능력이 필수적이고 올바른 의사결정을 돕는 가치나 기준 역시 분명해야 한다. 긴박한 의료 상황에서도 간호사가 신속하게 판단을 하려면 평소에 도덕적 소양과 생명윤리적 판단의식을 키우고, 생명윤리를 바탕으로 한 간호가 배어 나와야 한다.

간호사는 환자를 두루 살피며 환자의 신체적 정신적 고통을 이해할 뿐만 아니라 환자, 보호자의 사회적 관계와 문화적인 배경까지도 고려하는 전인간호를 실천하여야 하며 이를 토대로 한 간호중재는 생명윤리 가치를 구현하는 전문적인 간호 행위로 이해할 수 있다. 인간의 존엄성과 인권을 옹호함으로써 간호를 통한 국민의 건강 증진 및 안녕 추구를 삶의 본분으로 삼고 이를 실천하며, 건강증진과 고통경감 및 안위도모, 그리고 개인의 자율성 증진이라는 간호 실천의 목적을 달성하기 위해 간호사는 노력하여야 한다.

그러나 간호사들이 경험할 수 있는 대부분의 생명윤리관련 문제는 미리 학습하는 것이 불가능하며 생명윤리의 원칙이나 규칙만으로는 명확한 해결방안이 내려지지 않는다. 따라서 도덕적인 판단이 요구되는 다양한 상황에서 생명윤리적 간호행위를 하기 위해서는 무엇보다 스스로 인격적이며 윤리적인 간호사가 되는 것이 중요하고, 기술적 숙련성을 바탕으로 하여 도덕적 품성과 자질을 갖추고 생명윤리를 바탕으로 하는 태도 위에서 직무를 수행해야 한다.

또한 간호사가 간호 상황에서 겪게 되는 윤리적 문제를 해결하기 위해서는 무엇이 인간적인 결론과 행동인가 하는 문제와 현대 의료기술의 가능성과 한계에 대한 이해가 필수적일 뿐만 아니라, 윤리적 딜레마 상황을 해결하는 방법과 도덕적 판단으로 행동을 선택하여야 한다.

3. 생명윤리위원회

1932년부터 1972년까지 미국의 앨라바마주 마콘 카운티의 터스키기 연구소는 흑인 400여 명을 대상으로 매독의 자연적인 진행과정을 연구하기 위해 1940년대에 페니실린이 매독치료제로 사용되었음에도 불구하고 40년간 매독환자를 치료하지 않으면서 연구한 사건이 밝혀졌다. 이후 미국은 1974년 이후 모든 대학과 연구기관, 연구지원기관들은 생명윤리를 실천하기 위한 **생명윤리위원회(Institutional Review Board, IRB)**를 설치하도록 규정하고 있다.

생명윤리위원회는 인간을 대상으로 하는 연구에 참여하는 대상자의 권리, 안전, 복리를 보호하기 위해 연구기관 내에 독립적으로 설치한 상설위원회로서 연구대상자 보호를 위한 기준의 핵심으로 설명 동의(Informed consent)를 제시하고 있다. 또한 연구자가 제시한 연구계획서와 보고서를 검토하여 연구대상자의 권리와 복지가 포함되었는지, 연구로 인한 잠재적 의료 이득이 있는지를 살펴 연구 진행을 승인하거나 수정할 것을 요구하며 연구 활동을 금지하는 등의 조치를 취한다.

생명윤리위원회에서 제시하는 원칙은 연구자의 정직성과 진실성 그리고 연구대상자의 자율성을 존중하고 연구과정에서 발생할 수 있는 모든 피해를 예방하여 취약자인 연구대상자를 보호하여야 한다는 것이다.

표 6-3 「생명윤리 및 안전에 관한 법률」의 기본원칙

「생명윤리 및 안전에 관한 법률」 제3조 (기본 원칙)
❶ 이 법에서 규율하는 행위들은 인간의 존엄과 가치를 침해하는 방식으로 하여서는 아니 되며, 연구대상자 등의 인권과 복지는 우선적으로 고려되어야 한다.
❷ 연구대상자 등의 자율성은 존중되어야 하며, 연구대상자 등의 자발적인 동의는 충분한 정보에 근거하여야 한다 .

〈계속〉

「생명윤리 및 안전에 관한 법률」 제3조 (기본 원칙)
❸ 연구대상자 등의 사생활은 보호되어야 하며, 사생활을 침해할 수 있는 개인정보는 당사자가 동의하거나 법률에 특별한 규정이 있는 경우를 제외하고는 비밀로서 보호되어야 한다. ❹ 연구대상자 등의 안전은 충분히 고려되어야 하며, 위험은 최소화되어야 한다. ❺ 취약한 환경에 있는 개인이나 집단은 특별히 보호되어야 한다. ❻ 생명윤리와 안전을 확보하기 위하여 필요한 국제 협력을 모색하여야 하고, 보편적인 국제기준을 수용하기 위하여 노력하여야 한다.

인간 대상 연구는 임상시험, 음식물섭취나 운동 등이 포함된 연구와 같이 사람을 대상으로 물리적으로 개입하는 연구와 설문조사, 인터뷰, 녹화 등을 통해 의사소통, 대인접촉 등의 상호작용을 통하여 수행하는 연구 또는 성명, 주민등록번호, 주소, 전화번호, 병원등록번호 등 개인을 식별할 수 있는 정보를 이용하는 연구를 말한다. 개인정보는 사생활 침해와 관련해 논란이 될 수 있으므로 주의해서 다루어야 할 문제이나, 국가나 지방자치단체가 공공복리나 서비스 프로그램을 검토 · 평가하기 위한 연구, 교육기관에서 통상적인 교육실무와 관련하여 하는 연구는 인간 대상 연구가 아닌 것으로 규정하고 있다.

인체유래물은 인체로부터 수집하거나 채취한 조직, 혈액, 체액 등 인체구성물 또는 이들로부터 분리된 혈청, 혈장, 염색체, DNA, RNA, 단백질 등을 말하며, 이를 직접 조사 및 분석하는 것을 인체유래물 연구라고 한다.

표 6-4 「생명윤리 및 안전에 관한 법률」의 기본원칙

「개인정보 보호법」 제2조
1. "개인정보"란 살아 있는 개인에 관한 정보로서 성명 , 주민등록번호 및 영상 등을 통하여 개인을 알아볼 수 있는 정보(해당 정보만으로는 특정 개인을 알아볼 수 없더라도 다른 정보와 쉽게 결합하여 알아볼 수 있는 것을 포함한다)를 말한다.
「개인정보 보호법」 제2조
1. "개인정보"란 개인식별정보, 유전정보 또는 건강에 관한 정보 등 개인에 관한 정보를 말한다. 17. "개인식별정보"란 연구대상자와 배아 · 난자 · 정자 또는 인체유래물의 기증자(이하 "연구대상자 등"이라 한다)의 성명 · 주민등록번호 등 개인을 식별할 수 있는 정보를 말한다.

윤리적 간호실무를 수행하기 위해서는 간호사는 반드시 알아야 할 윤리이론 및 생명윤리원칙을 숙지하여야 하며 의료인으로서 국내외 간호협회가 정한 윤리강령을 이해하고 준수해야 할 것이다. 또한 임상실무, 교육, 연구 및 조직관리 등 간호현장에서 직면할 수 있는 윤리적 문제에 대해 충분히 분석하여 고찰하여 문제를 해결해 나갈 수 있는 노력을 해야 한다. 윤리적 문제가 발생하지 않도록 현장에서 예방하는 노력과 더불어 변화하는 의료환경에 적극적으로 대응하는 노력이 필요하다.

③ 병원 감염

사 례

신생아 살모넬라균감염사건

원내감염의 경로: 공기감염과 접촉감염한 것으로 추정(배설물, 신체 또는 기구, 우유 등이 신생아의 입에 접촉)

최초의 감염경로는 구체적으로 확정할 수 없으나 심리결과 최초 발병은 보균임산부로부터의 산도감염에 의한 것이라고 추정하고, 신생아들은 2차감염이라고 인정되었다. 신생아는 세균에 대한 저항력이 약하여 쉽게 감염되는 상태로 신생아실을 운영하고 있는 병원 구조는 세균의 집단감염의 발생에 취약하다. 또한 입원중의 신생아는 세균에 감염되는 것을 방지하여야 하며 신생아실을 중심으로, 인적 · 물적으로 최선을 다하여 충분히 청결을 유지하여할 주의의무가 있다.

따라서 병실관리상의 과실이 추정되며 피고의사가 '최선을 다하여 그 청결유지에 노력하고 있었다는 것에 대해서 상당할 정도의 반증을 하지 않는 한 과실책임을 면할 수 없다'고 법원 판결이 내려졌다.

1. 병원감염 개념 및 배경

만성 퇴행성 질환의 증가, 면역부전 환자의 증가, 다약제 내성균의 증가, 각종 침습성 의료처치의 확대 및 노령인구의 증가로 인해 병원감염 문제가 빈번해지면서 이는 국민건강문제로 대두되었다.

'**병원감염**'이란 영어의 'hospital acquired infection' 혹은 희랍어의 병원을 의미하는 'nosocomia'를 어원으로 한 'nosocomial infection'을 그대로 우리말화한 것으로 용어 자체가 갖는 의미는 '병원에서 획득된 감염'이다. 미국 질병관리센터(CDC, centers for disease control and prevention)는 병원감염 중 수술부위 감염은 수술한 후 30일 이내에 발생하는 것까지도 포함한다고 정의하였다. 병원 감염은 환자가 병원에 입원하고 있는 동안에 시작되지만 퇴원 후에 발생하기도 하는데 수술부위 감염의 약 25%가 퇴원 후 발생하는 것으로 조사되었다.

최근 병원감염의 발생률은 고령자, 악성 종양자 등 면역기능이 저하되어 감염되기 쉬운 숙주의 증가, 항생물질의 오남용에 따른 약제 내성균이 출현, 의료기술의 발달로 인한 신체 침습적인 의료기기의 폭넓은 사용 등으로 인해 증가하고 있으며 주요 보건문제로 대두되고 있다. 병원감염은 특정 질환을 치료하기 위해 입원한 환자 개개인에게 생각지 못했던 새로운 질환이 병발함에 따라 발생하는 치료 지연, 재원기간 연장, 삶의 질 저하 등만이 문제되는 것이 아니라 지역사회 및 국가에 미치는 영향도 적지 않아서 의료재원에의 부담 및 국가적 경제 손실을 유발하고, 해당 의료기관은 물론 전체 의료 행위의 신뢰도를 떨어뜨리는 등 사회경제적 파급효과가 매우 크다. 또한 다약제 내성균 등 항생제 내성균의 확산을 야기함으로서 국민 건강에 큰 위협이 되고 있어 병원감염을 감소시키기 위한 적극적인 대처가 필요하다.

병원감염은 크게 내인성 감염(endogenous)과 외인성 감염(exogenous)으로 나눈다. 내인성 감염은 환자 자신의 구강, 장 등에 장착하고 있는 세균에 의해서 유발되는 감염이다. 이러한 세균들은 건강한 사람에게는 크게 문제되지 않으나 의식불명 혹은 수술 환자의 흡인성 폐렴, 백혈병 환자나 항암요법 환자 등 호중구감소증 환자의 패혈증의 원인이 될 수가 있으며 환자 자신의 감염에 대한 저항력 저하가 주 발생 원인으로 본다.

외인성 감염은 외부에서 균이 들어와서 생기는 감염으로 발생 원인으로 의료진에 의한 감염, 다른 환자, 오염된 의료기기, 병원 내의 주위 환경 등 직접 혹은 간접적인 원천이 주원인이다. 가장 중요한 발생 원인으로는 의료진의 손에 의한 감염으로 의료진이 보균하고 있는 균과 다른 환자에서 옮겨 온 균들이 주요 감염원이 된다. 따라서 병원감염을 예방하기 위해 의료진이 주의해야 할 부분이 크다고 할 수 있다. 손을 씻지 않고 환자와 환자 사이 이동 접촉시 간호하거나 환자의 몸속으로 카테터를 삽입시 멸균개념을 무시하는 등의 위생과 멸균에 대한 부주의와 정직하지 못한 것으로 초래되는 의료진의 행동은 병원감염을 겪어야 하는 환자들의 신체적 고통뿐만 아니라 막대한 의료비 지출 등에 대하여 우리는 강한 책임감을 가져야 한다.

병원감염 대한 인식은 이제 의료인뿐만 아니라 의료 행정기관에서도 그 중요성을 인식하여 다양한 연구 사업을 지원하고, 이를 근거로 관련된 법률 개정을 위해 노력하고 있다. 인터넷을 포함한 언론매체를 통해 적극적으로 알림으로써 이제는 일반인에서도 '병원감염'은 상식화된 용어이다. 당연히 병원감염 예방에 대한 일반인의 요구도는 점차 증가하고 있으며 이러한 요구는 병원감염으로 인한 피해에 대해 법적 구제 요청이 증가하는 형태로 반영되고 있다. 또한 의료기관 평가 중 '감염관리'에 대한 항목이 큰 부분을 차지하고 있다는 것도 의료대상자인 환자의 요구를 반영한다고 할 수 있다.

국내에서 병원감염이 주요 쟁점으로 논의된 시점을 보면, 1984년 서울의 한 종합병원에서 레지오넬라증이 집단적으로 발생하면서 병원감염의 문제가 주요 보건문제로 인지되어 의료인과 일반인의 관심을 크게 불러 일으켰다. 이후 1991년 최초로 감염관리실을 개설하고 감염관리 업무를 책임지고 담당할 감염관리 전문 인력으로 감염관리간호사를 지정하여 체계적인 병원감염 감시 및 관리 사업을 시작하였다. 병원감염에 대한 사회적 문제의식이 점차 높아지자 정부는 1992년 8월 감염관리준칙을 제정하여 80병상 이상의 병원 및 종합병원에 감염관리위원회를 구성하여 자율적으로 감염관리활동을 실시하도록 하였다. 그러나 민간의료 기관의 병원 경영자 및 의료인들의 병원감염 중요성에 대한 인식이 부족하여 법적 강제력이 없는 감염관리 준칙을 형식적으로 지키거나 위반하는 등 대부분의 의료기관은 효율적인 병원감염 관리를 실시하지 못하였다.

1995년에는 의료기관서비스 평가사업에서 감염관리 부문이 포함되면서, 일부 3차 의료기관을 중심으로 병원조직 내 감염관리실을 개설하거나 감염관리간호사를 지정하여 감염관리 업무를 담당하도록 하는 등 이 시점을 계기로 병원감염관리활동을 위한 기틀을 마련하여 각 의료기관 나름대로 감염관리활동을 추진하기 시작하였고, 이후 1997년에는 좀 더 구체적인 감염관리 평가문항을 대폭 수정하기에 이르렀다.

병원감염 문제는 감염된 환자와 병원 양측 모두 곤혹스럽고, 억울하게 생각하는 경향이 있다. 환자는 무조건 병원에서 감염, 병원책임임을 주장하고 병원은 불가항력적인 상황을 강조한다. 법원에서는 이러한 양측의 입장을 고려하고 인과관계와 과실을 폭넓게 인정하며 손해배상책임을 인정하려는 경향을 지닌다. 그러나 의료소송실무 자체는 의료 전문성이 요구되고 관련 정보가 편중되어 있어 인과관계를 직접적으로 입증하는 데 어려움이 있다.

의료기관은 병원감염의 중요성을 인식하고 이를 예방하기 위해 노력하고 있으며, 관련 학회 역시 국내 실정에 맞는 맞춤형 지침서를 제작하고 관련법 개정에 적극적인 의견을 개진하는 등 각고의 노력을 기울이고 있으나 병원감염 발생은 현 의료수준에서 피할 수 없는 측면을 가진다. 또한 병원감염예방을 위한 일련의 의료기관의 노력에 대해 국가의 보상 체계가 전혀 마련되어 있지 않다는 점과 국내 의료기관의 가장 큰 부분을 차지하고 있는 중소병원에서의 병원감염 관리 현황에 대한 명확한 규명과 대책이 마련되어 있지 않았다는 섬, 감염관리를 효율적으로 운영할 수 있는 전문가가 부족하다는 점 등에 대해 의료대상자가 납득하지 못함으로 인해 병원감염에 대한 의료인과 환자 간의 오해와 갈등의 요소가 되고 있다.

2. 병원감염 예방대책

병원감염의 발생 예방 및 관리 대책 수립은 병원감염 감시활동이 가장 기본이 되는 중요한 활동이다. 병원감염 감시활동은 병원감염의 발생과 분포에 관해 지속적이고 체계적인 관찰치를 제공함으로써 통상적인 발생수준과 유행을 인지할 수 있게 할 뿐만 아니라, 병원감염관리사업의 우선순위를 설정하는 데 필수적인 자료를 제공한다. 체계적인 병원감염 감시 활동은 병원감염율의 추세와 항생제 내성 및 병원감염균의 변화 등을 파악하여 적기에 병원감염 문제를 인지하고 적절한 중재 조치를 즉각적으로 취하도록 하는 등 효율적인 병원감염의 예방과 관리에 매우 중요하다. 1980년대 실시한 미국 SENIC(Study on Efficacy of Nosocomial Infection Control) 연구에 의하면, 체계적인 병원감염 발생감시, 감염관리 교육, 감염관리 전문 인력고용 등의 병원감염관리활동으로 병원감염률이 32%까지 감소하는 것으로 나타나 병원감염관리가 매우 중요함을 확인하였다.

병원감염률을 감소시키기 위한 병원감염관리활동 중 가장 중요한 것은 감시활동이다. 지속적이고 체계적인 병원감염 감시는 효율적인 병원감염 관리의 전제 조건이며 더욱이 병원감염 관리 사업을 처음으로 체계적으로 시작하려는 병원은 병원감염 감시 활동을 가장 우선적으로 시행해야 한다. 그 이유는 감시 활동을 통해 병원감염의 특성과 문제점들을 파악하여 효과적인 감염관리활동을 수행할 수 있기 때문이다. 병원 감염 관리 사업이 어느 정도 궤도에 오르면 감시에서 교육, 자문, 그리고 연구 쪽으로 전환하게 된다.

감염관리간호사(Infection Control Nurse, ICN)는 매일의 감염관리활동 즉 감염감시 활동으로 감염관리 프로그램을 이끌어 나가야하는 사람으로 감염발생 감시와 보고, 감염관리 정책과 규정의 작성, 직원대상 감염관리교육, 병원 내 직원에 대한 자문, 집단 감염발생의 조사, 감염대책위원회 간사 등의 역할을 한다. 감염관리의 효율성을 최대한 높이기 위해서 감염관리간호사는 감염관리에 관심과 지식을 겸비하여 감염관리 실무에 종사할 의사와 함께 협력해야 한다. 감염관리 의사는 감염관리 실장 등을 겸임 가능하며 감염관리 프로그램 전반에 주도적 역할을 하며 감염감시체계의 성립, 감시 데이터 분석 등 감염관리간호사의 업무를 지원하며 감염관리 교육을 담당한다. 또한 병원 내에서 감염관리 정책이나 규칙을 적용하고 영향력을 발휘하는데 이들의 협력을 통해 감염관리프로그램을 효과적으로 운영할 수 있다.

성공적인 감염관리 사업은 의료진이 환자진료와 관련하여 대대로 이어오던 나쁜 관습(손씻기 태만)에서 벗어날 수 있어야 하고, 간호사는 자기부서, 담당 환자들의 감염률을 확인하고 정보를 공유함으로써 의료진의 병원감염에 대한 자각심을 촉구하여야 하며 이러한 활동이 결과적으로 효율적인 감염관리에 큰 도움이 된다. 경우에 따라 수술부위 감염 감시에 따른 감염률의 보고는 신중을 요하며 A라는 집도의가 수술한 환자들의 감염률은 A만이 알 수 있도록 최대한 보안이 보장되어야 한다. '자기만이 아는 감염률'과 '다른 모든 환자들의 감염률'을 비교하여 집도의의 수술부위감염에 대한 자각심을 부추기는 기회가 되기도 한다.

위험요인 보정 감염률은 동일한 부위의 감염으로서 위험도가 조절되어 있는 경우에 적용될 수 있는 감염률이다. 위험요인 보정 감염률을 활용한 감시활동의 예를 들면 중환자실에서 발생하는 카테터 관련 요로감염에서는 중환자실에 입원한 환자의 같은 부위의 감염에 대해서 '카테터 삽입'이란 공통된 위험인자가 존재하므로 카테터를 삽입한 기간을 지표로 두고 감염에 대한 관찰이 가능하다.

지속적 감염발생 감시(surveilance)활동은 감염관리사업의 시발점이며 중추로, 각 병원의 고유하게 가지고 있는 문제점을 정확히 파악하여 지속적인 감시활동을 하고 대책과 교육의 결과를 모니터하여 결과적으로 효율적인 품질관리를 하는 것을 의미한다. 여러 연구에서 감염발생 감시체계가 잘 세워져 있는 병원은 감염률이 낮은 것으로 보고되고 있다.

SENIC 연구에서는 효율적 감염관리는 250병 상당 1명의 감염관리간호사를 두어 감염발생 감시하도록 제시하고 있다. 감염발생 감시 업무란 감염관리간호사의 업무 중에서 가장 많은 시간을 요하는 업무로 전담간호사 없이는 불가능한 일이다. 그러나 우리나라 병원 실정에서 감염관리간호사의 40%는 전임이 아니며 1주일에 몇 시간만 감염관리 일을 하는 겸직 혹은 시간제 간호사인 것으로 보고되고 있으며, 지속적 감염감시를 시행한다기보다는 일시적으로 시행되고 있다는 의미로 해석된다. 따라서 지속적인 감염감시 활동을 위한 인력 투입의 적극적인 노력이 필요하다.

적극적인 병원감염관리활동을 위해서는 의사, 간호사뿐만 아니라 행정책임자 등의 병원 감염에 대한 인식 및 행동변화가 요구되며 집단적인 협조와 노력이 매우 중요하다.

제 5 장 간호사와 대상자 간의 윤리

학습목표

1. 출생과 관련된 윤리적 문제를 찾을 수 있다.
2. 죽음과 관련된 윤리적 문제를 찾을 수 있다.
3. 각 나라별 안락사에 관한 법안을 설명할 수 있다.
4. 연구윤리와 관련된 윤리적인 문제를 찾을 수 있다.

아리스토텔레스는 지식 그 자체를 많이 아는 것보다는 지식의 실천이 더 중요하다고 하였다. 즉, 많이 아는 것보다는 한 번의 실천이 더 중요하며 이는 지식을 행동으로 옮기는 것이 쉽지가 않음을 의미한다. 생명과학과 의료기술이 발달되어 감에 따라 인간의 삶과 죽음에도 새로운 이슈가 발생하고 있다.

출생 · 삶 · 죽음의 단계를 거치며 살아가는 인간을 통하여 간호사들은 많은 윤리와 관련된 문제들을 경험하게 된다. 태어남에 따른 출생과 관련된 측면, 삶의 마무리인 죽음과 관련된 측면, 그 가운데 치료 및 간호에 관련된 측면에서 간호사는 끊임없는 인간적인 면과 직업적인 두 가지 측에서 끊임없는 정서적인 갈등을 하게 된다. 이런 갈등을 유발하는 윤리적인 문제들로는 생식의 윤리학, 죽음과 관련된 윤리적 물음인 죽음의 윤리학, 인간의 삶과 관련된 물음인 진료의 윤리학으로 나누어지며 각 개체에 따른 윤리적 물음은 다음의 표 6-5에서 구분된다.

표 6-5 윤리문제 유형

분류	문항
출생에 관한 윤리문제	산전진찰(성선택, 성감별), 태아조직 이식, 체외수정, 대리모, 인간복제, 임신중절, 응급피임 등
죽음에 관한 윤리문제	안락사, 죽음의 기준(심폐사/뇌사 논쟁), 자신의 생명에 관한 유언, 의학적 충고에 반하는 퇴원, 자살 도움 등
치료 및 간호에 관한 윤리문제	의사와 환자의 관계, 임상실험, 장기이식, 유전자 치료, 행태수정, 성전환 수술, 의료보험제도 등

출처: 김상득(2000). 생명의료윤리학. 철학과 현실사.

삶의 질의 가치는 지극히 개인적이며 주관적인 판단으로 그 어떤 잣대로도 평가할 수 없다. 인공호흡기로 생명을 연장하면서 평생을 살아가는 것이 과연 행복할 것인가? 아니면 암으로 고통 받고 있는 사람에게 고통이 없도록 하는 것이 바른 것인가? 이는 누구도 정답을 말할 수 없다. 개개인의 가치관이 다르고, 설사 같은 사람일지라도 환경 · 상황 · 나이 등이 달라진다면 그 가치관은 흔들리기 마련이다. 생명에 가장 근접한 위치에 있는 간호사는 **생명윤리원칙**(자율성 존중의 원칙, 악행금지의 원칙, 선행의 원칙, 정의의 원칙)을 항상 고려하여 대상자의 관점에서 생각해야만 한다. 선행의 원칙에 의한 것이 환자에게 극심한 고통을 줄 수도 있고, 환자에게 자율성을 보장할 수 없는 현실에 당면하기도 한다. 이런 경우 간호사들은 수없이 많은 윤리적인 딜레마를 경험하게 된다.

1 출생과 관련된 윤리적 문제

1. 대리모

사 례

호주 퀸즐랜드 주에 사는 앨리스(25)는 2년 전 임신을 했다. 하지만 임신 15주가 되었을 무렵 유산했다. 어린 시절 백혈병에 걸려 항암 치료를 받은 것이 최악의 상황으로 발생한 것이다. 유산 후 받은 검사 결과 의사는 앨리스에게 앞으로 영원히 임신이 불가능할 것이라고 말했다. 항암 치료 부작용이 자궁에 이미 영향을 주었고, 유산까지 겹치면서 벌어진 일이다. 앨리스의 엄마 테레사가 한 가지 결심을 했다. 그리고 그가 내린 결단은 모든 가족의 인생을 송두리째 바꿔놓았다고 해도 과언이 아니었다. 테레사는 '손자' 파커를 낳았다. 바로 딸의 대리모가 된 것이다. 그녀는 올해 나이 46세로 위험부담을 안은 출산이었기에 가족들의 기쁨은 더욱 컸다.

출처: 대리모가 되어 손자를 낳은 여성(2016. 8. 25.). 세계일보.

대리모는 자신이 아닌 타인에 의해 자신이 양육할 아이를 수태를 하는 것을 의미하고 아이를 가질 수 없는 부부에게는 희망적인 존재다. 단순히 자궁만 빌려주고 아이를 출생시키는 것이 바로 대리모의 역할인 것이다. 친구나 가족이 그 역할을 수행할 수도 있고, 상업적인 개입이 나타나기도 한다. 현재 인도에서는 외국인을 유치할 목적으로 2002년부터 상업적으로 대리 출산을 합법화하면서 유급임신을 하고 있다. 일명 '아기공장'인 것이다. 1회 임신으로 700~800만 원 정도의 금액을 받게 되는데, 이는 인도의 10년치 월급과 거의 맞먹는다. 상업적 대리모는 생명이 상업으로 연결되고 금전으로 환산되는 것이다.

1) 대리모의 윤리적 문제

(1) 모성애

국어사전에서는 모성애의 정의는 자식에 대한 어머니의 본능적인 사랑으로 설명하고 있다. 인간발달에서 생후 10개월의 교감은 아주 중요하다. 아이를 지키기 위한 가졌던 마음과 행동들이 어머니라는 존재로 만들어 주고 이는 아이와의 애착을 형성한다. 단순히 대리모를 대리임신이라는 노동으로 치부하기에는 인간적인 면을 간과해서는 안되는 것이다.

(2) 수태력 착취

대리모의 역할은 자신이 원해서 한 것이기에 착취가 아니라는 주장도 있다. 그러나 대리모를 두고 강제노동과 예속 혹은 가난한 사람의 수태력 착취와 같은 표현으로 묘사되기도 한다. 우리나라의 경우에도 임신에서 출산까지 6,000만 원이 넘는 금액으로 대리모가 불법적으로 시행되고 있다. 이런 큰 금액을 지불할 경제적인 여유가 있는 사람이 그렇지 못한 사람을 경제적인 노예로 만들어 한 사람의 신체에 대한 통제권을 가져가는 것이다. 이는 인간의 신체와 생명을 경제적으로 억압할 수 있다고 인지하고, 여성의 생식능력을 하나의 상품으로 취급하면서, 아이도 자신의 재산권으로 취급하는 행위로 볼 수 있다.

(3) 가족 행태의 변화

맥코믹(McCormick)은 결혼과 부모됨은 생물학적인 의미를 넘어서는 복잡한 그물망 친족관계, 애착, 양육 등에 의해 이루어지는 것이라고 했다. 그러나 여기에 대리출산이 개입될 경우 이런 연결고리는 풀어져 버리고, 부부가 아닌 제 3자의 개입으로 부부관계가 약해지고 어머니와 아이의 관계도 아기매매(baby–selling)로 전락하여 상업적인 관계로 인식되고 만다.

생각해볼 문제

1. 임신 도중 대리모의 건강이상이 발생할 경우 대리모는 보호받아야 하는가?
2. 출산 후 생각하지 못한 상황의 변화로 아이가 갈 곳이 없어진다면 누가 이 아이를 양육해야 하는가?
3. 임신을 하지 못하는 부부의 수단으로 이용되는 대리모와 아기의 인간의 존엄성은 지켜지고 있는가?

2. 인공임신중절

사 례

"여보, 큰일 났어. 셋째를 임신했어." 두 아이 엄마인 L 씨(43)는 '원치 않는 임신'을 했다. 내년이면 남편이 쉰 살이고, 큰 딸은 중학생이다. 남편 벌이가 시원치 않아 맞벌이하는 L 씨에게 갑작스러운 임신은 축복은커녕 고통 그 자체다. 일주일 동안 밤새 고민한 끝에 L 씨는 결국 낙태하기로 했다. 불법인 줄 알지만 동네 산부인과의원을 찾았다. 다행히 낙태수술을 할 수 있었다. 낙태수술 후 L 씨는 남편 손을 붙잡고 눈물을 흘렸다. "아이가 너무 불쌍하다. 여유만 있었으면 이런 일을 하지 않았을 텐데. 평생 가슴이 아플 것 같아."

출처: 낙태, 언제까지 방치해야 하나?(2016. 11. 15.). 한국일보.

인공임신중절(abortion, 인공유산)은 태아를 자연적 분만이 되기 이전에 인위적인 방법으로 모체의 몸 밖으로 배출하는 것을 의미한다. 형법 269조와 270조에서 낙태를 금하는 법률이 있음에도 불구하고 인공적으로 임신을 종결하는 것이다. 매년 35만 건의 인공임신중절이 시행되고 있으며 10건 중 4건은 미혼여성이 받고 있는 것으로 나타나고 있다. 이 중 95% 정도가 불법으로 시행되고 있으며, 많은 사람들이 여기에 관한 위험성이나 법적 허용선에 관해서는 무지하다. 미혼 여성의 경우 인공임신중절은 미혼, 미성년자, 경제적 어려움 등이며, 기혼여성은 자녀를 더 이상 원하지 않거나, 터울 조절 등의 이유로 나타났다. 모자보건법 14조에 의한 낙태의 허용범위는 본인 또는 배우자가 유전적인 정신장애가 있거나, 전염성 질환, 혹은 준강간 결과로 임신한 경우, 모체 건강을 위협하여 임신 유지가 힘든 경우가 해당된다.

인공임신중절은 임신을 지속할 경우 산모의 생명에 위협을 가하거나 건강에 치명적인 경우나 태아의 중대한 결함으로 의학적인 판단에 의하여 시행되는 치료적 임신중절(therapeutic abortion)과 의학적인 사유 없이 인위적으로 시행되는 임의적 임신중절(criminal abortion)로 나눌 수 있다.

1) 인공임신중절 관련 이론

❶ 보수주의적 입장(conservative postion) ; 생명우선론자(the pro-lifers)

보수주의적 주장은 생명의 소중함과 아기의 생명권을 중심으로 하여 반대하는 입장이다. 인간의 생명은 난자와 정자의 수정으로부터 시작하며 이 생명은 그 누구의 것도 아닌 오직 새롭게 시작된 그 아이 자신만의 인간생명으로 본다. 설사 치료를 위한 이유라고 할지라도, 의도적인 인공임신중절은 생식을 규제하는 불법적인 사항이므로 절대적으로 받아들이지 말아야 한다는 것이 로마 교황청의 공식 입장이다. 그러나 이는 특정 종교의 교리에 근거하는 주장으로 다른 종교를 가진 대다수의 사람들에게 설득력을 가지지 못하고 있다. 또 다른 측면은 태아의 생명권 측면으로는 "태아=인간"이라는 공식을 생각해 볼 수 있다. 태아는 잉태되는 그 순간부터 생명으로 존중받아야 하며, 이는 바로 태아의 생명권을 의미하는 것이다. 임신의 순간부터 모든 발달 단계에 거쳐 인간의 권리를 인정 받아야 하며 죽음 역시 마찬가지라는 의미이다. 이는 인간 생명의 시작을 언제부터인가를 생각해 보아야 한다. 바로 "태아와 어린이 간의 연속성"으로 누가 더 낮고, 더 높다는 것을 주장할 수 없이 우리가 어린이를 보호해야 하는 존재로 인지하듯, 태아 역시 같은 연속선상에 놓고 보아야 한다는 것이다. 또한 태아는 부모의 유전자를 가지고 있다. 유전자를 가지고 있다는 것은 바로 잠재적인 인간적인 존재가 되는 시발점으로 이는 누구도 부정하기 힘들기 때문이다. 태아의 죽음은 본질적인 가치를 해하는 것으로 이는 그릇된 일이다.

❷ 자유주의적 입장(liberal postion) ; 선택우선론자(the pro-choicers)

자유주의적 입장은 인공임신중절에 관해서는 관대한 입장이다. 워런(Mary Anne Warren)은 인간을 "생물학적인 특성을 가지고 있는 유전적 의미의 인간"과 "도덕적 공동체의 구성원으로서의 도덕적 의미의 인간"으로 구분하고, 태아는 공동체 구성원으로서의 특성을 가지지 못했기 때문에 인공임신중절을 도덕적으로 정당한 것으로 본다. 의식, 추론능력, 동기에 의한 활동, 대화능력, 자아개념과 자아인식 등의 능력이 부족하므로 도덕적 존재로 인정을 받기 힘들다는 것이다.

대다수의 선진국에서는 임신중절수술에 대해 수용적인 태도를 보이고 있다. '전국 인공임신중절 변동 실태조사'(보건복지부, 연세대학교 공동 발표)에 따르면 97%는 모체의 생명을 구하기 위한 것으로 80%는 경제 · 사회적 이유로, '본인의 요청'에 대한 이유는 69%로 대다수의 선진국은 인공임신중절을 허용하고 있는 상황이다(2009년 기준). 즉 10개국 중 7개국이 본인 의사만으로 인공임신중절 수술을 허용한다는 의미이다.

그러나 이런 두 가지 측면에서 우리는 여성의 자기 결정권과 태아의 생명권 중 무엇이 더 중요하고 중요하지 않다고 순위를 매길수는 없다. 이는 각 개인 혹은 그 사회적 시대가 가지는 가치관에 따라 다르게 받아들여지기 때문이다. 선의로 행한 것이라 할지라도 악행이 될수도 있고, 악행의 의도도 시행할지라도 선행이 될 수 있는 것이기 때문이다. 모든 판단과 결론에서의 극단적인 면은 자제가 필요하며 모든 상황에서의 신중함이 필요하다.

생각해볼 문제

1. 생명의 존엄성의 진정한 의미는 무엇인가?
2. 자기 결정권의 진정한 의미는 무엇인가?
3. 인공임신중절과 지금 현대 사회현상과는 무슨 관계가 있는가?

3. 인공수정과 체외수정

사례

영국에서 이번에 처음으로 엄마의 난자로부터 핵을 빼내서 다른 여성의 난자에 주입한 뒤, 체외 수정한 아기가 태어났습니다. 아이의 엄마는 유전 질환인 레이 신드롬 유전자를 가지고 있습니다. 엄마를 통해서 아이에게 유전되는 미토콘드리아 유전 질환의 일종입니다. 이 때문에 두 차례 유산했던 아이의 부모는 '세 부모 인공수정'을 택했습니다. 지난해 영국에서 관련법이 통과된 상태입니다. 그러나 유전병을 막을 수 있다는 긍정적인 면과 동시에 유전자 조작으로 맞춤형 아기가 양산될 수 있는 우려도 있습니다. 출처: 세계 최초 '세 부모 인공수정' 성공(2016. 09. 28.). JTBC.

1) 인공수정

20세기 초에 등장한 인공수정기술과 20세기 말에 등장한 생명복제기술은 사람을 남자와 여자의 관계가 없이 기술이라는 도구로 만들어 내는 것을 의미한다. **인공수정(intrauterine insemination)**은 여성의 배란에 맞춰 남성의 정액을 자궁 안으로 집어넣어 임신을 시도하는 방법으로 사용되는 정자의 출처에 따라 배우자 인공수정과 비배우자 인공수정이 있다. 주로 남편의 발기불능, 무정자증 등과 같은 생식결함으로 시행되는 방법이다. 생명복제기술은 핵을 제공한 기증자와 유전적으로 동일한 인간을 만들어내는 방법이다. 그러나 여기에는 여러 가지 사항들이 발생가능하다. 정자 제공자에 관해 잘 알지 못하는 상황에서 발생될 수 있는 유전적인 질환이 일어날 수도 있고, 사회윤리적인 면에서는 비배우자 간의 인공수정으로 인하여 자신의 자녀가 아니라는 생각으로 인한 부성에 관한 측면도 고려해 보아야 한다. 또한 우수한 자녀를 얻고자 하는 욕심으로 비배우자 간의 인공수정을 택하여 가정과 가족관의 관계의 혼란을 야기할 수도 있으며. 임신이 될 때까지 반복하는 인공수정으로 인하여 인간의 존엄성에 관한 문제도 야기할 수 있다. 또한 일명 만들어진 인간에게 과연 자신을 이해하고 규명하는 정체성이 존재하는가에 관한 문제점도 야기될 수 있다.

2) 체외수정

흔히 시험관 아기라고 말하는 **체외수정(in vitro fertilization)**은 남편의 생식능력은 좋으나 아내가 생식능력의 결함이 있을 경우에 시행하는 방법으로 배우자의 체외수정란을 다른 여성의 자궁 안에 착상시키는 것으로 1978년 영국에서 태어난 루이스 브라운이 최초의 시험관 아기이다. 체외수정은 아기를 원하는 부부에게는 기회가 될 수 있다. 그러나 비싼 비용의 문제, 낮은 성공률, 수정란의 냉동 보존 등의 문제가 있다. 또한 대리모, 잉여 수정란, 수정란을 제공하는 수정란 은행 등의 사회윤리적인 문제도 무시할 수 없는 사항이다.

2 죽음과 관련된 윤리적 문제

사 례

연명의료법 초석된 김 할머니 사건 경과

김 할머니는 지난 2008년 2월 세브란스병원에 입원해 기관지 내시경을 이용한 폐종양 조직검사를 받다 과다출혈로 인한 심정지로 의식불명 상태에 빠졌다. 김 할머니의 가족은 세브란스병원을 상대로 연명의료를 하지 말 것을 요청하며 '무의미한 연명치료 중지' 가처분신청을 제기했지만 기각됐고, 2008년 6월에는 병원을 상대로 소송을 제기하며 기나긴 싸움이 시작됐다.

연명의료 관련 소송을 맡은 서울서부지방법원은 김 할머니에게 존엄하게 죽을 권리가 인정된다며 세브란스병원에 인공호흡기를 제거할 것을 주문했고, 병원 측은 항소를 제기했으나 기각됐다. 다시 세브란스병원은 대법원에 상고했고 대법원 재판부는 2009년 5월에 병원 측의 상고를 기각하며, 김 할머니의 존엄하게 죽을 권리를 인정했다. 세브란스병원은 대법원의 판결이 선고된 다음 달 2009년 6월 김 할머니의 인공호흡기를 제거했지만, 김 할머니는 인공호흡기를 제거한 뒤에도 6개월 이상(202일)을 더 생존하다 2010년 1월 사망했다. 김 할머니 사건은 국내에서 연명의료 중단 허용기준에 대해 규정한 최초의 사건으로 연명의료법 발의에도 영향을 미쳤다.

출처: 김 할머니 존엄사 소송부터 별세까지(2010. 01. 10.). SBS NEWS.

1. 안락사

안락사(euthanasia)는 eu(좋은, good, well)와 thanasia(죽음, death)의 합성어로 그리스어로는 '좋은 죽음', '평화로운 죽음'을 의미한다. 죽음은 사람 · 시대 · 사회문화적 배경이나 특성에 따라 변화되고, 각 개인이 가지는 가치관, 철학, 삶을 바라보는 시각에 따라 다양하기에 좋은 죽음의 의미를 규정하기는 쉽지가 않다. 이런 가운데 안락사의 합법화를 위한 운동으로

1935년 영국에서는 '안락사 합법화를 위한 모임'을 만들었고, 여기에 반대하는 입장인 종교계인 크리스트교에서는 6번째 계명인 '살인하지 말라'를 주장하였다. 그러나 이런 논의 이전에 환자의 입장을 우선적으로 고려해야 할 것이다. 안락사 즉, 연명의료의 행위는 윤리적 · 법적인 측면에서 환자에게 이익인가 아닌가를 고려해야 한다는 것이다. 안락사는 한 생명에게 최선의 이익을 위해서 그 생명의 죽음을 의도적으로 야기하는 것이기 때문이다. 즉, 그 누구도 아닌 환자의 최선의 '이익'을 위한 고려가 중요하다. 우리나라의 경우 일명 '웰 다잉법'이라고 불리우는 '호스피스 완화의료 및 임종과정에 있는 환자의 연명의료결정에 관한 법률'이 2016년 1월 8일 국회를 통과하였으며 이후 2018년 3월 27일 시행되었다.

1) 안락사의 종류

표 6-6 안락사의 분류

시행자의 행위	생명 주체	윤리성
소극적 안락사	자발적 안락사	자비적 안락사
적극적 안락사	비자발적 안락사	존엄적 안락사
	타의적 안락사	도태적 안락사

안락사는 시행자의 행위에 따라 적극적 안락사와 소극적 안락사로 구분할 수 있다. 적극적(능동적) 안락사는 직접적으로 환자에게 모르핀 등의 약물을 치사량으로 주사하여 죽도록 하는 행위를 말하며, 소극적(수동적) 안락사는 환자에게 적절하게 수행해야 하는 의학적 조치를 하지 않거나 혹은 인위적으로 생명연장 장치를 제거하여 자연적인 경과에 따라 죽도록 하는 것이다. 또한 죽음이 유발될 수 있다는 것을 인지하고 있음에도 불구하고 계속적으로 약물을 증가하여 투여함으로써 고통을 감소시키는 것을 간접적 안락사라고 한다.

죽음을 당하는 주체인 환자 스스로의 요청에 의해 자발적 안락사, 비자발적 안락사 그리고 타의적 안락사로 나누기도 한다. 자발적 안락사는 의뢰적 안락사와 승인적 안락사로도 구분이 되는데 의뢰적 안락사는 환자 자신의 자발적인 신청에 의한 것이고, 안락사에 승인을 하는 것을 승인적 안락사라고 한다. 그러나 이 자발적 안락사의 경우 조력 자살과의 구분이 어렵다. 조력 자살(assisted suicide)은 자살 수단으로 사용되리라는 점을 알고 있음에도 불구하고 자발적 · 고의적으로 도움을 제공하는 행위로, 죽는 이 본인이 죽음을 실현시킬 경우에 조력

자살이 이루어졌다고 한다. 이때 의사 조력 자살은 자살을 돕는 수단(예를 들어 치명적 약물)의 제공자가 의료진일 경우를 의미한다.

사 례

2014년 11월, 한 여성의 죽음이 사회의 주목을 받았다. 서른 살의 나이로 6개월 시한부 말기 뇌종양 선고를 받은 브리트니 메이나드가 그 주인공이다. 자신의 상황을 이해한 후, 그녀는 의사 조력 자살이 허용된 오리건 주로 이사해 남편의 생일 다음 날 가족이 지켜보는 앞에서 죽음을 맞았다. 메이나드의 선택은 전 세계적으로 존엄사에 대한 많은 논란을 불러왔다.

비자발적 안락사(임의적 안락사)는 환자 스스로가 자신의 삶과 죽음을 이해하고, 선택할 수 있는 상황이 아니고 이를 이해할 수 없는 것을 의미한다. 노인성 중증 치매를 앓고 있거나 사고로 인한 정신장애를 가진 사람이 여기에 해당한다. 그러나 만약 이 경우에 그들의 의견을 모른 채로 비자발적 안락사를 시행할 경우 환자의 자율성과 생명권을 침해할 수도 있다는 점을 고려해야 한다.

사 례

76세의 김 씨는 수술 시기를 놓친 간암 말기이다. 입원하여 치료를 하다가 복수가 차 오르면서 의식도 흐려지기 시작했다. 가족들은 복수제거와 진통조절만 시행하기를 원했다. 적극적인 치료를 포기하고 불편과 통증만을 조절 하다가 죽게 되었다. 이때 심폐소생술도 원하지 않아 그대로 지켜보기만 했다.

타의적 안락사는 환자가 강력하게 반대를 함에도 불구하고 시행자에 의해서 실시되는 것으로 강제적 안락사라고도 한다. 나치의 유대인 대량학살을 예로 들 수 있다.

윤리적인 면에서는 자비적 안락사, 존엄적 안락사, 도태적 안락사로 나눌 수 있다. 자비적 안락사는 환자가 엄청난 고통을 견디면 살아가는 것보다는 죽음을 맞이하는 것이 오히려 자비로운 행위라고 본다. 도태적 안락사는 환자가 질병이나 사고로 상태가 극심하게 악화되어 가족이나 사회에 부담이 될 경우 발생하는 생명에 관한 거부로 일명 포기적 안락사라고도 한다. 마지막으로 존엄적 안락사는 존엄사라고도 하며 말 그대로 인간의 존엄성을 해치지 않고 품위 있게 죽음을 맞이한다는 의미이다. 모든 치료를 다 수행하였으나, 회복이 불가능하여 죽음에 임박하여 무의미한 연명치료를 중단하는 것이다. '남은 생명을 단축시키는 개념'인 안락사와 달리 '자연적인 죽음'을 의미한다. 존엄사의 바탕에는 '무의미한 연명치료는 인간의 존엄성을 방해한다'는 생각이 있다. 존엄사의 방법은 인공호흡기 등의 장치로 연명하고 있는 회복불능의 환자에게서 장치를 제거해 죽음에 이르게 하는 것이다. 2009년 선종한 김수환 추기경과 2005년 교황 요한 바오로 2세도 존엄사를 선택하였다.

2) 안락사의 주요 사건

(1) 낸시 퀸란 사건

퀸란(Karen Ann Quinlan)은 21살된 여자로 1975년 4월에 친구의 생일 파티에서 술과 약물에 중독되어 호흡정지가 있은 다음에 혼수상태에 빠졌고, 병원에서 인공호흡기를 장착하여 지속적 식물인간 상태를 유지하게 되었다. 퀸란의 아버지는 의사로부터 의식이 회복할 가능성이 없고 인공호흡기 없이는 생존할 수 없다는 설명을 듣고, 퀸란에게 자연스러운 죽음을 맞이할 기회를 주겠다고 결심하여 의사에게 생명유지장치를 떼어달라고 요청하였다. 그러나 의사가 이를 거부하자, 퀸란의 후견인으로서 생명유지장치를 뗄 권한을 자기에게 달라는 소송을 법원에 냈다. 뉴저지 고등법원(1975. 11. 10. 판결)은 생명유지장치를 뗄지 여부는 어디까지나 의료적인 문제이므로 주치의의 결정에 맡겨야 한다고 하여 퀸란의 아버지가 낸 신청을 기각하였으나 주 대법원은 1976년 3월 31일에 아버지의 주장을 인정하여 다음과 같은 판결을 내렸다.

"후견인과 가족이 같은 의견이고, 다른 의사가 퀸란은 현재 혼수상태에서 인식이 있는 지적 상태로 회복할 가능성이 없다고 판정하고 생명유지장치를 정지시켜야 한다는 결론을 내린다면, 입원한 병원의 윤리위원회의 승인을 얻어 장치를 제거해도 된다."라는 것이었다. 이 판결은 자기결정권을 존중하는 새로운 판결로 세계적인 반향을 불러일으켰다. 법원의 판단에 따라 생명유지장치는 떼었지만 퀸란은 당초 예상과는 달리 스스로 호흡을 회복하여 지속적 식물인간 상태로 9년 남짓 생존하다가, 1985년 6월 11일에 폐렴으로 사망하였다.

(2) 케보키언 사건

'죽음의 의사'로 불리운 미국의 케보키언 박사는 1998년 9월 미시간 주에서 루게릭 병을 앓고 있던 토마스 유크에게 치사량의 독극물을 주입하여 사망케 하였다. 이후 이 장면을 담은 비디오 테이프를 방송국으로 보내 미국 CBS 시사프로그램 '60분'을 통해 방영하였다. 이 방송으로 인해 그는 2급 살인죄로 최소 10년, 최대 25년의 징역형을 선고받았다.

안락사 옹호자인 케보키언는 1990년부터 1998년까지 130여 명의 환자들을 안락사 시켰지만 '자살장치'를 만들어 환자 스스로가 마지막 스위치를 누르게 하여 그동안 자살방조죄로 네 번이나 기소되고도 풀려났었다. 이번에는 의사 자신이 직접 주사를 놓아 사망하게 하고, 그 장면을 촬영해 방송함으로써 살인죄로 중형을 선고받은 것이다. 8년간 복역 후 가석방된 그는 첫 기자회견에서 "나의 새 임무는 자살(안락사)을 돕는 게 아니다. 죽을 권리에 대해 교육하고 안락사가 합법화되도록 노력할 것"이라고 말했다.

(3) 보라매 병원 사건

1997년 12월4일 보라매 병원으로 경막외 출혈상(epidural hemorrhage)을 입은 김 모 씨(58)씨가 후송됐다. 당시 의료진은 김 씨의 경막외 혈종을 성공적으로 제거했지만, 뇌부종이 남아 있어 자가호흡은 어려웠다. 인공호흡기를 부착한 상태로 계속 치료를 받게 됐다. 그런데 다음날 김 씨의 아내 이 모 씨(54, 여)는 '경제적 어려움'을 이유로 병원 측에 퇴원을 요구했다. 의료진은 '인공호흡기를 제거하면 사망한다'며 거듭 말렸지만, 결국 이 씨의 강력한 요구를 들어줄 수밖에 없었다. 퇴원한 김 씨는 인공호흡기를 제거한 지 5분 만에 사망했다. 이 씨와 의료진은 올케의 고발로 살인혐의로 법정에 서게 되었다. 이후 7년간 벌어진 법정공방은 논란의 연속이었다. 3심까지 진행되었고, 처음 부인을 살인죄 공범, 의사들은 살인죄의 공동정범으로 인정하였으나 7년이 지난 2004년 6월 대법원은 의료진에게 징역 1년6개월, 집행유예 2년을 선고한 원심을 유지했다. 부인은 상고를 포기해 항소심에서 내려진 징역 3년, 집행유예 4년이 확정됐다.

대법원은 당시 "담당 의사로서 퇴원을 허용하는 행위는 피해자의 생사를 민법상 부양의무자 지위에 있는 부인의 의무이행 여부에 맡긴 데 불과하다"라고 하며 "수련의에게 피해자를 집으로 후송하고 호흡보조장치를 제거할 것을 지시하는 등의 행위를 통해 부인의 부작위에 의한 살인행위를 용이하게 했다"라고 판시했다.

3) 각 나라의 법안

(1) 미국

미국에서는 오래전부터 안락사에 관한 많은 논쟁이 있어 왔고 지금도 계속되고 있다. 미국의 경우 각 주마다 차이가 있으나, 40개 주가 환자 가족의 동의 등 엄격한 요건 아래 생명보조장치를 제거하는 수준의 소극적 안락사(존엄사) 행위는 대체로 인정하지만 적극적 안락사는 인정하지 않고 있다.

캘리포니아 주에서는 1988년 및 1992년 안락사법제화를 위한 주민투표가 시행되었으나 부결되었다. 워싱턴 주에서는 1991년 '죽을 때 의사의 도움을 받을 수 있는 권리'를 인정한 법안을 주민투표에 붙였으나 부결되었다. 오리건 주는 주민투표를 거쳐 말기환자가 의사에게 극약을 처방받아 스스로 복용해 자살할 수 있게 하는 존엄사법을 투표를 통해 1997년 10월부터 시행해 왔고 1998년에만 15명의 말기환자들이 이 법을 통해 합법적으로 극약을 삼키고 고통을 마감했다. 이에 대해 미 의회 공화당 의원들이 제동을 걸고 나서 미 연방 하원은 1999년 10월 27일 '인간생명에 대한 존중'을 표방하며 극약을 자살용으로 사용할 수 없도록 금지해 존엄 사법을 무력화시키는 「고통 경감법」을 통과시켰다.

극약을 자살용으로 처방하지 못하도록 금지한 위 법안이 미 하원을 통과한 다음날인 지난 10월 28일 오리건 주 주민들은 포틀랜드에 모여, 하원의 행동은 주 의회가 확정해 합법화한 '존엄사법'을 무시하는 횡포라고 시위를 벌였다.

(2) 영국

19세기 말부터 안락사에 대한 논쟁을 벌였고, 특히 세계 최대의 안락사 지원 병원으로 알려져 있는 스위스의 디그니타스 클리닉에서 115명 이상의 영국인 들이 자살한 사실이 알려지면서 영구 내외에서는 안락사를 합법화하려는 입법제안이 몇 차례 있었으나 지금도 법률로는 안락사가 허용되지 않고 있다. 타인의 죽음에 도움을 준 사람은 1961년 자살법 제 2조 제 1항에 의해 형사처벌이 되며,자살관여죄를 원칙적으로 예외없이 처벌하고 있는 국가이다.

다만 제한적으로 존엄사를 인정하는(예컨대 3년 이상 식물인간 상태로 있던 자에게 영양공급장치를 제거해도 좋다는 1993년 판결) 판결이 선고되고 있어 소극적 의미의 안락사는 광범위하게 이뤄지고 있다.

(3) 호주

호주는 1996년 안락사를 법제화했다가 6개월 만에 폐기하는 우여곡절을 겪었다. 그러나 최근 빅토리아 주총리가 선친이 암 투병을 지켜보다 안락사법을 지지하는 입장으로 돌아서면서 안락사법 도입 법안으로 표결을 진행할 예정이다. 만약 이 법안이 통과된다면 2019년 발효되며 법제화가 가능할 것으로 전망하고 있다.

(4) 프랑스

뇌사상태라도 심장박동이 완전히 멎지 않는 한 안락사를 허용하지 않을 정도로 엄격하다. 동물을 인위적으로 죽이는 행위도 형사처벌 대상이다. 그러나 최근 프랑스에서도 안락사를 제한적으로 허용해야 한다는 여론이 확산되면서 2016년 수면 상태에서 죽음에 이를 수 있도록 하는 법이 프랑스 상 · 하원을 통과했다. 이로써 프랑스는 네덜란드, 벨기에, 룩셈부르크, 스위스에 이어 유럽에서 다섯 번째로 안락사 허용한 국가가 되었다.

(5) 독일

"어떠한 이유라도 사람을 죽일 수는 없다"라고 형법에 규정하고 있으며, 고의가 인정될 경우 최고 종신형까지 처벌받는다. 그러나 최근 사망동행에 관한 대체적인 입법 초안이 제안되어졌는데 이는 환자의 동의가 있는 경우에는 죽음을 초래 할 수 있는 의학적인 치료의 중단을 기존의 형사 처분에서 제외시키는데 두고 있어 안락사에 관한 뜨거운 논쟁의 여지를 제공하고 있다. 환자의 질병의 여부는 중요하지 않고, 환자의 동의만 있다면 합법적으로 생명을 종결할 수 있게 된다는 것이다.

(6) 일본

1962년 나고야 판결에서 적극적 안락사를 인정하는 요건을 판시한바 있는데 1) 현대 의학의 견지에서 환자가 불치의 질병으로 시기가 임박한 경우 2) 육제적인 고통이 극심한 경우 혹은 육체적 고통을 완화할 목적으로 행해지는 경우 3) 환자의 의사표명이 가능한 경우 진지하고 명시적인 승낙이 있는 경우 4) 안락사는 원칙적으로 의사가 시행한다 5) 안락사의 방법이 윤리적으로 타당한 요건을 갖추어야 하는 경우이다. 1995년 요코하마 사건은 가족의 부탁으로 의사가 안락사를 행한 것으로 이는 환자 본인의 의사가 확인되지 않아 의사에게 살인죄가 적용되었다.

(7) 네덜란드

네덜란드는 판례를 통하여 엄격한 요건하에 존엄사나 안락사를 허용해 왔기에 안락사에 관하여 가장 관용적인 나라로 알려져 왔다. 2000년 11월 네덜란드 하원은 세계 최초로 불치병 환자의 안락사를 인정하는 법안을 통과시켰다. 네덜란드 법안은 안락사 허용을 위해서는 세 가지 조건 즉, 대상자가 불치의 환자여야 하고 고통이 견딜 수 없을 만큼 심하며 환자가 이성적인 판단으로 안락사에 동의해야 의사가 실행에 옮길 수 있도록 하고 있다.

네덜란드에는 1996년 이후 위 법안이 통과되기까지 2천 565건의 안락사가 있었던 것으로 공식 집계되고 있으며 안락사의 90%는 말기 암 환자를 대상으로 실시됐다. 위 법안의 통과는 그동안 네덜란드에서 관례상 묵인되어 온 안락사를 사실상 합법화한 것이다.

(8) 우리나라

우리나라의 경우 2016년 소극적 의미의 안락사 법안이 통과되었다. 2018년부터는 불치병 환자들의 산소호흡기를 떼는 등 치료를 중단할 권리만 인정이 되고 있으며 적극적 안락사의 경우는 아직은 언급조차 되고 있지 못한 상황이다.많은 사람들이 자신의 삶을 선택할 권리와 품위있게 죽을수 있는 권리를 요구하고 있는 상황이다. 자살과는 다른 의미의 안락사는 고통 속에서 힘들어 하는 자신의 모습으로 불행하지 않기를 원하고 있고, 가족들도 축복 속에서 사랑하는 사람을 보낼수 있는 권리를 주어야 한다는 목소리가 나오고 있다.

사 례

터스키기 매독 연구

약 12년 전인 2004년 1월 25일, 어니스트 핸던(Ernest Hendon)이라는 이름의 한 흑인 남성이 96세의 나이로 사망했다. 그는 전 미국을 경악시켰던 터스키기(Tuskegee) 생체 실험의 마지막 생존자였으며, 실험에 참여했던 600명의 "피해자" 중 생전에 빌 클린턴 대통령으로부터 정부 차원의 공식적인 사과를 받을 수 있었던 여덟 명 중 한 명이었다.

터스키기 매독 실험은 1932년부터 1972년까지 40년 동안 미국 공중 보건 서비스(United States Public Health Service, USPHS) 주도하에, 앨러배마 주 터스키기에 거주하는 흑인 남성들을 대상으로 한 임상 실험이었다. 1930년대 초 터스키기 지역의 가난한 흑인들에게서 유독 매독 발병률이 높았으며, 또한 대부분 소작농이었던 이 흑인들이 가난으로 인해 제대로 치료를 받지 못하는 실정이었다. USPHS는 이들을 치료하는 대신, 매독을 치료하지 않을 경우 자연적으로 어떻게 진행되는지를 관찰하는 '매독 연구'에 착수했다. 백인 의사들은 "악혈(Bad Blood)을 무료로 치료하겠다"고 선전하고, 25세에서 60세 사이의 흑인 남성들 중 매독 발병 후 5년이 지났으며, 치료 이력이 없는 매독 환자 400여 명과, 매독에 감염되지 않은 200여 명을 대조군으로 유치했다. 흑인들은 이 실험에서 간호사로 고용되어 농촌 지역 흑인 피험자를 적극적으로 모집했다. 실

〈계속〉

사 례

험에 참가했던 흑인들은 정기적으로 검진센터를 방문하여 채혈을 하고 교통비와 음식, 치료약을 제공받았다. 문맹이었던 흑인들은 실험의 취지와 연구 방법, 잠재적 위험 등에 대해 명시되어 있는 동의서(informed consent)에 서명한 적도 없었고, 자신들이 피험자라는 사실조차도 알지 못했다. 오히려 정부가 제공하는 따뜻한 음식과 교통비, 무료 건강 검진에 감사했고, 아스피린이나 철분 보조제 같은 위약(placebo)을 매독 치료약이라며 제공하는 정부 당국의 말을 믿었을 뿐이다.

매독은 치료되지 않고 만성화될 경우 각종 신경계 및 심혈관계에 만성적인 합병증을 초래하여 조기 사망을 일으킬 수도 있는 무서운 질병이다. 이미 1943년에 페니실린이 발명되어 효과적인 매독 치료가 가능했지만, 터스키기에서 이뤄진 매독의 자연 진행에 대한 연구는 1972년에 실험이 종료될 때까지 계속되었다. 게다가 USPHS 실험팀은 피험자들의 명단을 알라바마 보건소와 지역 의사들에게 보내 이들의 성병 치료를 막았고, 매독에 걸린 터스키기 청년들이 군에 입대했을 때에도 이들이 치료를 받지 못하도록 군 당국의 협조를 얻어냈다. 이렇게 이들을 치료하지 않고 방치하여 알게 된 매독의 자연 경과에 대한 의학적 지식은 의학 저널에 보고되었다.

2. 뇌사와 장기이식

뇌사(brain death)는 **식물인간(vegetative state)**과는 차이가 있다. 식물인간은 본인 스스로가 호흡이 가능하여 회생의 가능성이 조금이라고 있는 경우이나 뇌사의 경우 생명유지장치가 없는 한 스스로의 생명유지가 힘든 경우를 의미한다. 그러나 뇌사자의 판정은 이론과 같이 쉽지가 않다. 한 인간의 생명을 결정하는 일이기에 엄격성이 요구된다. 뇌사는 또한 장기이식과도 연결되기에 더욱 신중한 결정이 필요하다. **장기이식(organ transplantation)**은 다른 사람의 생명을 구하기 위한 기회를 마련하려는 목적으로 시작되었다. 그러나 장기이식의 과정에서 기증자와 수혜자, 그리고 그 가족의 의견존중과 생명존중과 관련된 윤리적인 상황들이 복합적으로 나타나고 있다. 첫째로 장기기증자의 자율성을 존중하기 위해 의료진은 기증자가 자발적인 의지로 기증하려는 것인지를 확인해야 하며, 장기기증에 따른 부작용이나 수술에 관련된 위험을 충분히 설명하여야만 한다. 또한 선행의 원칙에 의하면, 우리는 타인에게 이득을 주거나 복지를 증진시키는 행동들을 취해야만 한다 그러나 장기 기증은 선행의 원칙을 충족시키지만 자율성 존중의 원칙을 함께 고려하는 것이 중요하다. 환자들을 치료함에 있어서 항상 해악을 피하고(악행금지) 이득을 제공(선행) 하는 것이 가능한 것은 아니다. 해악과 이득이 공존하는 상황이 발생할 때 어떻게 해악과 이득을 분배하는가에 있다. 장기이식에 있어서 공평한 장기의 분배는 정의의 원칙에 의해서 다루어진다. 마지막으로 악행금지의 원칙에 따르면, 우리는 타인들에게 상해를 입히거나 해를 가하지 말아야만 한다. 여기에 의해 모든 의료인들은 환자에게 신체적 또는 정신적으로 위해가 되는 행위를 해서는 안되며 의료진이 환자에게 치료에 관한 정보를 정확하게 전달해야하는 책임이 있다. 또한, 이러한 책임은 모든 의료인들이 많은 노력을 통해 그들의 지식과 기술이 시대에 뒤떨어지지 않도록 해야 한다는 것을 의미한다.

표 6-7 뇌사와 식물인간의 차이

구분	뇌사	식물인간
손상부위	뇌간을 포함한 뇌 전체	대뇌의 일부
정신상태	심한 혼수상태	무의식 상태
기능장애	심장박동 외 모든 기능이 정지	기능, 사고 등 대뇌 장애
운동능력	움직임 전혀 없음	목적 없는 약간의 움직임 가능
호흡상태	자발적 호흡이 불가	자발적 호흡이 가능
경과내용	필연적으로 심정지하여 사망	수개월~수년 후 회복 가능성이 있음
기타	장기기증 대상이 됨	장기기증 대상이 될수 없음

출처: 질병관리본부 장기이식센터.

생각해볼 문제

1. 무의미한 연명치료의 의미는 무엇인가?
2. 안락사와 존엄사의 간호사례로는 무엇이 있는가?
3. 인간의 삶과 죽음의 의미는 무엇인가?

3 연구윤리

1. 정의

임상연구(clinical study)는 인간을 대상으로 하는 임상시험으로 다른 말로는 인체실험이라고 한다. 이는 건강한 사람을 대상으로 하여 생리적 기능을 측정관찰하거나, 약품의 투여로 그 효과를 확인하거나, 환자의 치료를 목적으로 시행된다.

2. 연구 관련 국제규약

뉘른베르크 강령	1947년 나치수용소에서 인간 생체실험을 시행한 전범자들을 재판하기 위해 만들어졌으며, 이는 실험연구와 관련한 윤리적 행위의 기본지침이라고 할 수 있다.
헬싱키 선언	1964년 세계의사회가 규정한 윤리강령으로, 인체를 대상으로 한 의학연구의 원칙을 규정하고 있다.
벨몬트 보고서	터스키기 매독사건으로 인한 연구윤리 강화를 위한 국가적 산물로 임상연구에 기본이 되는 인간 존중, 선행, 정의의 3가지 원칙을 제시하였다.

3. 연구의 윤리적 쟁점

간호사는 과거로부터 환자를 직접 간호하는 것이 간호의 가장 큰 부분임에는 변함이 없는 가운데 최근 변화하고 있는 사회 분위기와 더불어 건강관리 영역에서의 간호사의 역할과 책임이 생의학연구를 포함하면서 더욱 다양해지고 있다. 생명유지와 함께 인간유전자 변화 등이 대두되면서 기존의 도덕관으로 해결이 힘든 문제가 많아지고 있다. 또한 이런 상황에서 생명의료 윤리의 중요성이 더욱 중요하게 다루어지면서 옹호자의 역할 수행을 하는 간호사들은 실무적인 윤리적인 문제에서의 갈등과 스트레스를 경험하게 된다.

먼저 첫 번째로 생명윤리의 원칙 중 자율성 존중의 원리에서 어긋날 수 있다. 이는 스스로 생각하고 선택하여, 자신의 가치관과 신념을 행동까지 옮겨야 함에도 불구하고, 대상자 스스로의 의사결정이 어려운 경우로 나이가 어리거나 스스로의 상황 인지 능력 부족 혹은 판단이 힘든 경우이다. 이럴 경우 연구에 참여가 이루어진다 하더라도 사전 동의를 생각해 봐야 한다. 미성년자이거나 치매, 혹은 정신질환자의 경우 자신의 올바르고 자유로운 의사결정이라는 것이 가능한가 하는 사항이다. 두 번째는 같이 근무하고 있거나 혹은 지인의 도움 요청이라면 그 연구를 도와야 하는가 하는 사항이다. 비밀유지와 익명성을 보장해야 하는 의료인으로서 환자의 병명 혹은 필요한 자료를 제공할 것인가 말 것인가의 문제이다. 환자와 동료 가운데 어느 쪽의 입장을 대변해야 하는가의 딜레마에 빠진다. 다른 측면에서는 환자들이 이들이 연구에 참여했을 경우 최대한의 안녕을 보장해야 한다는 사항이다. 심리적, 사회적, 육체적, 경제적인 손상을 최소한으로 할 수 있는 조치의 여부이다.

4. 연구윤리심의위원회

흔히 **IRB(Institutional Review Board)**로 알려져 있으며 생명윤리위원회 또는 임상시험심사위원회라고도 한다. 이 기관은 「생명윤리 및 안전에 관한 법률」에 따라 운영되며 인간과 인체 유래물 등을 연구하거나, 배아나 유전자 등을 취급할 때 인간의 존엄과 가치를 침해하거나 인체에 위해(危害)를 끼치는 것을 방지함으로써 생명윤리 및 안전을 확보하고 국민의 건강과 삶의 질 향상에 이바지함을 목적으로 한다. 이에 따라 임상연구의 타당성과 윤리적인 측면을 심사승인을 하며, 연구의 진행 감독 및 결과를 보고 받는 역할을 담당을 하게 된다.

표 6-8 연구 계획서 심의점검표

점검 항목	연구윤리심의에서 토의해야 할 사항
1. 연구의 목적이 명확하고 피보험자의 불필요한 위험은 없어야 한다.	(1) 목적, 가설, 방법 등 연구계획이 명확한가? (2) 가설을 입증하기 위해 연구계획이 명확하게 기술되어 있는가? (3) 피보험자 대상으로 한 연구가 공공의 이익에 기여 할 수 있는 기대효과가 있는가? (학술적 공유 등)
2. 피보험자가 참여한 연구의 기대효과는 합리적이고 연구의 결과는 중요한 의미가 있어야 한다.	(1) IRB에서는 위험수준(level of risk)에 대해 고려할 것은 무엇인가? (2) 연구책임자가 피보험자에 대해 고려한 위험, 불편 수준은 무엇인가? (3) 피보험자가 직접적으로 얻을 수 있는 이익은 무엇인가?
3. 피보험자 모집 또는 대상 선별은 공정해야 한다.	(1) 피보험자는 누구인가(집단, 남자, 여자, 취약자건강인, 윤리적 고려가 필요한 소수 민족, 심각한 병이 있는 환자 등)? (2) 피험자 모집 계획(절차)은 적절한가?
4. 강제적이고 과도한 영향으로부터 취약피험자를 보호할 수 있는 장치가 있어야 한다.	(1) 취약피험자에 대한 보호방안이 적절한가? (예, 임산부, 태아, 사회 · 경제적으로 취약자 등)
5. 피보험자 또는 법정대리인으로부터 연구 참여 동의를 얻어야 한다.	(1) 동의서는 피보험자가 이해하기 쉽게 작성되어 있는가? (2) 누가(연구책임자, 간호사 등) 어디서 동의서를 받을 것인가? (3) 어린이의 동의가 필요한가? (4) IRB에서는 동의서 면제 또는 수정된 동의서를 재요구할 것인가?
6. 피보험자의 위험(risk)은 최소화하여야 한다.	(1) 피험자에 대한 위험(risk)을 최소화하도록 연구를 계획하였는가? (2) 연구절차(monitoring, data 등) 등에 있어서 개인정보가 안전하게 보호되어 있는가?
7. 피험자의 사생활, 인권을 최대한 보호해야 한다.	(1) 개인식별 연구 데이터에 대한 접근 또는 사용 가능한 범위가 보장되어 있는가? (2) 특별한 개인정보가 사용되는가? (예, 유전적 정보 사용 등)

〈계속〉

추가 고려사항	
1. 방사선 이용(Ionizing radiation)	방사선(Ionizing radiation)을 사용한다면 의학적 표시(indicator)인가? 아니면 연구용인가?
2. 공동연구	국제적 공동연구인가? 만약 그렇다면 복지나 다른 보장의 필요성이 포함되어 있는가?
3. FDA-허가 연구	연구 계획서에 IND나 IDE가 있는가?

출처: 질병관리본부.

표 6-9 동의서 심의 점검표

필수항목 **동의를 얻는 과정에서 피험자 또는 대리인에게 제공되는 정보와 문서화된 동의서 서식, 피험자 설명서 및 기타 문서화된 정보에는 아래와 같은 사항이 반드시 포함되어 있어야 한다.**	
1	연구라는 사실 및 연구의 목적, 필요성
2	예견되는 피험자의 참가기간, 절차, 실험적 부분이 있는 경우 명시
3	피험자에게 예견되는 위험 또는 불편에 관한 기술
4	피험자에게 예견되는 이득에 관한 기술
5	피험자에게 도움이 될 가능성이 있는 적절한 다른 치료법에 대한 기술
6	피험자의 신원을 파악할 수 있는 기록은 비밀로 보장될 것이며, 임상시험의 결과가 출판될 경우 피험자의 신원은 비밀상태로 유지될 것이라는 사실
7	최소한의 위험 이상의 연구에서 손상이 발생하였을 경우 피험자에게 보상이나 치료가 주어지는가의 여부, 치료가 주어질 경우 어떠한 치료가 가능하며 어디서 정보를 구할 수 있는지에 관한 기술
8	연구와 피험자의 권익에 관한 추가적인 정보를 얻고자 하거나 연구와 관련이 있는 손상이 발생한 경우에 접촉해야 하는 사람
9	피보험자의 연구 참여 여부 결정은 자발적인 것이며, 피보험자가 원래 받을 수 있는 이익에 대한 손실 없이도 연구 참여를 거부하거나 연구 도중 언제라도 중도에 이익에 대한 손실 없이 참여를 포기할 수 있다는 사실

추가항목 **필요한 경우에는 다음의 사항들도 피험자에게 알려야 한다.**	
1	모니터요원, 점검자, 위원회 및 정부관련 부처장은 피험자의 비밀보장을 침해하지 않고 관련규정이 정하는 범위 안에서 연구의 실시 절차와 자료의 신뢰성을 검증하기 위해 피보험자의 의무기록 등을 직접 열람할 수 있다는 사실 및 동의서 서식에 서명함으로써 피보험자 또는 대리인이 이러한 자료의 직접 열람을 허용함을 의미한다는 사실
2	피험자의 지속 참여 의지에 영향을 줄 수 있는 새로운 정보가 수집되면 즉시 피험자 또는 대리인에게 알려질 것이라는 사실

〈계속〉

추가항목 **필요한 경우에는 다음의 사항들도 피험자에게 알려야 한다.**	
3	특정한 치료 또는 시술이 피험자(피험자가 임신했거나 임신할 가능성이 있을 대배아 또는 태아)에게 현재는 예견할 수 없는 위험을 포함할 수 있는 경우 이에 대한 사실
4	연구 도중 피험자의 연구 참여가 피험자의 동의 없이도 중지되는 경우 및 해당 사유
5	연구에 참여하는 대략의 피험자 수
6	피험자가 연구에 참여함으로써 받게 될 금전적 보상이 있는 경우 받게 될 금액의 조건
7	시험적인 치료와 위약 또는 각각의 치료에 무작위 배정될 수 있다는 사실

출처: 질병관리본부.

생각해볼 문제

1. 지금 현재 본인의 상황과 관련된 윤리적 쟁점은 무엇인가?
2. 간호실무 연구에서 발생 가능한 윤리적인 쟁점은 무엇인가?
3. 완료된 연구보고서의 결과물이 진행되었던 사실과 다름을 알았을 경우 어떤 대응이 필요한가?

제 6 장 간호사와 협력자 간의 윤리

학습목표

1. 간호사 간의 윤리적인 사례를 통해 해결방안을 찾을 수 있다.
2. 간호사와 의사 간의 윤리적인 사례를 통해 해결방안을 찾을 수 있다.
3. 간호사와 타 직종 간의 윤리적인 사례를 통해 해결방안을 찾을 수 있다.
4. 간호사와 대상자 간의 윤리적인 사례를 통해 해결방안을 찾을 수 있다.

조직 내 계층의 수와 전문 분야가 다양할수록 갈등의 발생은 많아질 수 있다. 그 대표적인 조직이 바로 병원이다. 오늘날 과학의 발전과 더불어 의학기술이 발전하고 의료 분야도 더 세분화되고 복잡해지면서 병원 조직 규모 역시 커지게 되었다. 병원에서는 모든 전문가 집단과 접하면서 이들 사이의 중요한 역할도 겸하는 직종이 바로 간호사이며, 이러한 역할을 담당하면서 더불어 인간관계 갈등을 타 직종보다 더 경험하고 있다. 연구에 따르면 병원에서의 주 갈등의 원인은 인간관계이며, 이는 환자에게 바로 피드백으로 연결되어 가장 큰 피해자는 환자가 된다는 것을 알아야 한다.

또한, 간호사는 보건의료전문가로서 대상자에게 조력자 혹은 옹호자로서의 역할을 하는 과정에서 복잡미묘한 윤리적인 상황에 직면하게 된다. 윤리적인 의사결정 시 수많은 저해요인들이 발생하게 되며, 서열화된 병원 조직문화, 경직되어 변화하지 않으려는 조직의 풍토, 혹은 부족한 자기 의사결정권과 권한 부족, 충분하지 못한 의료인력과 자원, 관리자의 지지 부족 등의 다양한 상황으로 인하여 자신이 가진 윤리원칙에서의 딜레마를 경험하게 된다. 복잡다양하게 연계되어 있는 조직에서의 윤리적인 딜레마의 해소를 위해서는 서로 간의 사항을 파악하고 있음이 중요하다.

1 간호사 간의 윤리

2~3년 동안은 환경의 적응과 업무의 파악으로 인하여 대인관계에 관한 갈등은 덜 느끼고 있으나 직급 혹은 업무의 점차적인 변화로 인한 감정노동의 강도도 변화가 일어나게 된다. 간호사의 감정노동은 바로 대인관계로 연결되고, 대인관계는 환자 간호의 질과 연결이 되는 순환적인 관계이므로 이를 효율적으로 관리하는 것이 필요하다. 그중 가장 근접하여 업무를 많이 수행하게 되는 간호사 간의 갈등은 상급간호사와의 관계, 동료간호사와의 관계, 하급간호사와의 관계로 크게 구분이 가능하다.

1. 상급간호사와의 관계

사 례

중환자실 간호사 A는 이번에 보험심사과로 발령을 받았다. 평소에 가고 싶었던 부서라서 기쁜 마음으로 출근을 했으나, 3개월이 지난 지금은 다시 중환자실로 가고 싶은 마음이 들었다. 보험 심사팀에서는 간호사 3명이 근무를 하고 있다. 그러나 2명의 간호사와 자신은 10년이 넘는 연차가 차이가 났고, 이들은 업무가 느린 관계로 그들이 처리할 업무까지 같이 처리해야 하는 경우가 있었다. 그러나 업무의 총 마무리는 다시 각 담당자에게 돌아가 그녀들의 성과로 되는 일들이 반복되면서 업무에 관한 딜레마에 빠져 심하게 우울해지기 시작했다.

그러던 중 업무에 실수가 발생했다. 그 모든 책임을 본인이 지어야 했으나, 그 실수는 자신이 한 것이 아니었다. 이 사실을 간호부에 보고하여 바로 잡아야 할지 아니면 본인이 그대로 자신의 잘못으로 해야 할지 고민이 되었다. 그 둘은 이미 본 병원 근무경력이 20년이 넘어 간호부뿐만 아니라 병원의 모든 부서들과 친했기 때문이다.

문제 사항	• 자신에게 부여된 역할 이상을 수행하게 되면서 역할 갈등이 동반되었고, 자신이 평소에 생각해 왔던 업무와의 차이로 인해 문제가 발생되었다. • 지금 자신이 사실을 말한다고 해도 이 사실을 조직에서 받아들여지지 않을 것이라는 판단과 함께 처리의 방법에 관한 딜레마에 빠져 있는 상황이다.
갈등 이해	• 역할의 모호성으로 인한 딜레마에 빠져 있다. • 자신만의 판단으로 일의 해결법이 없다는 속단을 하고 있다.
갈등 해결	• 자신만의 판단으로 인하여 그대로 회피해 버린다면 문제는 계속적으로 반복이 되므로 갈등 당사자와의 상호 간의 이득이 될 수 있는 공통분모를 찾아보도록 시도해야 한다. • 공통의 관심사를 파악하도록 하고 이해관계가 되어야 한다. • 자신의 양심에 입각하여 거절을 할 수 있는 방법을 모색해야 한다.

❶ 간호직급 간에는 모든 간호 업무의 통합성과 간호 업무의 수준을 일정하게 유지하도록 하는 것이 중요하며 또한 서로의 인격을 존중하고 기본 예의를 지켜야 한다.

2. 동료간호사와의 관계

사 례

간호사 A는 책임간호사로 어느 날 이브닝 근무를 하던 중 내과병동에서 한 환자가 1/4g의 phenobarbital을 원했으나, 잘못 듣고 다른 약장에서 codein 1/4g을 꺼내어 환자에게 주었다. 나이트 간호사 B가 출근하여 A간호사와 함께 마취제를 확인하였다. 간호사 B는 큰소리로 남은 마취제와 barbiturates를 세었고, 간호사 A는 실제 확인한 것을 기록하지 않고 그 전에 미리 기존에 기록된 대로 적어 두었다.

다음 날 간호사 B는 간호사 A에게 모자라는 codein과 남은 phenobarbital의 개수를 보고 밤중에 간호사 A가 잘못된 약을 준 것을 확인했음을 말했다. 간호사 A가 실수로 codein을 준 환자는 오늘 오전까지 아무런 증상이 없었다. 간호사 A는 자신의 실수를 보고해야 하는 것인지를 고민하면서, 지금까지 환자에게 아무런 이상이 없는 것으로 보아 간호사 B가 자신의 실수를 그대로 눈감아 주기를 원했다.

문제 사항	• 이 상황은 꼭 동료 간의 문제가 아니라 하더라도 발생이 가능할 상황이다. 병원은 실수하지 않고 완벽하게 자신의 업무를 수행하는 간호사를 능력 있는 간호사로 보고 있어 자신의 실수나 잘 모르는 사항들도 보고나 질문 없이 수행하는 경우가 종종 발생할 수 있다. • 실수를 한 직원의 개인적인 문제를 생각하기 전에 이런 실수에 관하여 어떤 조치를 하는 분위기인가 혹은 이런 사항들을 어떤 식으로 생각하고 있는지에 관한 병원문화 혹은 그 병동의 풍토를 먼저 고려해 보아야 한다. 또한 전문직의 정체성을 명확히 하고 있는지 여기에 관한 역할모델은 어떠한지를 고려해야 한다.
간호윤리	• 간호사는 실제적이고 직업적인 업무에 대한 윤리적, 도덕적 법적인 의무를 인식하고 그 의무를 다해야 한다. 그러므로 투약 실수를 감추고자 하는 의도는 잘못된 비윤리적인 행동이다. 자신의 책임과 환자에게 현재는 부작용이 없다 하더라도 그의 안녕을 책임져야 할 의무가 있다.
해결방법	• 현재 자신의 잘못을 감추려는 것에만 목적으로 두어서는 안 되며, 전문직으로서의 정직성으로 우선으로 수행해야 한다. • 약물에 관한 확인이 제대로 이루어질 수 있도록 해야 하며 미리 거짓으로 기록하는 잘못된 행동을 지적할 수 있어야 한다. • 같은 간호사로서 혹은 자신에게 피해가 생길 수 있다는 생각에 서로의 잘못을 덮어주거나, 그대로 묵인하는 것 역시 정직성에 어긋하는 행위라는 것을 명확히 해야 한다.

❶ 근무 도중 동료 간 혹은 상(하)급 간호사가 자신의 업무를 제대로 수행하지 못하는 모습을 보이거나 전문직의 정직성에 어긋나는 비윤리적인 행위를 하는 모습을 보았을 경우 환자의 안녕을 우선으로 생각하는 **악행금지의 원리**를 생각해야 하지만 이럴 경우 상대 간호사에게는 **인격존중의 원리** 역시 고려해 보아야 한다.

❷ 자신의 생각 혹은 판단과 반대되는 경우라도 이를 존중하고 인정할 수 있는 전문직으로의 견해를 키워야 한다.

3. 하급간호사와의 관계

사 례

8년차 간호사 B는 10년차 간호사 K , 신규 간호사 A, 간호조무사 1명과 근무를 하고 있다. 자신과 간호사 K는 2년의 차이는 있으나, 나이는 같다. 간호사 B는 병동 업무를 하면서 실질적인 업무는 본인만이 하고 있는 기분이 종종 든다. 간호사 K는 오더만 확인하고 있고, 실질적인 간호업무의 수행은 하지 않는 것처럼 보인다. 신규 A도 업무가 잘 이루어지지 않아 자신이 다시 해야 하는 경우가 있다. 간호사 B는 이 일을 K에게 의논해 볼까 생각했으나 그냥 짜증이 나서 말하지 않고, K가 내리는 지시를 종종 따르지 않고 주치의와 바로 상의 후 업무를 처리하고 있다. 그러나 간호사 K는 이 사실을 알고는 자신의 업무를 간호사 B가 도와주려는 의도였다고 생각하고 있다. 그 이유는 새로 발령된 수간호사의 업무를 자신이 같이 도와주고 있기 때문이다. 이 와중에 B는 자신의 상황을 간호부장에게 직접 말하고, K 간호사에 대한 여러 가지의 불만을 말하려고 계획하고 있다. 왜냐하면 B는 자신과 같은 나이인 K에게 이야기를 하며 의논하는 것은 별 의미가 없다고 생각하기 때문이다. B는 간호부장에게 그동안 K 간호사의 모든 실수들을 다 모아서 한번에 이야기를 하려고 하며 이때 신규 간호사 A도 동참을 시키려고 한다.

B간호사	B 간호사는 자신의 현재 위치와 역할에 가치를 두지 못하고 있다. 나이가 같다는 이유로 간호사 K의 위치와 경력에 관한 존중과 인정은 없고 그녀와 협력을 하지 않고 있다. 그러나 간호사의 역할 중 하나인 병원의 모든 직종과의 원만한 인간관계와 함께 협력으로 환자를 돌봐야 하는 도덕적 의무를 생각하고 못하고 있다. 또한 간호사 K가 현 위치에서 수행해야 하는 직무에 관해서는 잘 알고 있지 못한 채 간호사 B는 현재 병원에서 명확한 자신의 역할을 인지하지 못하고 있을 수도 있다.
갈등의 이 해	• 사실관계 갈등의 경우에는 객관적인 정보나 이해의 부족과 해석의 차이로 발생하게 된다. 각 위치에 맞는 직무 내용에 관한 이해의 부족이나 혹은 신뢰의 부족에서 비롯되어 갈등이 발생하게 된다. • 간호사 B는 간호사 K와의 상호 관계를 부정적인 시각으로 보며 관계의 단절로 인한 상호 관계의 갈등이 더불어 일어나고 있다. 문제의 객관적인 인식이 필요하다.
해결방법	• 간호사에게 갈등은 바로 환자에게 불이익을 줄 수 있음을 명확히 인식하고 있어야 한다. 갈등에 발생되기 이전에 문제를 바로 직면하여 설명 혹은 설득으로 갈등이 부풀어 오르는 것을 방지하여야 하며 실제와의 차이가 크게 나지 않는 경우라도 부정확한 시각이 발생하지 않도록 사전에 명확히 하도록 해야 한다.

❶ 상급간호사가 하급간호사에게 업무에 관한 조언 혹은 지시를 하는 경우 하급간호사가 이에 따르지 않는 것을 하급자의 불복종이라고 한다. 하급간호사의 업무 불복종을 효율적으로 수용하는 것은 **인격존중의 원리**와 **정의의 원리**의 관점에서 생각해 볼 수 있다.

❷ 종종 자신의 직급과 위치에 적합한 간호 행위를 잘 하지 못하거나, 환자와 주변인들에게 해를 미칠 수 있는 문제 있는 간호사의 경우 악행금지의 원리의 적용으로 간호의 수준을 적합하게 유지해야 한다. 그리고 간호사의 업무능력에만 초점을 두고 그 간호사의 인격은 존중해야 한다.

② 간호사와 의사 간의 윤리

병원의 최종 목표는 성공적인 환자 치유로 이를 위해서는 의사조직과 간호조직 간의 협업이 필수적이다. 그러나 직종 간 갈등이 가장 많이 유발되고 있는 조직이 바로 간호사와 의사 간의 조직이다. 인간관계의 기본은 언어적·비언어적인 의사소통에 의하여 이루어진다. 상호 간의 공격, 비난과 같은 언어의 사용은 서로의 공동 이해 도모에 저해요인으로 작용한다. 의사, 간호사, 의료기사는 서로 직종 간의 관계갈등이 존재한다. 이런 관계의 갈등 중 의사와 의료기사의 경우 서로 직종이 다르기에 갈등이 존재하지만 간호사의 경우에는 대인관계의 기술로 인하여 갈등이 발생한다. 각 직종 간의 인식을 명료화하며 상호 존중할 경우 더욱 쉽게 갈등을 해결할 수 있다.

사 례

서울의 A대학병원에서 근무하는 외과 2년차 전공의 B의 하루는 바쁘게 돌아간다. 숨 쉴 틈 없이 빡빡한 일정을 소화하고 있는 가운데 간호사의 콜이 울릴 때마다 인상을 찌푸리게 된다. 환자의 상태가 악화되는 등 긴급을 요하거나 특별한 상황이 아님에도 불필요하게 부른다는 느낌을 지울 수 없다. 솔직히 나이 어린 전공의라고 무시하고 있다는 인상도 받는다.

서울에 소재한 C대형병원 내과 병동에서 근무하는 간호사 D는 수화기를 들고 자신도 모르게 멈칫거린다. 입원환자의 상태가 갑자기 나빠져 당장 전공의에게 콜을 요청해야 하지만 왜 자꾸 전화하느냐며 대뜸 신경질적인 반응이 나올 것으로 예상되기 때문이다. 마음을 가다듬고 전화를 해보지만 병동전화기로 하니 안 받는다. 결국 병동전화가 아닌 다른 전화를 이용해 어렵게 통화가 됐지만 예상대로 화부터 낸다. 몇 번 이런 일을 전공의에게 겪고 나니 콜 할 때 겁부터 난다.

암병동 간호사 E는 환자 약물투여와 관련해 담당전공의를 찾았다. 담당전공의는 때마침 컴퓨터 앞에 앉아 있다고 하여 직접 처방을 입력할 수 있었다. 그러나 전공의는 인턴을 찾아서 00처방을 입력하라고 지시를 했고, 해당 인턴한테 전달했으나 전달과정에서 잘못 알아들어 문제가 발생했다. 전공의가 해야 할 일임에도 2중으로 전달체계를 만들어 일을 시키고 왜 간호사가 핀잔을 들어야 하는지 모르겠다.

대학병원에서 수련하는 전공의 G는 PA(진료지원인력) 간호사로부터 지시를 받는다. 근본적인 업무영역 파괴로 주객이 전도된 상황이다. 의사와 간호사의 영역이 분명히 다름에도 교수님으로 인해 묵인되고 있으며, 심지어 PA간호사가 의사 아이디로 처방까지 내리고 있는 상황을 생각하면 답답할 뿐이다. 수술실에서는 찬밥 취급까지 받고 전공의는 "꿔다 놓은 보리자루인가?"라는 불만을 떨칠 수가 없다.

출처: [갈등시리즈①: 전공의-간호사편] 곪을 대로 곪은 갈등…"우리가 동료라고?"(2011. 10. 04.). 라포르시안.

문제 사항	• 의사와 간호사의 관계를 견원지간(犬猿之間)으로 표현하기도 한다. 의료기관에서도 가장 많이 만나는 관계이자 가장 많은 불화를 유발하는 관계가 바로 의사와 간호사 간의 관계이기도 하다. • Ann P. Morga(1983)에 의하면 간호사는 대부분 여자이고, 의사는 대부분 남자인 성의 문제와 의사는 치료를 간호사는 도와주고 간호해 주는 보조적인 역할로 크게 의사와 간호사 간의 문제를 구분하고 그 개념이 지금까지 연결된다고 보고 있다.

문제 사항	• 주요 원인으로 서로 간의 불친절로 인한 것으로 한 연구(최규진, 2008) 결과가 나왔다. • 이런 갈등의 지속성은 방어적인 행동과 회피, 무관심, 좌절, 무력감으로 나타난다. • 판단 불일치의 경우 ❶ **의학적 판단의 불일치 :** 의사가 내린 의학적 판단에 대해 간호사가 동의하지 않을 때 간호사는 의사의 지시(order)를 따라야 하는가. 먼저, 의사의 지시에 따르지 않는 근거는 환자에 대한 '악행금지의 원리'와, 간호사 고유의 '자율성의 원리'가 있고, 의사의 지시에 따라야 하는 근거는 의사에 대한 '인격존중의 원리'와 간호사의 업무 중 '진료보조업무'가 속해 있으며 간호사는 자신의 업무를 다할 책임이 있다는 점이 있다. ❷ **윤리적 판단의 불일치 :** 담당환자에게 윤리적 딜레마가 발생하였을 때, 이에 관해 의사와 간호사의 판단이 불일치하는 경우를 말한다. 이 경우, 간호사는 자신이 윤리적 문제에 대한 정당한 답을 알고 있음에도 불구하고 의사나 관리자(상급간호사)에 대한 무력감으로 인해 이를 시행하지 못할 수 있다. 이때 중요한 것은 의사와 간호사 모두 환자가 객관적인 모든 정보를 얻어 윤리적 결정을 할 수 있도록 돕는 것이다.
의사 · 간호사 협력위원회	• 2004년 의사협회와 간호협회는 국민 건강을 위한 의사 · 간호사 협력위원회를 설치하였다. • 간호사 · 의사 상호존중 선언식을 개최하여 의사와 간호사 간의 갈등관리를 위해서 노력. • 간호사 · 의사 상호존중 선언문의 내용: 최적의 의료 서비스를 목표로 환자중심의 질 높은 의료서비스 제공, 긴밀한 협조 강화, 전문인으로서의 지속적인 윤리수준 강화, 비 의료인들의 불법 의료 행위 근절 등
갈등 관리	• 독점적인 정보를 가지게 된다면 이는 불신과 의혹으로 인하여 갈등이 증폭될 가능성이 상승하므로 충분한 정보의 공유가 필요하다. • 조직체계마다 대화의 방법은 다양하다. 그러나 조직 구성원들의 이야기를 들으려고 노력하는 오픈된 자세와 대화법이 필요하다. • 병원 업무의 성과는 의사조직만이, 간호조직만이 열심히 한다고 해서 성과가 나지 않는다. 이 성과는 환자의 회복인데 여기에는 형평성을 고려한 합리적인 체계가 필요하다. • 각각의 목표가 아닌 큰 목표 속의 각 조직과 개인의 목표를 설정하여 움직인다면 갈등의 소지는 감소될 수 있다.

❶ 의사의 의료행위가 환자에게 해를 끼치는 경우에는 환자에게 **악행금지의 원리**를 적용하여 이를 저지해야 하지만 의료진 **인격 존중의 원리**에는 어긋나기도 한다. 의료진과 간호사 간의 공동의 의료윤리목표를 먼저 생각해야 한다.

❷ 의료진으로 하여금 간호사의 의견이 무시되는 경우가 종종 발생한다. 그러나 의료진 역시 연차가 많은 간호사들에게 자신의 의견이 무시되는 경우를 종종 경험한다. 서로 간의 존중이 필요하다.

❸ 간호사는 의사의 진료를 보조하는 의무도 있으나, 그 외에도 자신의 업무에 관한 의사결정을 내릴 수 있는 **자율성의 원리**도 존재하고 있으며, 이를 인정해 주는 인격존중의 원리도 같이 고려해야 한다.

3 간호사와 타 직종 간의 윤리

사 례

정형외과 병동의 간호사 A는 원무과로부터 응급실에서 응급처치를 마친 남자 환자의 입원 연락을 받았다. 현재 비어 있는 병실은 입원 대기 중인 환자가 있다고 했으나, 어쩔 수 없는 상황으로 인하여 응급실 환자를 입원시키게 되었다.

얼마 후 병동에 올라 온 환자는 5세의 남자아이였다. 그러나 성인남자들만 있는 병동에서 5세인 남자아이의 입원치료는 곤란한 상황이고, 보호자로 어머니가 있어야 하기에 소아병실을 원하고 있는 상황이었다. 보호자는 아이들이 있는 병실이라는 안내와 함께 입원을 했으나 상황이 다른 것에 대한 불만을 토로하였다. 원무과로 연락을 취했으나 미안하다는 말과 함께 소아병실로 전실을 부탁했고 바쁘다며 전화를 끊었다. 아이의 엄마는 병실교체를 요구하며 불만을 계속적으로 이야기하고 있다.

문제 사항	• 입원대기 중인 환자를 미루고 다른 환자를 입원시킨 상황이다. • 환자의 인적사항 확인이 미흡하여 서로 간의 정보전달이 누락되었다. • 원무과는 입원을 한 상황이므로 입원한 병동으로 처리를 미루고 있다.
갈등 이해	• 환자의 입원과 관련한 업무까지 더해져 업무가 과부하되어 타 부서의 업무까지 하게 되었다. • 원무과에서 설명을 잘못했음에도 내가 용서를 구하고 있고, 입원 대기 중인 환자에게도 내가 양해를 구하는 전화를 하게 되어 양쪽의 환자와 보호자에게 모두 좋지 않은 소리를 들었다.
갈등 해결	• 우선순위를 정해서 시행해야 하며 환자의 안전에 해를 미칠 수 있는 것이라면 근거를 기반으로 하여 명확하게 거부의사를 전달해야 한다. • 환자 돌봄과는 별개의 업무를 강요할 경우 자신의 업무를 본인이 선정할 수 있는 자율성의 원리를 존중해야 한다. • 서로 부서 간의 상호인격의 존중의 원리를 지키도록 한다.

4 간호사와 대상자 간의 윤리

변화하는 사회구조와 같이 의료진과 환자도 같이 변화되고 있다. 1973년 미국에서 처음 환자의 권리를 선포하고 우리나라는 1993년 세브란스 병원에서 처음으로 선포하고 환자의 자기 결정권과 더불어 명확한 근거를 기반으로 한 권리를 보호하기 위하여 노력하고 있다. 그러나 여기에는 윤리라는 개념이 기반이 되어야 하며 이들은 환자이기 이전에 사람이며 여기에 따른 윤리적 사고와 판단이 내려져야 한다.

사 례

호스피스병동에 근무하고 있는 나는 75세의 간암 말기 환자를 간호하고 있다. 이 환자는 통증을 호소하며 모르핀을 정기적으로 맞고 있으며 그 시간 간격이 점차적으로 짧아지고 있어 주치의와 상의하였다. 그 결과 위약(placebo)을 같이 주자는 처방을 받고 모르핀과 위약을 상황에 따라 투약하기로 결정했다.

그러나 모르핀이 아닌 위약을 주사하러 갈 때마다 보호자와 환자는 이 약이 진통제가 확실하냐는 질문을 계속적으로 하고 있다. 너무 고통스러워 죽고 싶다고 하면서 나에게 매달리고 있다. 계속적으로 모르핀을 주는 것이 맞는 것인지 아니면 주치의의 처방대로 위약을 주는 것이 맞는지 딜레마에 빠져 있다.

문제 사항	• 모르핀의 과다 투여로 인하여 환자의 상태에 해를 미칠 것으로 판단이 되어 주치의의 위약이 처방되었으나 투약의 결정은 본인이 하는 것이다. • 위약을 투여하면서 나는 그 약을 모르핀이라고 말하면서 주고 있고, 환자는 점점 더 고통스러워하고 있다.
갈등 이해	• 환자의 고통의 정도를 자신이 판단하여 위약과 모르핀을 주고 있으며 환자에게는 둘 다 진통제라고 말하고 있다.
갈등 해결	• 윤리의 원칙은 자율성의 원칙, 악행금지의 원칙, 선행의 원칙, 정의의 원칙으로 구분이 된다. 이 중 나는 환자에게는 거짓을 하고 있으나, 이는 악행금지를 넘어서는 선행의 원칙을 기반으로 하는 것이다. • 자신의 행동은 전문가의 돌봄임을 명심하여야 한다.

5 병원 조직의 윤리문화

2014년 구글에서 실험 결과 조직의 팀원이 '누구(Who)인가'보다 그 팀이 '어떻게(How) 하는가'에 따라 그 팀의 성과가 좌우된다는 보고서를 발표하였다. 이 보고서에는 5가지 방법을 제시하고 있다.

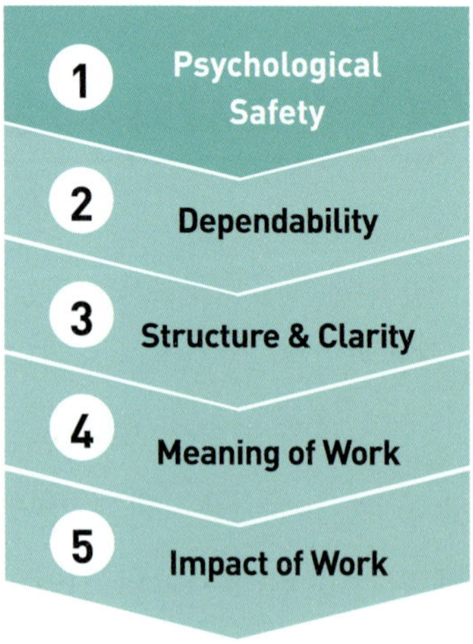

첫째, 구성원들이 두려워하지 않고 거리낌 없이 이의를 제기하거나 말할 수 있는 심리적 안전(psychological safety)이 확보되어야 한다. 둘째, 구성원들끼리의 믿음(dependability)이 있어야 하며 셋째, 구성원들 사이의 구체적이며 명확(structure & clarity) 한 목표가 설정되어야 한다.

넷째, 구성원들이 서로에게 중요한 일(meaning of work)을 해야 하며, 마지막으로 구성원들이 하고 있는 일이 중요한 일(impact of work)이라고 믿어야 한다는 것이다.

이 보고서는 5가지 중 가장 중요한 것으로 심리적 안전을 꼽는다. 리더십 전문가로 유명한 폴라 캐프로니(Paula Caproni) 교수는 병원에서의 심리적 안전은 팀 구성원들에게 무시당하거나 비난받지 않을 것을 확신하는 것이라고 했다. 심리적 안전이 깨지기 쉬운 두 가지 상황은 너무 기본적인 것을 물어봐서 자칫 바보처럼 보일까봐 아예 말하지 않거나 괜히 아는 것을 말했다가 다른 사람의 기분을 상하게 할까봐 말을 안 하는 것이다. 이러한 상황이 병원의 윤리적인 문화를 저해하고, 개선방안을 찾을 수 없게 만든다.

'심리적 안전' 다음으로 팀 성과에 중요한 요인은 '명확한 구분'이다. 팀원들이 각자의 역할, 팀의 목표, 향후 계획에 대해 명확히 알고 있어야 일을 진척시킬 수 있기 때문이다.

생각해볼 문제

1. 자신이 경험한 간호사 간의 딜레마는 무엇이 있었는가?
2. 간호사와 의사 간의 다양한 딜레마 사례를 해결할 자신만의 방법은 무엇인가?
3. 간호사가 겪는 딜레마의 현실적인 해결법은 무엇이라고 생각하는가?

제 7 부

우리나라 보건의료정책

01 국민건강보험제도

02 의료급여제도

03 노인장기요양보험제도

※ 간호학개론에서는 우리나라 보건의료정책 중 주요한 세 가지 제도로 국민건강보험제도, 의료급여제도, 노인장기요양보험제도만을 다루었습니다.

제1장 국민건강보험제도

학습목표

1. 사회보장과 의료보장제도를 설명할 수 있다.
2. 국민건강보험제도를 설명할 수 있다.
3. 국민건강보험의 재원과 보험급여를 설명할 수 있다.
4. 진료비 지불제도를 설명할 수 있다.

1 사회보장과 의료보장제도

우리나라의 국민건강보험제도를 이해하기 위해서는 사회보장과 의료보장제도를 명확하게 이해하는 것이 필수적이다. 국민건강보험제도는 인간의 삶에 필요한 최소한의 욕구를 충족시켜주기 위한 사회적 제도인 '사회보장'에 바탕을 두고 있으며, 구체적으로는 인간의 기본권으로서의 건강권을 보장하기 위한 '의료보장'의 하부 개념으로써 체계화되었다. 따라서 우리나라의 국민건강보험제도를 알아보기에 앞서 사회보장과 의료보장제도에 대해서 간략히 살펴보고자 한다.

1. 사회보장

사회보장(social security)이라는 용어는 1940년대에 개념이 확립되었으나, 1935년 미국에서 「사회보장법(Social Security Act)」이 제정되어 처음 사용된 이후 보편적으로 사용되고 있다. 사회보장의 영어 어원을 살펴보면 '불안을 없게 한다'는 뜻으로, 사회적 불안을 제거한다는 의미와 평온한 삶을 사회가 보장한다는 뜻으로 이해할 수 있다. 질병이나 분만 · 실업 · 폐질(廢

疾), 직업상 상해 · 노령 및 사망으로 인한 소득의 상실이나 감소 등으로 인한 경제적 곤궁에서 유래하는 근심과 불안을 제거함으로써 사회평화를 도모하자는 것이다.

1) 사회보장의 개념

국제노동기구(ILO)의 「사회보장의 길」(1972)이라는 제목의 보고서에 의하면 '사회보장'은 "사회구성원들에게 발생하는 일정한 위험에 대해서 사회가 적절하게 부여하는 보장"이라고 정의하였으며 그 구성요소로 다음의 특징을 가진다고 하였다.

❶ 전체 국민을 대상으로 해야 함
❷ 최저생활이 보장되어야 함
❸ 모든 위험과 사고가 보호되어야 함
❹ 공공의 기관을 통해서 보호나 보장이 이루어져야 함

이는 사회보장제도가 국민이 생활하는 도중에 닥치는 불의의 위험이나 소득의 중단이라는 상황에서도 정상적인 생활을 유지할 수 있도록 그 생활을 보장하는 수단을 국가가 책임지고 수행하는 제도라는 것을 의미한다.

이러한 사회보장제도의 기능으로는 생활 수준으로서의 최저생활 보장 기능, 시간적 · 사회적 소득분배 기능, 국민경제의 성장과 경제변동을 완화하는 경제적 기능, 그리고 국민생활에 대한 각종 요구나 이해대립을 조정하는 사회적 기능이 있다.

우리나라는 「사회보장기본법」 제3조 제1호에서 "사회보장이란 출산, 양육, 실업, 노령, 장애, 질병, 빈곤 및 사망 등의 사회적 위험으로부터 모든 국민을 보호하고 국민 삶의 질을 향상시키는 데 필요한 소득 · 서비스를 보장하는 사회보험, 공공부조, 사회서비스를 말한다"라고 정의하고 있다.

2) 사회보장의 체계

우리나라의 사회보장체계는 크게 사회보험, 공공부조, 사회서비스의 세 가지로 구성되어 있다(그림 7-1).

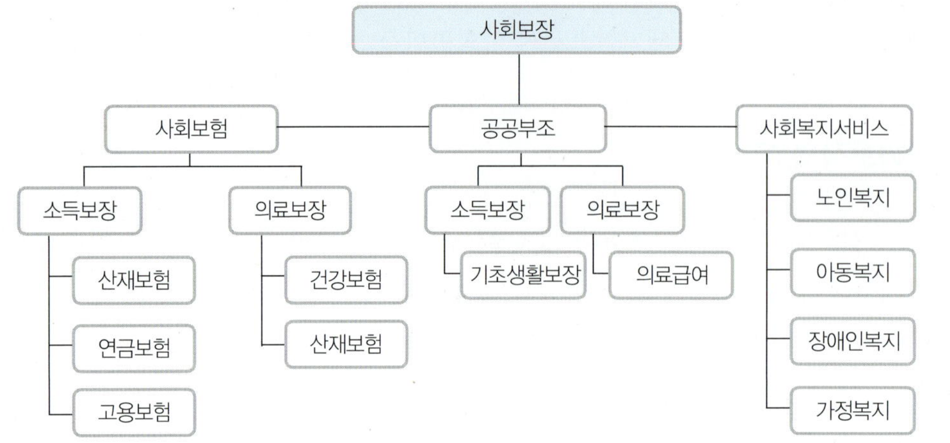

출처: 보건복지부(2016). 2015 보건복지백서.

그림 7-1 사회보장의 체계

사회보험은 "국민에게 발생하는 사회적 위험을 보험의 방식으로 대처함으로써 국민의 건강과 소득을 보장하는 제도"를 말하며, 기본적으로 미래에 직면할 수 있는 사회적 위험에 대비하여 평소 경제활동을 통하여 소득이 있을 때 그 소득의 일부를 강제로 각출하여 사전에 대비하는 제도를 말한다. 따라서 사회보험은 '민영보험'과 마찬가지로 가입자의 기여금(보험료)을 재원으로 가입자에게 발생하는 위험(보험사고)을 분산하는 보험원리를 이용하고 있지만, 영리를 목적으로 하는 민영보험과는 다른 성격을 가지게 된다.

표 7-1 사회보험과 민영보험의 비교

구분	사회보험	사보험
책임주체	국가	개인
원칙	사회연대성	계약성
법적근거	사회보험법	상법(보험법)
가입	의무	임의
운영관리체계	국가 또는 공법인(공단)	사기업(회사)
보험료의 부담	소득수준에 따른 능력비례부담	위험크기에 따른 부담
보험급여	균등급여	계약에 따라 급여
급여형태	현금 또는 현물	현금

출처: 국민건강보험공단 홈페이지(http://www.nhis.or.kr).

공공부조는 "국가와 지방자치단체의 책임하에 생활 유지 능력이 없거나 생활이 어려운 국민의 최저생활을 보장하고 자립을 지원하는 제도"이다. 공공부조는 사회보장제도 중 사회보험 다음으로 큰 비중을 차지하고 있으며, 스스로 생활유지 능력이 없거나 생활이 어려운 사람들에게 국가가 보장하는 인간다운 생활을 영위할 수 있도록 하는 제도이다. 따라서 공공부조는 기여금을 지불하지 않는다는 측면에서 가입자들이 지불한 기여금에 의한 소득 · 서비스를 보장하는 제도인 '사회보험'과는 구별된다. 또한 사회보험은 사람들이 빈곤으로 떨어지지 않도록 미리 예방하는 제도인 반면에, 공공부조는 사후적으로 빈곤의 문제를 해결하는 '사회안전망(social safety net)'이라고 할 수 있다.

표 7-2 공공부조와 사회보험의 비교

구분	공공부조	사회보험
제도내용	저소득층의 최저생활 보장	사회위험에 대한 연대적 대응
지급대상	선별주의	보편주의
적용원리	무차별 평등주의	비례원리에 따른 형평주의
자격요건	소득 및 자산 조사	기여금의 납부
재원	일반조세	보험료 및 국고
급여수준	최저생활 보장	사회적 적정성
수급권의 성격	희박한 권리성	강한 권리성

출처: 국민건강보험공단 홈페이지(http://www.nhis.or.kr).

사회서비스는 "국가와 지방자치단체 및 민간부문의 도움이 필요한 모든 국민에게 복지, 보건의료, 교육, 고용, 주거, 문화, 환경 등의 분야에서 인간다운 생활을 보장하고 상담, 재활, 돌봄, 정보의 제공, 관련 시설의 이용, 역량 개발, 사회참여 지원 등을 통하여 국민의 삶의 질이 향상되도록 지원하는 제도"이다. 즉, 사회서비스는 현금급여와 더불어 현물급여의 형태로 지급되며 개별차원의 서비스를 제공한다는 점에서 '공공부조'와 구별된다. 그리고 기여금을 지불하지 않았으나 일정한 소득 및 자산조사를 거쳐 그 조건에 해당하는 사람들에게 급여를 제공하거나 일정한 인구학적 기준(아동, 장애인, 노인 등)에 충족되면 기여금은 물론 소득 및 자산조사 없이도 급여를 제공하는 제도이다. 이러한 사회서비스의 재원은 주로 국가의 일반조세에 의해 충당되나 일부는 본인부담에 의해 충당되기도 한다.

2. 의료보장제도

의료보장이란 국민의 건강권을 보장하기 위해 필요한 보건의료서비스를 국가나 사회가 제도적으로 제공하는 것을 말한다. 따라서 의료보장의 목적은 예기치 못한 의료비의 부담으로부터 국민을 재정적으로 보호하고, 국민들에게 보건의료서비스가 균등하게 분배되도록 하며 보건의료비를 적정 수준으로 유지하는 것이다.

이러한 목표를 달성하기 위해 의료보장제도는 보험의 원리와 방식을 이용한 의료보험과 생활능력이 없는 사람들에게 국가가 의료비를 지원해 주는 의료급여 등이 있다.

1) 의료보장의 유형

의료보장제도는 나라마다 독특한 특성이 있어 분류하기 어려우나 경제협력개발기구(OECD)는 일반적으로 사회보험 방식, 국가보건서비스 방식, 그리고 민간보험 방식의 3가지로 분류하고 있다. 여기서는 민간보험 방식을 제외하고 사회보험 방식과 국가보건서비스 방식에 대해서만 알아보기로 한다.

사회보험 방식(National Health Insurance, NHI)은 의료비를 정부기관이 아닌 보험자의 보험료로 재원을 마련하여 의료를 보장하는 방식이다. 이는 보험원리에 의해 일차적으로 국민이 납부하는 보험료로 재원을 조달하고, 국가는 이차적 지원과 지도기능을 수행하는 제도이다. 관리체계는 민간 자율기구(조합) 중심의 자치적 운영을 원칙으로 하며, 의료의 사유화를 전제로 의료공급자가 국민과 보험자 사이에서 보험급여를 대행하는 방식이다. 사회보험의 장점은 조합원이 대표의결기구를 통해 건강보험 운영에 관한 의사결정에 참여함으로써 제도 운영의 효율화를 기할 수 있고, 상대적으로 양질의 의료를 제공할 수 있다는 것이다. 반면에 소득유형 등이 서로 다른 구성원에 대한 단일보험료 부과기준 적용에 어려움이 있고, 의료비 증가에 대한 억제기능이 취약하여 보험재정 안정을 위한 노력이 필요하다는 단점이 있다. 이러한 사회보험 방식을 적용하는 대표적인 국가로는 독일, 프랑스, 일본, 한국 등이 있다.

국가보건서비스 방식(National Health Service, NHS)은 국민의 의료문제는 국가가 책임져야 한다는 관점에서 정부가 일반조세로 재원을 마련하여 모든 국민에게 무료로 의료를 제공하는 방식이다. 따라서 의료기관의 상당 부분이 사회화 또는 국유화되어 있다. 국가보건서비스 방식의 장점은 소득 수준에 관계없이 모든 국민에게 포괄적으로 균등한 의료를 제공하며, 정부가 관리주체로서 의료공급이 공공화되어 의료비 증가에 대한 효율적인 통제가 가능하고, 조세제도를 통한 재원조달은 비교적 소득 재분배 효과가 있다는 것이다. 반면에 의료의 사회화는 상대적으로 의료의 질적 수준을 하락시킬 수 있으며, 조세에 의한 의료비 재원조달에 큰 어려움이 있고, 의료 수용자 측의 비용의식 부족과 장기간 진료대기 문제 등의 단점을 가지고 있다. 국가보건서비스 방식을 적용하는 대표적인 국가로는 영국, 스웨덴, 이탈리아 등이 있다.

2) 우리나라의 의료보장제도

우리나라의 의료보장제도는 기본적으로 사회보험 방식을 취하면서 전국민을 대상으로 단일한 보험자가 운영하는 국민건강보험과 공공부조 방식의 의료급여로 구성되어 있다. 우선 다음 절부터는 우리나라의 가장 대표적 의료보장제도인 국민건강보험제도에 대해서 알아보기로 하고, 의료급여는 다음 2장에서 살펴볼 예정이다.

2 국민건강보험제도

국민건강보험제도는 국민의 질병 · 부상에 대한 예방 · 진단 · 치료 · 재활과 출산 · 사망 및 건강증진에 대하여 보험급여를 실시함으로써 국민보건 향상과 사회보장 증진에 이바지함을 목적으로 한다(「국민건강보험법」 제1조). 우리나라는 헌법 제34조와 제36조에서 국민의 인간다운 생활을 할 권리와 이를 실현하기 위한 국가의 사회보장 · 사회복지증진에 노력할 의무 및 국민의 보건에 관한 국가의 보호를 규정하고 있다.

건강보험은 피보험 대상자 모두에게 필요한 기본적 의료를 적정한 수준까지 보장함으로써 그들의 의료문제를 해결하고 누구에게나 균등하게 적정 수준의 급여를 제공하는 의료보장의 기능을 가지고 있다. 그리고 사회보험으로서 건강에 대한 사회공동의 책임을 강조하여 소득과 능력에 따라 비용(보험료) 부담을 달리하고 가입자 모두에게 균등한 급여를 제공함으로써 사회적 연대의 강화와 사회통합의 기능을 가지고 있다. 또한 질병은 개인의 경제생활에 지장을 주어 소득을 떨어뜨리고 다시 건강을 악화시키는 악순환을 초래한다. 그러므로 각 개인의 경제적 능력에 따른 일정한 부담으로 재원을 조성하고 개별부담과 관계없이 필요에 따라 균등한 급여를 제공하여 질병의 치료 부담을 경감시키는 소득재분배의 기능을 수행하게 된다.

우리나라의 국민건강보험제도는 1989년부터 자영업자와 지역주민을 대상으로 하는 지역의료보험이 실시되면서 전국민의료보험시대로 들어섰고, 2000년 7월부터는 지역의료보험조합, 공교의료보험관리공단과 직장의료조합을 국민건강보험공단으로 통합하여 건강보험의 관리 및 운영을 통일화하였다. 우리나라 국민건강보험제도의 연혁은 표 7-3과 같다.

표 7-3 우리나라 국민건강보험제도 연혁

- 1963. 12. 16. 「의료보험법」 제정(300인 이상 사업장 조합 임의설립)
- 1976. 12. 22. 「의료보험법」 전문개정
- 제4차 경제개발 5개년계획으로 의료보장제도 실시
  - 생활보호대상자 등에 대하여 의료보호 실시(1977. 1)
  - 국민부담능력 등을 고려하여 실시 가능한 임금소득계층부터 점진적으로 의료보험 적용 확대
    - 1977. 7. 500인 이상 사업장근로자 의료보험 실시(최초 강제 적용)
    - 1979. 1. 공무원 및 사립학교교직원 의료보험 실시
    - 1979. 7. 300인 이상 사업장까지 의료보험 확대
- 1980년 이후 전국민의료보험 확대 실시를 위한 기반 조성
  - 1981. 7. 지역의료보험 1차 시범사업 실시(홍천, 옥구, 군위)
  - 1982. 7. 지역의료보험 2차 시범사업 실시(강화, 보은, 목포)
  - 1988. 7. 5인 이상 사업장까지 의료보험 당연적용 확대
- 한방의료보험 실시
  - 1984. 12. 의료보험 시범사업(청주, 창원)
  - 1987. 2. 한방의료보험 전국 실시
- 지역의료보험 실시
  - 1988. 1. 농 · 어촌지역의료보험 실시
  - 1989. 7. 도시지역의료보험 실시(제도도입 후 12년 만에 전 국민의료보험 실시)
- 1989. 10. 약국의료보험 실시
  - 1982. 8.~1984. 12. 의약분업 시범운영, 목포
- 의료보험조직 통합
  - 1998. 10. 1차 조직통합(공무원 · 사립학교교직원의료보험 및 227개 지역의료보험조합 통합) ⇨ 국민건강보험관리공단 업무 개시
  - 2000. 7. 의료보험조직 완전통합(국민의료보험관리공단 및 139개 직장조합 통합) ⇨ 국민건강보험공단 및 건강보험심사평가원 업무개시
  - 2000. 3. 보험자직영병원 개원
- 2002. 1. 「국민건강보험재정건전화특별법」 제정 · 시행(건강보험정책심의위원회 설치, 보험재정에 대한 정부지원율 명시)
- 2003. 7. 직장 · 지역가입자 재정통합 운영
  - 2007. 1. 「국민건강보험재정건전화특별법」 만료(2006. 12. 31.)에 따른 해당 법령 근거 「국민건강보험법」 삽입 시행
- 2008. 7. 1. 노인장기요양보험 실시
- 2011. 1. 1. 사회보험징수통합 실시

출처: 보건복지부(2015). 2014 보건복지백서.

1. 적용대상

건강보험은 직장가입자와 지역가입자로 적용대상을 구분하고 있다. 직장가입자는 사업장의 근로자, 사용자와 공무원 및 교직원, 그리고 피부양자로 구성되며, 지역가입자는 직장가입자를 제외한 자를 대상으로 한다. 건강보험 대상자 중 피부양자는 직장가입자에 의하여 주로 생계를 유지하는 자로서 보수 또는 소득이 없는 자를 의미하며, 직장가입자의 배우자, 직계존속, 직계비속 및 그 배우자, 형제 · 자매를 포함한다. 2015년 12월 기준으로 우리나라의 건강보험 및 의료급여 적용인구는 표 7-4와 같다.

표 7-4 의료보장 적용 현황

(2015. 12. 31. 단위: 만 명, %)

구분		적용인구	구성비
계		5,203	100.0
건강보험	소계	5,049	97(100)
	직장	3,622	(71.7)
	지역	1,427	(28.3)
의료급여		154	3

출처: 국민건강보험공단 홈페이지(http://www.nhis.or.kr).

2. 관리조직

「국민건강보험법」상 국가를 대신하여 건강보험사업을 수행하는 주체에는 국민건강보험공단, 건강보험심사평가원, 요양기관 등이 포함된다.

보건복지부는 건강보험 제도 관련 정책을 결정하는 정부기관으로 보험료율 및 보험료 부과기준, 요양급여의 범위 등을 결정하여 관리운영주체인 국민건강보험공단의 예산 및 규정 등을 승인한다. 또한 세부적인 급여 결정을 위한 신의료기술평가, 급여의 기준(방법, 절차, 범위, 상한 등)과 약제, 치료재료의 상한금액 결정 및 급여의 상대가치를 결정하고 고시한다.

국민건강보험공단은 건강보험의 보험자로서 건강보험 가입자의 자격관리와 보험료를 부과하고 징수하며, 요양기관에 대한 비용을 지급한다. 또한 제약회사와 협상을 통해 약가를 결정하고 상대가치점수당 단가(환산지수) 계약을 체결한다.

건강보험심사평가원은 심사 · 평가 전문기관으로서 요양급여비용의 심사 및 요양급여의 적정성 평가와 심사 및 평가 기준을 개발하는 역할을 맡고 있다.

건강보험정책심의위원회는 보건복지부 장관 소속의 위원회로 요양급여의 기준, 요양급여비용, 가입자의 보험료 수준 등 건강보험에 관한 주요사항을 심의 및 의결한다.

요양기관은 피보험자 및 피부양자의 질병 · 부상 또는 출산 시에 요양급여를 행하는 기관을 말한다. 요양기관에는 의료기관(상급종합병원, 종합병원, 병원, 한방병원, 치과병원, 요양병원, 의원, 한의원, 치과의원), 약국, 조산원, 보건소, 보건지소 및 보건진료소 등이 있다.

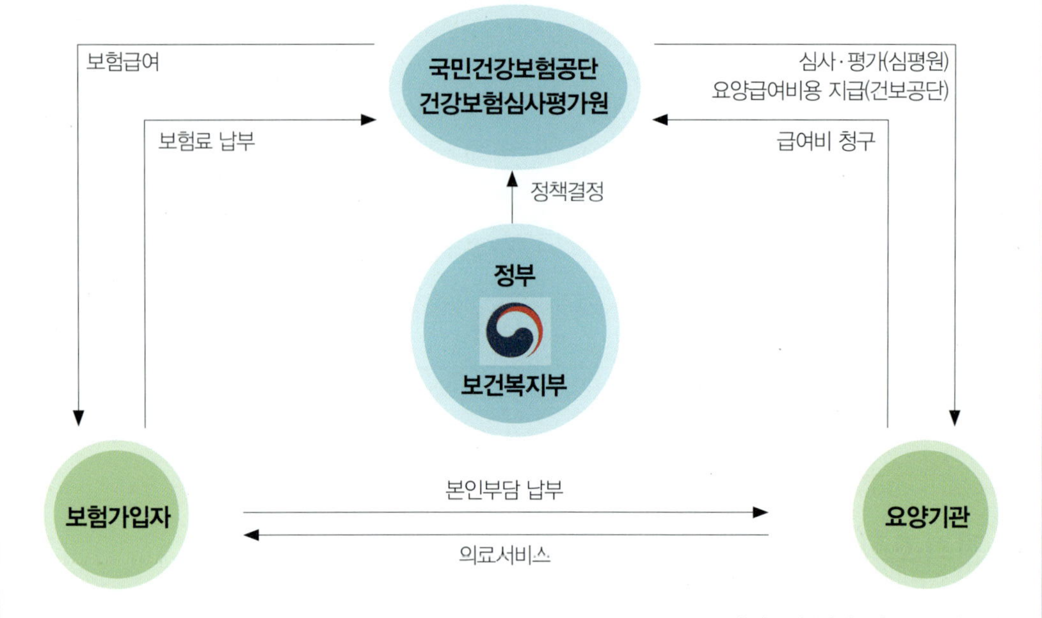

출처: 보건복지부(2016). 2015 보건복지백서.

그림 7-2 국민건강보험 관리운영 체계

3. 재원

국민건강보험제도 운영에 소요되는 재원은 보험료와 정부지원금 및 기타 수입으로 구성되어 있다. 「국민건강보험법」에서는 이를 다음과 같이 규정하고 있다.

보험료는 피보험자와 피부양인의 질병, 부상, 분만, 사망 등의 보험사고에 대하여 보험급여의 실시에 필요한 재원을 충당하기 위해 피보험자 및 사용자 등으로부터 징수하는 부담금을 말한다. 직장가입자는 보수월액에 보험료율을 곱하여 책정하며 사용자(고용주)와 근로자가 각각 50%씩을 부담한다. 지역가입자는 소득, 재산, 자동차 등을 점수화하고 점수당 금액을 곱하여 산정하고 있다. 건강보험료율은 2006년에 4.48%였으나, 이후 점차적으로 증가하여 2016년 1월부터는 6.12%에 이르고 있다.

정부지원금은 보험료 수입의 20%에 상당하는 금액을 정부가 지원하는 것으로 이는 국고지원과 기금지원으로 구성된다. 국고지원은 국가가 매년 예산의 범위 안에서 당해연도 보험료 예상수입액의 100분의 14에 상당하는 금액을 국고에서 지원하는 것이며, 기금지원은 국민건강기금에서 지원하는 것을 말한다. 그리고 기타 수입으로는 연체금, 부당이득금, 기타 징수금 등이 있다.

이를 정리하면 표 7-5와 같다.

표 7-5 재원조달 체계

(2015. 12. 31. 기준)

구분		직장근로자	농 · 어민 도시자영자
재원조달	보험료	• 보수월액의 6.07% • 사용자, 근로자가 각 50%씩 부담 • 사용자가 원천징수하여 공단에 납부 • 공무원은 본인, 정부가 각 50%씩 부담 • 사립학교 교직원은 본인, 학교경영자, 정부가 각 50%, 30%, 20%씩 부담	• 소득재산(자동차 포함) 등 등급별적용 점수를 합산한 보험료부과점수에 점수당 단가(178원)를 곱한 금액 • 세대의 지역가입자가 연대하여 납부
	국고	해당 연도 보험료 예상수입액의 14%	
	건강증진기금	해당 연도 보험료 예상수입액의 6%(단, 부담금 예상수임액의 65% 이내)	

출처: 보건복지부(2016). 2015 보건복지백서.

4. 보험급여

보험급여란 가입자 및 피부양자의 질병과 부상에 대한 예방, 진단, 치료, 재활, 출산, 사망 및 건강증진에 대하여 법령이 정하는 바에 따라 현물 또는 현금의 형태로 제공하는 서비스를 말한다. 보험급여는 현물급여와 현금급여로 구분된다. 현물급여에는 요양급여와 건강검진이 있으며 현금급여에는 요양비, 장애인보장구, 본인부담액 상한제, 임신 · 출산 진료비가 있다.

표 7-6 보험급여의 종류

구분		수급권자
현물급여	요양급여	가입자 및 피부양자
	건강검진	가입자 및 피부양자
현금급여	요양비	가입자 및 피부양자
	장애인보장구	가입자 및 피부양자 중 장애인복지법에 의해 등록한 장애인
	본인부담액 상한제	가입자 및 피부양자
	임신 · 출산진료비	가입자 및 피부양자 중 임산부

출처: 국민건강보험공단 홈페이지(http://www.nhis.or.kr)

1) 보험급여의 종류

요양급여는 가입자 및 피부양자에게 질병 · 부상이 발생하거나, 가입자 및 피부양자가 출산을 하게 되는 경우에 보험자가 요양을 직접 행하거나 요양기관을 통해 요양을 제공하는 것을 말한다. 「국민건강보험법」상 요양급여에는 진찰 · 검사, 약제 · 치료재료의 지급, 처치 · 수술 · 기타의 치료, 예방 · 재활, 입원, 간호, 이송 등이 포함된다.

건강검진은 자각증상이나 질병이 없는 상태에서 사전에 질병을 예방하는 건강예방행위(preventive health behavior)로, 질병에 걸릴 가능성이 있는 개인 또는 집단에 대하여 건강검진을 실시하고, 질병을 조기에 발견 및 치료함으로써 국민의료비를 절감하고 건강을 증진시키기 위한 이차적 예방사업이다. 국민건강보험공단은 가입자 및 피부양자에 대하여 질병의 조기발견과 그에 따른 요양급여를 지급하기 위하여 건강검진을 시행하고, 건강검진의 대상 · 회수 · 절차 등 기타 필요한 사항은 대통령령으로 정하여 실시하고 있다. 지역세대주, 직장가입자, 만 40세 이상의 피부양자 및 세대원이 그 대상이다.

요양비와 임신 · 출산 지원비는 가입자 또는 피부양자가 긴급, 기타 부득이한 사유로 인하여 요양기관을 제외한 의료기관에서 요양을 받거나 출산을 한 경우에 지급된다.

장애인보장구는 「장애인복지법」에 의하여 등록된 장애인 가입자 및 피부양자에게 보장구에 대하여 보험급여를 지급하는 것이다.

본인부담액 상한제는 연간 환자가 부담한 본인부담액이 상한액 기준을 초과할 경우 초과분을 가입자에게 환급하는 제도로, 소득수준에 따라 7단계로 차등 적용된다(표 7-7). 이는 고액 · 중증질환에 대한 건강보험의 보장성을 강화하여 가계 파탄 등을 방지하는 등 가계의 어려움을 덜어주기 위한 목적으로 시행되는 제도이다. 본인부담금은 입원시 총 진료비의 20%이며, 외래의 경우 상급종합병원은 진찰료 총액과 나머지 진료비 합산의 60%, 종합병원은 요양급여비용 총액의 40%(읍 · 면지역) 또는 50%(동지역), 병원은 요양급여비용 총액의 35%(읍 · 면지역) 또는 40%(동지역), 의원은 요양급여비용 총액의 30%이고, 약국은 요양급여비용 총액의 30%이다.

표 7-7 본인부담액 상한제

구분	본인부담액 상한
1단계(소득하위 10% 이하)	1,210,000원
2단계(소득하위 10% 초과~30% 이하)	1,510,000원
3단계(소득하위 30% 초과 50% 이하)	2,020,000원
4단계(소득하위 50% 초과 70% 이하)	2,530,000원
5단계(소득하위 70% 초과 80% 이하)	3,030,000원
6단계(소득하위 80% 초과 90% 이하)	4,050,000원
7단계(소득하위 90% 초과)	5,060,000원

적용기간: 2015. 1. 1. ~ 2015. 12. 31.

출처: 국민건강보험공단 홈페이지(http://www.nhis.or.kr)

2) 보험급여의 사후관리

보건복지부는 건전한 요양급여 비용청구 풍토 조성, 적정진료 유도, 불필요한 건강보험 재정 누수 방지, 건강보험 가입자의 수급권 보호 및 건전한 의료 공급자를 보호하기 위한 목적으로 건강보험 요양기관에 대한 현지조사를 실시하고 있다. 현지조사는 요양기관이 지급받는 요양급여비용 등에 대해서 세부진료내역을 근거로 진료 및 청구와 관련된 사실관계를 현지에 출장하여 확인하는 것을 말하며, 매년 전체 요양기관 수의 약 1% 내외의 요양기관에 대해서 이루어지고 있다. 만일 조사결과 요양기관이 거짓 또는 부당청구한 것으로 확인되면 해당 부당금액을 환수하고, 부당금액 및 비율에 따라 요양기관 업무정지 또는 과징금 처분 등의 행정처분을 내린다.

또한 건강보험 제도상 필요하거나 사회적으로 문제가 발생한 사안에 대하여 실태조사를 통한 문제점 발굴과 제도 개선을 위한 기획조사를 실시하고 있다. 대표적인 조사항목으로는 진료과목별 의사 1인당 청구 총진료비 상위기관, 급성상기도감염 투약일당 약품비 고가기관, 요양급여비용 지연청구기관, 비급여진료 후 이중청구 의심기관, 의약품 처방조제 행태에 따른 청구실태, 부적정입원 청구기관 실태, 본인부담금 과다징수 등이 있다.

5. 진료비 지불제도

진료비 지불제도는 건강보험과 같은 의료보장제도의 도입과 밀접한 관련을 가지고 있다. 의료보장제도가 도입되기 이전에는 의료서비스도 다른 서비스와 마찬가지로 제공자가 서비스를 제공하고 소비자는 서비스를 제공받는 대가로 제공자에게 일정 금액의 보수를 지불하는 방식이었다. 하지만 의료보장제도가 도입되면서 국가나 보험자 같은 제3의 관리자가 의료제공자와 소비자의 양자 사이에 개입하게 되었다. 이러한 삼자관계에서 소비자는 의료제공자에게 대가를 직접 지불하는 대신 관리자에게 조세나 보험료를 납부하고, 관리자가 소비자를 대신해서 의료제공자에게 보수를 지불하게 되었다. 즉, 관리자는 여러 의료제공자를 상대해야 하므로 일정한 방식의 정형화된 지불 방법이 필요하게 되었으며 이에 따라 다양한 방식의 진료비 지불제도가 고안되었다.

이러한 진료비 지불제도는 의료제공자에 대한 보수 지불방법의 전통적 역할뿐만 아니라, 최근에는 의료제공자의 진료행태를 변경시키기 위한 정책수단으로서도 활용되고 있다. 왜냐하면 지불방법에 따라 의료제공자의 인센티브 구조가 달라지고 이는 보건의료의 정책목표 달성에도 영향을 미치기 때문이다. 국민의료비의 급증을 막기 위하여 진료비 지불방식을 행위별수가제에서 포괄수가제나 총액계약제로 변경하려는 시도가 이러한 예라고 할 수 있다.

의료공급에 대한 대가로 지불되는 진료비 지불방식은 각 나라마다 상이하며, 그 나라의 보건의료체계와 밀접한 관련이 있다. 또한 한 국가에서도 한 가지 지불방식만 사용하는 것이 아니라 여러 방식이 혼합되어 사용되고 있는 경우도 있다.

1) 행위별수가제

행위별수가제(Fee for Service)는 진단, 치료, 투약 등의 개별 의료행위 서비스를 모두 합하여 시행한 만큼 보상하는 방식이다. 진료의 내역(양)에 따라 의료비가 결정되어 현실적으로 시행이 용이하고, 의료인의 자율성이 보장된다. 또한 양질의 서비스 제공이 가능하고 환자에 대한 의료인의 책임감이 높아져 의료인과 환자 간의 신뢰가 올라갈 수 있다. 그리고 전문적인 진료에 적합하여 의학 발전을 촉진한다. 반면에 의료제공자의 수입 극대화를 위한 과잉진료의 위험성이 내포되어 있어 의료비 상승의 가능성과 의료자원의 지역 · 계층 간 차별 우려가 있다. 또한 의료비 지불심사 상의 행정절차가 복잡하고 비용이 많이 소요되어 의료의 자본주의화를 초래한다.

2) 포괄수가제

포괄수가제(Diagnosis-Related Group, DRG)는 환자에게 제공되는 의료서비스의 양과 질에 상관없이 환자 요양일수 또는 질병별로 보수단가를 설정하여 미리 정해진 진료비를 의료기관에 지급하는 방식이다. 이는 사전결정 방식으로 과잉진료 및 총 진료비의 억제 효과가 있으며 진료비 청구를 위한 행정적 업무 절차가 간편하다는 장점을 가진다. 결과적으로 의료비 상승의 억제 효과가 있다. 반면에 과소진료로 인한 의료의 질적 저하가 우려되며, 많은 의료서비스를 요구하는 환자를 기피하는 현상이 발생할 수 있다. 또한 신기술이나 신의약품 적용이 곤란하고 치료의 난이도를 고려하지 않는다는 단점이 있다.

3) 인두제

인두제(Capitation)는 정해진 기간 동안 일정한 지역에 등록한 사람 수에 따라 일정액의 보수를 지불하는 방식이다. 등록자 수가 많을수록 보상액이 늘어나므로 지불단위는 등록자 1인의 진료비가 된다. 인두제는 일정 지역의 주민들을 대상으로 일차의료서비스를 제공하고 등록 주민의 수에 따라 보상을 받는 영국식 주치의 제도가 대표적이다. 인두제는 등록 주민의 수에 따라 보수가 정해져 있으므로 주민이 의료서비스를 사용하든 사용하지 않든 일정 금액을 지급받게 되기 때문에 의료인들은 주민들의 예방서비스에 초점을 맞추게 된다. 하지만 필요한 경우라도 최소 의료서비스를 제공할 가능성이 존재할 수 있다.

4) 총액예산제

총액예산제(Global Budget Payment System)는 지불자 측과 진료자 측이 미리 진료보수 총액을 정하는 계약을 체결하여, 그 범위 내에서 진료를 담당하고 지불자는 의료서비스를 이용하는 제도이다. 총액예산제는 진료보수의 배분을 진료자 측에 위임함으로써 의사 개개인의 과잉진료를 억제하고 이를 통해 총 의료비의 억제 가능성이 생긴다. 하지만 첨단 의료서비스 도입의 동기 상실이나 진료비 계약 교섭에 따른 의료공급의 혼란 가능성이 있다.

제 2 장 의료급여제도

학습목표

1. 의료급여제도의 개념을 설명할 수 있다.
2. 의료급여의 자격대상을 설명할 수 있다.
3. 의료급여비용의 본인부담을 설명할 수 있다.
4. 의료급여의 관리운영체계와 사례관리를 설명할 수 있다.

1 의료급여제도의 개요

공공부조 방식의 **의료급여제도**는 생활유지능력이 없거나 생활이 어려운 자를 보호함으로써 이들의 최저생활을 보장하고 자활을 조성하는 데 목적을 둔다. 국가가 자력으로 의료문제를 해결하지 못하는 저소득층 대상에게 국가재정으로 의료혜택을 주는 제도이다.

우리나라의 의료급여제도는 1961년 12월 「생활보호법」이 제정되면서 의료보호에 관한 규정이 최초로 제정되었지만 시행령의 미비로 구체적 사업이 실시되지는 못하였다. 이후 1970년대 중반의 경제성장 우선정책으로 빈부격차가 심화되면서 계층 간 의료수혜의 불평등이 사회적 갈등으로 표출되었다. 이로 인해 의료보장제도의 필요성이 부각되었고, 1976년 10월 생활보호자를 대상으로 주로 국공립의료기관에서 무료의료급여사업을 실시하였다. 1977년 12월 취약계층에게 국가재정에서 기본적인 의료혜택을 제공하는 「의료보호법」이 제정되었다. 이후 제도가 발전되어 오다가 2001년에 종전의 「의료보호법」을 「의료급여법」으로 전면 개정하면서 의료급여 수급기간을 폐지하였다. 그리고 예방 및 재활에 대해서도 의료급여를 행하도록 하는 등 제도의 미비점을 전면적으로 개선 · 보완하였으며, 2007년 7월부터는 1종 수급권자의 외래진료 시 본인부담제 및 선택의료급여기관제를 실시하고 있다.

의료급여 수급권자는 전국 245개 보장기관(시 · 군 · 구)에서 선정한다. 보장기관별로 1,000~ 30,000명에 이르는 대상자를 수작업으로 관리하기에는 한계가 있으며 전국적인 통계자료가 없어 종합적인 복지정책을 실현하기 위해 전산관리의 필요성이 대두되었다. 이에 1990년부터 전산체계가 전국망으로 구축되어 있는 의료보험관리공단으로 하여금 그 관리업무를 수탁 관리하도록 하였다. 2001년 10월부터 복지행정 전산망을 구축하여 보장기관별로 수급권자 자격을 처리하고 그 자료를 공단으로 전송하여 전국의 수급권자 자격을 전산관리하고 있다.

현재 국민건강보험공단은 「의료급여법」 제33조 및 동법 시행령 제20조에 의거하여 의료급여사업 중 일부 업무를 위탁받아 수행하고 있는 상태이다. 그 위탁업무로는 심사평가원의 심사 · 조정 결과에 따른 급여비용의 지급, 전산기기에 의한 수급권자의 자격과 개인별 진료받은 내용의 관리, 의료급여의 제한에 필요한 실태조사 및 자료수집이 있다.

2 의료급여 자격대상 및 기간

1. 의료급여 수급권자 선정 및 적용기간

매년 보건복지부장관이 선정기준을 각 시 · 도지사에게 전달하면 대상자의 거주지를 관할하는 보장기관장이 가구단위 급여 또는 개인단위 급여를 기준으로 「국민기초생활보장법」에 의해 수급자를 선정한다. 그리고 타 법률에 의해 의료급여가 필요하다고 요청한 사람 중 보건복지부장관이 의료급여가 필요하다고 인정한 사람을 대상으로 **의료급여 수급권자**의 자격관리 및 의료혜택 부여 등의 관리체계를 운영하고 있다.

2. 수급권자의 선정유형

수급권자는 1종과 2종으로 구분하며, 1종 수급권자의 유형은 아래와 같다.

- 「국민기초생활보장법」에 따른 의료급여 수급자
- 「재해구호법」에 따른 이재민으로서 보건복지부장관이 의료급여가 필요하다고 인정한 사람
- 「의사상자 등 예우 및 지원에 관한 법률」에 따라 의료급여를 받는 사람
- 「입양특례법」에 따라 국내에 입양된 18세 미만의 아동
- 「독립유공자예우에 관한 법률」, 「국가유공자 등 예우 및 지원에 관한 법률」 및 「보훈보상 대상자 지원에 관한 법률」의 적용을 받고 있는 사람과 그 가족으로서 국가보훈처장이 의료급여가 필요하다고 추천한 사람 중에서 보건복지부장관이 의료급여가 필요하다고 인정한 사람
- 「문화재보호법」에 따라 지정된 중요무형문화재의 보유자와 그 가족으로서 문화재청장이 의료급여가 필요하다고 추천한 사람 중에서 보건복지부장관이 의료급여가 필요하다고 인정한 사람
- 「북한이탈주민의 보호 및 정착지원에 관한 법률」의 적용을 받고 있는 사람과 그 가족으로서 보건복지부장관이 의료급여가 필요하다고 인정한 사람
- 「5·18민주화운동 관련자 보상 등에 관한 법률」 제8조에 따라 보상금 등을 받은 사람과 그 가족으로서 보건복지부장관이 의료급여가 필요하다고 인정한 사람
- 「노숙인 등의 복지 및 자립지원에 관한 법률」 에 따른 노숙인 등으로서 보건복지부장관이 의료급여가 필요하다고 인정한 사람
- 그 밖에 생활유지의 능력이 없거나 생활이 어려운 자로서 대통령령으로 정하는 사람

2종 수급권자는 국민기초생활보장 수급권자 중 의료급여 1종 수급권자 기준에 해당하지 않는 사람이다.

3. 의료급여 수급권과 자격유지기간

의료급여 수급권자는 보장기관이 수급권자로 결정된 날부터 의료급여가 실시되며, 의사상자는 의사상 행위를 한 날부터, 행려환자는 진료를 시작한 날부터, 이재민은 재해발생일로부터 급여를 실시한다. 또한 의료급여 수급권자가 요건에 해당되지 않게 된 때부터 종료되며, 이재민 등 보장기관이 특별하게 기간을 정하는 경우에는 보장기관에서 정한 기간까지만 자격이 유지된다.

3 급여비용의 부담

1. 의료급여비용의 본인부담

1종 수급권자는 외래진료 시 본인이 진료비의 일부를 부담하되, 의료비 충당 등을 위해 사전에 건강생활 유지비를 지원받는다. 입원진료의 경우엔 전액을 의료급여기금에서 부담하고 있다. 즉, 1종 수급권자는 외래진료에 대해서만 본인부담금을 부과하고, 입원진료는 식대(20%)를 지외하고는 전액 무료이다. 외래 본인부담금은 1차 의료급여기관 방문 시 1,000원, 2차 의료급여기관 방문 시 1,500원, 3차 의료급여기관 방문 시 2,000원, 약국은 처방전당 500원을 부과한다.

2종 수급권자는 입원, 외래 시 본인이 진료비의 일부를 부담한다. 입원 시 총 진료비의 10%, 외래의 경우 1차 의료급여기관 방문 시 1,000원, 2차 또는 3차 의료급여기관의 총 진료비 중 15%, 약국 방문 시에는 500원을 본인이 부담하도록 하고 있다.

이를 정리하면 표 7-8과 같다.

표 7-8 외래 진료 시 본인 일부부담금

구분			예		
			1종	2종	
				일반	장애인
보건기관(보건소, 보건지소, 보건진료소)			무료	무료	무료
제1차 의료급여기관 (보건의료원 포함)	의원	원내 직접조제	1,500원	1,500원	750원
		그 이외의 경우	1,000원	1,000원	250원
		특수장비촬영 (CT, MRI, PET)	특수장비총액의 5/100	특수장비총액의 15/100	특수장비총액의 15/100
	약국 및 한국희귀 의약품센터	처방조제	500원	500원	500원
		직접조제	900원	900원	900원
		보건기관 처방조제	무료	무료	무료
제2차 의료급여기관 (병원, 종합병원)		원내 직접조제	2,000원	의료급여비용 총액의 15%	무료 (장애인의료비에서 지원)
		그 이외의 경우	1,500원		
		특수장비촬영 (CT, MRI, PET)	특수장비총액의 5/100		

〈계속〉

<table>
<tr><th colspan="2" rowspan="3">구분</th><th colspan="3">예</th></tr>
<tr><th rowspan="2">1종</th><th colspan="2">2종</th></tr>
<tr><th>일반</th><th>장애인</th></tr>
<tr><td rowspan="3">제3차
의료급여기관
(25개 종합병원)</td><td>원내 직접조제</td><td>2,500원</td><td rowspan="3">의료급여비용
총액의 15%</td><td rowspan="3">무료
(장애인의료비
에서 지원)</td></tr>
<tr><td>그 이외의 경우</td><td>2,000원</td></tr>
<tr><td>특수장비촬영
(CT, MRI, PET)</td><td>특수장비총액의
5/100</td></tr>
</table>

출처: 국민건강보험공단 홈페이지(http://www.nhis.or.kr).

2. 의료급여의 내용 및 기간

의료급여의 항목으로는 진찰 · 검사, 약제 · 치료 재료의 지급, 처치 · 수술과 그 밖에 치료, 예방 · 재활, 간호, 이송과 그 밖의 의료 목적의 달성을 위한 조치가 있다.

의료수가의 기준과 그 계산방법은 「의료급여수가의 기준 및 일반기준(보건보지부 고시)」이 정하는 바에 따르며, 수급권자가 다른 법령에 근거하여 의료급여를 받고 있는 경우에는 제외된다.

또한, 수급권자가 의료급여기금의 부담으로 받을 수 있는 일수를 연간 365일로 제한하되, 보건복지부장관이 정하여 고시하는 희귀난치성질환 또는 중증질환은 각 질환별로 연간 365일, 희귀난치성질환이나 중증질환, 정신 및 행동장애 등은 각 질환별로 연간 365일, 그 외 기타질환은 모든 질환의 급여일수를 합하여 연간 365일로 제한하고 있다.

그리고 여러 의료급여기관 이용에 따른 중복투약으로 건강상 위해 발생 가능성이 높은 수급권자는 본인이 선택한 의료급여기관을 차기년도 말까지 이용할 것을 조건으로 당해연도 급여일수를 연장해 주는 조건부 연장승인을 받을 수 있다. 이 경우 수급자는 선택의료급여기관 이외의 의료급여기관을 이용하는 경우 의료비 전액을 본인이 부담해야 한다.

3. 의료급여기금

의료급여기금의 재원은 국고보조금, 지방자치단체의 출연금, 상환받은 대지급금, 부당이득금, 과징금 및 그 밖의 수입금, 그리고 당해기금의 결산상 잉여금으로 마련한다. 이때 국고보조금은 전체의 80%를 차지하며, 지방자치단체 출연금이 20%를 부담한다.

의료급여기금은 의료급여비용을 지급하고, 업무 위탁 시에 소용되는 비용, 기타 의료급여 업무에 직접 소요되는 비용(행정경비) 및 급여비용의 대지급에 소요되는 비용으로 활용된다.

4 진료체계 및 급여비용의 지급

1. 의료급여 이용절차

의료급여수급권자는 제1차 의료급여기관에 의료급여를 우선 신청하여야 한다. 다만, 응급환자, 분만, 희귀난치성 질환 또는 중증질환을 가진 자, 「장애인복지법」 제32조 규정에 따라 등록한 장애인 등의 경우는 제2차 또는 제3차 의료급여기관에 의료급여 신청이 가능하다. 그리고 의료급여수급권자가 제1차 의료급여기관 진료 중 제2차 또는 제3차 의료급여기관 진료가 필요한 경우 진료담당의사가 발급한 의료급여의뢰서를 받아 7일 이내에 해당 의료급여기관에 제출해야 한다.

제1차 의료급여기관은 외래 진료를 담당하는 의료급여기관으로 「의료법」에 따라 시장 · 군수 · 구청장에게 개설신고를 한 의료기관이며, 「지역보건법」에 따라 설치된 보건소 및 보건지소, 「농어촌 등 보건의료를 위한 특별조치법」에 따라 설치된 보건진료소, 「약사법」에 따라 등록된 약국, 한국희귀의약품센터 등이다. 제2차 의료급여기관은 입원진료를 담당하는 의료급여기관으로 「의료법」에 따라 시 · 도지사가 개설허가를 한 의료기관이다. 그리고 제3차 의료급여기관은 제2차 의료급여기관 중에서 보건복지부장관이 지정하는 의료기관을 말한다.

의료급여기관별 진료범위는 표 7-9와 같다.

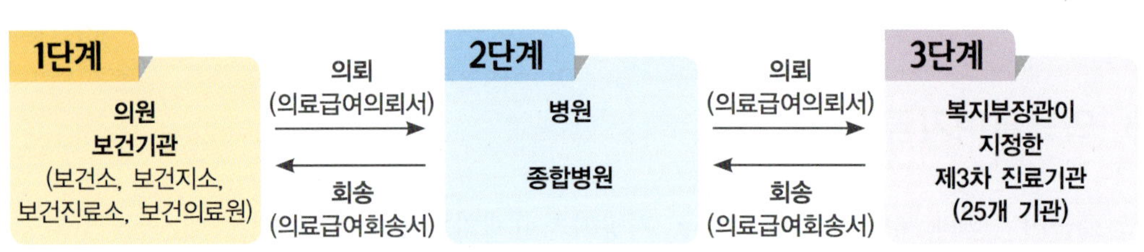

출처: 국민건강보험공단 홈페이지(http://www.nhis.or.kr).

그림 7-3 의료급여 이용절차

표 7-9 의료급여기관별 진료범위

구분	진료범위
제1차 의료급여기관	가. 간단한 외과적 처치 그 밖의 통원치료가 가능한 질병의 치료
	나. 장기치료가 필요한 만성질환으로서 입원할 필요가 없는 질병의 진료
	다. 질병상태·이송거리 및 이송시간을 고려할 때 환자를 다른 의료급여기관으로 이송을 하여서는 환자의 생명에 위협이 초래되는 경우의 입원진료
	라. 제1차 의료급여기관에서 입원치료를 받는 것이 수급권자에게 유리하다고 판단하여 보건복지부장관이 정하여 고시하는 입원 진료
	마. 「지역보건법」에 의한 보건의료원에서의 입원진료
	바. 「의료급여법 시행규칙」 제3조 제2항 각 호외의 부분 본문에 따라 노숙인 등인 수급권자가 의료급여를 신청한 경우의 진료(노숙인진료시설인제1차의료급여기관만 해당)
	사. 「의료급여법시행규칙」 제3조 제5항의 규정에 의하여 제2차 의료급여기관 또는 제3차 의료급여기관으로부터 회송받은 환자의 급여
	(약국, 한국희귀의약품센터)
	아. 처방전에 의한 조제
	자. 「약사법」 제23조 제3항 단서의 규정에 의하여 처방전에 의하지 아니한 직접 조제
제2차 의료급여기관 1종	가. 「의료급여법 시행규칙」 제3조 제1항 각호의 어느 하나 또는 같은 조 제2항 각 호의 어느 하나에 해당하는 경우의 진료(의료 급여절차 예외의 경우)
	나. 「의료급여법 시행규칙」 제3조 제2항 각 호의 부분 본문에 따라 노숙인 등인 수급권자가 의료급여를 신청한 경우의 진료(노숙인 진료시설인 제2차 의료급여기관만 해당한다).
	다. 「의료급여법 시행규칙」 제3조 제3항 제1호 및 제2호에 따라 제1차 의료급여기관 또는 다른 제2차의료급여기관으로부터 의뢰받은 환자의 진료
	라. 당해 의료급여기관에 입원하였던 환자로서 퇴원후 경과의 관찰이 필요한 환자의 진료
	마. 「의료급여법 시행규칙」 제3조 제5항의 규정에 의하여 제3차의료급여기관으로부터 회송받은 환자의 진료
제3차 의료급여기관	가. 「의료급여법 시행규칙」 제3조 제1항 제1호부터 제6호까지에 해당하는 경우의 진료(의료 급여절차 예외의 경우)
	나. 「의료급여법 시행규칙」 제3조 제3항 제2호 및 제3호에 따라 제2차의료급여기관 또는 다른 제3차의료급여기관으로부터 의뢰받은 환자의 진료
	다. 당해 의료급여기관에 입원하였던 환자로서 퇴원 후 경과의 관찰이 필요한 환자의 진료자의 진료

출처: 국민건강보험공단 홈페이지(http://www.nhis.or.kr).

2. 의료급여비용의 지급

의료급여기관은 의료급여비용심사청구서와 의료급여비용명세서를 심사평가원에 의료급여 비용으로 청구한다. 심사평가원은 「의료급여법」에 근거하여 의료급여의 기준 및 의료수가 기준으로 적합성을 심사하게 된다.

국민건강보험공단은 심사평가원으로부터 의료급여 수급권자의 의료급여비용 심사결과를 통보받아 수급권자의 자격을 점검하고, 「의료급여법」에 따라 시 · 도별 의료급여비용 예탁금의 범위 안에서 의료급여비용을 지급한다.

5 의료급여의 관리운영체계 및 사례관리

1. 관리운영체계

의료급여 업무의 운영체계는 의료급여 사업기관인 보건복지부와 지방자치단체, 건강보험공단, 건강보험심사평가원으로 나누어 의료급여 수급권자가 원활한 의료급여를 받을 수 있도록 각각의 역할을 부여하고 있다.

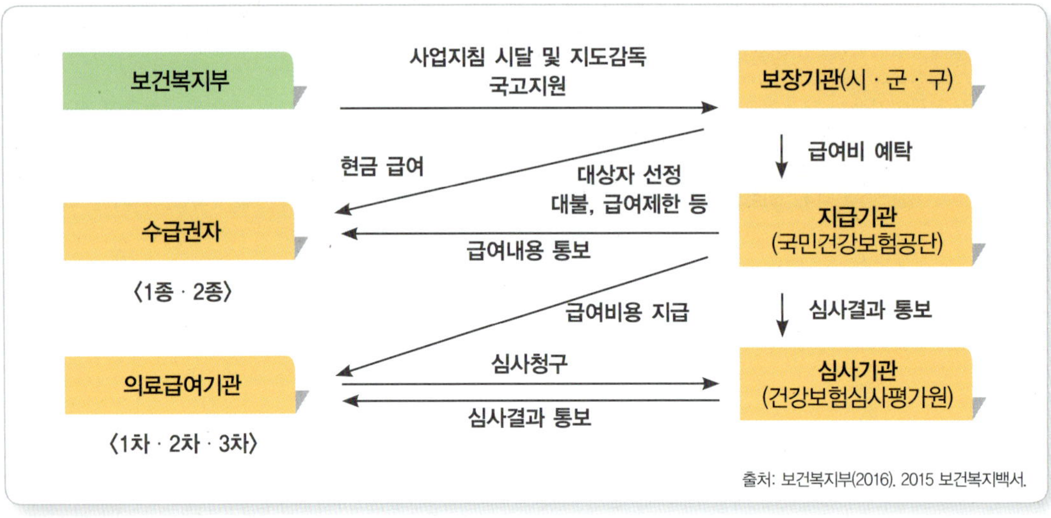

그림 7-4 의료급여 관리운영체계

보건복지부는 의료급여의 주요 정책 개발 · 결정 및 의료급여사업의 총괄적인 조정과 지도 · 감독 업무를 수행한다. 보장기관인 시 · 도는 의료급여기관의 관리 · 운영 및 보장기관에 대한 지도 · 감독 업무를 담당하고, 시 · 군 · 구는 수급권자의 자격선정과 관리업무를 수행한다. 국민건강보험공단은 진료비 지급 업무, 수급권자 자격 및 개인별 급여내역의 전산관리 등을 수행하며, 건강보험심사평가원은 진료비 심사 및 급여 적정성 평가 업무를 수행하고 있다.

2. 의료급여 사례관리

「의료급여법」에 따라 수급권자의 건강관리 능력 향상 및 합리적 의료 이용 유도 등을 통해 삶의 질 향상과 의료급여 재정 안정화에 기여하고자 의료급여 사례관리사업을 수행하고 있다.

의료급여 사례관리를 실시하기 위해 시 · 도 및 시 · 군 · 구에 의료급여관리사를 배치하고, 수급권자의 건강관리 능력 향상을 위한 교육 및 상담, 의료급여제도 안내 및 의료기관 이용 상담, 의료 및 복약지도에 대한 모니터링 등 요양방법의 지도, 수급권자와 보장시설 등 보건복지 자원과의 연계 업무를 수행한다.

또한 의료급여 사례관리사업의 기획 · 운영 지원, 사업 모니터링 및 평가, 연구 및 실태조사, 통계 산출 및 분석 등 전문적 지원을 위한 업무를 건강보험심사평가원에 위탁하여 의료급여 사례관리사업지원단을 운영하고 있다.

의료급여관리사 1인당 연간 사례관리 대상자는 300명으로 장기입원자(30~40명), 과다의료이용 등이 예상되는 고위험군(50~60명), 지속적인 관리 · 개인이 필요한 집중관리군(10명), 신규 의료급여 수급권자(200명)를 방문 · 전화 · 서신 등의 방법으로 1~6개월 동안 대상자 관리를 실시한다. 2014년도에는 총 151,191명(전체 수급권자의 10.6%)의 사례관리 대상자에 대해 전화상담(46.7%), 서신발송(36.9%), 방문상담(16.4%) 등 총 642,700건을 수행하였고, 복지시설 · 보건의료자원 · 사회복지서비스 등 총 37,279건의 보건복지 자원연계를 수행하였다. 아울러 사례관리를 통한 수급권자의 진료비 및 진료일수 감소에 따른 재정절감은 680여 억 원으로 파악되어 의료급여 재정 안정화에도 기여한 것으로 나타났다.

6 의료급여제도의 개선

1. 기초의료보장 현황

1) 수급권자 수

2002년도에 142만 명이었던 의료급여 수급권자 수는 건강보험 차상위계층에 대한 의료급여 적용에 따라, 2005년도에 176만 명, 2006년 183만 명으로 확대되었으며, 2007년 말 기준으로 총 수급권자 수는 185만 명이다. 이후 복지배원의 합리적 배분을 위해 2008년부터 단계적으로 차상위계층을 건강보험가입자로 전환하였고, 2014년 말 기준으로 총 수급권자 수는 144만 명이다.

2) 총 진료비

본인부담금을 포함한 의료급여 총 진료비는 2005년도 32,337억 원에서 2006년도에는 39,251억 원, 2007년도 42,238억 원, 2008년도 44,789억 원, 2009년도는 47,548억 원, 2010년도는 51,949억 원, 2013년도는 53,037억 원, 2014년도는 56,404억 원으로 총 진료비는 꾸준히 증가하였으나, 총 진료비 증가율은 점차 둔화되고 있다. 이는 경기침체 및 급격한 인구고령화 등 재정 지출의 여건 변화에도 불구하고 의료급여혁신 종합대책의 수립 · 시행(2006년 7월), 적정 의료이용행태 정착을 위한 의료급여 개선방안(2009년 6월) 등 의료급여 재정안정화 추진의 성과로 볼 수 있을 것이다.

한편, 진료비 증가 원인으로는 수급권자 적용 확대, 건강보험수가 인상, 암환자 입원 · 외래 본인부담 경감, 치석제거 · 치아홈메우기 · 노인틀니 · 치과 임플란트 등이 급여범위로 포함되는 등 급여범위가 확대되었고, 임신출산진료비 지원액 인상 및 식대본인부담율 · 중증질환 본인부담금이 경감되는 등의 변화가 있었다.

이처럼 본인부담률 인하, 급여수준 확대, 수급자 확대 등 추가 재정부담 요인에 따라 진료비는 지속적으로 증가할 것으로 예상된다. 그러나 사례관리 강화로 과다 · 과소 의료 이용자의 적정의료이용 행태를 정착시키고 자격 적정성 유지 및 의료급여제도의 내실화를 통해 의료급여제도의 발전을 도모할 것이다.

2. 기초의료보장의 내실화

1) 의료급여의 보장성 강화

현재까지 우리나라의 의료급여제도는 서비스가 제공되는 항목을 건강보험과 병행하여 꾸준히 확대해 왔으며, 중증질환자에 대한 본인부담 수준도 지속적으로 완화해 왔다.

비급여항목인 양전자단층촬영(PET), 자기공명영상진단(MRI), 소아대상 치아홈메우기, 75세 이상 노인틀니 · 치과 임플란트, 치석제거, 초음파검사, 4 · 5인실 상급병실 등을 급여범위에 포함시켰고, 장애인보장구 지급품목을 전동 휠체어 · 전동스쿠터, 자세보조용구로 확대했으며, 호흡기 환자 등이 가정에서 산소치료를 받을 때 드는 비용을 지원하였다. 또한, 만성신부전증 환자가 가정에서 복막투석을 받을 때 사용되는 복막관류액 또는 소모성재료비, 제1형 당뇨 환자의 소모성 재료비, 자가도뇨 소모성 재료비 등 요양비 지원 범위를 확대하였다.

그리고 출산 전 · 후 산모의 건강관리를 위하여 임신 · 출산진료비를 당초 20만 원에서 2010년 9월 30만 원, 2011년 4월부터는 40만 원, 2012년 4월부터는 50만 원으로 인상하였고, 2012년 7월부터 다태아는 70만 원을 지원하였다. 2010년부터는 출산 예정일 이후 15일까지 지원되던 금액이 예정일 이후 60일까지 확대하고, 1일 사용한도금액도 2010년도 4만 원에서 2011년 6만 원으로 확대하였으며, 이후 1일 사용액 한도를 폐지하였다. 또한, 사용기관에 조산원, 한의원과 한방병원도 추가하여 수급권자의 선택권을 확대하였다.

한편, 노인장기요양보험제도 도입과 더불어 장기요양기관에 입소하여 생활하는 수급자에 대해 촉탁의 또는 협약의료기관 의사가 장기요양기관 내에서 처방을 할 수 있도록 개선하여 의료 이용의 편리성을 제고하였다.

본인부담 측면에서 자연분만, 신생아 입원진료 및 6세 미만 아동의 입원진료 시 본인부담금을 면제하였고, 본인부담 면제 대상자(행려환자, 6세 미만 아동, 자연분만 산모)에 대하여 식대 본인부담을 면제하였다. 중증질환자에 대해서는 본인부담률이(식대 포함) 10%였으나, 2010년부터는 5%(중증암의 경우 2009. 12월부터)로 본인부담을 경감하여 시행하고 있다.

그리고 저소득층인 기초생활보장수급자 중에서도 상대적으로 의료비 본인부담률이 높은 의료급여 2종 수급권자에 대해 입원본인부담률을 15%에서 10%로 인하하고 매 6개월간 120만 원이던 본인부담 상한액을 매 6개월 60만 원으로 인하하였다. 또한, 희귀난치성질환의 범위를 건강보험에서 인정하고 있는 수준(정신질환 제외)으로 확대하여 희귀난치성질환자의 보호를 강화하였다.

그 밖에 의료급여 정신과 수가 수준이 건강보험에 비해 낮아 차별진료가 생기는 문제를 해소하고, 서비스 질을 제고하기 위해 '의료인 등 인력확보수준에 따른 수가차등제'를 도입하여 수가 수준을 인상함으로써, 「정신보건법」상 인력기준에 적합한 기관으로 전환하도록 유인을 제공하였다.

수급권자 자격 측면에서는 부양의무자의 범위를 '직계혈족 및 그 배우자, 생계를 같이하는 2촌 이내의 혈족'에서 '1촌의 직계혈족 및 그 배우자'로 조정하였고, 부양의무기준을 완화하였다. 한편, 의료급여 수급권자가 건강보험심사평가원의 확인을 통해 의료급여기관으로부터 과다 납부한 본인부담금을 환불받을 수 있도록 하였다.

2) 의료급여 재정안전화

의료급여 제도의 발전과 외부환경의 변화(고령화, 건강에 대한 관심 증가, 신의료기술의 발달 등)로 인해 의료급여 재정이 급속하게 증가하여, 2002년 총 진료비는 20,313억 원에서 4년 만인 2006년에는 39,251억 원으로 약 2배나 늘어났다.

이에 따라, 의료급여 예산도 2004~2006년 동안 연평균 21%씩 증가해 왔으며, 2007년 보건복지 일반회계 예산 증액분 18,229억 원 중 약 50%(9,148억 원)가 의료급여 예산 증가액이었다. 이러한 예산 증액에도 불구하고, 매년 연초에 확보된 예산보다 진료비가 많이 발생하여 연말마다 예산 부족으로 의료급여비용 지급이 지연(2014년도 말 기준으로 537억 원의 미지급금 발생)되는 상황이 되풀이되고 있다.

한편, 의료급여 수급권자는 만성질환자, 복합질환을 가진 노인 등의 비중이 높아 여러 의료기관을 이용하는 경우가 많다. 그러나 의약품 중복처방이나 병용금기 의약품 투여 현황 등을 관리할 수 있는 시스템이 갖추어지지 않아 오히려 수급권자들의 건강에 해가 되는 경우가 발생하기도 하였다.

구체적으로, 보건복지부에서 2006년 1월~2월 진료분(2006. 1~3월 심결기준)을 조사한 결과 중복처방비율이 18.6%에 달하고, 병용금기 의약품 처방은 의료급여 수급권자가 8.13%로 건강보험 가입자(1.5%)에 비해 높아 약화 사고의 위험이 크다고 할 수 있었다.

이에 2006년 7월 수급권자들의 적절한 의료이용을 통한 건강수준 제고와 의료급여 재정안정화를 위한 '의료급여 혁신 종합대책'을 마련하였고, 단계적으로 이를 실행하였다. 그 내용을 구체적으로 살펴보면, 2006년 하반기부터 의료급여기관에 대한 진료비 심사와 현지 실사를 강화하였고, 장기의료이용자 실태조사 및 핵심관리 대상자에 대한 사례관리를 강화하였다.

또한, 2007년 7월부터 1종 수급권자에게 매월 6,000원의 건강생활유지비를 지원하면서 외래진료 시 본인부담금을 납부하도록 하고, 중복투약 등으로 건강에 위험이 있는 수급권자를 대상으로 병의원을 한군데 지정하여 의료 이용할 수 있도록 하는 선택병의원제도를 도입하였다.

그리고 국민건강보험공단에 자격관리시스템을 구축하여 의료급여기관에서 환자진료 전 수급권자의 자격정보를 확인할 수 있도록 하고, 진료 후 급여일수 정보 등을 국민건강보험공단에 전송하도록 하였다. 이를 통해 수급권자의 진료일수 파악기간을 단축시켜 사례 관리의 효과성을 높일 수 있었다.

2004년~2006년 평균 약 21%에 달하던 의료급여수급권자의 진료비 증가율이 2007년에는 7.6%, 2008년도 6.0%, 2009년도 6.2%, 2010년도 4.3%, 2011년도 3.7%, 2012년도 1.0%, 2013년도 2.1%, 2014년도 2.1%로 둔화되었고, 총 진료비는 56,404억 원이었다. 그러나 만성질환자 증가, 고령화 등으로 의료비는 지속적으로 증가할 것으로 예상되며, 특히 의료급여 수급권자 중 노인인구 비중이 25% 이상임을 감안하면 향후에도 재정안정화 기조를 유지해 나가는 것이 과제이다.

이를 위해 불필요한 장기입원에 대한 관리를 강화하고자 '요양병원 신규 입원자 사례관리'를 도입('14. 7월)하였으며, 입원자 사례관리의 적시성 및 효율성 제고를 위한 사례관리 정보 제공방식의 개선, 공급자 측면에서 장기입원 청구기관에 대한 사례관리 및 심사 · 현지조사 연계 강화, 장기입원을 줄일 수 있는 유인 제공 등 제도 개선을 통해 부적정 장기입원을 감소시켜 나가고 있다.

한편, 급여일수 산정체계 개선을 통해 연장승인 제도 등을 효율적으로 관리하고, 의료급여 전달체계 합리화를 위해 수급자의 대형병원 쏠림현상을 막고, 의료기관이 종별에 따른 역할에 집중할 수 있도록 관리를 강화하고 있다.

제 3 장 노인장기요양보험제도

학습목표

1. 노인장기요양보험의 필요성에 대해 설명할 수 있다.
2. 노인장기요양보험의 재원을 설명할 수 있다.
3. 노인장기요양보험급여의 종류에 대해 설명할 수 있다.
4. 노인장기요양보험의 관리 운영 체계에 대해 설명할 수 있다.

노인장기요양보험법 제1조

"고령이나 노인성 질병 등의 사유로 일상생활을 혼자서 수행하기 어려운 노인 등에게 제공하는 신체활동 또는 가사활동 지원 등의 장기요양급여에 관한 사항을 규정하여 노후의 건강증진 및 생활안정을 도모하고 그 가족의 부담을 덜어 줌으로써 국민의 삶의 질을 향상하도록 하는 것"

1 노인장기요양보험제도의 개요

1. 목적 및 도입배경

노인장기요양보험은 고령이나 노인성 질병 등으로 인하여 일상생활을 혼자 수행하기 어려운 노인 등에게, 신체활동 또는 가사지원 등의 장기요양급여를 사회적 연대원리에 의해 제공하는 사회보험제도이다. 따라서 노인장기요양보험제도는 수급자에게 배설, 목욕, 식사, 조리, 세탁, 청소, 간호, 진료의 보조 또는 요양상의 상담 등 다양한 방식으로 장기요양급여를

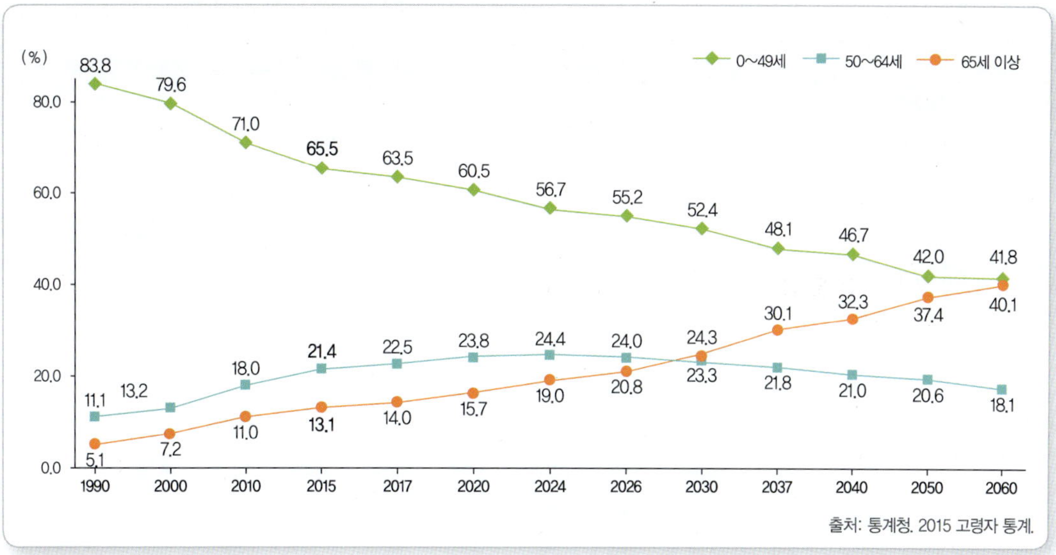

그림 7-5 연령대별 인구 구성비

제공한다.

노인장기요양보험제도의 도입 배경은 다음과 같다.

첫째, 인구학적 배경으로 노인인구가 급격하게 증가하고 있다. 2015년 65세 이상 인구는 전체 인구의 13.1%로 10년 전(2005년)보다 약 200만 명 증가한 662만 명이며, 2060년에는 40%대까지 늘어날 전망이다(그림 7-5).

둘째, 핵가족화로 가정 내 수발자가 급속도로 축소되어 가고 있다. 2015년 고령자 가구는 전체가구의 20.6%를 차지하였으며, 2035년에는 40.5%까지 증가할 전망이다. 또한 2010년 이후 고령자 가구 중 1인가구의 비중은 부부만 사는 경우보다 더 높게 나타나, 간병 수발을 들어줄 가족이 없는 고령자가 늘어나고 있다.

셋째, 장기요양과 관련한 비용에 대한 가족 부담이 커지고 있어 수발 포기, 학대, 살인 등 사회문제가 점차적으로 심각하게 부각되기 시작하였고, 가족들이 간병 수발하기 어려워 병원에 입원시키는 등 노인의료비가 증가하여 의료의 낭비가 초래되고 있다. 2014년 건강보험상 65세 이상 전체 노인의 진료비는 19조 3,551억 원으로 전체 진료비의 35.5%를 차지하였다. 2014년 고령자 1인당 진료비는 322만 원으로 전년에 비해 5.5% 증가하였으며, 고령화의 영향으로 고령자 진료비는 매년 증가하는 추세이다. 고령자 1인당 진료비는 전체 1인당 진료비 108만 원보다 3배나 많은 것으로 나타났다(그림 7-6).

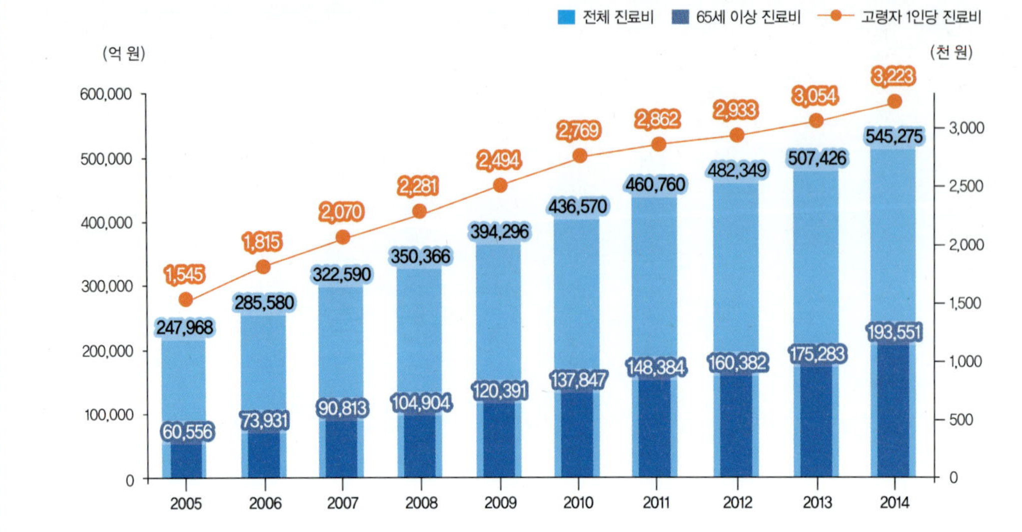

그림 7-6 건강보험 진료비

2. 보험자와 가입자

1) 보험자

장기요양보험사업의 보험자는 국민건강보험공단이다(법 제7조 제2항). 즉, 공단은 관리와 운영의 주체이면서 보험자가 된다. 이는 도입과 정착을 원활하기 위하여 건강보험과 독립적인 형태로 설계하되, 효율성 제고를 위하여 별도로 관리운영기관을 설치하지 않고 국민건강보험공단이 이를 함께 수행하도록 한 것이다.

2) 가입자

국민건강보험법의 가입자로 한다(법 제7조 제3항). 즉, 국민과 외국인이 대상이다. 단, 외국인근로자 등이 신청하는 경우 가입자에서 제외할 수 있다(법 제7조 제4항).

2 노인장기요양보험의 재원

노인장기요양보험 운영에 소요되는 재원은 가입자가 납부하는 장기요양보험료 및 국가 지방자치단체 부담금, 장기요양급여 이용자가 부담하는 본인일부부담금으로 조달된다.

1. 장기요양보험료 징수(「노인장기요양보호법」 제8조, 제9조)

장기요양보험 가입자는 건강보험 가입자와 동일하며, 장기요양보험료는 건강보험료액에 장기요양보험료율(2016년 현재 : 6.55%)을 곱하여 산정한다. '장기요양보험료율'은 매년 재정상황 등을 고려하여 보건복지부 소속 '장기요양위원회'의 심의를 거쳐 대통령령으로 정하고 있다.

2. 국가의 부담(「노인장기요양보호법」 제58조)

- 국고 지원금 : 국가는 매년 예산의 범위 안에서 당해 연도 장기요양보험료 예상 수입액의 100분의 20에 상당하는 금액을 공단에 지원한다.
- 국가 및 지방자치단체 부담 : 국가와 지방자치단체는 의료급여수급권자에 대한 장기요양급여비용, 의사소견서 발급비용, 방문간호지시서 발급비용 중 공단이 부담해야 할 비용 및 관리운영비의 전액을 부담한다.

3. 본인일부부담금(「노인장기요양보호법」 제40조)

장기요양급여액은 장기요양서비스를 이용하는 데 소요되는 총비용의 일부를 급여해 주며 나머지는 이용자 본인이 부담하여야 한다.

1. 재가급여 : 당해 장기요양급여비용의 100분의 15
2. 시설급여 : 당해 장기요양급여비용의 100분의 20

다만, 국민기초생활보장제도의 수급권자는 이용자 본인 부담 없이 무료이고, 저소득계층은 이용자 본인부담율의 1/2로 경감시켜 주고 있다(그림 7-7).

또한 보험급여에서 제외되어 있는 항목으로 주거료(요양실료), 식사 재료비, 이미용비 등

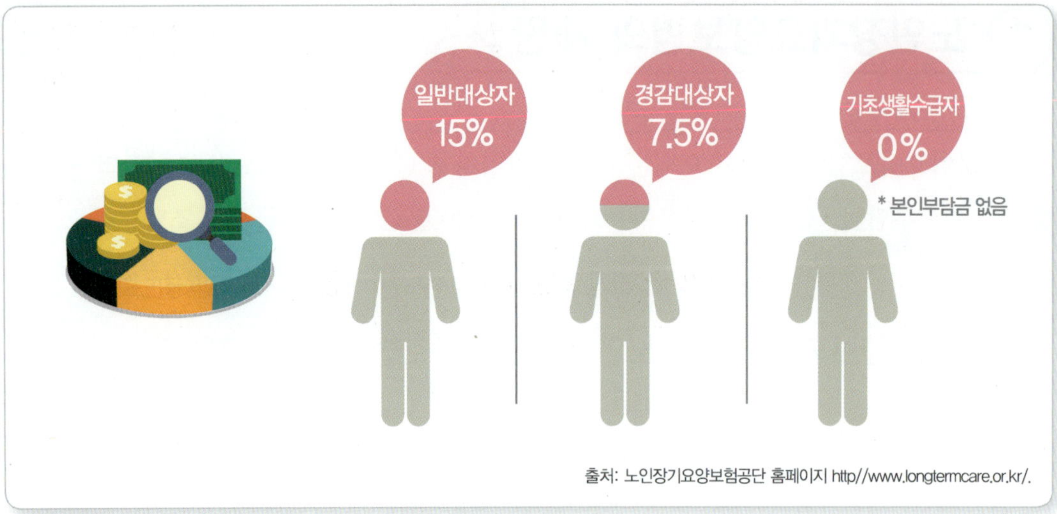

그림 7-7 급여비용 부담율

이 있는데, 이에 소요되는 비용은 전액 이용자가 부담하여야 한다. 이용자가 부담하여야 하는 총액은 보험급여에 대한 본인부담금과 보험급여에서 제외되어 있으나 반드시 지불하여야 하는 비급여 금액을 합한 것으로 하고 있다.

장기요양서비스비용(장기요양서비스수가)은 장기요양서비스를 제공하는 시설 및 재가장기요양기관에서 소요되는 비용을 기준으로 산정하고 있다. 이러한 소요비용에는 인건비경비, 관리비 등이 포함되어 있는데, 이를 감안하여 정부에서는 매년 그 비용을 고시하고 있고, 그 비용을 바탕으로 보험급여액과 이용자 본인부담액을 산정하고 있다. 보험자는 총비용 중에서 이용자가 부담하여야 하는 부분을 제외하고 각 시설 및 재가 장기요양기관에 지불하고 있다.

시설 및 재가 장기요양기관은 이용자 본인부담액을 제외한 비용을 보험자(국민건강보험공단)에게 청구하고, 보험자는 적합성을 심사하여 지불해 주고 있는데, 부당청구나 부정청구인지를 심사하고 있다. 예를 들면, 서비스를 제공하는 요양보호사 등 장기요양요원의 채용 여부나 근무 시간을 기만하여 비용을 청구하는 경우가 부당청구에 해당한다.

③ 노인장기요양서비스 대상자 인정의 기준과 절차

1. 급여대상

65세 이상 노인 또는 치매, 중풍, 파킨슨병 등 노인성 질병을 앓고 있는 65세 미만인 자 중 6개월 이상의 기간 동안 혼자서 일상생활을 수행하기 어려워 장기요양 서비스가 필요하다고 인정받은 자에 해당한다. 여기에는 65세 미만자의 노인성질병이 없는 일반적인 장애인은 제외된다.

2. 대상자 인정의 절차와 기준

1) 대상자 인정을 위한 신청

장기요양서비스를 받기 위해서는 먼저 **장기요양 급여대상자**로 인정을 받아야 하는데, 그 절차를 설명하면 아래 그림과 같다(그림 7-8).

장기요양 인정 신청은 각 시 · 군 · 구에 설치되어 있는 국민건강보험공단의 각 지사에 필요한 서류와 함께 제출하면 된다. 이때 필요한 서류는 장기요양인정신청서와 의사소견서인데, 의사소견서는 거동이 불편한 자 등 특수한 경우에는 생략할 수 있다. 이때 신청은 본인 또는 대리인이 공단지사에 직접 방문하거나 우편, 팩스, 인터넷 등을 사용하여 신청할 수도 있다.

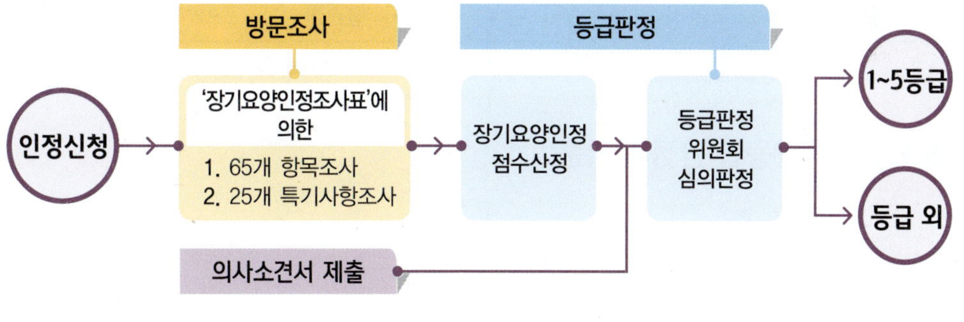

출처: 노인장기요양보험공단 홈페이지 http://www.longtermcare.or.kr/.

그림 7-8 등급 판정 절차

2) 방문조사

인정신청을 하게 되면 간호사, 사회복지사, 물리치료사 등으로 구성된 공단 소속장기요양 직원이 직접 방문하여 '장기요양인정조사표'에 따라 아래의 항목을 조사한다(표 7-10). 신청인의 심신상태를 나타내는 52개 항목의 조사결과를 입력하여 '장기요양인정조사표'를 산정한다.

표 7-10 장기요양인정조사 영역별 항목

<table>
<tr><th>영역</th><th colspan="3">항목</th></tr>
<tr><td>신체기능
(12항목)</td><td colspan="3">• 옷벗고 입기 • 세수하기 • 양치질하기
• 식사하기 • 목욕하기 • 체위변경하기
• 일어나 앉기 • 옮겨앉기 • 방밖으로 나오기
• 화장실 사용하기 • 대변 조절하기 • 소변 조절하기</td></tr>
<tr><td>인지기능
(7항목)</td><td colspan="3">• 단기 기억장애 • 지시불인지
• 날짜불인지 • 상황판단력 감퇴
• 장소불인지 • 의사소통/전달장애
• 나이/생년월일 불인지</td></tr>
<tr><td>행동변화
(14항목)</td><td colspan="3">• 망상 • 서성거림, 안절부절못함 • 물건 망가트리기
• 환청, 환각 • 길을 잃음 • 돈/물건 감추기
• 슬픈상태, 울기도 함 • 폭언, 위협행동 • 부적절한 옷입기
• 불규칙수면, 주야혼돈 • 밖으로 나가려 함 • 대/소변 불결행위
• 도움에 저항 • 의미가 없거나 부적절한 행동</td></tr>
<tr><td>간호처치
(9항목)</td><td colspan="3">• 기관지절개관 간호 • 경관영양 • 도뇨관리
• 흡인 • 욕창간호 • 장루간호
• 산소요법 • 압성통증간호 • 투석간호</td></tr>
<tr><td rowspan="2">간호처치
(10항목)</td><td>운동장애(4항목)</td><td colspan="2">관절제한(6항목)</td></tr>
<tr><td>• 우측상지 • 우측하지
• 좌측상지 • 좌측하지</td><td colspan="2">• 어깨관절 • 팔꿈치관절 • 손목 및 수지관절
• 고관절 • 무릎관절 • 발목관절</td></tr>
</table>

출처: 노인장기요양보험공단 홈페이지 http://www.longtermcare.or.kr/.

3) 노인장기요양등급 판정의 기준

등급판정은 '건강이 매우 안좋다', '큰 병에 걸렸다' 등과 같은 주관적인 개념이 아닌 '심신의 기능상태에 따라 일상생활에서 도움(장기요양)이 얼마나 필요한가?'를 지표화한 **장기요양인정점수**를 기준으로 한다. 장기요양인정점수를 기준으로 다음과 같은 **5개 등급으로 등급판정**을 한다(표 7-11).

표 7-11 노인장기요양 등급

장기요양등급	심신의 기능상태
1등급	심신의 기능상태 장애로 일상생활에서 전적으로 다른 사람의 도움이 필요한 자로서 장기요양 인정 점수가 95점 이상인 자
2등급	심신의 기능상태 장애로 일상생활에서 상당 부분 다른 사람의 도움이 필요한 자로서 장기요양 인정 점수가 75점 이상 95점 미만인 자
3등급	심신의 기능상태 장애로 일상생활에서 부분적으로 다른 사람의 도움이 필요한 자로서 장기요양 인정점수가 60점 이상 75점 미만인 자
4등급	심신의 기능장애 상태로 일상생활에서 일정 부분 다른 사람의 도움이 필요한 자로서 장기요양 인정 점수가 51점 이상 60점 미만인 자
5등급	치매환자로서(노인장기요양보험법 시행령 제2조에 따른 노인성 질병으로 한정) 장기요양인정점수가 45점 이상 51점 미만인 자

출처: 노인장기요양보험공단 홈페이지 http://www.longtermcare.or.kr/.

4 장기요양보험급여의 종류

장기요양서비스는 다양한 서비스가 제공된다. 서비스 종류로는 방문요양급여, 요양시설급여, 특별현금급여의 3종으로 구분되며, 이 중에서 주된 서비스는 방문요양급여와 요양시설급여이다.

1. 시설급여

노인의료복지시설(노인복지법에 규정)에 입소하여 신체활동 지원, 심신기능의 유지 및 향상을 위한 교육, 훈련 등을 제공하는 급여로서, 입소할 수 있는 시설의 유형은 규모에 따라서 노인요양시설(10인 이상 시설)과 노인요양공동생활가정(5~9인 이하 시설)으로 구분되어 있다.

2. 재가급여

요양보호사, 간호(조무)사 등의 장기요양요원이 수급자의 가정에 방문하여 서비스를 제공하거나, 낮 동안 또는 단기간 동안 일정 시설에 체류하면서 필요한 서비스를 제공하는 급여이다(표 7-12).

표 7-12 장기요양 재가 급여 종류

종류	내용
방문요양	수급자의 가정 등을 방문하여 신체활동 및 가사활동 등을 지원하는 장기요양급여
방문목욕	목욕설비를 갖춘 장비를 이용하여 수급자의 가정 등을 방문하여 목욕을 제공하는 장기요양급여
방문간호	장기요양요원인 간호사 등이 의사, 한의사 또는 치과의사의 지시서에 따라 수급자의 가정 등을 방문하여 간호, 진료의 보조, 요양에 관한 상담 또는 구강위생 등을 제공하는 장기요양급여
주 · 야간보호	수급자를 하루 중 일정한 시간 동안 장기요양기관에 보호하여 신체활동 지원 및 심신기능의 유지 · 향상을 위한 교육 · 훈련 등을 제공하는 장기요양급여
단기보호	수급자를 보건복지부령으로 정하는 범위 안에서 일정 기간 동안 장기요양기관에 보호하여 신체활동 지원 및 심신기능의 유지 · 향상을 위한 교육 · 훈련 등을 제공하는 장기요양급여(월 15일 이내)
기타재가급여 (복지용구)	수급자의 일상생활 · 신체활동 지원에 필요한 용구를 제공하거나 가정을 방문하여 재활에 관한 지원 등을 제공하는 장기요양급여(휠체어, 전동 · 수동침대, 욕창방지 매트리스 · 방석, 욕조용리프트, 이동욕조, 보행기 등)

출처: 노인장기요양보험공단 홈페이지 http://www.longtermcare.or.kr

3. 특별현금급여

가족요양비, 특례요양비 및 요양병원 간병비로 구성되어 있으나, 현재는 가족요양비만 지급하며 그 비용은 장기요양등급과 무관하게 매월 15만 원으로 지정되어 있다.

5 노인장기요양보험의 관리 운영 체계

노인장기요양보험제도는 국민건강보험공단이 보험자로 되어 있어서 제도 운영과 관련된 모든 업무를 담당하고 있다(그림 7-9). 국민건강보험공단은 본부(원주)와 전국 6개 지역본부, 그리고 178개 지사로 구성되어 있는데, 각 지사(출장소 포함)마다 장기요양 운영센터가 운영되고 있다. 그 이외에 장기요양보험제도의 운영에 관여하고 있는 조직으로는 국가를 제외하고는 장기요양위원회가 있다. 법에 의하면 동 위원회에서는 장기요양보험료의 심의 결정, 가족요양비, 특례요양비 및 요양병원간병비의 지급 기준 결정, 재가 및 시설급여비용 결정 등을 수행한다(표 7-13).

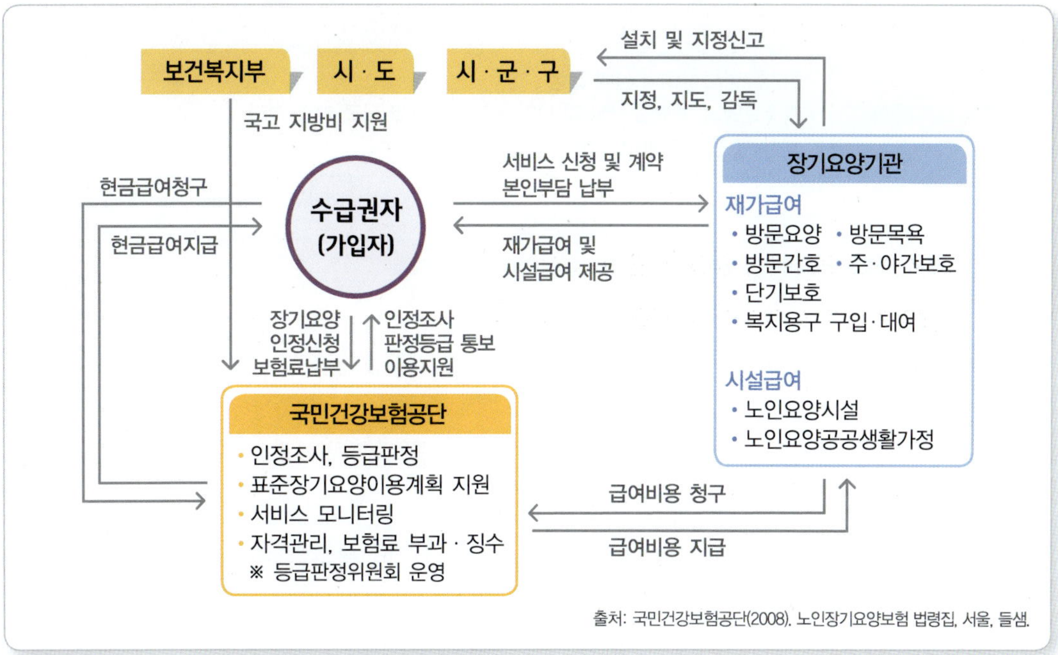

그림 7-9 노인장기요양보험의 관리 운영 체계.

표 7-13 노인장기요양보험제도 관련 관리 운영 조직의 역할과 기능

시설급여	역할과 기능
국가 및 지방자치단체	• 노인성 질환 예방 사업 실시 • 장기요양기관 확보 • 보험자(국민건강보험공단)에 대한 행정적 및 재정적 지원 • 장기요양 기본 계획 수립(보건복지부) 및 세부 시행 계획의 수립 시행(지방자치단체) • 장기요양기관 설치 허가 및 지도 감독(지방자치단체)
국민건강보험공단	• 장기요양보험 가입자 및 피부양자와 의료급여 수급권자의 자격 관리 • 장기요양보험료의 부과 징수 • 신청인에 대한 조사 • 등급판정위원회의 운영 및 장기요양 등급 판정 • 장기요양인정서의 작성 및 표준장기요양이용계획서의 제공 • 장기요양급여의 관리 및 평가(법 54조에도 명시) • 수급자에 대한 정보 제공, 안내, 상담 등 장기요양급여 관련 이용 지원 • 재가 및 시설급여비용의 심사 및 지급과 특별현금급여의 지급 • 장기요양급여 제공 내용 확인 • 장기요양사업에 관한 조사, 연구 및 홍보 • 노인성 질환 예방 사업 • 부당이득금의 부과 징수 등 • 장기요양기관의 설치 및 운영 • 기타

〈계속〉

시설급여	역할과 기능
장기요양위원회	• 장기요양보험료의 심의 결정 • 가족요양비, 특례요양비 및 요양병원 간병비의 지급 기준 결정 • 재가 및 시설급여비용 결정

출처: 노인장기요양보험공단 홈페이지 http://www.longtermcare.or.kr

1. 장기요양기관의 지정(노인장기요양보험법 제 31조)

장기요양기관을 설치 · 운영하고자 하는 자는 소재지를 관할구역으로 하는 시장 · 군수 · 구청장으로부터 지정을 받아야 한다.

장기요양기관을 지정받고자 하는 자는 보건복지부령으로 정하는 장기요양에 필요한 시설 및 인력을 갖추어야 한다.

특별자치시장 · 특별자치도지사 · 시장 · 군수 · 구청장은 제1항에 따라 장기요양기관을 지정한 때 지체 없이 지정명세를 공단에 통보하여야 한다.

2. 재가장기요양기관의 설치(노인장기요양보험범 제 32조)

제 23조 제 1항 제 1호의 재가급여 중 어느 하나 이상에 해당하는 장기요양급여를 제공하고자 하는 자는 시설 및 인력을 갖추어 재가장기요양기관을 설치하고 특별자치시장 · 특별자치도지사 · 시장 · 군수 · 구청장에게 이를 신고하여야 한다.

신고를 받은 특별자치시장 · 특별자치도지사 · 시장 · 군수 · 구청장은 신고 명세를 공단에 통보하여야 한다.

제1항의 전단에 따라 설치의 신고를 한 재가장기요양기관은 장기요양기관으로 본다.

의료기관이 아닌 자가 설치 · 운영하는 **재가장기요양기관**은 방문간호를 제공하는 경우 방문간호의 관리책임자로서 간호사를 둔다.

6 노인장기요양 인프라

1. 시설 및 인력 배치 기준

노인장기요양서비스를 제공하기 위하여 장기요양기관을 설치 · 운영하고자 하는 자는 시 · 군 · 구에 신고, 허가를 받아야 하고, 허가받은 기관은 장기요양보험 취급기관으로 지정을 받게 된다. 이때 설치 신고자는 장기요양에 필요한 시설 및 인력을 갖추어야 한다. 시설 설치자의 기준은 사회복지사자격증을 소지한 자이거나 의료법에 명시된 의료인이어야 한다.

시설 설치의 주요 기준은, 침실의 경우 독신용, 동거용, 합숙용 침실을 둘 수 있고, 그 면적은 수급자 1인당 6.6㎡ 이상이어야 하며, 침실당 인원은 4인 이하여야 한다. 또한 침실이 2층 이상인 경우에는 승강기나 경사로를 설치하여야 하는데, 노인요양공동생활가정의 경우에는 반드시 침실이 1층에 위치해야 하는 것으로 되어 있다.

인력 배치 기준은 사무원, 조리원, 위생원, 관리인 등 간접케어인력에 한정 규모 이상의 시설에서는 사회복지사나 물리치료사 또는 작업치료사 등 일부 종사자의 수를 추가적으로 배치하여야 하는 것으로 되어 있다.

2. 장기요양기관의 현황

장기요양기관은 제도 도입 이전에는 노인요양시설과 노인전문요양시설, 그리고 방문요양기관과 주 · 단기보호시설이 있는 정도였고, 전체적으로 저소득계층을 중심으로 서비스를 제공하고 있었기에 시설 수가 많지는 않았다. 그러한 여파로 제도 도입의 초기인 2008년도에는 제도에 대한 국민들의 인식이 부족했고, 개인 또는 민간시설에서도 추이를 관망하던 시기였기에 재가 및 입소시설 수 모두 1만 개소에 못 미치는 수준이었다.

2009년도부터는 급격하게 늘어나기 시작하여 2015년 말에는 2만 개소를 넘는 수준으로까지 증가하였는데, 재가기관 중에서는 방문요양과 방문목욕기관의 증가가 눈에 띄고, 입소시설 중에서는 소규모의 노인요양공동생활가정이 폭발적으로 증가하였다.

3. 장기요양시설 평가 체계

「노인장기요양보험법」(제54조)에서는 서비스의 질적 수준 유지 및 향상을 위해 2009년도부터 **장기요양기관 평가**를 실시하고 있는데, 입소시설(노인요양시설등)은 2009년부터, 재가장기요양기관은 2010년부터 격년제로 실시하고 있다. 이 평가는 첫째, 급여 수준의 향상을 도모하여 양질의 서비스를 제공하도록 유도하고, 둘째, 장기요양기관에 대한 관리 업무의 연장선상에서 평가를 수행하고 평가 결과를 서비스 개선에 활용하며, 셋째, 평가 결과를 공개하여 수급자의 알 권리를 충족하고 장기요양기관의 선택권을 확대하는 데 그 목적을 두고 있다.

장기요양기관 평가의 주체는 보험자인 국민건강보험공단이며, 사전 평가 시기를 공지하고, 각종 평가에 필요한 준비된 서류를 중심으로 평가를 실시하고 있다. 시설 평가의 내용을 보면, 평가 영역을 5개로 대분류하여, 각 영역에 적합한 지료를 선정하고 있다. 여기에서 대분류는 기관 운영, 환경 및 안전, 권리 및 책임, 급여 제공 과정, 급여 제공 결과이고, 총 평가지표는 98개 항목으로 구성되어 있다. 평가 후 결과에 따라서 A등급(최우수)~E등급(미흡)으로 구분하여 공개하고 있다.

7 타 제도와의 비교

표 7-14 노인장기요양보험과 기존 노인복지서비스의 차이

구분	노인장기요양보험	기존 노인복지서비스 체계
관련법	• 노인장기요양보험법	• 노인복지법
서비스 대상	• 보편적 제도 • 장기요양이 필요한 65세 이상 노인 및 치매 등 노인성질병을 가진 65세 미만자	• 특정대상 한정(선택적) • 국민기초생활보장 수급자를 포함한 저소득층 위주
서비스 선택	• 수급자 및 부양가족의 선택에 의한 서비스 제공	• 지방자치단체장의 판단(공급자 위주)
재 원	• 장기요양보험료 – 국가 및 지방자치단체 부담 – 이용자 본인 부담	• 정부 및 지방자치단체의 부담

출처: 노인장기요양보험공단 홈페이지 http://www.longtermcare.or.kr

참고 문헌

강경화 외 (2015). 간호학 입문. 서울: 대한나래출판사.

강은희 외 (2012). 간호학개론. 서울: 퍼시픽북스.

강현숙 외 (2014). 근거기반 기본간호학. 서울: 수문사.

고명숙 외 (2011). 간호학개론. 경기: 수문사.

고순희 외 (2016). 간호학개론. 서울: 퍼시픽출판사.

김교빈, 이현구 (2012). 동양철학에세이. 경기: 도서출판 동녘.

김문실, 강윤숙, 강익화 외 (2006). 개정판 간호의 역사. 서울: 대한간호협회.

김문실 외 (2016). 간호학개론. 서울: 고문사.

김미란 (2011). 환자안전 (patient safety) 개념분석. J Korean Acad Nurs, 41(1), 1–8.

김분한 (2016). 간호이론. 서울: 포널스.

김선희 (2009). 동양철학 스케치 1, 2. 서울: 도서출판 풀빛.

김순자 외 (2005). 기본간호학. 경기: 수문사.

김인숙, 남유선 (2016). 4차 산업혁명, 새로운 미래의 물결. 서울: 호이테 북스.

김형찬 역 (2016). 논어. 서울: 홍익출판사.

김혜숙 (2000). 간호학개론: 전문직론. 현문사.

남만성 역 (2015). 도덕경. 서울: 을유문화사.

노성신 (2016). 간호학개론. 서울: 책과 상상.

다니엘 스미스 (2016). 역사를 바꾼 50가지 전략. 서울: 시그마북스.

마단 사럽 저, 전영백 역 (2012). 후기구조주의와 포스터모더니즘(pp. 216–218). 서울: 조형교육.

박경환 역 (2005). 맹자. 서울: 홍익출판사.

박성석 외 (2013). 인간행동과 사회환경. 서울: 창지사.

박현애 외 (2001). 간호정보학 개론. 서울: 현문사.

백종현 (2001). 서양근대철학(pp. 64–65), 서울: 철학과현실사.

서양근대철학회 (2003). 서양근대철학(pp. 89–91, pp. 150–151). 경기: 창비.

신미자 외 (2016). 간호역사와 철학. 서울: 현문사.

안옥희 외 (2015). 다문화와 간호. 서울: 정담미디어.

양국주 (2012). 바보야 성공이 아니라 성공이야! Serving the People.

양창삼 (2012). 조선을 섬긴 행복. Serving the People.

엄영란 외 (2015). 간호윤리학. 서울: 정담미디어.

에드워드 윌슨 (2009). 인간본성에 대하여(이한음 역, p. 232). 서울: 사이언스북스.

염영희 외 (2014). 간호학개론. 서울: 엘스비어코리아.

오미성 등 (2016). 지역사회간호학. 서울: 퍼시픽북스.

옥성득 (2012). 한국근대간호역사화보집. 서울: 대한간호협회.

이꽃메 (2003). 한국근대간호사, 경기: 도서출판 한울.

이남인 (2004). 현상학과 해석학. 서울: 서울대학교 출판부.

이명하 외 (2003). 간호전문직과 간호윤리. 서울: 현문사.

참고 문헌

이선옥 외 (2014). 간호학 개론. 서울: 정담미디어.

이소우 외 (2009). 간호이론의 이해. 경기: 수문사.

이영복, 김수지 (2002). 개정증보 간호사. 경기: 수문사.

이준모 (2005). 병원 조직에서의 갈등 전이. 서울대학교대학원 석사학위논문.

이태화 외 (2016). 간호학입문. 서울: 대한나래출판사.

장금성 외 (2015). 간호윤리학과 전문직. 서울: 현문사.

정면숙 외 (2016). 간호학개론. 서울: 현문사.

조영복 (2005). 지식경영 시대의 지식 혁신과 인적자원 개발(pp. 10-11). 부산: 만수출판사.

차하순 (2006). 서양사총론. 서울: 탐구당.

최성재 (2016). 생애설계 총론/사회보장제도(pp. 450-487). 서울: 사단법인 한국생애설계협회.

Hesook Suzie Kim (2016). 간호실무의 본질(권익각 외 공역). 서울: 정담미디어.

홍은영 (2016). 돌봄과 철학. 경기: 수문사.

강희정 (2016). 건강보험제도의 현황과 정책과제. 보건복지포럼.

국민건강보험공단 (2016). 노인장기요양보험통계연보. 국민건강보험공단.

김용순, 박진희, 임기영 (2006). 전공의와 간호사ㆍ의료기사간의 인간관계 갈등과 의사 소통에 관한 연구. 한국병원경영학회지, 11(2), 16-31.

김정민 (2016). 간호 대학생의 감성지능, 문화적 공감과 문화적 역량의 관계. 고신대학교대학원 석사학위논문.

김정인 (2013). 간호사의 감정노동, 직무스트레스 및 피로. 관동대학교대학원 석사학위논문.

김홍순 (2011). 간호사가 인식하는 지식경영 중요도와 간호업무성과와의 관계. 경북대학교대학원 석사학위논문.

류선권, 조경동 (2009). 기업윤리와 윤리풍토가 조직유효성에 미치는 영향에 관한 연구. 산업경영논총, 16, pp. 109-134.

문미영, 전미경, 정애화 (2013). 임상간호사의 생명의료윤리의식, 직무만족도 및 간호업무수행과의 관계. J Korean Bioethics Assoc, 14(1), 27-47.

박미순 (2006). 전문간호사의 전문직 자율성과 임상적 의사결정 능력. 울산대학교 산업대학원 석사학위 논문.

박병준 (2007). 철학적 인간학이란?: 그 이해와 방법, 해석학연구, 19. 한국해석학회.

박영식 (2006). 실용주의의 배경과 특성. 한국연구재단 연구보고서.

박현주 (2009). 간호사의 윤리적 딜레마. 간호행정학회지, 15(1), 128-135.

변은경 (2001). 간호사의 윤리적 딜레마: 뇌사와 안락사. 생명의료윤리와 간호(단일호), 38-45.

보건복지가족부, 한국보건산업진흥원 (2009). 2009 의료기관 평가 지침서.

보건복지부 (2012). 노인장기요양보험 기본계획(안).

보건복지부 (2015). 2014 보건복지백서.

보건복지부 (2015). 의료인의 면허신고제 및 보수교육 업무지침.

서제희 (2016). 병원의 환자안전 현황과 과제. 보건복지포럼, 6-16.

성양경 (2006). 팀 수준에서의 직무갈등과 관계 갈등. 서울대학교대학원 석사학위논문.

어용숙, 이지원, 장소은 (2015). 나이팅게일 선서식 의례 연구. 수산해양교육연구, 27(3), 890-900.

참고 문헌

유현주 (2015). 실존주의 집단상담에서의 실존적 자기인식 경험. 백석대학교 대학원 박사학위논문.

유형식 (2001). 실증주의적 방법론, 외국학연구 5, 213-241. 중앙대학교 외국학연구소.

윤매옥 (2015). 한국인을 위한 간호선교사 엘리자베스 쉐핑의 교육과 전인적 간호. 지역사회간호학회지, 27(1), 60-71.

윤은정 (2014). 포스트구조주의의 표현적 특성을 이용한 도자조형 연구: 인간의 삶을 중심으로. 상명대학교 대학원 석사학위논문.

윤진각 (2009). 게엘렌에 있어서 인간과 문화. 동의대학교대학원 석사학위논문.

이경숙 (2013). 간호사의 생명윤리 체험. 중앙대학교대학원 박사학위 논문.

이광자, 유소연 (2011). 간호사의 윤리적 딜레마, 대처유형, 직무만족도 및 이직의도와의 관계, 임상간호연구, 17(1).

이꽃메 (2013). 한국 지역사회간호의 선구자 이금전에 관한 역사적 고찰. 지역사회간호학회지, 24(1), 74-86.

이꽃메 (2015). 나이팅게일 기장 수상자 박명자의 창조적이고 개척적인 간호업적 고찰. 한국간호교육학회지, 21(3). 361-372.

이동희 (2017). 간호대학생의 셀프리더십과 국제보건간호역량. 이화여자대학교대학원 석사학위논문.

이명진 (2011). 인하대학교 교육대학원. (서지정보 요청)

이옥선 (2014). 알코올 중독 여성의 관계체험에 관한 현상학적 연구. 건국대학교 대학원 박사학위논문.

이용균 (2015). 포괄간호서비스 제도 도입의 정책과제. 한국병원경영연구소 KIHM 23호.

이준상, 김영신, 윤소영, 허혜경, 김기경, 송말순, 백지은 (2012). 판례를 이용한 환자안전관련 간호과오 예방교육이 간호사의 안전지각, 안전통제감, 자율성 및 책임수용성에 미치는 효과. 간호행정학회지, 18(1), 67-75.

정순귀 (2014). 포스트구조주의 기호학으로 본 안토니타피에스(AntoniTàs)의 예술세계. 창원대학교 석사학위 논문.

조은정 (2012). 윌리엄 라스본과 플로렌스 나이팅게일 그리고 영국 지역사회간호 제도의 성립과 성격. 대구사학(DAEGU SAHAK), 108, 157-181.

중앙대학교 적십자 간호대학 간호교육세미나 (2015). 현장중심의 간호 핵심 역량교육, 과제. 교육부 · 한국연구재단.

지성애, 유형숙 (2011). 간호전문직 자율성의 개념분석. 대한간호학회지, 31(5), 782-791.

차영란 (2015). 간호 대학생의 문화 역량과 영향요인. 이화여자대학교대학원 석사학위논문.

채송아 (2010). 현상학적 지각이론에 의한 화예 공간 설치에 관한 연구: 메를로-퐁티의 신체 지각 이론을 바탕으로. 숙명여자대학교 석사학위논문.

최규진, 최은경, 홍정화, 김수연, 이기헌, 김옥주, 박재형 (2008). 의료윤리교육을 위한 동료 의료인 간 갈등에 대한 연구. 한국생명윤리학회, 9(2), 17-34.

최한나, 김정은 (2011). 나이팅게일 환경이론을 기반으로 한 노인 주거공간의 계획 및 건강상태 영향요인에 대한 고찰. 대한건축학회 학술발표대회 논문집 - 계획계, 31(1), 93-94.

통계청 (2015). 2015 고령자 통계.

한국간호평가원 (2006). 전문간호사 교육과정 운영지침. 보건복지부.

참고 문헌

한국보건의료인 국가시험원 (2016). 우수한 보건의료인 양성 및 배출을 위한 정책제언: 개원 24주년 학술 세미나. 한국보건의료인 국가시험원.

한성숙 (2005). 간호사들이 임상에서 경험하는 도덕적 고뇌 (distress). 생명윤리, 6(2), 31-47.

황나미, 김대중 (2014). 프랑스 및 독일 간호인력 활동 동향과 시사점. 보건복지포럼 217, 76~89.

황명희 (2011). 병원 간호조직의 지식경영 핵심요인과 간호역량과의 관계: 간호사의 요인 인식을 중심으로. 경희대학교대학원 석사학위논문.

황점숙, 이순영, 전영주, 이현옥, 곽용녀, 이정옥 (2014). 군 병원 간호사의 환자안전문화에 대한 인식과 안전간호활동에 관한 연구. 군진간호연구, 32(1), 92-104.

Burkhardt, M. A., & Nathaniel, A. K. (2007). Ethics & Issues in Contemporary Nursing (3rd ed). New York: Delmar Cengage Learning.

Donaldson, M. S., Corrigan, J. M., & Kohn, L. T. (Eds.). (2000). To err is human: building a safer health system (Vol. 6). National Academies Press.

Leonard, M. S., Frankel, A., Simmonds, T., & Vega, K. B. (2004). Achieving safe and reliable healthcare: Strategies and solutions. Health Administration Press.

Maslow, A. H. (2013). Toward a psychology of being. Simon and Schuster.

OECD (2013). Health at a Glance 2013 OECD Indicators (Korean version): OECD Indicators.

Perrin, K. O., & McGhee, J. (2008). Quick look nursing: Ethics and conflict. Jones & Bartlett Publishers.

Rubs, U. A. B. H. (2006). The Joint Commission Announces the 2007 National Patient Safety Goals and Requirements. Joint Commission Perspectives.

Stephen, M. (2005). Routledge philosophy guide book to Heidegger and Beingand time(2nd ed). New York: Routledge.

Susan McGann, Barbara Mortimer. (2005). New Directions in Nursing History: International Perspectives (Routledge Studies in the Social History of Medicine, 1st ed).

Wilson, L., Callender, B., Hall, T. L., Jogerst, K., Torres, H., Velji, A., et al. (2014). Identifying global health competencies to prepare 21st century global health professionals: Report from the global health competency subcommittee of the consortium of universities for global health.

Ablah, E., Biberman, D. A., Weist, E. M., Buekens, P., Bentley, M. E., Burke, D., et al. (2014). Improving global health education: Development of a global health competency model.

Akerjordet, K., & Severinesson. E. (2004). Emotionalintelligence in mental health nurses talking about practice. International Journal of Mental Nursing, 13, 164-170.

Bandman, E., & Bandman, B. (2002). Nursing Ethics through the Life span (4th ed). New Jersey: Prentice Hall.

Campinha-Bacote, J. (2002). The process of cultural competence in the delivery of healthcare services: amodelofcare. Journal of Transcultural Nursing, 13(3), 181-194.

Flecher, K. (2007). Image: changing how women nurses think about themselves. Literature review. Journal of Advanced Nursing, 96(28), 28-29.

Go, M. S., Gang, I, H., Gordon, S. (2010). Nursing needs a new image. International Nursing Review, 57(4), 403-404.

Haley, R. W., Quade, D., Freeman, H. E., & Bennett, J. V. (1980). Study on the efficacy of nosocomial infection control

참고 문헌

(SENIC Project): summary of study design. American Journal of Epidemiology, 111(5), 472-485.

Jane S. (2006). More than a makeover is needed to improve nursing¡¯s image. Journal of Advanced Nursing, 54(3), 259-260.

Jogerst, K., Callender, B., Adams, V., et al. (2015). Identifying Interprofessional Global Health Competencies for 21st-Century Health Professionals. Annals of Global Health, 81(2), 239-247.

Koplan, J. P., Bond, T. C., Merson, M. H., et al. (2009). Towards a common definition of global health. Lancet, 373, 1993-1995.

Koplan, J. P., Bond, T. C., Merson, M. H., et al. (2009). Towards a common definition of global health. Lancet, 373, p. 1995.

Natan, M. B. (2009). Effects of nursing education on the image of nursing as a professional in Israel. International Journal of Nursing Education Scholarship, 6(1), 1-13.

Natan, M. B. (2009). Effects of nursing education on the image of nursing as a professional in Israel. International Journal of Nursing Education Scholarship, 6(1), 1-13.

Pipes, R. B., Holstein, J. E., & Aguirre, M. G. (2005). Examining the personal-professional distinction: Ethics codes and the difficulty of drawing a boundary. American Psychologist, 60(4), 325-334.

Roberts, D. W., & Vasquez, E. (2004). Power: an application the nursing image and advanced practice. AACN Clinical Issues, 15, 196-204.

The American Journal of Tropical Medicine And Hygiene, 90(3), 560-565.

Wilson, L., Callender, B., Hall, T. L., et al. (2014). Identifying global health competencies to prepare 21st century global health professionals: Report from the global health competency subcommittee of the consortium of universities for global health. The Journal of Law, Medicine & Ethics, 42(s2), 26-31.

웹사이트

간호교육 평가원. http://www.kabon.or.kr

국민건강보험공단 http://www.nhis.or.kr.

국방부 군사편찬연구소 www.imhc.mil.kr

국제간호사협의회 http://www.icn.ch/who-we-are/code-of-ethics-for-nurses

국제적십자위원회 http://kr.icrc.org/icrc/introduction

기관생명윤리위원회 http://www.irb.or.kr/Home/html/menu01/overview.aspx

대한간호협회 www.koreanurse.or.kr

질병관리본부 http://cdc.go.kr/CDC/main.jsp

통계청 www.kostat.go.kr

한국간호과학회 http://www.kan.or.kr/kor/sp_main/main.php

한국보건의료인국가시험원. Available from http://kuksiwon.or.kr/index.aspx

색 인

간호학개론

ㅍ

ㅎ

A

B

C

D

E

F

H